高级卫生专业技术资格考试通关宝典

普通外科高级职称晋升题库

（适用于副主任、主任医师资格考试）

（第四版）

高级职称资格考试研究专家组　编写

中国健康传媒集团

中国医药科技出版社

内容提要

本书为《高级卫生专业技术资格考试通关宝典》丛书之一。作者根据普通外科副主任、主任医师职称评定考核中的考点和题型要求编写，全书分33章，精选试题近5000道，书后附案例分析题。本书题型全面，针对性强，基本覆盖高频考点、重点、难点，有助于考生全面掌握考点内容，提高答题和应试能力，是参加普通外科高级职称考试考生的制胜参考书。

图书在版编目（CIP）数据

普通外科高级职称晋升题库/高级职称资格考试研究专家组编写. —4 版. —北京：中国医药科技出版社，2018.10

高级卫生专业技术资格考试通关宝典

ISBN 978 - 7 - 5214 - 0506 - 4

Ⅰ. ①普…　Ⅱ. ①高…　Ⅲ. ①外科学—资格考试—习题集　Ⅳ. ①R6 - 44

中国版本图书馆 CIP 数据核字（2018）第 224810 号

美术编辑　陈君杞

版式设计　张　璐

出版　**中国健康传媒集团**｜中国医药科技出版社

地址　北京市海淀区文慧园北路甲 22 号

邮编　100082

电话　发行：010 - 62227427　邮购：010 - 62236938

网址　www. cmstp. com

规格　889×1194mm $\frac{1}{16}$

印张　22

字数　715 千字

初版　2014 年 12 月第 1 版

版次　2018 年 10 月第 4 版

印次　2018 年 10 月第 1 次印刷

印刷　北京市密东印刷有限公司

经销　全国各地新华书店

书号　ISBN 978 - 7 - 5214 - 0506 - 4

定价　**65. 00 元**

编 委 会

———————— 按姓氏笔画排序 ————————

前言
PREFACE

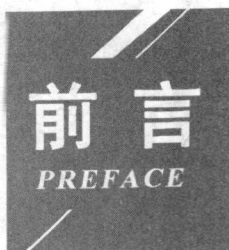

　　您还在为了正（副）高级职称考试而一筹莫展吗？您还在因考试找不到重点而无从下手吗？我们精心编写了这本《普通外科高级职称晋升题库》，为您的职场晋升之路提供助力。

　　本书紧扣最新考试大纲，内容全面，题量丰富，重点突出，针对性强，可以指引您复习的重点，检测您复习的效果，也可以为您的复习查漏补缺。

　　本书涵盖了普通外科学副主任、主任医师资格考试的全部考点与题型，共分为6种题型，分别为A1型题、A2型题、A3/A4型题、B型题、X型题和案例分析题，参考答案附在相应章节的后面，方便您检查核对。

　　我们相信通过本书的学习，一定会为您的考试增加一份保障。提前祝您顺利通过考试！在考试复习过程中，遇到任何问题，欢迎与我们联系，我们的邮箱是 kszx405@163.com。

　　博极医源鸿鹄志，平步青云远天高！医药科技版"高级卫生专业技术资格考试通关宝典"系列，是您稳操胜券、顺利晋升的忠实伴侣！

目 录
CONTENTS

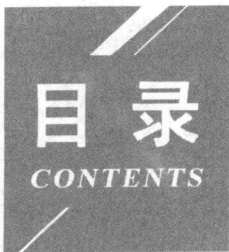

上篇 基础部分

下篇 专业部分

上 篇

基础部分

第一章　水、电解质代谢和酸碱平衡

【A1 型题】

1. 有关低钾血症的治疗，下列错误的是

A. 积极治疗原发病，不能口服钾剂者，采取静脉滴注

B. 按每克氯化钾含 K^+ 13.4mmol/L 计算，每天补充氯化钾 3~6g

C. 每升输液中含钾量不宜超过 40mmol（相当于氯化钾 3g）

D. 输入钾量应控制在 20mmol/h 以下

E. 尽可能在 48 小时内纠正低钾血症

2. 水、电解质和酸碱平衡失调临床处理的基本原则中，错误的是

A. 充分掌握病史，详细检查患者体征

B. 即刻实验室检查

C. 确定水、电解质和酸碱平衡失调的类型及程度

D. 积极治疗原发病的同时，制订纠正水、电解质和酸碱平衡失调的治疗方案

E. 严格按照体液代谢失调相关计算公式计算出的需要量来进行治疗

3. 细胞外液中重要的是

A. Na^+、Cl^-、HCO_3^- 和蛋白质

B. Na^+、Cl^-、HCO_3^-

C. Na^+、Cl^-、HPO_3^- 和蛋白质

D. K^+、Na^+、Mg^{2+}、HPO_3^{2-}、HCO_3^- 和蛋白质

E. Na^+、H^+、HPO_3^{2-} 和蛋白质

4. 低渗性缺水重度缺钠时，血清钠

A. 低于 140mmol/L

B. 低于 140mmol/L

C. 低于 130mmol/L

D. 低于 125mmol/L

E. 低于 120mmol/L

5. 高钾血症伴发心律失常时，应

A. 静脉注射碳酸氢钠

B. 静脉注射胰岛素 + 葡萄糖

C. 静脉注射乳酸钠

D. 静脉注射葡萄糖酸钙

E. 给予阳离子交换树脂

6. 高钾血症的临床表现中，错误的是

A. 手、足感觉异常，极度疲乏和虚弱

B. 明显的心率减慢和心律失常，如室性期前收缩和心室颤动

C. 可发生心搏骤停

D. 心电图 T 波低平，Q - T 间期短缩，QRS 波形变窄，P - R 间期延长

E. 动作迟钝、嗜睡、神志模糊

7. 人体对水和电解质的调节机制中，下列哪项最主要

A. 下丘脑口渴中枢

B. 肾脏的调节

C. 肾上腺的调节

D. 抗利尿激素

E. 醛固酮

8. 代谢性碱中毒的原因不包括

A. 急性肾功能衰竭

B. 缺钾

C. 碱性物质摄入过多

D. 胃液丧失过多

E. 应用利尿剂

9. 代谢性碱中毒治疗时输入等渗盐水是因为

A. 等渗盐水内钠较血清钠低

B. 恢复细胞外液量

C. 增加尿中 $NaHCO_3$ 的排出

D. 等渗盐水含氯较血清氯含量高，纠正低氯性碱中毒

E. 补充水分

10. 当同时存在水、电解质和酸碱平衡失衡时，首先应

A. 调节 K^+ 不足

B. 调节 Cl^- 不足

C. 调节 Na^+ 不足

D. 调节酸碱失衡

E. 调节容量不足

11. 导致代谢性碱中毒的最常见外科病是

A. 幽门梗阻

B. 结肠梗阻

C. 低位小肠梗阻

D. 高位小肠梗阻

E. 肠系膜上动脉综合征

12. 等渗性缺水输入大量等渗盐水，会出现

A. 低氯性碱中毒

B. 高氯性酸中毒

C. 高钾性碱中毒

D. 低钾性碱中毒

E. 血钠过高

13. 低渗性缺水，血清钠尚无明显变化前，尿内氯化钠的含量

A. 减少

B. 时高时低

C. 正常

D. 升高

E. 无明显变化

14. 有关呼吸性酸中毒的临床特点中，不正确的是

A. 肺泡通气及换气功能减弱，CO_2 排出受阻，使血 $PaCO_2$ 增高，引起高碳酸血症

B. 主要为缺氧症状，如胸闷、呼吸困难、躁动不安

等，严重者可致昏迷，甚至呼吸骤停

    C. 机体对呼吸性酸中毒的代偿能力较差

    D. 积极改善通气功能，可采取气管切开并使用呼吸机

    E. 立即给予高浓度氧治疗

15. 低镁血症补镁至症状消失后，仍需每天补镁，持续时间为

    A. 1~3 天　　　　　　　B. 3~5 天

    C. 1~3 周　　　　　　　D. 3~5 周

    E. 5~7 周

16. 高钾血症时，心电图的早期改变是

    A. QRS 波增宽

    B. T 波高而尖，Q-T 间期延长

    C. ST 段降低

    D. P-R 间期延长

    E. 出现 U 波

17. 高渗性缺水的治疗一般用

    A. 等渗盐水和氯化钾　　B. 单用等渗盐水

    C. 5% 葡萄糖注射液　　D. 5% 葡萄糖盐水

    E. 复方氯化钠溶液

18. 高渗性缺水引起体液容量的变化为

    A. 细胞外液与细胞内液均减少

    B. 若缺水未能纠正，细胞外液的减少将超过细胞内液

    C. 细胞外液减少，细胞内液正常

    D. 细胞外液正常，细胞内液减少

    E. 血浆量减少，而组织间液和细胞内液均正常

19. 代谢性酸中毒的治疗，不包括

    A. 病因治疗

    B. 一旦诊断均应补充 $NaHCO_3$

    C. 轻度代谢性酸中毒不需补充 $NaHCO_3$

    D. 应根据血浆〔HCO_3^-〕补充 $NaHCO_3$

    E. 应及时复查血气，调整补充 $NaHCO_3$ 用量

20. 有关代谢性碱中毒的临床特点中，下列错误的是

    A. 胃液丧失过多是外科患者最常见的原因

    B. 往往都存在低钾血症

    C. 血 HCO_3^- 升高，AB 升高值 = SB 升高值，BE 正值增大，血 pH 和 $PaCO_2$ 升高

    D. 血红蛋白解离曲线向右移，氧容易从氧合血红蛋白中释出，组织供氧情况正常

    E. 血 HCO_3^- 达 45~50mmol/L，血 pH > 7.65 时，应用稀盐酸从中心静脉滴注治疗

21. 下述哪项不是高渗性缺水的诊断依据

    A. 皮肤弹性差，眼窝凹陷

    B. 口渴

    C. 尿量减少，尿比重大

    D. 血清 Na^+ > 150mmol/L

    E. 心电图示 T 波高尖，Q-T 间期延长，QRS 波增宽

22. 水中毒的诊断依据中，错误的是

    A. 各种原因所致 ADH 分泌过多、肾功能不全、机体摄入水分过多

    B. 临床特异性症状不明显

    C. 血浆渗透压明显降低

    D. 血清钠降低

    E. 红细胞计数、血红蛋白和血细胞比容降低，红细胞平均体积增大

23. 下述有关体液的叙述，哪项是恰当的

    A. 血浆约占体重 10%

    B. 成年女性的体液量占体重 60%

    C. 细胞内液量在男性约占体重的 40%，绝大部分存在于骨骼中

    D. 脑脊液、关节液、消化液都属功能性细胞外液

    E. 细胞外液和细胞内液的渗透压一般为 260~280mmol/L

24. 血清钠浓度和每千克体重缺氯化钠的量均符合轻度缺钠的是

    A. 128mmol/L，0.5g/kg

    B. 134mmol/L，1.0g/kg

    C. 132mmol/L，0.75g/kg

    D. 133mmol//L，0.5g/kg

    E. 119mmol/L，1.25g/kg

25. 有关代谢性酸中毒，哪项是恰当的

    A. 体内 HCO_3^- 的减少所引起

    B. 大量利尿引起

    C. 体内 H_2CO_3 增高引起

    D. 大量呕吐胃内容物引起

    E. 低钾血症引起

26. 有关等渗性缺水的补液原则，哪项是不恰当的

    A. 可给平衡盐溶液

    B. 可给高渗氯化钠溶液

    C. 先给含钠液体

    D. 可给等渗氯化钠溶液

    E. 必须先补足血容量

27. 慢性水中毒的表现不包括以下哪项

    A. 嗜睡　　　　　　　　B. 恶心，呕吐

    C. 皮肤苍白　　　　　　D. 唾液、泪液增多

    E. 凹陷，水肿

28. 有关缺水的叙述，哪项是不恰当的

A. 低渗性缺水，细胞外缺水＞细胞内缺水

B. 高渗性缺水，细胞内缺水＜细胞外缺水

C. 等渗性缺水时，水和钠成比例急剧丧失

D. 高渗性缺水时，缺水＞缺钠

E. 高渗性缺水时，血清钠浓度＞150mmol/L

29. 有关体液的组成，哪项恰当

A. 体液是溶质，主要包括无机盐、葡萄糖和蛋白质

B. 体液是一种溶液，由溶剂和溶于其中的溶质组成

C. 体液里溶质主要包括无机盐、葡萄糖和蛋白质、脂肪

D. 体液的溶质主要包括晶体物质和胶体物质

E. 体液中的溶质可分电解质和非电解质两类

30. 低钾血症病人补钾，下列配液最正确的是

A. 10% 氯化钾 10ml ＋ 10% 葡萄糖溶液 500ml

B. 15% 氯化钾 20ml ＋ 5% 葡萄糖溶液 250ml

C. 15% 氯化钾 10ml ＋ 10% 葡萄糖溶液 100ml

D. 15% 氯化钾 10ml ＋ 5% 葡萄糖溶液 500ml

E. 10% 氯化钾 30ml ＋ 10% 葡萄糖溶液 500ml

31. 重度低渗性缺水，已有休克，抢救时一般先输入

A. 0.45% 氯化钠溶液 200～300ml

B. 5% 葡萄糖溶液 200～300ml

C. 10% 葡萄糖溶液 200～300ml

D. 5% 高渗氯化钠溶液 200～300ml

E. 0.9% 氯化钠溶液 200～300ml

32. 治疗呼吸性碱中毒主要是

A. 输 0.1mmol/L 盐酸　　B. 输 2% 氯化钠溶液

C. 输平衡盐溶液　　　　D. 积极处理原发病

E. 输等渗氯化钠溶液

33. 血气分析指标下列错误的是

A. 血 pH 由代谢性成分和呼吸性成分的比值决定

B. 血 pH 正常表示不存在酸碱代谢问题

C. PCO_2 反映酸碱代谢中呼吸成分

D. 直接 $[HCO_3^-]$ 主要反映血液中的代谢成分

E. BE 不受呼吸成分影响

34. 低钠血症的最早表现为

A. 软弱无力　　　　　　B. 腱反射减退

C. 肠麻痹　　　　　　　D. 心动过缓

E. 不断恶心、呕吐

35. 下列防治低钾血症的措施，错误的是

A. 禁食的成年患者一般应每日从静脉补充 3g 氯化钾

B. 补钾常用 10% 氯化钾加入 500ml 溶液中静滴

C. 用排钾类利尿剂的患者，宜适当补钾

D. 对代谢性碱中毒的患者应检查血清钾

E. 输注 10% 葡萄糖溶液时常规加入胰岛素

36. 等渗性缺水引起血压下降的主要原因是

A. 低血钠导致血管张力降低

B. 细胞内、外液同时丢失

C. 低钾使心肌收缩力减弱

D. 慢性肠梗阻

E. 细胞外液量急剧减少导致循环血量降低

37. 低钾血症出现软瘫的顺序是

A. 四肢肌、躯干肌、呼吸肌

B. 四肢肌、呼吸肌、躯干肌

C. 躯干肌、呼吸肌、四肢肌

D. 躯干肌、四肢肌、呼吸肌

E. 呼吸肌、四肢肌、躯干肌

38. 容易伴发代谢性酸中毒的疾病是

A. 长期静脉滴注葡萄糖

B. 食管梗阻

C. 小肠梗阻

D. 急性阑尾炎

E. 严重腹泻

39. 急性肾功能衰竭患者出现血钾升高 ＞5.5mmol，应用下列哪种方法降低血钾

A. 大量补充平衡液

B. 输入 5% 的葡萄糖注射液 500ml

C. H 受体阻断剂

D. 滴入 25% 的葡萄糖溶液 200ml，加胰岛素 12U

E. 5% 的碳酸氢钠 150ml 静脉注入

40. 重度低钠血症、伴有周围循环衰竭时的治疗原则是

A. 首先快速输注高渗盐水，然后输注 10% 葡萄糖液

B. 首先快速补给胶体液和晶体液，然后快速输注高渗盐水

C. 首先快速补给胶体液和晶体液，然后可缓慢输注高渗盐水

D. 大量皮质激素抗休克

E. 立即应用缩血管药物

41. 代谢性酸中毒的病人的呼吸变化是

A. 浅而快　　　　　　　B. 浅而慢

C. 深而快　　　　　　　D. 深而慢

E. 不规则

42. 等渗脱水伴酸中毒病人，在补充等渗盐水和碱性溶液，纠正脱水酸中毒后需注意可能发生

A. 低钠　　　　　　　　B. 低镁

C. 低钾　　　　　　　　D. 低氯

E. 低磷

43. 等渗性缺水病人，给予补充液体治疗应首选

A. 平衡盐溶液　　　　　B. 等渗盐水

C. 1.86% 乳酸钠溶液　　　D. 5% 葡萄糖溶液

E. 1.25% 碳酸氢钠溶液

44. 低渗性缺水亦称

A. 原发性缺水　　　　　　B. 继发性缺水

C. 急性缺水　　　　　　　D. 混合性缺水

E. 中度缺水

45. 代谢性酸中毒可引起血钾增高，但在纠正酸中毒后需及时补钾，这是因为

A. 钾从细胞内转移至细胞外，部分从尿中排除

B. 为了防止发生代谢性碱中毒

C. 钾从细胞外进入细胞内，钾从尿中排出，细胞外钾被稀释

D. 酸中毒时体内总钾实际上并不增高，而是减少

E. 酸中毒纠正后，细胞内、外液 $H^+ - K^+$ 交换停止，而尿排钾仍在继续

46. 低钾性碱中毒常出现于

A. 尿毒症　　　　　　　　B. 胃肠减压

C. 术后少尿　　　　　　　D. 挤压创伤

E. 输血过量

47. 低钾血症的病人，补钾后病情仍无改善时，应首先考虑缺乏

A. 镁　　　　　　　　　　B. 磷

C. 钠　　　　　　　　　　D. 氯

E. 钙

48. 低钾血症错误的临床表现是

A. 肌无力为最早的临床表现

B. 均有典型的心电图改变

C. 常与镁缺乏同时存在

D. 严重时可发生多尿

E. 发生碱中毒时尿呈酸性

49. 代谢性酸中毒在没有发展到循环衰竭程度时，首选治疗应该是

A. 使用碳酸氢钠

B. 使用乳酸钠

C. 使用枸橼酸钾

D. 使用三羟氨基甲基甲烷

E. 实施病因治疗

50. 低钾血症是

A. 机体总钾量总是减少的

B. 严重时发生室性心动过速，甚至室颤

C. 心电图表现为 T 波高尖，呈帐篷样

D. 常伴有代谢性酸中毒

E. 临床上常表现为精神亢奋、肢体抽搐

51. 外科病人最易发生的水和钠代谢紊乱是

A. 原发性缺水　　　　　　B. 低渗性缺水

C. 等渗性缺水　　　　　　D. 高渗性缺水

E. 水过多

52. 低钾血症时，最早出现的临床表现是

A. 心电图改变　　　　　　B. 肌乏力

C. 口苦、恶心　　　　　　D. 心脏传导阻滞

E. 心脏节律异常

53. 等渗性缺水的临床表现为

A. 短期内体液的丧失达体重 3% 时有休克

B. 休克常伴有代谢性酸中毒

C. 明显口渴

D. 化验检查见血清 Na^+ 降低

E. 化验检查见尿比重在 1.010 以下

54. 呼吸性酸中毒所致的电解质紊乱为

A. 低钾血症　　　　　　　B. 高钠血症

C. 低钙血症　　　　　　　D. 高氯血症

E. 低氯血症

55. 低钾性周期性麻痹的补钾盐方式应首选

A. 口服氯化钾

B. 静滴葡萄糖加氯化钾

C. 静滴氯化钠加氯化钾

D. 静滴氯化钾

E. 静滴林格氏液

56. 下列各项组合中，能准确判断酸中毒性质严重程度和代偿情况的是

A. 动脉血和尿的 pH

B. 动脉血 pH 和 HCO_3^-

C. 动脉血和静脉血 pH

D. 动脉血和静脉血 $PaCO_2$

E. 静脉血和尿的 pH

57. 关于代谢性酸中毒的治疗，说法正确的是

A. 过快地被纠正后易出现低钾血症

B. 过快地被纠正后易出现高钾血症

C. 过快地被纠正后易出现高钙血症

D. 低血容量性休克伴代谢性酸中毒，经补液、输血纠正休克后，轻度的代谢性酸中毒不能随之纠正

E. 使用碱剂治疗应置于代谢性酸中毒治疗的首位

58. 关于静脉补液，下列错误的是

A. 低渗性缺水应补等渗或高渗盐水

B. 等渗性缺水最好用平衡盐溶液

C. 高渗性缺水最好补等渗盐水

D. 等渗性缺水用等渗盐水补充可致高氯血症

E. 估计缺水量后，先补计算量的 1/2，加上当天生理需要量和继续丢失量

59. 用 5% 碳酸氢钠溶液治疗高钾血症不是因为
    A. 增加血容量以稀释血钾浓度
    B. 促使 K^+ 移入细胞内
    C. 碱化尿，使 K^+ 从尿中排出增多
    D. Na^+ 可对抗 K^+ 的心肌毒性作用
    E. 有助于酸中毒的纠正

60. 肠梗阻伴有严重缺水、代谢性酸中毒、低血钾症的休克病人首先应
    A. 输注全血或其他胶体溶液
    B. 纠正代谢性酸中毒
    C. 纠正低血钾症
    D. 纠正缺水，改善微循环
    E. 解除肠梗阻

61. 术后每 24 小时尿量为 200ml 的少尿原因下列哪项叙述是错误的
    A. 大量 ADH（抗利尿激素）的分泌
    B. 尿路梗阻
    C. 休克
    D. 液体量补充不足
    E. 肾功能不全

62. 酸中毒时，组织缺氧改善的主要机制是
    A. 组织利用氧的能力增强
    B. 促进了氧在肺部的弥散
    C. 血红蛋白携氧能力增强
    D. 血红蛋白释放氧能力增加
    E. 改善了组织的灌注

63. 代谢性酸中毒一般不出现
    A. 血 pH 降低
    B. 血 CO_2CP 降低
    C. 心动过缓
    D. 血 HCO_3^- 降低
    E. 血 BE 降低

64. 代谢性碱中毒常伴发
    A. 低钾血症
    B. 低钙血症
    C. 低钠血症
    D. 低磷血症
    E. 低镁血症

65. 严重的低渗性缺水，补足血容量后应输入
    A. 5% 葡萄糖
    B. 5% 碳酸氢钠
    C. 5% 氯化钠
    D. 小分子右旋糖酐
    E. 平衡盐溶液

66. 呼吸性酸中毒最先应解决的问题
    A. 应用中枢性的呼吸兴奋剂
    B. 进行人工通气
    C. 控制肺部感染，使用大量有效抗生素
    D. 给予碱性液体
    E. 解除呼吸道梗阻，改善肺换气功能

67. 张力为 1/2 的液体是
    A. 2:3:1 含钠液
    B. 2:6:1 含钠液
    C. 4:3:2 含钠液
    D. 5% 碳酸氢钠
    E. 2:4 含钠液

68. 按第三军医大学补液公式，第 2 个 24 小时补电解质液和胶体液皆为第 1 个 24 小时的
    A. 1/2
    B. 1/3
    C. 1/4
    D. 3/5
    E. 2/3

69. 呼吸性酸中毒的原因应除外
    A. 镇静剂过量
    B. 中枢神经系统损伤
    C. 全身麻醉过深
    D. 剧烈疼痛
    E. 气胸

70. 大量使用下列哪项利尿剂可能产生低渗性缺水
    A. 20% 甘露醇液
    B. 25% 山梨醇液
    C. 50% 葡萄糖液
    D. 呋塞米
    E. 氯噻酮

71. 代谢性酸中毒最突出的表现是
    A. 疲乏、眩晕、嗜睡
    B. 感觉迟钝或烦躁
    C. 呼吸深而快，呼气中带有酮味
    D. 心率加快，血压偏低
    E. 神志不清或昏迷

72. 溃疡所致幽门梗阻的病人，因长期呕吐常易发生
    A. 低钾高氯性碱中毒
    B. 低钾低氯性碱中毒
    C. 高钾高氯性酸中毒
    D. 高钾低氯性碱中毒
    E. 高钾高氯性碱中毒

73. 维持体液平衡，保持内环境稳定，机体主要通过下面哪个系统或器官
    A. 神经系统
    B. 内分泌系统
    C. 下丘脑 - 神经垂体 - 血管升压素系统
    D. 肾
    E. 肾素 - 醛固酮系统

74. 血清镁增高时，其心电图变化为
    A. 与高血钾的心电图变化相似
    B. 与低血钾的心电图变化相似
    C. 与高血钙的心电图变化相似
    D. 与低血钙的心电图变化相似
    E. 有独特的心电图表现

75. 体内钙大部分贮存于骨骼中，细胞外液钙分为离子化钙和非离子化钙两部分，离子化钙的百分比为
    A. 15%
    B. 25%
    C. 35%
    D. 45%

E. 55%

76. 腱反射亢进及 Chvostek 征阳性时，是下列哪种病的特征性表现

A. 低氯血症　　　　　　　B. 低钾血症

C. 高钾血症　　　　　　　D. 高钙血症

E. 低钙血症

77. 下列哪种说法比较恰当

A. 高渗性缺水最易发生细胞内水肿

B. 低渗性缺水不易发生休克

C. 低渗性缺水口渴极明显

D. 等渗性缺水直接减少细胞内液容量，对渗透压的影响较少

E. 高渗性缺水不容易出现神经系统症状，主要表现为口渴、尿少、尿比重高

78. 关于机体水钠代谢失调，下列叙述正确的是

A. 缺水就是指水分的减少

B. 低渗性缺水时尿中可以不含钠

C. 高渗性缺水的治疗应以补盐为主

D. 各种原因引起的缺水都使体重减轻

E. 重度等渗性缺水需大量补液时以生理盐水为宜

79. 下列关于代谢性酸中毒的叙述，哪项是错误的

A. 是由体内 HCO_3^- 减少引起的

B. 血清 pH 降低

C. 呼气中可有酮味

D. 最突出的表现是呼吸变慢、变浅

E. 症状较轻者，一般不需要应用碱剂治疗

80. 中度缺钠时，下列哪项是正确的

A. 血清钠在 135ml/L 以下

B. 每千克体重需氯化钠 0.5～0.75g

C. 脉压不变

D. 肌痉挛性抽搐

E. 尿中 Na^+、Cl^- 轻度减少

81. 正常成人每日无形失水约为

A. 200ml　　　　　　　B. 300ml

C. 450ml　　　　　　　D. 650ml

E. 850ml

82. 低渗性脱水中度缺钠时，血钠低于

A. 145mmol/L　　　　　B. 140mmol/L

C. 135mmol/L　　　　　D. 130mmol/L

E. 120mmol/L

83. 下列哪项不符合低钾血症的临床表现

A. 肌无力，腱反射减退　　B. 腹胀，肠麻痹

C. 心率加快，心律失常　　D. 尿量少，呈碱性

E. 代谢性碱中毒

84. 低渗性缺水的主要病因是

A. 大量出汗

B. 应用大量依他尼酸或呋塞米

C. 尿崩症

D. 急性肠梗阻

E. 弥漫性腹膜炎

85. 关于代谢性酸中毒的治疗下列哪项是错误的

A. 在治疗过程，不需要补钾

B. 对严重酸中毒病人，应使用碱性药物

C. 必须进行病因治疗

D. 不应将补碱公式计算的 HCO_3^- 需要量一次输入

E. 在纠正酸中毒后，应适当补钙

86. 关于体内钙的叙述，下列哪项不正确

A. 血清钙的浓度一般相当稳定

B. 正常血清钙浓度为 2.25～2.75mmol/L

C. 不少外科病人可发生不同程度的钙代谢紊乱

D. 血清中的非离子化钙不到半数，却起着维持神经肌肉稳定性的作用

E. 机体内的钙 99% 以磷酸钙和碳酸钙的形式贮存于骨骼中

87. 脱水病人补液的第一天，对已丧失液量的补充应是

A. 先补充 1/2　　　　　B. 一次补足

C. 先补充 2/3　　　　　D. 先补充 1/3

E. 先补充 1/4

88. 低钾血症时，心电图的早期改变是

A. ST 段降低

B. T 波降低、变平、倒置

C. QRS 波增宽

D. P－R 间期延长

E. 出现"U"波

89. 如长期应用速尿易导致

A. 代谢性酸中毒　　　　　B. 呼吸性酸中毒

C. 呼吸性碱中毒　　　　　D. 低氯性碱中毒

E. 低氯性酸中毒

90. 下列各项补液的措施中不恰当的是

A. 对发热的病人，体温每升高 1℃，补液量宜增加 10ml/kg

B. 中度出汗的病人，宜增加补液 500～1000ml

C. 大量出汗的病人，宜增加补液 1000～1500ml

D. 气管切开的病人，宜增加补液 1000ml

E. 以往的丧失量不宜在 1 日内补足，而应用 2～3 日甚至更长时间内分次补给

91. 下列引起高钾血症的病因中哪项是不正确的

A. 盐皮质激素过多　　　　B. 大量输入库存血

C. 急性肾功能衰竭   D. 组织损伤

E. 酸中毒

92. 血浆渗透压的变化幅度为多少时即可引起抗利尿激素分泌的调节

 A. 1%   B. 2%

 C. 3%   D. 5%

 E. 5%以上

93. 细胞内液的渗透压为

 A. 250～270mmol/L   B. 270～290mmol/L

 C. 290～310mmol/L   D. 310～330mmol/L

 E. 330～350mmol/L

94. 人体日需要 **NaCl** 为

 A. 3.5g   B. 4.0g

 C. 4.5g   D. 5.0g

 E. 5.5g

95. 诊断高渗性脱水时，血清钠浓度应高于

 A. 135mmol/L   B. 140mmol/L

 C. 145mmol/L   D. 150mmol/L

 E. 155mmol/L

96. 诊断高钾血症时，血清钾浓度应高于

 A. 4.0mmol/L   B. 4.5mmol/L

 C. 5.0mmol/L   D. 5.5mmol/L

 E. 6.0mmol/L

97. 符合中度高渗性脱水的是

 A. 口渴、乏力、缺水量为体重的2%

 B. 极度口渴，乏力，尿少，缺水量为体重的3%

 C. 乏力，尿少，眼窝深陷，缺水量为体重的5%

 D. 乏力，尿少，躁狂、谵妄，缺水量为体重的6.5%

 E. 仅有口渴，缺水量为体重的3%

98. 等渗性缺水的常见原因是

 A. 应用利尿剂   B. 入水量不足

 D. 慢性肠梗阻   D. 消化液急性丧失

 E. 大量出汗

99. 静脉补钾时，补钾浓度不能超过

 A. 5%   B. 3%

 C. 0.3%   D. 0.5%

 E. 0.15%

100. 每毫升11.2%乳酸钠含 HCO_3^-

 A. 0.2mmol   B. 0.6mmol

 C. 1.0mmol   D. 1.5mmol

 E. 2.0mmol

101. 正常人血中 H_2CO_3 与 HCO_3^- 的比值为

 A. 20:1   B. 1:20

 C. 25:1   D. 1:25

 E. 1:30

102. 当人体内醛固酮分泌增加时，可出现以下哪种情况

 A. 尿量增加，钠、钾排出减少

 B. 尿量减少，钠、钾排出增加

 C. 尿量和钾、钠的排出量均减少

 D. 尿量和尿钠排出量减少，钾排出量增加

 E. 尿量和钠、钾的排出量均增加

103. 下列哪项可引起低渗性缺水

 A. 急性肠梗阻   B. 弥漫性腹膜炎

 C. 大量出汗   D. 利用排钠利尿剂

 E. 烧伤

104. 低渗性缺水补充钠盐的计算公式，正确的是

 A. 需补钠量（mmol）=［130mmol/L－血钠测得值（mmol/L）］×体重（kg）×0.6（女性0.5）

 B. 需补钠量（mmol）=［132mmol/L－血钠测得值（mmol/L）］×体重（kg）×0.6（女性0.5）

 C. 需补钠量（mmol）=［142mmol/L－血钠测得值（mmol/L）］×体重（kg）×0.6（女性0.5）

 D. 需补钠量（mmol）=［152mmol/L－血钠测得值（mmol/L）］×体重（kg）×0.6（女性0.5）

 E. 需补钠量（mmol）=［162mmol/L－血钠测得值（mmol/L）］×体重（kg）×0.6（女性0.5）

105. 低钙血症最早期临床表现为

 A. 手足抽搐   B. 口周、指尖麻木感

 C. 腱反射亢进   D. 肌肉疼痛

 E. 腱反射消失

106. 低钙血症的治疗，下列错误的是

 A. 积极治疗病因

 B. 慢性低钙血症及症状不明显者口服钙剂

 C. 应用钙剂治疗不明显时，应考虑是否存在酸中毒

 D. 用钙剂未能纠正者，每天给予维生素 D 500～5000IU

 E. 每输入1500ml 血，静注10%葡萄糖酸钙10ml

108. 下列哪项不是重度缺钠的临床表现

 A. 神志不清   B. 肌肉痉挛性抽搐

 C. 腱反射消失   D. 手足麻木

 E. 木僵、昏迷

109. 高血钾的治疗措施不应包括下列哪一项

 A. 停止钾盐输入   B. 输入镁制剂

 C. 阳离子交换树脂   D. 透析疗法

 E. 输入钙剂

110. 水中毒时体液渗透压的改变特点是

 A. 细胞内低渗、细胞外高渗，体液容量增多

 B. 细胞内高渗、细胞外低渗，体液容量增多

 C. 细胞内、外液均呈高渗状态而体液容量增多

D. 细胞内、外液均呈低渗状态而体液容量增多

E. 细胞内、外液均呈等渗状态而体液容量增多

111. 钾在机体的含量及分布特点是

A. 机体含钾总量为 140～150g，98% 存在于细胞内液，肌肉组织含 K⁺ 约占 70%

B. 机体含钾总量为 140～150g，98% 存在于细胞外液，神经组织含 K⁺ 约占 70%

C. 机体含钾总量为 140～150g，98% 存在于细胞间液，皮肤及泌尿系统含 K⁺ 约占 70%

D. 机体含钾总量为 140～150g，98% 存在于循环血液，心血管组织含 K⁺ 约占 70%

E. 机体含钾总量为 140～150g，98% 存在于消化液，消化器官含 K⁺ 约占 70%

112. 呼吸性酸中毒应先处理的问题是

A. 解除呼吸道梗阻，改善通气及换气功能

B. 处理原发病

C. 控制感染

D. 单纯高浓度吸氧

E. 给予碱性液体

113. 高钾血症的紧急救治措施中，不包括

A. 停用一切含钾的药物或溶液，注射钙剂以对抗钾离子的心脏毒性

B. 口服阳离子交换树脂，每次 15g，每日 4 次

C. 先静脉注射 5% 碳酸氢钠溶液 60～100ml，再继续静脉滴注 100～200ml。或静脉滴注 25% 葡萄糖溶液 100～200ml，按每 5g 糖加入胰岛素 1U，静脉滴注

D. 阿托品类药物的应用

E. 腹膜透析或血液透析

114. 高钾血症患者，首要处理措施为

A. 给予 10% 的葡萄糖酸钙 20ml

B. 予以葡萄糖 - 钾 - 胰岛素

C. 停止一切钾的摄入

D. 阳离子交换树脂

E. 透析疗法

115. 低钾血症的病因中，以下哪项是错误的

A. 禁食或长期进食不足

B. 大量呕吐

C. 急性肾功能衰竭

D. 肠瘘

E. 静脉营养液中钾盐补充不足

116. 低镁血症的临床特点中，不正确的是

A. 消化液丢失、禁食、厌食、肠吸收减少、肾排出过多等均可导致缺镁

B. 血清 Mg²⁺ 浓度低于 0.7mmol/L

C. 缺 Mg²⁺ 往往同时伴有 Ca²⁺ 和 K⁺ 等电解质紊乱

D. 血清 Ca²⁺ 正常的手足抽搐，给 Mg²⁺ 治疗有效，表明存在酸中毒

E. 缺 Mg²⁺ 的症状体征与缺 Ca²⁺ 相似

【A2 型题】

1. 男性，45 岁，晨起胃痛，呕吐数次，腹胀，经药物治疗后缓解，腹胀渐近加重，恶心，无压痛，无反跳痛，肠鸣音弱，心电图 T 波降低。该患者应诊断为

A. 低血钾　　B. 低血钙

C. 低血磷　　D. 弥漫性腹膜炎

E. 不完全性肠梗阻

2. 男性，22 岁，急性阑尾炎术后第一天禁食，下列不应静脉补充的是

A. 水分 2000～2500ml

B. 5% 碳酸氢钠溶液 100ml

C. 氯化钾 3g

D. 氯化钠 4g

E. 葡萄糖 150g

3. 女性，53 岁，终末期肝病（ESLD）行肝移植术后进行性少尿。以至无尿、氮质血症伴代谢性酸中毒，针对其可能出现的最紧急并发症应首先考虑

A. 静脉营养支持，高蛋白、高热量、高维生素

B. 严格限制入量，宁少勿多

C. 大剂量利尿药物冲击利尿

D. 应用蛋白合成激素

E. 防止并及时纠正高钾血症

4. 女性，63 岁，间断腹痛，恶心、呕吐胃内容物 3 天，有宿食，考虑患者此时

A. 高钾血症，代谢性酸中毒

B. 低钾血症，代谢性碱中毒

C. 低钾血症，代谢性酸中毒

D. 高钾血症，呼吸性酸中毒

E. 高钾血症，代谢性碱中毒

5. 男性，73 岁，腹泻 2 天，未进食，入院诉头晕、乏力，恶心呕吐，血清钠 132mmol/L，血清钾 3.51mmol/L，考虑患者为哪种电解质失调

A. 高渗性脱水　　B. 低渗性脱水

C. 等渗性脱水　　D. 高钾血症

E. 低钾血症

6. 女性，32 岁，急性机械性肠梗阻四天，虚弱无力，脱水征明显，BP 80/60mmHg，P 120 次/分，Na⁺ 120mmol/L，K⁺ 3.0mmol/L，CO₂CP 18mmol/L，其补液首先应是

A. 补钠　　B. 补钾

C. 纠正酸中毒　　D. 补充血容量

E. 补充水

7. 男性，30 岁，体重 60kg，热力烧伤后 4 小时入院。查体：休克，I 度烧伤面积 10%，II 度烧伤面积 20%，

Ⅲ度烧伤面积 30%。入院后 8 小时内补液总量最好是

  A. 2000～2250ml   B. 2300～2500ml

  C. 3000～3250ml   D. 3400～3500ml

  E. 3600～4000ml

8. 男性，10 个月，吐、泻 1 周，嗜睡，口渴，尿量减少。皮肤弹性差，前囟及眼眶明显凹陷，脉细速，四肢稍凉。测血钠 125mmol/L。考虑为

  A. 中度低渗性脱水   B. 中度等渗性脱水

  C. 中度高渗性脱水   D. 重度低渗性脱水

  E. 重度等渗性脱水

9. 男性，50 岁，因反复呕吐 5 天入院，血清钠 108mmol/L，脉搏 120 次/分，血压 70/50mmHg。应诊断为

  A. 轻度缺钠   B. 中度缺钠

  C. 重度缺钠   D. 中度缺水

  E. 重度缺水

10. 男性，40 岁，呕吐胃内容物已月余，血 pH 7.5，血钾 3.0mmol/L，尿呈弱酸性。应诊断为

  A. 呼吸性酸中毒   B. 呼吸性碱中毒

  C. 低钾性碱中毒   D. 代谢性酸中毒

  E. 呼吸性酸中毒合并代谢性碱中毒

11. 女性，45 岁，严重骨盆骨折，24 小时尿量 200ml，血钾 5.9mmol/L，二氧化碳结合力 13mmol/L，血尿素氮 27mmol/L。下列治疗措施不正确的是

  A. 10% 葡萄糖酸钙溶液 20ml，缓慢静脉注射

  B. 11.2% 乳酸钠溶液 60ml，缓慢静脉注射

  C. 口服钠型树脂 10g，每日三次

  D. 血液透析

  E. 输同型库存血 200ml

12. 女性，45 岁，幽门梗阻行持续胃肠减压半月余，每日补 10% 葡萄糖 2500ml，5% 葡萄糖盐水 1000ml，10% 氯化钾 30ml。2 天前开始出现全腹膨胀，无压痛及反跳痛，肠鸣音消失，每日尿量 1500ml 左右，最可能的原因是

  A. 低钾血症   B. 低钠血症

  C. 高钾血症   D. 高钠血症

  E. 低钙血症

13. 幽门梗阻病人呕吐 10 天，血压 90/75mmHg，血钾 3.1mmol/L，pH7.5，应诊断为

  A. 呼吸性酸中毒   B. 呼吸性碱中毒

  C. 代谢性酸中毒   D. 代谢性碱中毒

  E. 代谢性酸中毒合并呼吸性酸中毒

14. 结肠破裂修补术后 5 天，病人血钠 136mmol/L，血钾 6.8mmol/L，血 pH7.3，近 24 小时尿量 520ml，应诊断为

  A. 低渗性脱水   B. 等渗性脱水

  C. 低钾血症   D. 高钾血症

  E. 低钾血症合并等渗性脱水

15. 男性，45 岁，肝硬化并发食管胃底静脉曲张破裂出血 2 小时。入院时脉搏 140 次/分钟，BP 80/62mmHg。给予快速输注全血 2000ml，输血结束时突然出现全身抽搐。查体：BP 135/90mmHg，瞳孔等大、等圆，对光反射正常。实验室检查：血清钾 3.8mmol/L，血清钠 150mmol/L，动脉血 pH 7.4。输血后发生抽搐的最可能原因是

  A. 高钾血症   B. 低钾血症

  C. 高钙血症   D. 低钙血症

  E. 高钠血症

16. 女性，47 岁，慢性肾炎病史多年，近 2 年经常出现双下肢浮肿，一直服双嘧达莫（潘生丁）及氢氯噻嗪治疗。近 1 周感觉腹胀，双下肢无力。首先考虑的是

  A. 肾功能严重减退   B. 低钾血症

  C. 高血压   D. 酸中毒

  E. 药物中毒

17. 女性，20 岁，因食管烧伤 7 日入院，入院时口渴，躁狂，体重 55kg，血气分析 HCO_3^- 16mmol/L，血清钠 155mmol/L，输液时首选的是

  A. 0.9% 氯化钠溶液   B. 0.45% 氯化钠溶液

  C. 5% 碳酸氢钠溶液   D. 1.25% 碳酸氢钠溶液

  E. 1.86% 乳酸钠溶液

18. 男，30 岁，不洁饮食后出现反复大量呕吐，最可能出现的水、电解质代谢失调是

  A. 等渗性缺水   B. 低镁血症

  C. 高渗性缺水   D. 稀释性低钠血症

  E. 高钾血症

19. 男性，体重 60kg，临床表现为较严重的代谢性酸中毒，未测二氧化碳结合力时，可先补充多少 5% 碳酸氢钠溶液为宜

  A. 200ml   B. 300ml

  C. 400ml   D. 500ml

  E. 600ml

20. 男性，33 岁，因失血性休克出现急性肾衰竭，经治疗恢复到多尿期时，大量利尿后，每日补液量以多少为宜

  A. 每日补液 3000～3500ml

  B. 每日补液相当于尿量

  C. 相当于每日排出尿量的 1/3～1/2

  D. 少于每日排出尿量的 1/2

  E. 多于每日排出尿量的 1/2

21. 男性，33岁，反复大量呕吐伴尿少，恶心，乏力。查体：脉搏110次/分，血压86/60mmHg，皮肤弹性差，舌干燥，眼窝凹陷，肢端厥冷，血钠135mmol/L，体重60kg。应考虑存在
    A. 低渗性脱水　　　　　B. 高渗性脱水
    C. 等渗性脱水　　　　　D. 水中毒
    E. 继发性脱水

22. 患者，男性，29岁，因肠梗阻术后出现腹胀、无力，怀疑低钾血症，行心电图检查，下列哪项心电图表现有辅助诊断意义
    A. QRS增宽　　　　　　B. P-R间期延长
    C. U波出现　　　　　　D. T波高尖
    E. P波异常

【A3/A4型题】

（1~2题共用题干）

女性，64岁，车祸后4小时，临床高度怀疑骨盆粉碎性骨折。查体：血压80/54mmHg，脉搏128次/分，呼吸32次/分。经输血、输液等治疗后，病人血压和中心静脉压均升高不明显。

1. 考虑可能的原因为
    A. 心功能衰竭　　　　　B. 肾功能衰竭
    C. 补液不足　　　　　　D. 补液过多
    E. 升压药物无效

2. 进一步处理是
    A. 强心　　　　　　　　B. 利尿
    C. 扩血管　　　　　　　D. 继续快速补液
    E. 缩血管

（3~6题共用题干）

女性，50岁，因腹痛、呕吐、停止排气排便就诊，尿量600ml/24h。查体：血压100/70mmHg，皮肤干燥，眼球下陷，腹胀，肠鸣音亢进。白细胞12×10⁹/L，血钾3.7mmol/L，血清钠128mmol/L，血清氯101mmol/L。

3. 此患者存在的水代谢紊乱是
    A. 等渗性脱水　　　　　B. 低渗性脱水
    C. 高渗性脱水　　　　　D. 水中毒
    E. 重度脱水

4. 此诊断的主要依据是
    A. 腹痛、呕吐　　　　　B. 停止排气排便
    C. 尿量600ml/d　　　　D. 眼球下陷
    E. 血清钠128mmol/L

5. 纠正此水、电解质紊乱的正确方法是
    A. 给予甘露醇
    B. 补充5%氯化钠溶液
    C. 补充0.45%氯化钠溶液

D. 补充0.9%氯化钠溶液
E. 给予高渗葡萄糖溶液

6. 患者经治疗后症状、体征改善，以下哪项指标尚不正常
    A. 血清氯110mmol/L
    B. 尿量50ml/h
    C. 白细胞9.8×10⁹/L
    D. 血清钠138mmol/L
    E. 血清钾3.6mmol/L

（7~9题共用题干）

女性，62岁，体重40kg，间断上腹部隐痛，食欲下降2个月，胃镜发现胃窦部占位，病理示"胃癌"。入院后查体：消瘦，眼窝深陷，皮肤干燥，口渴不明显；血清钠126mmol/L，钾3.6mmol/L。

7. 考虑该病人可能存在
    A. 高渗性脱水　　　　　B. 等渗性脱水
    C. 低渗性脱水　　　　　D. 高钾血症
    E. 低钾血症

8. 该病人目前按经验补钠量为每公斤体重
    A. 0.5g　　　　　　　　B. 0.7g
    C. 0.9g　　　　　　　　D. 1.1g
    E. 1.3g

9. 该病人按公式补钠应为
    A. 16×40×0.3mmol/L
    B. 16×40×0.4mmol/L
    C. 16×40×0.5mmol/L
    D. 16×40×0.6mmol/L
    E. 16×40×0.7mmol/L

（10~11题共用题干）

男性，73岁，主因"进行性吞咽困难2个月"入院，诉乏力、口渴；尿少而色深，10ml/h。查体：生命体征平稳。恶病质，眼窝深陷，皮肤弹性差。

10. 此患者最可能合并的水、电解质失衡的诊断为
    A. 低渗性脱水　　　　　B. 等渗性脱水
    C. 轻度高渗性脱水　　　D. 中度高渗性脱水
    E. 重度高渗性脱水

11. 进一步处理中错误的是
    A. 输注0.45%的氯化钠溶液
    B. 输注0.9%的氯化钠溶液
    C. 输注5%葡萄糖溶液
    D. 静脉补钾
    E. 适量酌情补给碳酸氢钠

（12~14题共用题干）

女性，33岁，急性阑尾炎、妊高征，急诊输液治疗。

患者出现头痛，血压 160/105mmHg，予以硫酸镁解痉治疗，患者腱反射消失，呼吸 10 次/分。

12. 患者此时可能合并
- A. 高钾血症
- B. 低钾血症
- C. 低钙血症
- D. 低镁血症
- E. 高镁血症

13. 此时首要处理为
- A. 扩充血容量
- B. 利尿
- C. 降血压
- D. 静脉缓慢输注葡萄糖酸钙 20ml
- E. 停止输入硫酸镁

14. 若患者症状无缓解可以
- A. 补钠
- B. 透析
- C. 降血压
- D. 静脉缓慢输注葡萄糖酸钙 20ml
- E. 利尿

(15～16 题共用题干)

男性，35 岁，以高血压、四肢无力症状起病，查腹部 B 超发现右侧肾上腺占位性病变。

15. 考虑患者可能合并电解质紊乱为
- A. 低钠、低钾血症
- B. 高钠、低钾血症
- C. 高钠、高钾血症
- D. 低钠、高钾血症
- E. 高钠、高钙血症

16. 患者诊断为原发性醛固酮增多症，术前应予以
- A. 补钠，口服排钾利尿
- B. 补钾，口服保钾利尿剂
- C. 补钙，口服排钾利尿剂
- D. 补镁，口服保钾利尿剂
- E. 补钾，口服排钾利尿剂

(17～19 题共用题干)

男性，66 岁，胰十二指肠切除术后第二天，既往有 2 型糖尿病史，手术当日液体入量 5800ml，出量 5000ml，术后第一天始出现进行性少尿，尿量 <300ml/d，尿比重 >1.030，色深黄，尿钠 12mmol/L，酮体（+），血 pH 7.28，血糖 2.8mmol/L，血钾 5.9mmol/L，BUN 11.6mmol/L，血肌酐 110μmol/L，Hb 161g/L。

17. 该患者少尿的原因最可能为
- A. 急性肾功能衰竭（肾前性）
- B. 严重血容量不足
- C. 急性肾功能衰竭（肾性）
- D. 糖尿病肾病
- E. 急性肾功能衰竭（肾后性）

18. 其治疗重点首先应考虑

- A. 血液透析治疗
- B. 腹膜透析治疗
- C. 积极扩容，纠正酮症酸中毒
- D. 呋塞米 100mg 静脉输入
- E. 严格控制入量，量出为入

19. 该患者高钾血症的纠正，最佳措施为
- A. 立即给予胰岛素皮下注射
- B. 适量快速输注葡萄糖溶液，并予中和量胰岛素
- C. 阳离子交换树脂口服或保留灌肠
- D. 10% 葡萄糖酸钙 10ml 缓慢静脉输注（>2 小时）
- E. 5% 碳酸氢钠溶液 250ml 快速静脉滴注

(20～21 题共用题干)

男性，21 岁，反复呕吐 15 天，入院就诊时全身乏力。

20. 询问病史时哪项为各项缺水所共有
- A. 口渴
- B. 尿量减少
- C. 呕吐
- D. 手足麻木
- E. 烦躁

21. 对缺水类型鉴别诊断价值最小的检查项目为
- A. BUN 测定
- B. 尿比重测定
- C. 血清 Na^+ 测定
- D. 血气分析
- E. 尿 Na^+ 测定

(22～25 题共用题干)

男性，60 岁，腹痛、呕吐、停止排气排便。查体：腹胀，肠鸣音亢进。白细胞 $12 \times 10^9/L$，血清钾 3.2mmol/L，血清钠 136mmol/L，血清氯 99mmol/L。

22. 患者电解质紊乱为
- A. 低钾血症
- B. 高钾血症
- C. 低钠血症
- D. 高钠血症
- E. 低氯血症

23. 患者的心电图检查可能出现的异常是
- A. 高尖 T 波
- B. 出现 QS 波
- C. 出现 U 波
- D. P 波消失
- E. ST 段抬高

24. 对此电解质紊乱的治疗是
- A. 补钾
- B. 利尿
- C. 给予高渗盐水
- D. 给予低渗盐水
- E. 给予等渗盐水

25. 该患者在纠正电解质平衡紊乱时要保证
- A. 尿量每小时 <5ml
- B. 尿量每小时 >5ml
- C. 尿量每小时 >10ml
- D. 尿量每小时 >20ml
- E. 尿量每小时 >40ml

(26～27 题共用题干)

女性，70 岁，因幽门梗阻行胃大部切除术，术后嗜睡，

皮肤苍白，血清钠为 125mmol/L，血清钾 3.5mmol/L，血红蛋白 100g/L，红细胞比容 25%。

26. 此患者存在的水、电解质平衡紊乱是

    A. 水中毒
    B. 高渗性缺水

    C. 等渗性缺水
    D. 高钾血症

    E. 低钾血症

27. 治疗原则中以下哪项不正确

    A. 限制补液量

    B. 给予速尿

    C. 不可给予 20% 甘露醇溶液

    D. 给予 5% 氯化钠溶液

    E. 给予 25% 山梨醇溶液

(28 ~ 30 题共用题干)

    男性，60 岁，粘连性肠梗阻 5 天，出现呼吸深快。查体：面部潮红，心率 110 次/分，血压 90/60mmHg，腱反射减弱。化验：血 pH 7.20，血浆 HCO_3^- 15mmol/L。

28. 该病人酸碱失衡诊断为

    A. 呼吸性酸中毒
    B. 代谢性酸中毒

    C. 呼吸性碱中毒
    D. 代谢性碱中毒

    E. 呼吸性酸中毒合并代谢性酸中毒

29. 首选的治疗措施是

    A. 辅助呼吸，加速 CO_2 排出

    B. 静滴生理盐水

    C. 静滴 5% 的碳酸氢钠

    D. 快速输入高渗糖水

    E. 静滴 5% 的葡萄糖盐水

30. 如果输液后，病人出现手足抽搐，应立即静脉注射

    A. 5% 碳酸氢钠
    B. 地西泮（安定）

    C. 硫喷妥钠
    D. 5% 葡萄糖盐水

    E. 10% 葡萄糖酸钙

(31 ~ 35 题共用题干)

    患者，女性，体重 60kg，因"幽门梗阻"住院，查血钠为 130mmol/L。

31. 患者的水电解质紊乱属于

    A. 等渗性脱水
    B. 低渗性脱水

    C. 高渗性脱水
    D. 水中毒

    E. 高钾血症

32. 患者的缺钠属于

    A. 轻度缺钠
    B. 中度缺钠

    C. 重度缺钠
    D. 中重度缺钠

    E. 不存在缺钠

33. 其第一天补氯化钠量应是

    A. 6g
    B. 10.5g

    C. 15g
    D. 21g

    E. 25.5g

34. 患者在补钠治疗时，最高可输入的氯化钠浓度为

    A. 0.9%
    B. 2%

    C. 3%
    D. 5%

    E. 10%

35. 当患者的尿量超过多少时可补钾

    A. 20ml/h
    B. 30ml/h

    C. 40ml/h
    D. 50ml/h

    E. 60ml/h

(36 ~ 37 题共用题干)

    女性，45 岁，反复大量呕吐伴尿少，恶心，乏力。查体：脉搏 110 次/分，血压 86/60mmHg，皮肤弹性差，舌干燥，眼窝凹陷，肢端厥冷，血钠 135mmol/L，体重 60kg。

36. 应考虑存在

    A. 低渗性脱水
    B. 高渗性脱水

    C. 等渗性脱水
    D. 水中毒

    E. 继发性脱水

37. 如何纠正

    A. 林格液
    B. 平衡盐溶液

    C. 5% 葡萄糖盐水
    D. 10% 葡萄糖溶液

    E. 低分子右旋糖酐

(38 ~ 45 题共用题干)

    患者，男性，65 岁，食管癌术后 1 年，近来出现消瘦，进食困难，四肢软弱无力，恶心、腹胀，来院检查。

38. 作为首诊医师，对患者首要的检查有哪些

    A. X 线胸片
    B. 胸部 CT

    C. 血生化和心电图
    D. 凝血四项

    E. 钡餐透视

39. 血生化发现血钾为 3.0mmol/L，血钠 129mmol/L。该患者的诊断是

    A. 低钾血症
    B. 高钾血症

    C. 低钠血症
    D. 高钠血症

    E. 低钾血症和低钠血症

40. 该患者的治疗是

    A. 进行补钾治疗

    B. 进行血液透析治疗

    C. 进行补钠治疗

    D. 在补钠的同时进行补钾治疗

    E. 进行输血治疗

41. 进行补钾治疗时，下列哪项是错误的

    A. 分次补钾

    B. 输入钾量应控制在 20mmol/h 以下

    C. 浓度≤3g/L 氯化钾

    D. 尿量 >40ml/h，再静脉补钾

E. 严重缺钾时，应快速、高浓度补钾

42. 该患者的心电图会出现下列哪种变化

A. QRS 增宽　　　　　　B. P - R 间期延长

C. U 波出现　　　　　　D. T 波高尖

E. P 波异常

43. 下列哪项不符合该患者的临床表现

A. 肌无力，腱反射减退　　B. 腹胀，肠麻痹

C. 心率快，心律异常　　　D. 尿量少，呈碱性

E. 代谢性碱中毒

44. 如果患者出现酸中毒时，其血钾浓度的变化趋向是

A. 下降　　　　　　　　B. 升高

C. 无变化　　　　　　　D. 先低后高

E. 先高后低

45. 该患者补钾过程中出现高钾血症，病人发生心律失常，治疗时应首先应用

A. 5% 碳酸氢钠 100ml 静脉滴注

B. 输注葡萄糖溶液及胰岛素

C. 10% 葡萄糖酸钙 20ml 静脉注射

D. 11.2% 乳酸钠 50ml 静脉滴注

E. 阳离子交换树脂

(46～49 题共用题干)

男性，56 岁，体重 60kg，因食管癌致饮食困难 20 余天入院，口渴严重，血 Na^+ 浓度为 155mmol/L。

46. 补液宜选用

A. 0.47% 氯化钠注射液　　B. 0.9% 氯化钠注射液

C. 5% 氯化钠注射液　　　D. 血浆

E. 平衡盐液

47. 患者第一天的补水量是多少

A. 2000ml　　　　　　　B. 3000ml

C. 3560ml　　　　　　　D. 4060ml

E. 5120ml

48. 如该患者出现缺钾在补钾治疗时，尿量应大于

A. 20ml/h　　　　　　　B. 30ml/h

C. 40ml/h　　　　　　　D. 45ml/h

E. 60ml/h

49. 经过治疗后症状体征改善，病人仍存在的异常是

A. 尿量 50ml/h　　　　　B. 血氯 110mmol/L

C. 白细胞 9.8×10^9/L　　D. 血钠 138mmol/L

E. 血钾 3.6mmol/L

(50～51 题共用题干)

患者，男性，28 岁，急性肠梗阻 3 天入院。查体：呼吸 28 次/分，血压 75/60mmHg，血钠 130mmol/L，血钾 3mmol/L，CO_2CP 19mmol/L。

50. 目前诊断中应除外

A. 低钾血症　　　　　　B. 低钠血症

C. 休克　　　　　　　　D. 呼吸性碱中毒

E. 代谢性碱中毒

51. 治疗程序首先是

A. 纠正酸中毒　　　　　B. 补钾

C. 输全血　　　　　　　D. 抗休克补充血容量

E. 急症手术解除梗阻

(52～53 题共用题干)

女性，40 岁，因急性肠梗阻频繁呕吐，出现口渴、尿少，脱水征，血压偏低。

52. 该病人的脱水类型是

A. 高渗性脱水　　　　　B. 原发性脱水

C. 低渗性脱水　　　　　D. 继发性脱水

E. 等渗性脱水

53. 为该病人进行液体疗法，静脉滴注应选用的液体是

A. 5% 葡萄糖　　　　　B. 右旋糖酐

C. 5% 葡萄糖氯化钠　　D. 复方氯化钠

E. 0.3% 氯化钾

(54～55 题共用题干)

男性，25 岁，因绞窄性肠梗阻行小肠切除术，术后 4 天仍恶心、呕吐，无明显腹痛。查体：患者倦怠、乏力，血压 110/90mmHg，脉搏 100 次/分，体温 38℃；全腹膨胀，无肠型、压痛和肠鸣音。白细胞计数 8.5×10^9/L，血清钠 140mmol/L，动脉血 pH 7.30，血清钾 3mmol/L。X 线腹部透视示 4～6 个气液平面。临床诊断为术后肠麻痹。

54. 此诱因可能是

A. 腹膜炎　　　　　　　B. 手术创伤反应

C. 代谢性酸中毒伴低血钾　D. 低钾血症

E. 肠粘连

55. 该病人心电图可能会有下述哪项改变

A. T 波低宽、ST 段降低　　B. QRS 波增宽

C. PR 间期延长　　　　　D. T 波高而尖

E. P 波波幅下降

(56～57 题共用题干)

当外科病人出现等渗性缺水时，严重者可出现休克。

56. 其体液的改变主要是

A. 细胞内液的急剧减少

B. 细胞外液的急剧减少

C. 细胞内、外液的急剧减少

D. 细胞内液呈低渗状态

E. 细胞外液呈高渗状态

57. 当出现休克症状时，丢失的体液量约占体重的百分比是

A. 4%　　　　　　　　　B. 5%

C. 6%
D. 8%

E. 10%

（58～61 题共用题干）

女性，45 岁，病人高热大汗，未补充水分已有 3 天，现出现明显口渴、尿少、口干舌燥，皮肤弹性下降，尿比重 1.040。

58. 当前病人是

A. 低渗性脱水
B. 等渗性脱水

C. 高渗性脱水
D. 高钾血症

E. 低钙血症

59. 目前的表现是Ⅱ度脱水，失水量约占体重的比例是

A. 1%
B. 3%

C. 5%
D. 7%

E. 10%

60. 病人体重 60kg，实际丢失的水量是

A. 2000ml
B. 3000ml

C. 4000ml
D. 5000ml

E. 6000ml

61. 具体在补液时，这部分液体第一天给多少

A. 800ml
B. 1000ml

C. 1500ml
D. 2500ml

E. 4000ml

【B 型题】

（1～4 题共用备选答案）

A. 代谢性酸中毒
B. 代谢性碱中毒

C. 呼吸性酸中毒
D. 呼吸性碱中毒

E. 低钙血症

1. pH 下降，HCO_3^- 下降，PCO_2 正常，提示

2. pH 升高，HCO_3^- 下降，PCO_2 下降，提示

3. pH 升高，HCO_3^- 升高，PCO_2 正常，提示

4. 手足抽搐，肌肉和腹部绞痛，腱反射亢进，提示

（5～9 题共用备选答案）

A. 低渗性缺水
B. 高渗性缺水

C. 等渗性缺水
D. 高血钾

E. 低血钾

5. 烧伤容易引起

6. 胃肠道消化液持续丢失和大创面慢性渗液容易引起

7. 高热大量出汗容易引起

8. 应用螺内酯容易引起

9. 原发性醛固酮增多症容易引起

（10～13 题共用备选答案）

A. 呼吸性碱中毒
B. 代谢性碱中毒

C. 呼吸性酸中毒
D. 代谢性酸中毒

E. 呼吸性和代谢性酸中毒

10. 呼吸与心搏骤停 5 分钟可发生

11. 创伤性休克早期常表现为

12. 缺钾时常伴有

13. 感染性休克多有

（14～15 题共用备选答案）

A. 低钾血症
B. 低血糖症

C. 低钙血症
D. 低氯血症

E. 低镁血症

14. 久泻或佝偻病的患儿脱水及酸中毒纠正后出现惊厥，多考虑为

15. 久泻或营养不良患儿输液后出现精神萎靡、腹胀、肠鸣音减弱，多考虑为

（16～17 题共用备选答案）

A. 呼吸性酸中毒
B. 代谢性酸中毒

C. 呼吸性碱中毒
D. 代谢性碱中毒

E. 呼吸性酸中毒合并代谢性酸中毒

16. 幽门梗阻病人可发生

17. 临床上外科最常见的酸碱失衡是

（18～21 题共用备选答案）

A. 0.70～1.10mmol/L
B. 1.4～2.0mmol/L

C. 3.5～5.5mmol/L
D. 0.96～1.62mmol/L

E. 2.25～2.75mmol/L

18. 血清钙正常值为

19. 血清钾正常值为

20. 血清镁正常值为

21. 血清磷正常值为

（22～24 题共用备选答案）

A. 高热
B. 挤压综合征

C. 感染性休克
D. 急性肠梗阻

E. 长期胃肠减压

22. 高钾血症的常见病因是

23. 代谢性酸中毒最易发生于

24. 低渗性脱水的常见病因是

（25～27 题共用备选答案）

A. 等渗性脱水
B. 高渗性脱水

C. 水中毒
D. 低钾血症

E. 低镁血症

25. 胃大部切除术后，持续胃肠减压，腹胀，无压痛，肠鸣音减弱，T 波低平。应考虑的诊断是

26. 食管癌患者，吞咽困难 3 个月，无法进食。应考虑的诊断是

27. 急性低位肠梗阻，尿少，口不渴，血压 100/60mmHg，心率 110 次/分。应考虑的诊断是

(28~30题共用备选答案)

A. 290~310mmol/L　　　B. 135~145mmol/L

C. 3.5~5.5mmol/L　　　D. 7.35~7.45mmol/L

E. 2.25~2.75mmol/L

28. 血浆渗透压正常值为

29. 血清钠正常值为

30. 动脉血浆的 pH 正常值为

(31~33题共用备选答案)

A. 145mmol/L 以下　　　B. 140mmol/L 以下

C. 135mmol/L 以下　　　D. 130mmol/L 以下

E. 120mmol/L 以下

31. 轻度低渗性缺水的血清钠浓度在

32. 中度低渗性缺水的血清钠浓度在

33. 重度低渗性缺水的血清钠浓度在

(34~36题共用备选答案)

A. pH↓，HCO$_3^-$↓，PaCO$_2$正常

B. pH↓，HCO$_3^-$正常，PaCO$_2$↑

C. pH↓，HCO$_3^-$正常，PaCO$_2$↓

D. pH↑，HCO$_3^-$↓，PaCO$_2$↓

E. pH↑，HCO$_3^-$↑，PaCO$_2$正常

34. 代谢性酸中毒表现为

35. 代谢性碱中毒表现为

36. 呼吸性酸中毒表现为

(37~39题共用备选答案)

A. 细胞外液的等渗性改变，临床可表现为等渗性脱水或水中毒

B. 细胞内液的等渗性改变，临床可表现为低渗性脱水

C. 细胞外液渗透压（Na$^+$）的改变，临床可表现为低钠血症或高钠血症

D. 细胞内液渗透压（Na$^+$）的改变，临床可表现为水中毒

E. 细胞外液其他离子的改变，临床可表现为酸中毒或碱中毒、低钾血症或高钾血症等

37. 容量失调是指

38. 浓度失调是指

39. 成分失调是指

(40~41题共用备选答案)

A. 2%~4%　　　B. 4%~6%

C. >6%　　　D. >8%

E. >10%

40. 轻度高渗性缺水缺水量占体重的

41. 中度高渗性缺水缺水量占体重的

(42~44题共用备选答案)

A. 钾离子　　　B. 锌离子

C. 钙离子　　　D. 钠离子

E. 氯离子

42. 细胞内液主要阳离子为

43. 细胞外液主要阳离子为

44. 细胞外液主要阴离子为

(45~48题共用备选答案)

A. 10%葡萄糖酸钙液　　　B. 5%碳酸氢钠液

C. 10%氯化钠液　　　D. 0.9%氯化钠液

E. 50%葡萄糖液

45. 能促使 K$^+$ 由尿排出的是

46. 与 K$^+$ 有对抗作用的是

47. 能起到扩容作用的是

48. 糖尿病酮症酸中毒患者首先应大量输注的是

(49~50题共用备选答案)

A. 低渗性脱水　　　B. 高渗性缺水

C. 等渗性缺水　　　D. 高血钾

E. 低血钾

49. 腹腔内或腹膜后感染常引起

50. 胃肠道消化液持续丢失和大创面慢性渗液引起

【X型题】

1. 人体参与调节水代谢的器官为

A. 肺　　　B. 肝

C. 肾　　　D. 皮肤

E. 肠

2. 下述哪几项属于酸中毒的临床表现

A. 胸闷　　　B. 疲乏

C. 头痛　　　D. 气急

E. 嗜睡

3. 可引起高渗性缺水的有

A. 静脉输入大量高渗盐水

B. 高热大量出汗

C. 输血过多

D. 输入大量浓缩血小板

E. 食管癌梗阻

4. 高渗性缺水的主要表现有

A. 体温升高　　　B. 口渴，舌燥

C. 尿少，比重高　　　D. 血浓缩

E. 血钠升高

5. 导致低血钾的原因有

A. 输尿管乙状结肠吻合术　　　B. 持续胃肠减压

C. 应用速尿利尿　　　D. 肠瘘

E. 应用螺内酯利尿

6. 临床上常用的平衡盐溶液有

A. 1.86%乳酸钠溶液和复方氯化钠溶液之比为1:2

B. 1.86% 乳酸钠溶液和复方氯化钠溶液之比为 2:1

C. 1.25% 碳酸氢钠溶液和等渗盐水之比为 1:2

D. 1.25% 碳酸氢钠溶液和等渗盐水之比为 2:1

E. 1.25% 碳酸氢钠溶液和等渗盐水之比为 3:2

7. 等渗性脱水的治疗应是

　　A. 按需补给平衡液

　　B. 周围循环衰竭时先补足血容量

　　C. 同时纠正酸碱失衡

　　D. 低钾时及时补钾

　　E. 输液时应先胶体后晶体

8. 诊断代谢性酸中毒的主要依据为

　　A. 呼吸深而快　　　　　B. HCO_3^- 下降

　　C. 二氧化碳结合力下降　　D. H_2CO_3 升高

　　E. HCO_3^- 升高

9. 高血钾时心电图的改变有

　　A. T 波高尖　　　　　B. P－R 间期延长

　　C. QRS 增宽　　　　　D. Q－T 间期延长

　　E. U 波

10. 低钾血症心电图的改变有

　　A. ST 段上抬

　　B. T 波降低，变平或倒置

　　C. QRS 增宽

　　D. Q－T 间期延长

　　E. U 波

11. 低钙血症的临床表现有

　　A. Chvostek 征阳性　　　B. 口周、手足麻木感

　　C. 腱反射消失　　　　　D. 手足抽搐

　　E. 腱反射亢进

12. 急性水中毒治疗包括

　　A. 静脉注射高张钠

　　B. 立即停止水分摄入

　　C. 静脉注射高张糖

　　D. 20% 甘露醇 200ml 快速滴注

　　E. 静脉注射袢利尿剂

13. 肾调节酸碱平衡的机制为

　　A. $Na^+ - H^+$ 交换，排 H^+

　　B. HCO_3^- 重吸收

　　C. 产生 NH_3，并与 H^+ 结合成 NH_4^+ 排出

　　D. 尿的碱化

　　E. 尿的酸化

14. 下面列举的可能引起血钙过高的病因中，哪些是正确的

　　A. 骨转移癌　　　　　B. 原发性肝癌

　　C. 甲状腺髓样癌　　　D. 甲状旁腺功能亢进

　　E. 急性胰腺炎

15. 外科病人补充维生素时，下列哪些正确

　　A. 禁食 2～3 天以后需补充维生素 B、维生素 C

　　B. 营养不良病人需补充大量维生素 C

　　C. 手术后对 B 族维生素的需要量增加

　　D. 阻塞性黄疸病人需补充足够量维生素 K

　　E. 术前应用磺胺药进行肠道准备，需补充维生素

16. 低血钾时静脉补充钾盐，下列哪些说法是正确的

　　A. 严重缺钾时，每日可补充氯化钾 6～8g

　　B. 氯化钾的浓度不宜超过 0.3%

　　C. 滴速每分钟不宜超过 80 滴

　　D. 尿量充分时较为安全

　　E. 必要时，可用 10% KCl 静脉推注

17. 在高渗性缺水的诊治中，下述哪些说法正确

　　A. 早期的主要症状是口渴

　　B. 轻度缺水的缺水量为体重的 2%～4%

　　C. 狂躁、昏迷和血压下降提示重度缺水

　　D. 治疗给予 5% 葡萄糖溶液或低渗盐水为宜

　　E. 血清钠浓度 >142mmol/L

18. 代谢性酸中毒常见的表现是

　　A. 面色潮红　　　　　B. 呼吸深快

　　C. 呼气有酮味　　　　D. 血压偏高

　　E. CO_2CP 下降

19. 机体对酸碱平衡的调节机制是

　　A. 血液缓冲系统的缓冲作用

　　B. 呼吸系统排出挥发酸

　　C. 泌尿系统排出固定酸

　　D. 下丘脑的调节作用

　　E. 垂体的调节作用

20. 关于高渗性缺水，正确的有

　　A. 血压下降，狂躁、谵妄提示缺水量超过体重的 6%

　　B. 细胞内液缺水程度超过细胞外液

　　C. 血清钠浓度超过 150mmol/L

　　D. 治疗以给予平衡盐溶液为主

　　E. 当天补充量为估计缺水量的 50%

21. 引起代谢性酸中毒的病因有

　　A. 腹膜炎　　　　　　B. 肠造瘘

　　C. 急性肾衰竭　　　　D. 休克

　　E. 幽门梗阻

参 考 答 案

【A1 型题】

1. E　2. E　3. A　4. E　5. D　6. D　7. D　8. A

9. D　10. E　11. A　12. B　13. A　14. E　15. C　16. B

17. D　18. A　19. B　20. D　21. E　22. B　23. E　24. D

25. A 26. B 27. E 28. D 29. B 30. A 31. D 32. D

33. B 34. A 35. E 36. E 37. A 38. E 39. D 40. C

41. C 42. C 43. A 44. B 45. C 46. B 47. A 48. B

49. E 50. B 51. C 52. B 53. B 54. B 55. A 56. B

57. A 58. C 59. D 60. D 61. A 62. D 63. C 64. A

65. C 66. B 67. A 68. A 69. D 70. E 71. C 72. B

73. D 74. A 75. D 76. E 77. D 78. B 79. D 80. B

81. E 82. D 83. D 84. B 85. A 86. D 87. A 88. B

89. D 90. A 91. A 92. B 93. C 94. C 95. D 96. D

97. C 98. D 99. C 100. C 101. B 102. D 103. D 104. C

105. B 106. C 107. B 108. D 109. B 110. D 111. A 112. A

113. D 114. C 115. C 116. D

【A2 型题】

1. A 2. B 3. E 4. B 5. B 6. D 7. C 8. A

9. C 10. C 11. E 12. A 13. D 14. D 15. D 16. B

17. E 18. A 19. D 20. C 21. C 22. C

【A3/A4 型题】

1. C 2. D 3. B 4. E 5. B 6. A 7. C 8. B

9. C 10. D 11. D 12. E 13. E 14. B 15. B 16. B

17. B 18. C 19. B 20. B 21. A 22. A 23. C 24. A

25. E 26. A 27. C 28. B 29. C 30. E 31. B 32. B

33. C 34. D 35. C 36. C 37. B 38. C 39. E 40. D

41. E 42. C 43. D 44. B 45. C 46. A 47. C 48. C

49. B 50. E 51. E 52. E 53. C 54. C 55. A 56. B

57. B 58. C 59. C 60. B 61. C

【B 型题】

1. A 2. D 3. B 4. E 5. C 6. A 7. B 8. D

9. E 10. E 11. A 12. B 13. D 14. C 15. A 16. D

17. B 18. E 19. C 20. A 21. D 22. B 23. C 24. E

25. D 26. C 27. A 28. A 29. B 30. D 31. C 32. D

33. E 34. A 35. E 36. B 37. A 38. C 39. E 40. A

41. B 42. A 43. D 44. E 45. B 46. A 47. E 48. D

49. C 50. A

【X 型题】

1. ACDE 2. ABDE 3. ABE 4. ABCDE 5. ABCD

6. AC 7. ABCD 8. ABC 9. ABCD 10. BDE

11. ABDE 12. BDE 13. ABCE 14. AD 15. ABCD

16. ABCD 17. ABCD 18. ABCE 19. ABC 20. ABCE

21. ABCD

第二章　外科输血

1. 大量输入库存血后引起的并发症，下列哪项是错误的
A. 低体温
B. 碱中毒
C. 高钾血症
D. 溶血反应
E. 凝血功能异常

2. 下列哪种情况下不宜输血
A. 出血性疾病
B. 贫血
C. 急性左心衰竭
D. 凝血功能异常
E. 大手术出血

3. 麻醉状态下的手术病人，出现溶血反应，下列哪一项对诊断最重要
A. 溶血性黄疸
B. 血红蛋白尿
C. 喉头水肿、呼吸困难
D. 手术野渗血，血压下降
E. 大量血性泡沫痰

4. 对稀释式自体输血的叙述，下列哪项是错误的
A. 先输最先采集的血
B. 可减少输血反应和疾病传播
C. 可节约用血
D. 术中失血量超过 300ml 时可开始回输自体血
E. 术中的失血是已被稀释了的血液

5. 疑输血引起的溶血反应时，下列哪项处理措施不恰当
A. 静脉注射肾上腺皮质激素
B. 停止输血
C. 输注晶体液或血浆代用品扩容，纠正低血容量性休克
D. 静脉输注碳酸氢钠
E. 血液透析治疗

6. 输血发热反应一般多发生于输血开始后
A. 2～4 小时
B. 3～6 小时
C. 2～3 小时
D. 10～30 分钟
E. 1～2 小时

7. 输注羟乙基淀粉代血浆时，下列哪项不是羟乙基淀粉代血浆的作用
A. 增加血容量
B. 维持胶体渗透压
C. 补充细胞外液的电解质和提供碱储备
D. 可引起急性肾功能不全

E. 作为低血容量性休克的容量治疗及手术中扩容的常用制剂

8. 下列哪项不属于成分输血
A. 输注冷沉淀
B. 输注凝血酶原复合物
C. 输注白蛋白
D. 输注丙种球蛋白
E. 预存式自体输血

9. 下列哪种疾病，不是输血传播的疾病
A. 疟疾
B. 梅毒
C. 急性肾功能衰竭
D. 乙型肝炎
E. 艾滋病

10. 关于发热反应的原因，下列哪项是错误的
A. 血液中有细菌代谢产物或死菌
B. 多次输血后病人血内有血小板抗体
C. 多次输血后病人血内有白细胞抗体
D. 血袋中有较多的泡沫
E. 血浆浑浊，有絮状物

11. 急性出血时，失血量超过总血容量的多少时，需输注全血或浓缩红细胞，再配合晶体液和胶体液及血浆补充血容量
A. 10%
B. 15%
C. 20%
D. 25%
E. 30%

12. 下列血液成分中，适用于血友病 A 的是
A. 冷沉淀
B. 全血
C. 冰冻红细胞
D. 浓缩红细胞
E. 洗涤红细胞

13. 处理循环超负荷时，下列哪项是错误的
A. 立即停止输血
B. 面罩吸氧
C. 病人平卧，头侧一边，防止血性泡沫痰误吸
D. 使用强心、利尿剂，去除过多的体液
E. 四肢扎止血带

14. 产生溶血反应的主要原因是下列哪一项
A. 严重的过敏反应所致
B. ABO 血型不合
C. 血液被细菌严重污染
D. 输入低渗溶液

E. 输入高渗溶液

15. 出现细菌污染引起的反应，最快速的诊断方法是

A. 取病人血标本行细菌培养检查

B. 取病人血标本行涂片染色细菌检查

C. 取病人血标本行白细胞计数

D. 将血袋内的血液离心，取血浆底层及细胞层行涂片染色细菌检查

E. 将血袋内的血液离心，取血浆底层及细胞层行细菌培养检查

16. 关于输血的描述，下列哪项是错误的

A. 加强观察，输血后血袋立即处理掉，以减少对医务人员的污染

B. 输血前必须仔细核对病人和供血者姓名、血型和交叉配血单

C. 输注速度：依病情而定，成人一般控制在 5 ~ 10ml/min，小儿 10 滴左右

D. 老年人和心功能较差者应以较慢速度输注，急性大出血时，可加压快速输注

E. 不向血液内加入任何药物或溶液，以免产生溶血或凝血

17. 目前外科常用的自体输血方法有

A. 回收式、预存式和体腔血自体回输三种方式

B. 预存式、稀释式和术中自体血回收三种方式

C. 预存式、稀释式和回收式三种自体输血方式

D. 预存式、稀释式和术后引流血自体回输三种方式

E. 回收式、预存式和胸腔血自体回输三种方式

18. 溶血反应的最常见的并发症是

A. 急性肾功能衰竭　　　B. 酸中毒

C. 电解质失衡　　　　　D. DIC

E. 休克

19. 失血超过下述哪一个量时，就应该及时输血

A. 500 ~ 800ml　　　　B. 500ml

C. 低于 400ml　　　　　D. 1000ml

E. 1500ml

20. 输血后非溶血性发热反应的最常见原因是

A. 过敏反应　　　　　B. 感染

C. 致热原　　　　　　D. 细菌污染

E. 血液凝集

21. 所谓有效循环血量是指

A. 在动脉内的血量

B. 单位时间内通过心血管系统进行循环的血量

C. 全身总血量

D. 在微循环内总血量

E. 在静脉内的血量

22. 库血保存时间不超过

A. 3 天　　　　　　　　B. 1 周

C. 3 周　　　　　　　　D. 4 周

E. 5 周

23. 关于输血速度的描述，下列哪项是错误的

A. 成人一般调节在每分钟 4 ~ 6ml

B. 心脏病人宜每分钟 1ml

C. 小儿每分钟约 10 滴

D. 对失血性休克，应快速输入所需血量

E. 一次输血的总时长不宜超过 4 小时

24. 输血最严重的并发症是

A. 非溶血性发热

B. 细菌污染反应

C. 病毒性肝炎

D. 溶血反应

E. 过敏反应

25. 手术中输血后，发现手术野渗血不止和低血压，最可能是出现了哪种输血并发症

A. 过敏反应　　　　　　B. 细菌污染反应

C. 循环超负荷　　　　　D. 溶血反应

E. 高钾血症

26. 下列哪项不是冷沉淀输注的指征

A. 血友病 A

B. 血管性血友病

C. 低蛋白血症

D. 先天或获得性纤维蛋白原缺乏症

E. DIC

27. 以下哪一项可以降低输血过敏反应的发生率

A. 严格清洗、消毒采血和输血用具

B. 选用洗涤红细胞

C. 选用一次性输血器

D. 采用无热源技术配置保存液

E. 减慢输血速度

28. 下列不是血浆代用品的是

A. 万汶（voluvan）

B. 右旋糖酐

C. 羟乙基淀粉代血浆

D. 含 4% 琥珀酰明胶的血浆代用品

E. 白蛋白制剂

29. 下列输血适应证中哪一项是错误的

A. 急性大出血时补充血容量

B. 纠正贫血或低蛋白血症

C. 重症感染时输入抗体补体

D. 凝血异常时补充各种凝血因子

E. 增加营养，供应能量

30. 关于溶血反应的治疗，下列哪项是错误的

A. 5% 碳酸氢钠 250ml 静脉滴注

B. 20% 甘露醇 250ml 静脉快速滴注

C. 减慢输血速度至每分钟 10 滴

D. 肝素治疗

E. 输血浆

31. 血小板输注无效的主要免疫原因是患者体内存在

A. HPA 抗体   B. HLA 抗体

C. HNA 抗体   D. 红细胞抗体

E. 药物抗体

32. 术中失血回输一般不超过

A. 500ml   B. 1500ml

C. 2500ml   D. 3500ml

E. 4000ml

33. 右旋糖酐 24 小时用量不应超过

A. 1500ml   B. 2000ml

C. 2500ml   D. 3000ml

E. 500ml

34. 全血在保存过程中，发生了"保存损害"，增加了一些有害物质，其中有

A. 钾   B. 钠

C. 钙   D. 铁

E. 镁

35. 输血是救治患者重要的医疗手段，为做好医疗服务，保证临床治疗效果，应当

A. 使用全血

B. 满足患者及家属的输血要求

C. 给所有手术患者输血

D. 使用成分血

E. 使用 3 天内采集的新鲜血

36. 临床上输注新鲜冰冻血浆的主要目的是

A. 扩充血容量   B. 增强免疫力

C. 维持酸碱平衡   D. 维持胶体渗透压

E. 补充凝血因子

37. 输血时主要考虑

A. 给血者红细胞不被受血者细胞所凝集

B. 给血者红细胞不被受血者血清所凝集

C. 给血者血浆不使受血者血浆发生凝集

D. 给血者血浆不使受血者红细胞凝集

E. 受血者红细胞不与其血浆发生凝集

38. 对于失血量小于自身血容量的 20% 的急性失血患者，临床医师应给予输注

A. 新鲜全血 1 单位

B. 新鲜冰冻血浆 600ml

C. 血小板 1 个治疗量

D. 红细胞悬液 2 单位

E. 晶体液和胶体液，原则上不输血

39. 与输入血液质量有关的早期输血反应为

A. 酸碱平衡失调   B. 过敏反应

C. 出血倾向   D. 丙型肝炎

E. 疟疾

40. 库存枸橼酸钠血，一般超过几周不宜再用

A. 3 周   B. 4 周

C. 6 周   D. 8 周

E. 12 周

41. 最能减少输血的并发症且无传染疾病危险的是

A. 输新鲜血   B. 输新鲜冰冻血浆

C. 输浓缩红细胞   D. 输白蛋白制剂

E. 自体输血

42. 输血相关性急性肺损伤的主要原因，是由于供者血浆中存在着

A. 白细胞凝集素或 HLA 特异性抗体

B. 血小板抗体或球蛋白

C. 红细胞抗体或白蛋白

D. 白细胞碎片或蛋白质

E. 血细胞溶解碎片或血小板抗体

43. 输血引起的急性溶血的特异性表现

A. 尿呈深黄色，尿胆原阳性

B. 尿呈酱油色，尿胆原阳性

C. 尿呈深黄色，尿胆原阴性

D. 尿呈酱油色，尿胆原阴性

E. 外周血网织红细胞增高并出现幼稚红细胞

44. 健康人血白蛋白（白蛋白）主要用于

A. 补充营养

B. 增强机体抵抗力

C. 低血容量性休克的扩容治疗

D. 自身免疫性疾病的治疗

E. 低丙种球蛋白血症的替代疗法

45. 保存期内的全血最主要的有效成分是

A. 红细胞   B. 白细胞

C. 血小板   D. 凝血因子

E. 免疫球蛋白

46. 根据原卫生部输血指南，Hb 大于多少时不需要输血

A. 100g/L   B. 200g/L

C. 250g/L   D. 300g/L

E. 400g/L

47. 羟乙基淀粉每天最大用量为

A. 1500ml　　　　　B. 1000ml

C. 2000ml　　　　　D. 2500ml

E. 1200ml

A. 单纯疱疹病毒　　　　B. EB 病毒

C. 巨细胞病毒　　　　　D. 肝炎病毒

E. HIV

48. 全血在保存过程中，发生了"保存损害"，丧失了一些有用成分，它们是

A. 血小板、粒细胞、不稳定的凝血因子

B. 红细胞、白细胞、血小板

C. 白细胞、血小板、稳定的凝血因子

D. 白细胞、血小板、纤维蛋白原

E. 血小板、淋巴细胞、凝血因子Ⅶ

49. 血型不合输血后，病人出现严重溶血反应，实验室检查的重要依据是

A. 含铁血黄素尿　　　　B. 血尿

C. 血红蛋白尿　　　　　D. 网织红细胞增高

E. 尿胆原（＋）

50. 最容易引起细菌污染反应的血液制品是

A. 浓缩红细胞　　　　　B. 白蛋白

C. 新鲜冰冻血浆　　　　D. 冷沉淀

E. 浓缩血小板

51. 引起过敏反应的主要血液成分是

A. 红细胞　　　　　　　B. 血浆

C. 淋巴细胞　　　　　　D. 血小板

E. 中性粒细胞

52. 关于输血的叙述，错误的是

A. 父母的血可直接输给子女

B. O 型血可少量缓慢输给其他血型者

C. AB 型者可少量缓慢接受其他血型血

D. Rh 阳性者有可能接受 Rh 阴性的血液

E. ABO 血型相符者输血前仍需做交叉配血

53. 不属于有形成分输血优点的是

A. 一血多用　　　　　　B. 提高疗效

C. 减少输血反应　　　　D. 降低心脏负荷

E. 有效改善血容量

54. 普通冰冻血浆与新鲜冰冻血浆相比，含量明显降低的凝血因子是

A. 因子Ⅴ和因子Ⅶ　　　B. 因子Ⅴ和因子Ⅷ

C. 因子Ⅱ和因子Ⅷ　　　D. 因子Ⅱ和因子Ⅹ

E. 因子Ⅶ和因子Ⅷ

55. 输血相关性移植物抗宿主病（TA－GVHD）与输入下列一定数量的哪一活性细胞有关

A. 中性粒细胞　　　　　B. 淋巴细胞

C. 变性红细胞　　　　　D. 嗜酸性粒细胞

E. 嗜碱性粒细胞

56. 不能通过输血传播的病原是

57. 正在手术中的病人，出现输血后溶血反应，下列诊断最重要的是

A. 寒战、高热

B. 肺水肿

C. 皮肤荨麻疹

D. 不明原因的血压下降和手术野渗血

E. 心率增加，血压上升

58. 近年来临床输血中细菌污染反应增多的最主要原因是

A. 输血时未严格按无菌操作规程要求操作

B. 塑料输血袋本身污染细菌

C. 采血时皮肤消毒不严

D. 血液成分分离制备时操作不当导致污染细菌

E. 血小板在体外保存于室温，细菌相对容易生长繁殖

59. 关于自体输血，下列哪种说法是错误的

A. 自体输血不会发生溶血、发热和变态反应

B. 脾破裂或异位妊娠破裂出血手术时，可采用自体失血回输

C. 当应用血液稀释回输的方法输血时，最好是先采的先输，后采的后输

D. 预存自体库血的输入时间一般不宜超过 10 天

E. 胸、腹腔开放性创伤，超过 4 小时以上者，被认为自体输血的禁忌

60. 关于输血的作用，哪项不正确

A. 可补充血容量　　　　B. 改善循环

C. 输入抗体可杀细菌　　D. 促进伤口愈合

E. 改善凝血功能，利于止血

61. 关于输血技术和注意的问题中，下列哪项不正确

A. 我国目前抗凝血最长保存 14 天

B. 一般速度下输入 1～2L 冷藏血时不需要预热

C. 不应向输血的血液中加任何药物，以免发生凝血或溶血

D. 一次输血不应超过 4 小时，以避免室温下引起细菌繁殖

E. 应使用带有过滤器的输血器

62. 对于存在凝血功能障碍的肝病患者，应给予输注

A. 全血　　　　　　　　B. 新鲜冰冻血浆

C. 白蛋白　　　　　　　D. 血小板

E. 红细胞悬液

【A2 型题】

1. 男性，30 岁，左上臂下段外伤、肱动脉裂伤，出血 >

1200ml。在急救现场左上臂已上止血带。转来我院后已查血型和静脉输入 5% 葡萄糖氯化钠溶液 1000ml。测血压 10.1/6.7kPa（76/50mmHg），脉搏 110 次/分。对该病人下一步首选治疗应是

A. 立刻手术修补肱动脉　　B. 输血

C. 静脉滴注血管收缩剂　　D. 静脉滴注多巴胺

E. 静脉滴注碳酸氢钠液

2. 一术后病人术后输血 50ml，突然主诉头痛、头面潮红、恶心、寒战高热、呼吸困难、腰背剧烈疼痛、心前区压迫感，应诊断

A. 细菌污染反应　　　　B. 溶血反应

C. 过敏反应　　　　　　D. 免疫反应

E. 发热反应

3. 男性，28 岁，车祸伤致脾破裂。急诊剖腹探查见腹腔内积血量达 2500ml，用升压药维持血压在 80/60mmHg。此时应首先选择下列哪种成分血输注

A. 洗涤红细胞　　　　　B. 冰冻血浆

C. 冰冻红细胞　　　　　D. 悬浮红细胞

E. 新鲜冰冻血浆

4. 女性，45 岁，既往输血史，本次上消化道大出血，输血治疗 5 天后出现原因不明的发热、贫血、巩膜轻度黄染，化验示胆红素升高，结合珠蛋白降低，可能为

A. 溶血反应　　　　　　B. 非溶血性发热反应

C. 过敏反应　　　　　　D. 荨麻疹反应

E. 细菌污染血液

5. 男性，38 岁，4 年前反复输血史，近半年主诉乏力、低热、口腔及黏膜皮肤溃疡、平日易感冒，考虑为输血传播的疾病，最可能为

A. 艾滋病　　　　　　　B. 肝炎

C. 疟疾　　　　　　　　D. 梅毒

E. 巨细胞病毒感染

6. 患者术中输血几毫升后，突然咳嗽、面色潮红、腹泻，疑诊发生了过敏反应，其处理宜

A. 立即减慢输血速度 + 肌内注射异丙嗪

B. 立即停止输血、半坐位、吸氧

C. 四肢轮流扎止血带

D. 停止输血 + 口服阿司匹林

E. 立刻中止输血并保持静脉输液畅通 + 抗过敏药物

7. 女性，60 岁，因结肠癌入院。化验：血红蛋白 60g/L。为纠正贫血术前输血 200ml，病人皮肤出现红斑伴瘙痒，应采取的治疗措施是

A. 口服阿司匹林

B. 暂停输血和使用抗组胺药

C. 利尿

D. 碱化尿液

E. 吸氧

8. 女性，43 岁，被汽车撞伤腹部后 2 小时入院。查体：左季肋区疼痛，有移动性浊音，BP 75/45mmHg，检查血常规：Hb 50g/L。入院后立即输血，当输入 20ml 时，出现寒战、高热、腰背酸痛、血红蛋白尿，应立即采取

A. 停止输血　　　　　　B. 减慢输血速度

C. 物理降温　　　　　　D. 止痛

E. 给予异丙嗪

9. 某患者输血后不久，既感心前区压迫感。腰背剧痛，寒战，呼吸急促，血压下降，创口渗血，出现血红蛋白尿。可能是

A. 发热反应　　　　　　B. 过敏反应

C. 细菌污染反应　　　　D. 溶血反应

E. 枸橼酸中毒反应

10. 一位 61 岁男性患者，患慢性支气管炎伴肺气肿已 10 年，此次因主动脉瘤入院手术，手术中出血约 1500ml，手术中输液 1400ml，输红细胞悬液 7 单位。处置中以输液和红细胞为主，未输全血，其主要理由是

A. 全血宝贵，应节约用血

B. 红细胞悬液黏性小，输注速度快

C. 输全血容易引起发热性输血反应

D. 输液加红细胞足以处置此手术出血，输大量全血容易导致循环超负荷

E. 输全血传播病毒性疾病的危险相对较大

11. 女性，49 岁，因子宫肌瘤，阴道出血先后在某医院输注 A、B、O 同型全血 2 次，共 800ml。两次输血后均出现全身荨麻疹，且有广泛性皮肤瘙痒。此次入院准备作子宫切除需要输血，最好选择下列何种血制品

A. 保存全血　　　　　　B. 红细胞悬液

C. 浓缩红细胞　　　　　D. 洗涤红细胞

E. 新鲜全血

12. 男性，58 岁，患肝炎已 10 余年，因无力、纳差、腹胀 20 天诊断为乙肝后肝硬化（失代偿期）入院。肝功能试验显著异常，其中白蛋白降低，球蛋白增高，白蛋白/球蛋白比率倒置。为治疗低蛋白血症，首选为血液制品是

A. 全血　　　　　　　　B. 新鲜冰冻血浆

C. 普通冰冻血浆　　　　D. 冷沉淀

E. 白蛋白

13. 患者，男性，50 岁，血型 "A"，有胃溃疡病史 10 余年，最近胃镜检查怀疑有癌变而入院手术。术前输 "A" 型全血约 150ml 时突然畏寒、寒战，体温 40℃，

呕吐 **1** 次，血压正常。停止输血并经对症处理症状很快缓解。这种输血不良反应最有可能是

- A. 非溶血性发热性输血反应
- B. 过敏反应
- C. 急性（即发性）溶血性输血反应
- D. 循环超负荷
- E. 细菌污染反应

14. 男性，80 岁，体重 45kg，因胃癌需要手术治疗。脉搏 100 次/分，血压 140/95mmHg，Hb 60g/L。血小板 $90\times10^{12}/L$。医生决定给予输血，此时应该选用
- A. 新鲜全血
- B. 浓缩红细胞
- C. 红细胞悬液
- D. 浓缩红细胞和血浆
- E. 红细胞悬液和血浆

15. 男性，39 岁，体重 45kg，外伤引起的出血 800ml。经手术后已经止血，现脉搏 90 次/分，血压 105/70 mm/Hg，血红蛋白 60g/L。患者家属强烈要求输血，此时应该
- A. 给患者输全血 200ml
- B. 给患者输红细胞悬液 1 单位
- C. 给患者输血浆 200ml
- D. 给患者输洗涤红细胞 1 单位
- E. 不给患者输血

16. 女性，50 岁，因肺癌进行化疗。2 天来陆续出现皮肤瘀斑，时有鼻出血，体温 38℃，血压 120/70mmHg，Hb 105g/L，WBC $3.1\times10^9/L$，PLT $15\times10^9/L$。此时医生应给予输注
- A. 全血
- B. 新鲜全血
- C. 红细胞悬液
- D. 血小板
- E. 红细胞悬液和新鲜冰冻血浆

17. 女性，40 岁，因患乳腺癌而进行化疗。因血小板计数低下进行血小板输注。当开始输注 15 分钟后，患者出现寒战，体温 39℃，血压 80/40mmHg。此时应首先考虑的输血不良反应是
- A. 输血相关移植物抗宿主病
- B. 非溶血性发热性输血反应
- C. 细菌污染反应
- D. 循环超负荷
- E. 过敏反应

18. 男性，32 岁，因患再生障碍性贫血需要输血，当输入红细胞悬液约 200 毫升时，突然畏寒，发热，呕吐一次，尿呈酱油样，血压 10.0/6.0kPa（75/45mmHg）。该患者最有可能是下列哪一种输血不良反应（并发症）
- A. 非溶血性发热性输血反应
- B. 溶血性输血反应
- C. 过敏反应

19. 患者，男性，35 岁，体重 75kg，因陈旧性股骨干骨折入院手术。查体：P 85 次/分，BP 125/80mmHg，一般状况良好，心、肺无异常。实验室检查：Hb 130g/L，凝血功能检查结果正常，肝、肾功能正常。如果手术中出血，下列输血方案中不应首选的是
- A. 术后回收式自身输血
- B. 术中回收式自身输血
- C. 急性等容血液稀释
- D. 术前贮存式自身输血
- E. 输注异体红细胞和新鲜冰冻血浆

20. 一产妇分娩时产道出血 400ml，血压 100/65mmHg，Hb 110g/L。因平时身体虚弱，其家属要求输血以补充营养和加快恢复体力。此时正确的处理是
- A. 输注全血 2 单位
- B. 输注红细胞悬液 2 单位
- C. 输注新鲜冰冻血浆 400ml
- D. 加强饮食营养，但不输注任何血液制品
- E. 输注人血白蛋白

21. 男性，46 岁，因双眼睑及四肢无力入院。入院诊断：重症肌无力。决定给予血浆置换治疗。在血浆置换过程中，患者出现面部瘙痒、潮红，胸部及四肢出现少量荨麻疹。体检：体温 37.6℃，血压 115/65mmHg，该患者可能出现的输血反应为
- A. 非溶血性发热性输血反应
- B. 细菌污染反应
- C. 过敏反应
- D. 溶血性输血反应
- E. 循环超负荷

22. 女性，59 岁，因患乳腺癌在硬膜外麻醉下施行根治术，出血较多，即输"AB"型红细胞悬液 2 个单位，当输入 20ml 左右时出现畏寒，胸闷，胸背疼痛，呼吸急促，脉搏加速，血压下降，立即停止输血，经处理 1 小时体温升至 39℃，排尿一次，呈浓茶样，量少。最可能的输血不良反应是
- A. 非溶血性发热性输血反应
- B. 输血相关的急性肺损伤
- C. 即发性溶血性输血反应
- D. 细菌污染反应
- E. 过敏反应

23. 男性，40 岁，因患慢性肾炎，慢性肾衰竭入院准备做血液透析治疗。血红蛋白 40g/L，血肌酐 707μmol/L，血钾 7.6mmol/L。患者诉头晕、无力、心悸，为改善贫血症状需要输血，首选的血液制品是
- A. 全血
- B. 浓缩红细胞
- C. 红细胞悬液
- D. 洗涤红细胞

E. 少白细胞的悬浮红细胞

24. 男性，50 岁，因胃癌伴重度贫血入院，既往体健，无输血史。术前化验 Hb 56g/L。为纠正贫血，下列最合适的输血治疗是
    A. 输全血
    B. 输浓缩红细胞
    C. 输洗涤红细胞
    D. 输去白细胞的悬浮红细胞
    E. 输冷冻红细胞

25. 患者，男性，70 岁，术后贫血合并有心功能不全，输入下列何种血细胞制品最恰当
    A. 浓缩红细胞
    B. 洗涤红细胞
    C. 冰冻红细胞
    D. 少含白细胞的悬浮红细胞
    E. 库存全血

【A3/A4 型题】

(1~2 题共用题干)

男性，40 岁，因贫血输全血 5 分钟后出现寒战、高热、腰痛，心前区压迫感，全身散在荨麻疹，血压 80/60mmHg，尿呈酱油色。

1. 最可能的诊断是
   A. 发热反应
   B. 过敏反应
   C. 溶血反应
   D. 细菌污染反应
   E. 循环超负荷

2. 下列治疗措施中不妥的是
   A. 减慢输血速度至 10 滴/分钟
   B. 静脉注射地塞米松
   C. 静脉滴注 5% 碳酸氢钠
   D. 使用肝素
   E. 静脉滴注速尿（呋塞米）

(3~4 题共用题干)

男性，65 岁，因胃癌合并上消化道大出血，出血量约 1000ml，给予快速输血 1000ml，病人突然出现胸闷、憋气、咳血性泡沫样痰。查体：发绀，静颈脉怒张，双肺可闻及湿啰音。

3. 最可能的诊断是
   A. 溶血反应
   B. 过敏反应
   C. 心力衰竭
   D. 细菌污染反应
   E. 碱中毒

4. 下列治疗中错误的是
   A. 立即停止输血
   B. 吸氧
   C. 静脉滴注速尿（呋塞米）
   D. 静脉滴注 5% 碳酸氢钠 500ml

E. 静脉滴注西地兰（毛花苷丙）

(5~6 题共用题干)

男性，40 岁，因车祸外伤入院。查体：面色苍白，血压 110/80mmHg，脉搏 100 次/分。诊断性腹腔穿刺抽出不凝血。

5. 此时最合适的处理是
   A. 输注晶体液
   B. 输血及晶体液
   C. 紧急手术
   D. 用升压药
   E. 输血浆代用品

6. 行腹部彩超检查发现脾破裂，同时血压下降到 90/60mmHg，此时应
   A. 继续输血输液
   B. 应用升压药物
   C. 紧急行脾切除术
   D. 继续严密观察
   E. 应用止血药物，输注浓缩凝血因子

(7~8 题共用题干)

患者，男性，56 岁，因胸椎肿瘤行胸椎切除术，术中患者出现，心率 140 次/分，血压 75/40mmHg，血氧饱和度 90%。

7. 最合理的紧急治疗是
   A. 加快晶体液的输入
   B. 使用升压药物，并输血
   C. 氧气吸入
   D. 停止手术
   E. 输入红细胞

8. 患者出现了溶血反应时，下列处理措施哪项是错误的
   A. 给予 5% 碳酸氢钠 250ml 静脉滴注
   B. 减慢输血速度
   C. 应用甘露醇
   D. 血浆交换治疗
   E. 应用糖皮质激素

(9~17 题共用题干)

患者，男性，55 岁，患有胃溃疡 10 年，突然出现头晕、乏力、心慌，来院急诊。查血常规，发现血红蛋白 50g/L。

9. 除胃溃疡的常规治疗，下列哪种治疗最重要
   A. 禁食
   B. 输血
   C. 抗感染
   D. 胸部透视
   E. 休息

10. 进行输血时，输血速度一般调节在每分钟
    A. 5~10 滴
    B. 10~20 滴
    C. 1~2ml
    D. 2~3ml
    E. 4~6ml

11. 输入的库存血，贮存日期超过多长时间不能输用
    A. 1 周
    B. 2 周

C. 3 周 D. 4 周

E. 5 周

12. 该患者输血时，较为常见的并发症为

A. 溶血反应 B. 细菌污染

C. 循环负荷过量 D. 疟疾

E. 发热反应

13. 患者输血后 1 小时，发生寒战、高热、头痛，测血压 102/80mmHg，此时应考虑

A. 变态反应 B. 溶血反应

C. 发热反应 D. 细菌污染反应

E. 疟疾感染

14. 输血发热反应的主要治疗是

A. 减慢输血速度

B. 给予皮质类固醇药物

C. 给予苯海拉明 25mg 口服

D. 碱化尿液

E. 给广谱抗生素

15. 当患者输入第 2 袋血时出现腰背剧痛，心前区压迫感，应考虑

A. 发热反应 B. 溶血反应

C. 变态反应 D. 细菌污染反应

E. 排斥反应

16. 下列哪项处理是错误的

A. 给予 5% 碳酸氢钠 250ml 静脉滴注

B. 减慢输血速度

C. 应用甘露醇

D. 血浆交换治疗

E. 应用糖皮质激素

17. 患者出现肾衰竭，尿量减少。所谓少尿，是指每日尿量在

A. 800ml 以下 B. 600ml 以下

C. 500ml 以下 D. 400ml 以下

E. 100ml 以下

(18~20 题共用题干)

患者，男性，60 岁，因胃癌大出血就诊，立即给予输血，在输血 40ml 时，病人烦躁，心前区压迫感，胸背疼痛，尿液呈酱油色。

18. 病人最可能是

A. 发热反应 B. 变态反应

C. 细菌感染反应 D. 溶血反应

E. 循环超负荷

19. 病人最重要的治疗措施是

A. 抗休克，停止输血 B. 停止输血，抗感染

C. 利尿治疗，抗休克 D. 对症处理

E. 停止输血抗休克，碱化尿液

20. 患者病情进一步加重，出现 DIC 的临床表现，治疗应包括

A. 使用糖皮质激素 B. 使用肝素

C. 使用异丙嗪 D. 使用氯雷他定

E. 输入血小板

【B 型题】

(1~2 题共用备选答案)

A. 变态反应 B. 发热反应

C. 过敏反应 D. 溶血反应

E. 细菌污染反应

1. 发生在输血 1~2h 内的是

2. 输血的同时输注低渗性液体易发生

(3~4 题共用备选答案)

A. 发热反应 B. 过敏反应

C. 溶血反应 D. 细菌污染反应

E. 循环超负荷

3. 女性，12 岁，输血后 90min，出现畏寒、寒战、高热，伴有皮肤潮红、头痛。此时应考虑为

4. 男性，75 岁，因外伤致失血性休克就诊，经快速输血输液治疗休克纠正，但不久又出现头痛，呼吸急促，发绀，咳嗽并咯血性泡沫样痰。此时应考虑为

(5~9 题共用备选答案)

A. 全血 B. 红细胞

C. 血小板 D. 血浆

E. 冷沉淀

5. ITP 行脾切除术前应输

6. 老人、儿童或心、肝、肾功能不全的慢性贫血病人应输

7. 补充凝血因子和血容量应输

8. 血管性血友病患者术前应输

9. 同时严重缺乏红细胞、血容量和凝血因子时应输

(10~13 题共用备选答案)

A. 发热反应 B. 溶血反应

C. 过敏反应 D. 循环超负荷

E. 疾病传播

10. 输血后出现皮肤红斑、喘鸣、呼吸困难的是

11. 输血后尿液呈酱油色的是

12. 输血后咳粉红色泡沫样痰的是

13. 最严重的输血并发症是

(14~15 题共用备选答案)

A. 浓缩白蛋白液

B. 新鲜冰冻血浆（FFP）

C. 浓缩红细胞

D. 浓缩粒细胞

E. 右旋糖酐

14. 治疗慢性贫血应输

15. 治疗细菌性败血症应输

（16～18 题共用备选答案）

    A. 全血   B. 浓缩红细胞

    C. 粒细胞悬液   D. 浓缩血小板

    E. 新鲜血浆

16. 血小板低于 $20 \times 10^9/L$，准备手术病人应输

17. 口服抗凝剂过量引起的出血病人应输

18. 胃大部切除术后严重贫血病人应输

（19～22 题共用备选答案）

    A. 输血后见 1～2 小时内出现发热反应、寒战、高热、伴皮肤潮红，症状可自行缓解

    B. 输入几毫升全血后即咳嗽，呼吸困难，喘鸣，面色潮红，腹痛、腹泻

    C. 输入几十毫升血后，出现休克、高热、腰背酸痛、血红蛋白尿等

    D. 输血后出现头部剧烈胀痛，呼吸困难，发绀，咳吐大量血性泡沫样痰

    E. 大量快速输血后出现创面渗血不止或其他凝血异常表现

19. 溶血反应的临床表现是

20. 变态反应的临床表现是

21. 非溶血性发热反应的临床表现是

22. 循环超负荷的临床表现是

（23～25 题共用备选答案）

    A. 适用于老年人，或合并有心功能不全，或儿童的慢性贫血

    B. 适用于多次输血后产生白细胞凝集抗体而有发热反应的贫血

    C. 适用于器官移植、尿毒症以及血液透析的病人

    D. 适用于因粒细胞减少而抗生素治疗无效的严重感染

    E. 适用于严重的再生障碍性贫血、输大量库存血或体外循环心脏手术后血小板锐减

23. 输少含白细胞的悬浮红细胞适用于

24. 输洗涤红细胞适用于

25. 输血小板适用于

（26～28 题共用备选答案）

    A. A 型血病人   B. B 型血病人

    C. O 型血病人   D. O 型或 B 型血病人

    E. O 型或 A 型血病人

26. 接受 A 型血者包括

27. 接受 B 型血者包括

28. 接受 O 型血者包括

（29～31 题共用备选答案）

    A. 心功能不全的慢性贫血

    B. 多次输血后产生白细胞凝集抗体的贫血

    C. 粒细胞缺乏的严重感染病人

    D. 再生障碍性贫血、血小板锐减的病人

    E. 休克需紧急扩充血容量的病人

29. 洗涤红细胞适用于

30. 血小板适用于

31. 血浆适用于

【X 型题】

1. 输血传播的疾病有

    A. 疟疾   B. 丙型肝炎

    C. 梅毒   D. 弓形体病

    E. HIV

2. 大量快速输血，可能引起的并发症有

    A. 心力衰竭   B. 空气栓塞

    C. 酸碱平衡失调   D. 循环超负荷

    E. 出血倾向

3. 关于预存式自体输血，下列说法正确的是

    A. 适用于择期手术病人估计术中出血量较大需要输血者

    B. 术前自体输血者必须每日补充铁剂、叶酸和维生素 C

    C. 术前自体输血者须给予营养支持

    D. 对无感染且 HCT≥30% 的病人，根据所需可以从择期术前的一个月开始采血

    E. 对无感染且 HCT≥30% 的病人，根据所需每次可采血 800～1000ml

4. 下列哪些是自体输血的禁忌证

    A. 异位妊娠破裂出血

    B. 癌肿破裂出血

    C. 肾功能不全

    D. 肝功能不全

    E. 胸腹开放性损伤超过 4 小时，或血液在体腔中存留过久

5. 下列属于洗涤红细胞特点的是

    A. 200ml 中含红细胞 170～190ml

    B. 内含少量血浆、无功能白细胞及血小板

    C. 去除了肝炎病毒和抗 A、B 抗体

    D. 适用于对白细胞凝集素有发热反应者

    E. 适用于肾功能不全不能耐受库存血中之高钾者

6. 成分输血的优点为

    A. 减轻输注全血所致的血液循环负荷过重

    B. 减少各种免疫抗体的产生

C. 减少肺梗死的发生率

D. 充分利用有限的血液资源

E. 经济实惠

7. 有关溶血反应的治疗，应采取的措施包括

　　A. 5% 碳酸氢钠 250ml 静脉滴注

　　B. 20% 甘露醇 250ml 静脉快速滴注

　　C. 肝素治疗

　　D. 输血浆

　　E. 减慢输血速度至每分钟 10 滴

8. 输血治疗的作用包括

　　A. 输入抗体可杀灭细菌

　　B. 可补充血容量

　　C. 改善循环能力

　　D. 增加血浆蛋白，使伤口愈合

　　E. 改善凝血功能，有助于止血

9. 治疗输注大量库存血引起的出血倾向，应采取的措施包括

　　A. 补充 10% 葡萄糖酸钙

　　B. 应用止血药物

　　C. 输新鲜血浆

　　D. 补充凝血因子

　　E. 氢化可的松静脉滴注

10. 输血时的早期并发症有

　　A. 发热反应　　　　　　B. 变态反应

　　C. 肝炎　　　　　　　　D. 细菌污染反应

　　E. 溶血反应

11. 输血的适应证包括

　　A. 失血量低于总血容量的 10%

　　B. 贫血

　　C. 低蛋白血症

　　D. 重症感染

　　E. 凝血异常

12. 维持有效循环血量主要依靠

A. 充足的血容量　　　　　　B. 有效的心排出量

C. 适宜的周围血管张力　　　D. 体液的酸碱度

E. 正常的呼吸功能

参考答案

【A1 型题】

1. D　2. C　3. D　4. A　5. A　6. E　7. D　8. E

9. C　10. D　11. E　12. A　13. C　14. B　15. D　16. A

17. C　18. A　19. D　20. C　21. B　22. C　23. A　24. D

25. D　26. C　27. B　28. E　29. E　30. C　31. B　32. D

33. A　34. A　35. D　36. E　37. B　38. E　39. B　40. A

41. E　42. A　43. B　44. C　45. A　46. A　47. C　48. E

49. C　50. C　51. B　52. A　53. E　54. B　55. B　56. A

57. D　58. C　59. C　60. C　61. A　62. B

【A2 型题】

1. B　2. B　3. D　4. A　5. A　6. E　7. B　8. A

9. D　10. D　11. D　12. E　13. A　14. D　15. E　16. D

17. B　18. E　19. E　20. D　21. C　22. C　23. B　24. B

25. A

【A3/A4 型题】

1. C　2. A　3. C　4. D　5. B　6. C　7. B　8. B

9. B　10. E　11. C　12. E　13. C　14. A　15. B　16. B

17. D　18. D　19. E　20. B

【B 型题】

1. B　2. D　3. A　4. E　5. C　6. B　7. D　8. E

9. A　10. C　11. B　12. B　13. B　14. E　15. D　16. D

17. E　18. E　19. C　20. B　21. A　22. D　23. B　24. C

25. E　26. A　27. B　28. C　29. B　30. D　31. E

【X 型题】

1. ABCDE　2. ACDE　3. ABCD　4. BCDE　5. ABCDE

6. ABD　7. ABCD　8. BCDE　9. ABCD　10. ABDE

11. BCDE　12. ABC

第三章 外科休克

【A1型题】

1. 关于中心静脉压的意义，下列哪项是错误的
   A. 中心静脉压提示静脉血回流到中心静脉和右心房的情况，但不直接反映血容量
   B. 测膈肌下的下腔静脉压可代表中心静脉压
   C. 中心静脉压的变化一般比动脉压的变化早
   D. 低血容量致动脉压下降时，中心静脉压肯定下降
   E. 颈外静脉曲张与瘪陷可粗略反映中心静脉压的程度

2. 休克治疗时应用血管活性药物的目的是
   A. 升高血压
   B. 提高组织器官的血液灌流
   C. 提高心脏前负荷
   D. 提高心脏后负荷
   E. 增加心肌收缩力

3. 下列液体，不用作治疗烧伤休克的是
   A. 平衡盐溶液
   B. 脂肪乳剂
   C. 血浆
   D. 人体白蛋白
   E. 血浆代用品

4. 导致休克的原因很多，但都有一个共同点
   A. 血压下降
   B. 脉压缩小
   C. 有效循环血量减少
   D. 中心静脉压下降
   E. 四肢湿冷

5. 创伤性休克即刻采取的扩容措施最好为
   A. 输全血
   B. 输血浆
   C. 输平衡液
   D. 输右旋糖酐
   E. 输葡萄糖液

6. 导致感染性休克的是
   A. 革兰阳性菌
   B. 革兰阴性菌
   C. 链球菌感染
   D. 两者均有
   E. 两者均无

7. 可引起明显休克体征，溃疡急性出血量一般需达到
   A. 400ml
   B. 600ml
   C. 800ml
   D. 1000ml
   E. 1200ml

8. 休克病理生理变化中，有关微循环的改变，下列不正确的是
   A. 微血管自律运动增强，微循环灌流压有所升高
   B. 毛细血管前阻力增加，微循环灌流量减少
   C. 毛细血管后阻力增加，血液淤滞，静脉回流减少

D. 血液流变性质改变，血液黏滞性增加，促使血小板聚集
E. 弥散性血管内凝血，组织缺血、缺氧加重，细胞坏死

9. 失血性休克是出血占全身血容量的
   A. 10%
   B. 15%
   C. 20%
   D. 30%
   E. 40%

10. 休克时的机体代谢反应特点中，下列错误的是
    A. 肝糖原、肌糖原分解、胰岛素分泌受抑，使血糖升高
    B. 蛋白质分解代谢增强，氮丧失增加，机体处于负氮平衡
    C. 细胞代谢从优先利用脂肪酸转向优先利用葡萄糖供能，以产生更多ATP
    D. 能量代谢增强，大量动员脂肪，使血游离脂肪酸及三酰甘油明显升高，胆固醇降低
    E. 葡萄糖乏氧代谢形成高乳酸血症，可致大量K^+从细胞内转移至细胞外液中

11. 失血性休克的治疗主要是
    A. 保暖
    B. 密切监测血压
    C. 留置导尿管
    D. 补充血容量，积极处理原发病
    E. 快速输全血

12. 损伤性休克早期会出现
    A. 碱中毒
    B. 皮肤湿冷
    C. 血压下降
    D. 酸中毒
    E. 合并感染

13. 骨盆骨折伴有失血性休克，经快速补充全血效果不佳，此时应选
    A. 立即手术止血
    B. 快速补充晶体
    C. 选择性血管造影、栓塞出血血管
    D. 立即手术止血并固定骨折
    E. 腹带压迫止血

14. 严重损伤性休克后，首先应预防的是
    A. 感染
    B. 肾功能衰竭
    C. 急性心力衰竭
    D. 肝性脑病

E. 急性呼吸窘迫综合征

15. 休克早期，尿量每小时
A. <25ml B. 35～40ml
C. 30～35ml D. 25～30ml
E. 40～45ml

16. 休克抑制期的微循环改变是
A. 微循环衰竭期 B. 微循环扩张期
C. 微循环收缩期 D. 直接通道开放
E. 动静脉短路关闭

17. 休克代偿期的临床表现
A. 血压稍降低，脉搏、脉压正常
B. 血压稍升高，脉搏、脉压正常
C. 血压稍升高，脉搏快，脉压无变化
D. 血压稍升高，脉搏快，脉压缩小
E. 血压稍升高，脉搏快，脉压扩大

18. 休克早期交感肾上腺髓质系统处于
A. 强烈兴奋 B. 强烈抑制
C. 先兴奋后抑制 D. 变化不明显
E. 先抑制后兴奋

19. 微循环变化和内脏器官的继发性损害较重的是
A. 低血容量休克 B. 神经源性休克
C. 心源性休克 D. 感染性休克
E. 过敏性休克

20. 严重烧伤患者休克期出现烦躁不安、血压下降，主要是由于
A. 疼痛 B. 中枢神经系统异常
C. 血容量不足 D. 脓毒血症
E. 心理因素

21. 低血容量性休克时使用血管收缩剂的副作用是
A. 血压骤升，可引起脑血管意外
B. 诱发心律失常及室颤
C. 进一步减少组织器官的灌注
D. 减少心脑组织血液灌注量
E. 使有效循环血量减少

22. 休克重要的代谢障碍是
A. 代谢性酸中毒，高钾血症
B. 代谢性碱中毒，低钾血症
C. 低渗性脱水，低镁血症
D. 低血糖症
E. 低乳酸血症、糖酵解障碍

23. 抗休克时，临床选择应用血管活性药物的主要根据是
A. 血压情况 B. 心率情况
C. 尿量情况 D. 神志情况
E. 休克的类型和阶段

24. 休克经处理后，临床上微循环改善的最重要指标是
A. 血压回升 B. 尿量增多
C. 肢端温度上升 D. 皮肤颜色较红
E. 神志恢复清楚

25. 休克时，5～10分钟快速静滴等渗盐水250ml后，如血压升高而中心静脉压不变则提示
A. 心功能不全 B. 血容量过多
C. 容量血管过度收缩 D. 血容量不足
E. 肾功能不全

26. 休克时，穿休克服（裤）的作用不包括
A. 有助于下肢出血的止血
B. 压迫下半身，起自体输血的作用
C. 约可增加400～500ml的血液
D. 可使生命器官的血液灌流得到改善
E. 增加有效循环血量

27. 以下哪项符合休克代偿期的典型临床表现
A. 脉细速，血压低，脉压显著缩小
B. 脉细速，血压低，脉压轻度缩小
C. 脉细速，血压正常，脉压无变化
D. 脉正常或稍快，血压正常或稍高，脉压缩小
E. 脉细速，血压轻度降低，脉压无变化

28. 最能反映休克预后的检测指标是
A. 静脉血氧测定 B. 动脉血气分析
C. 动脉血乳酸盐值 D. 二氧化碳结合力
E. 血细胞比容

29. 可引起感染性休克的是
A. 骨盆骨折 B. 青霉素过敏
C. 张力性气胸 D. 绞窄性肠梗阻
E. 脾破裂

30. 休克病人治疗过程中中心静脉压为20cmH$_2$O，血压120/80mmHg，处理原则为
A. 适当补液 B. 收缩血管
C. 舒张血管 D. 补液试验
E. 充分补液

31. 决定休克病人补液量最可靠的依据是
A. 血压 B. 尿量
C. 中心静脉压 D. 脉搏
E. 精神状态

32. 休克期反映器官血流灌注最简单可靠的指标是
A. 收缩压 B. 舒张压
C. 脉压 D. 脉率
E. 尿量

33. 感染性休克临床表现特点正确的是
A. 暖休克病人神志淡漠或嗜睡

B. 冷休克病人皮肤色泽淡红或潮红

C. 暖休克病人，每小时尿量大于 30ml

D. 冷休克病人脉搏慢、搏动清楚

E. 暖休克病人毛细血管充盈时间延长

34. 治疗感染性休克时，糖皮质激素不能

A. 阻断 α 受体的兴奋作用

B. 兴奋 β 受体的血管收缩作用

C. 抑制炎性介质释放

D. 促进糖原异生

E. 增进线粒体功能

35. 休克时脉搏和血压的变化特点是

A. 早期脉搏加快，血压下降，休克较严重时脉搏快而细弱，血压下降更加明显

B. 早期脉搏加快，血压可正常，休克较严重时脉搏快而细弱，血压下降，脉压变小

C. 早期脉搏正常，血压下降，休克较严重时脉搏加快，血压下降明显

D. 早期脉搏正常，血压正常，脉压变小，休克较严重时脉搏快而细弱，血压下降

E. 早期脉搏加快，血压下降，脉压变小，休克较严重时脉搏细弱，血压下降显著

36. 治疗休克时，收缩压 88mmHg，但中心静脉压 16mmH$_2$O，错误的判断是

A. 心功能不全

B. 静脉血管床过度收缩

C. 血容量充足

D. 肺循环阻力增加

E. 充血性心力衰竭

37. 感染性休克手术治疗时机是

A. 即刻手术　　　　B. 短期抗休克治疗后

C. 抗休克治疗无效时　　D. 感染灶局限化以后

E. 感染灶即将破溃前

38. 心源性休克病人心率慢宜选用哪种药物治疗

A. 低分子右旋糖酐

B. 酚妥拉明

C. 多巴酚丁胺

D. 西地兰（毛花苷丙）

E. 糖皮质激素

39. 休克监测中最常用的项目是

A. 心脏指数　　　　B. 血气分析

C. 肺动脉楔压　　　D. 中心静脉压

E. 心排出量

40. 治疗感染性休克时，纠正血容量不足的最适宜输液方案是

A. 以平衡盐溶液为主，配合适量血浆或全血

B. 以胶体溶液（如代血浆）为主

C. 以等渗生理盐水和代血浆为主

D. 以等渗葡萄糖溶液和代血浆为主

E. 以全血配合等渗葡萄糖溶液

41. 关于感染性休克病人应用糖皮质激素的依据与方法，不正确的是

A. 糖皮质激素可以稳定细胞及溶酶体膜，免受内毒素破坏

B. 大剂量糖皮质激素对心脏发挥正性肌力作用

C. 适当应用糖皮质激素可以减少合并症

D. 糖皮质激素应从大剂量开始

E. 要取得疗效至少要使用 5 天

42. 判断休克已纠正除血压正常外，尿量每小时至少应稳定在

A. 25ml 以上　　　　B. 30ml 以上

C. 40ml 以上　　　　D. 50ml 以上

E. 60ml 以上

43. 腹部外伤合并失血性休克，主要处理原则为

A. 快速补充液体

B. 给予大量止血药物

C. 主要为输血以补足血容量

D. 应用大量抗生素控制感染

E. 在积极治疗休克的同时手术探查止血

44. 烧伤休克的特点是下列哪项

A. 有效循环量迅速减少

B. 有效循环量减少逐渐发生

C. 血液有形成分大量破坏

D. 血电解质变化不明显

E. 快速补液可迅速纠正

45. 休克病人补充细胞外液最好用

A. 乳酸钠林格液　　　B. 生理盐水

C. 5% 葡萄糖　　　　D. 右旋糖酐

E. 碳酸氢钠等渗盐水

46. 休克抑制期的病理生理改变主要是

A. 细胞内的溶酶体膜破裂，造成细胞自溶

B. 微动脉毛细血管前括约肌舒张，毛细血管后的小静脉处在收缩状态

C. 肾上腺髓质和交感神经节后纤维释放大量儿茶酚胺

D. 细胞能量来源主要是糖酵解

E. 毛细血管内有微细血栓形成

47. 发生休克的根本原因是

A. 血压下降　　　　B. CVP 下降

C. 心排血量下降　　　　　D. 代谢性酸中毒
E. 组织低灌流并细胞缺氧

48. 关于失血性休克，哪项是错误的
A. 其发生与失血量和出血速度有关
B. 可伴有代谢性酸中毒
C. 休克代偿期血压可略高于正常
D. 中心静脉压可低于6cmH₂O
E. 失血量达全身血容量20%～40%时可全部用代血浆补充

49. 烧伤休克发生的基本原因是
A. 水分摄入减少　　　　　B. 输液量不足
C. 毛细血管通透性增加　　D. 输血不足
E. 失血过多

50. 补充血容量是抗休克的根本措施，应首选
A. 全血　　　　　　　　　B. 血浆
C. 等渗盐水，平衡盐溶液　D. 右旋糖酐
E. 10%葡萄糖溶液

51. 高动力型休克最常见于
A. 过敏性休克　　　　　　B. 出血性休克
C. 心源性休克　　　　　　D. 感染性休克
E. 损伤性休克

52. 下列关于中心静脉压的叙述不正确的是
A. 中心静脉压的正常值是0.49～0.98kPa（5～10cmH₂O）
B. 中心静脉压低于0.49kPa（5cmH₂O）时，表示血容量不足
C. 中心静脉压的变化一般比动脉压变化较晚
D. 中心静脉压高于1.47kPa（15cmH₂O）时，提示有肺循环阻力增加，心功能不全
E. 中心静脉压受血容量、静脉血管张力等因素的影响

53. 下列对休克病人的紧急抢救措施中，哪种不适宜
A. 保持病人安静，避免过多搬动
B. 尽量控制活动性大出血，可使用休克服（裤、袜等）
C. 保持呼吸道通畅，必要时可行气管插管或气管切开
D. 病人的体位采取头和躯干抬高15°～20°，下肢抬高20°～30°的体位
E. 可间歇吸氧，给氧量6～8L/min

【A2型题】

1. 女性，47岁，门脉高压症引起食管胃底静脉曲张破裂出血并发休克。经三腔管压迫后并发吸入性肺炎，已输血，应用抗生素。后病人出现鼻出血、瘀斑。查血

小板50×10⁹/L，纤维蛋白原1g/L，凝血酶原时间较正常延长4秒，血浆鱼精蛋白副凝固试验阳性。应考虑病人的情况是
A. 肝功能严重障碍　　B. 弥散性血管内凝血
C. 严重感染，脓毒血症　D. 血小板减少性紫癜
E. 大量输血后体内凝血因子被稀释

2. 女性，38岁，左季肋部被汽车撞伤出现腹痛、恶心、呕吐2小时。查体：T 36℃，P 120次/分，R 22次/分，BP 9.3/6.7kPa（70/50mmHg）。意识尚清，面色苍白，四肢发凉。全腹有压痛、反跳痛、肌紧张，肠鸣音弱。B超检查：脾包膜连续性中断，局部回声模糊，脾周及腹腔内可见异常液性暗区。根据患者情况，最确切的诊断是
A. 脾破裂并发创伤性休克
B. 脾破裂并发低血容量性休克
C. 脾破裂并发神经源性休克
D. 脾破裂并发心源性休克
E. 脾破裂并发失血性休克

3. 男性，29岁，肝脓肿破裂引起弥漫性腹膜炎。面色苍白，肢体湿冷，脉搏122次/分，血压10.7/8kPa（80/60mmHg），尿少，血pH为7.29。下列治疗措施中哪一项是错误的
A. 输液补充血容量　　B. 联合应用抗菌药物
C. 纠正酸中毒　　　　D. 手术引流感染灶
E. 大量多次应用氢化可的松

4. 男性，28岁，左臂枪弹伤致肱动脉破裂。面色苍白，肢体湿冷，有痛苦表现，脉搏120次/分，血压12/9.33kPa（90/70mmHg）。采取下列紧急措施中哪一项是错误的
A. 尽快控制活动性出血
B. 头和躯干抬高20°，下肢抬高15°
C. 吸氧，适当给予镇痛剂
D. 避免过多搬动
E. 盖被并置热水袋以加强保暖

5. 男性，41岁，患急性梗阻性化脓性胆管炎，已行胆总管切开减压引流，输液补充血容量，静脉滴注5%碳酸氢钠溶液和血管扩张药，静脉注射西地兰（毛花苷丙）。因休克无好转，拟早期一次性静脉滴注大剂量地塞米松，请说出下列哪项不是其抗休克作用的药理机制
A. 阻断α受体，使血管扩张，改善微循环
B. 保护细胞溶酶体，增进线粒体功能
C. 增强心肌收缩力，增加心排出量
D. 促进糖异生，有利于减轻酸中毒
E. 减低血液黏滞性，可预防血栓形成和栓塞

6. 女性，36岁，肠扭转致广泛小肠坏死、休克，做坏死

肠切除，术后休克有好转。对该病人做以下监护项目中哪项是不必要的

A. 精神状态　　　　　　　　B. 观察皮色、皮温

C. 血压、脉搏、尿量　　　　D. 心电图监护

E. 脑电图监护

7. 女性，68 岁，患急性化脓性胆管炎，已行胆总管切开引流，应用抗生素和充分输液。脉搏 148 次/分，血压 10.7/8kPa（80/60mmHg），中心静脉压 0.69kPa（7cmH₂O）。拟行补液试验以了解是否有心功能不全或血容量不足，正确方法是在 5 ~ 10 分钟内静脉滴注下述何种量等渗氯化钠溶液后观察中心静脉压、血压的变化

A. 100ml　　　　　　　　　B. 150ml

C. 200ml　　　　　　　　　D. 250ml

E. 300ml

8. 女性，51 岁，急性化脓性胆管炎，B 型超声波检查显示胆总管扩张，下端有结石数枚。血 pH 7.30，脉搏 124 次/分，血压 10.7/8kPa（80/60mmHg）。正确的治疗原则是

A. 经短期积极抗休克治疗后作胆总管引流术

B. 立即手术引流胆总管

C. 大量输液，待血压正常后及早手术

D. 联合应用广谱抗生素，不手术

E. 先纠正酸中毒后再手术

9. 男性，44 岁，工伤，左下胸受挤压，左侧第 8、9、10 后肋骨折，脾破裂，面色苍白、四肢湿冷，脉搏 120 次/分，血压 10.7/8kPa（80/60mmHg）。下列哪项治疗原则是正确的

A. 一旦确诊，立即手术

B. 大量快速输液，待血压正常后及早手术

C. 积极抗休克，同时迅速手术

D. 积极抗休克，如病情无好转再手术

E. 积极抗休克，不手术

10. 男性，28 岁，因交通事故引起四肢多发性骨折，右大腿挤压伤。送到急诊室时面色苍白，口渴，脉搏 120 次/分，血压 10.7/8kPa（80/60mmHg）。给予紧急扩容，首选液体是

A. 全血　　　　　　　　　　B. 血浆

C. 10% 葡萄糖液　　　　　　D. 右旋糖酐液

E. 5% 葡萄糖等渗氯化钠溶液

11. 女性，44 岁，患急性化脓性胆管炎由基层医院转来本院。面色苍白，四肢湿冷，脉搏 120 次/分，血压 10.7/8kPa（80/60mmHg），无尿。血清肌酐 300μmol/L。呼吸困难，吸氧后测动脉血氧分压 7.7kPa（58mmHg）。估计休克至少已持续

A. 24 小时　　　　　　　　　B. 48 小时

C. 72 小时　　　　　　　　　D. 10 小时

E. 5 小时

12. 女性，60 岁，患急性化脓性胆管炎。血压 10/8kPa（75/60mmHg），脉搏 132 次/分，每小时尿量 <20ml。用心血管药时宜首选

A. 去甲肾上腺素　　　　　　B. 异丙肾上腺素

C. 间羟胺（阿拉明）　　　　D. 苯肾上腺素

E. 多巴胺

13. 女性，28 岁，因颈外侧部切割伤大出血引起休克，已作了抢救，反映补充血容量成功的最好临床指标是

A. 口渴减轻　　　　　　　　B. 动脉血氧分压上升

C. 血红蛋白浓度上升　　　　D. 尿量增加

E. 呼吸频率、脉率减慢

14. 男性，32 岁，因车祸腹部受伤致小肠破裂、弥漫性腹膜炎、休克，已进行积极抢救。最能反映休克时组织细胞是否缺氧，缺氧程度及休克是好转或恶化的主要实验室检查是

A. 动脉血 CO_2 分压　　　　B. 动脉血 pH

C. 动脉血乳酸盐浓度　　　　D. 血清钾离子浓度

E. 动脉血氧分压

15. 男性，50 岁，遭车祸时左季肋部撞伤致脾破裂。血压 11/8kPa（80/60mmHg），脉搏 120 次/分，表情淡漠，口渴，肤色苍白。估计出血量达

A. 400 ~ 600ml　　　　　　B. 600 ~ 800ml

C. 800 ~ 1600ml　　　　　 D. 1600 ~ 2400ml

E. ＞2400ml

16. 女性，40 岁，双下肢挤压伤，经初步抗休克处理后出现吸气性呼吸困难，吸纯氧未能改善呼吸。检查：无发绀，肺部无啰音，胸透无异常发现。应首先考虑诊断

A. 输液过量　　　　　　　　B. 吸入性肺炎

C. 心功能不全　　　　　　　D. 呼吸窘迫综合征

E. 下呼吸道梗阻

17. 男性，42 岁，患重型急性胰腺炎，并发休克 36 小时，经抗休克治疗后行胰腺及其周围坏死组织清除，腹腔引流术。术后心率 106 次/分，血压 12.8/8kPa（96/60mmHg），中心静脉压 0.98kPa（10cmH₂O），呼吸 22 次/分，动脉血氧分压 11.5kPa（66mmHg），尿量每小时少于 20ml，尿比重 1.002。考虑病人已发生

A. 心功能不全　　　　　　　B. 肺功能衰竭

C. 肾功能衰竭　　　　　　　D. 血容量不足

E. 体内抗利尿激素分泌过多

18. 女性，58 岁，因"胆总管结石并发急性化脓性胆管

炎"在 8 小时前施行了胆总管切开取石、T 管引流术。血压 11.5/8.8kPa（86/66mmHg），脉搏 118 次/分。病人应取的体位是

A. 头低足高位

B. 平卧位

C. 右侧卧位

D. 头部水平位，下肢抬高 10°

E. 头部和躯干抬高 30°，下肢抬高 20°

19. 男性，35 岁，被沸水烧伤 7 小时后转来本院。烧伤总面积约 60%，来院前已注射过盐酸哌替啶、西地兰、头孢霉素及静脉输入等渗盐水 1000ml。病人主诉口渴，以前患过心肌炎，对磺胺药有过敏。测脉搏 104 次/分，心律齐，血压 10.7/8kPa（80/60mmHg）。应考虑病人已发生

A. 心源性休克

B. 过敏性休克

C. 感染性休克

D. 低血容量性休克

E. 神经源性休克

20. 男性，50 岁，患十二指肠溃疡，突然呕血，量超过 600ml，并有烦躁不安、面色苍白、手足湿冷，脉搏 106 次/分，血压 14.7/12.8kPa（110/96mmHg），考虑病人已发生

A. 大出血，但尚无休克

B. 重度休克

C. 中度休克

D. 轻度休克（休克代偿期）

E. 虚脱

21. 男性，32 岁，腹外伤，休克。经抗休克治疗好转。24 小时后发生休克，最可能的原因是

A. 肝破裂

B. 气胸

C. 脾破裂

D. 感染性休克

E. 消化道出血

22. 男性，20 岁，因车祸伤到急诊室时血压 70/40mmHg，心率 140 次/分，初步诊断为重度出血性休克时应首先输

A. 全血

B. 葡萄糖溶液

C. 平衡盐溶液

D. 葡萄糖盐水

E. 血浆

23. 男性，60 岁，6 小时前双大腿中段被汽车撞伤。查体：脉率 120 次/分，血压 70/50mmHg，双大腿中段严重肿胀，有骨擦音及反常活动，足背动脉可扪及。X 线片示双股骨中段斜行骨折。此病人哪种危及生命的问题需要立即处理

A. 失血性休克

B. 挤压综合征

C. 坐骨神经损伤

D. 骨筋膜室综合征

E. 缺血性骨坏死

24. 女性，43 岁，12 小时以来呕吐咖啡样物约 1200ml。查体：脉搏 128 次/分，血压 80/45mmHg。首要的处理为

A. 抗休克治疗

B. 胃镜检查

C. 气管插管术

D. 上消化道造影

E. 腹部 B 超

25. 患者，女性，53 岁，因手术后出现休克，血压降低，脉搏 130 次/分，尿量 20ml/h。选用哪种血管活性药物最适宜

A. 多巴胺

B. 去甲肾上腺素

C. 异丙肾上腺素

D. 肾上腺素

E. 去氧肾上腺素（新福林）

26. 女性，55 岁，3 小时来呕血 800ml。查体：血压 80/54mmHg，脉搏 128 次/分，呼吸 32 次/分。目前的处理原则是

A. 给予强心药

B. 止血，抗休克治疗

C. 胃镜检查

D. 血管造影检查

E. 应用升压药

27. 女性，26 岁，因宫外孕出血导致失血性休克，经抢救后，测中心静脉压为 16cmH$_2$O，血压为 90/70mmHg。此时应考虑应用

A. 间羟胺（阿拉明）10mg 肌内注射

B. 新福林（苯肾上腺素）10mg 肌内注射

C. 异丙肾上腺素 1mg 静脉滴注

D. 西地兰（毛花苷丙）0.4mg 缓慢静脉注射

E. 去甲肾上腺素 5mg 静脉滴注

28. 男性，55 岁，因骨折致损伤性休克，血压 90/70mmHg，中心静脉压 10cmH$_2$O，在 10 分钟内经静脉输入等渗盐水 250ml 后，测中心静脉压为 10cmH$_2$O，血压 100/80mmHg。此时，最佳治疗方案是

A. 补充血容量

B. 应用血管扩张剂

C. 应用血管收缩剂

D. 应用强心剂

E. 应用皮质类固醇

29. 男性，32 岁，自高空坠落，腹痛腹胀 1 小时。查体：血压 60/40mmHg，脉率 130 次/分，腹腔穿刺液呈血性。最适宜的处理方案是

A. 先给升压药纠正血压

B. 立即输血

C. 纠正休克，全身情况好转后，剖腹探查术

D. 在积极抗休克的同时行剖腹探查术

E. 立即行剖腹探查术

30. 女性，65 岁，因突发上腹痛 3 天，全腹痛 1 天就诊。查体：血压 80/50mmHg。脉搏 108 次/分，全腹压痛、反跳痛。化验：血淀粉酶升高，白细胞 20×10^9/L。考虑休克、急性胰腺炎，休克的原因是

A. 失血性休克　　　　　　　B. 神经源性休克

C. 心源性休克　　　　　　　D. 过敏性休克

E. 感染性休克

31. 男性，45 岁，从山坡上摔下昏迷 3 小时。查体：体温 36.3℃，脉搏 120 次/分，呼吸 20 次/分，血压 70/50mmHg。腹腔穿刺抽出暗红色不凝血。立即进手术室剖腹探查，腹腔内积血量 2500ml，行肝破裂修补，脾脏切除术。术后 24 小时患者心率 110 次/分，血压（80~70）/（60~50）mmHg，CVP 18cmH₂O。目前根据 CVP 监测结果，最重要的处理措施是

A. 给氧　　　　　　　　　　B. 纠正酸中毒

C. 应用强心剂　　　　　　　D. 控制补液量

E. 应用呋塞米

32. 女性，40 岁，因交通事故致肝破裂，入院时收缩压 60mmHg，脉搏触不清，无尿。输液后尿量增加，作为休克被纠正的标志，尿量至少维持在每小时

A. 60ml　　　　　　　　　　B. 50ml

C. 40ml　　　　　　　　　　D. 30ml

E. 20ml

33. 男性，30 岁，外伤后急性失血约 1000ml，给予手术止血，并输注平衡盐溶液和羟乙基淀粉，术后查体：P 95 次/分，BP 100/60mmHg，Hb 80g/L。此时应采取的治疗措施是

A. 输注红细胞悬液 1 单位

B. 输注红细胞悬液 5 单位

C. 输注全血 1000ml

D. 输注血浆 400ml

E. 暂不输血，继续观察

34. 男性，62 岁，急性过敏性休克，皮下注射肾上腺素，心血管系统可出现的反应是

A. 心肌收缩力减弱　　　　　B. 皮肤血管舒张

C. 心率加快　　　　　　　　D. 骨骼肌血管收缩

E. 肠道血管舒张

35. 男性，45 岁休克病人，中心静脉压 4cmH₂O，血压 60/40mmHg。该病人可能的诊断是

A. 血容量严重不足　　　　　B. 肾功能不全

C. 心功能不全　　　　　　　D. 肺功能不全

E. 容量血管过度舒张

36. 男性，52 岁，施行直肠癌根治术时发生骶前静脉丛大出血，持续低血压状态 1 小时。术后继续液体复苏，第二天患者病情平稳，血压 110/60mmHg，CVP 4cmH₂O。目前患者的 CVP 监测情况提示

A. 静脉血管张力较高　　　　B. 静脉回心血量不足

C. 动脉血管张力增高　　　　D. 右心功能不全

E. 胸腔内压力增高

37. 患者，男性，46 岁，诊断重度低渗性缺水，已有休克，抢救时一般先输入下列哪种液体

A. 5% 葡萄糖溶液 200~300ml

B. 0.45% 氯化钠溶液 200~300ml

C. 10% 葡萄糖溶液 200~300ml

D. 5% 高渗氯化钠溶液 200~300ml

E. 0.9% 氯化钠溶液 200~300ml

38. 女性，25 岁，系足部血管损伤大出血引起休克，已进行积极抢救，抢救早期应

A. 给予血管扩张药　　　　　B. 给予强心剂

C. 补充血容量　　　　　　　D. 给予升压药

E. 给予肾上腺皮质激素

39. 男性，30 岁，系颈部血管损伤大出血引起休克，已进行积极抢救，反映血容量补充成功的临床指标是

A. 动脉血氧分压上升　　　　B. 血红蛋白浓度上升

C. 脉率减慢　　　　　　　　D. 尿量增加

E. 口渴缓解

【A3/A4 型题】

（1~8 题共用题干）

男性，30 岁，酒后驾车发生车祸，右上腹受伤致肝破裂。神志清楚，上腹部明显压痛，面色苍白，四肢湿冷，脉搏 130 次/分，血压 10.7/8kPa（80/60mmHg），尿少，口渴，过度换气。

1. 病人的诊断是

A. 失血性休克　　　　　　　B. 过敏性休克

C. 高排低阻型休克　　　　　D. 损伤性休克

E. 神经源性休克

2. 诊断的主要依据是

A. 低血压　　　　　　　　　B. 脉搏快

C. 尿少　　　　　　　　　　D. 受伤病史

E. 临床综合表现

3. 采取下列监测措施中，哪一项是不必要的

A. 肢体温度、皮色　　　　　B. 精神状态

C. 毛细血管充盈时间　　　　D. 头部 CT 检查

E. 血压、脉搏、尿量

4. 一般采取下列紧急措施中，哪一项是错误的

A. 保持安静，避免过多搬动　B. 完全平卧

C. 保持呼吸道通畅，吸氧　　D. 保暖，但不加温

E. 适当用镇痛剂

5. 下列治疗原则中哪一项是正确的

A. 立即手术处理肝破裂

B. 先快速补液，待血压正常时手术

C. 快速补液、输血，用止血药，不手术

D. 先积极抗休克治疗，如病情无好转再手术

E. 积极抗休克治疗，同时迅速手术

6. 立即给病人快速补充血容量，宜首先输注
   A. 5% 葡萄糖等渗氯化钠溶液
   B. 全血
   C. 10% 葡萄糖溶液
   D. 血浆
   E. 右旋糖酐溶液

7. 病人在伤后 6 小时手术修补肝裂伤，吸出腹腔内混有胆汁的血液约 1500ml。术后 8 小时病人出现进行性呼吸困难、发绀，增加吸氧量也无改善。X 线胸片显示两肺广泛点、片状阴影。脉搏 110 次/分，血压 12.3/9.3kPa（92/70mmHg）。应考虑病人已发生
   A. 肺部感染
   B. 支气管痉挛
   C. 急性心力衰竭
   D. 肺不张
   E. 急性呼吸窘迫综合征

8. 下列哪一项不属于上述诊断的基本病理、生理改变
   A. 肺微循环障碍
   B. 肺间质、肺泡内水肿
   C. 肺泡萎陷、透明膜形成
   D. 肺通气与灌流比例失调
   E. 肺淤血

（9～12 题共用题干）

女性，52 岁，有胆管结石病史，近 2 天来右上腹痛，体温 37.8℃。2 小时前突然畏寒、寒战，体温达 40℃，精神紧张、兴奋，口渴，面色苍白，脉搏 98 次/分，有力，血压 14.7/12.8kPa（110/96mmHg），尿量每小时 26ml。

9. 病人的情况是
   A. 急性胆管炎，无休克
   B. 休克代偿期
   C. 中度休克
   D. 重度休克
   E. 高排低阻型休克

10. 下列哪一项不是其微循环变化的特征
    A. 微动脉、微静脉收缩
    B. 动 - 静脉短路开放
    C. 直接通道开放
    D. 组织灌流减少
    E. 静脉回心血量减少

11. 为排除发生弥散性血管内凝血的可能作了多项检查，下列哪项监测检查结果是无意义的
    A. 血小板计数低于 $80 \times 10^9/L$
    B. 纤维蛋白原少于 1.5g/L
    C. 凝血酶原时间较正常延长 3 秒以上
    D. 血浆鱼精蛋白副凝固试验阳性
    E. 凝血时间明显缩短

12. 下列哪项治疗原则是错误的
    A. 积极补充血容量
    B. 联合应用抗菌药物

C. 尽早行胆管引流
D. 纠正酸中毒
E. 静脉滴注间羟胺

（13～15 题共用题干）

男性，23 岁，双下肢挤压伤，神志尚清楚，表情淡漠，很口渴，面色苍白，皮肤湿冷，脉搏 112 次/分，血压 12/9.33kPa（90/70mmHg），中心静脉压 0.39kPa（4cmH₂O）。毛细血管充盈迟缓。血 pH 为 7.32。

13. 该病人的情况是
    A. 未发生休克
    B. 休克代偿期
    C. 中度休克
    D. 重度休克
    E. 虚脱

14. 其循环系统的病理生理改变是
    A. 血容量不足
    B. 心功能不全
    C. 血容量相对过多
    D. 血容量严重不足
    E. 容量血管过度收缩

15. 采取下列哪项措施最为有效
    A. 应用收缩血管药物
    B. 充分补给液体
    C. 纠正酸中毒
    D. 给予强心药物
    E. 应用血管扩张药物

（16～18 题共用题干）

女性，50 岁，患急性化脓性胆管炎，面色苍白，肢体湿冷，脉搏 144 次/分，血压 11/9.33kPa（86/70mmHg），经大量快速输液后血压和脉搏无改善，测中心静脉压 2.06kPa（21cmH₂O）。血 pH 7.30。

16. 病人存在的情况是
    A. 血容量仍不足
    B. 血容量相对过多
    C. 心功能不全
    D. 容量血管过度收缩
    E. 容量血管扩张

17. 应采取的有效措施是
    A. 继续快速补液
    B. 用血管收缩剂
    C. 给强心药
    D. 纠正酸中毒
    E. 加大抗生素用量

18. 首先选用的药物是
    A. 地塞米松
    B. 西地兰（毛花苷丙）
    C. 间羟胺（阿拉明）
    D. 肝素
    E. 碳酸氢钠

（19～22 题共用题干）

男性，37 岁，右肩部枪伤 1 小时后入院，神志烦躁、紧张不安，呼吸浅快，呼吸频率 26 次/分，心率 130 次/分，血压 50/30mmHg，右胸呼吸音减弱，气管居中，无发绀及静脉怒张。右侧胸穿未抽出液体，留置尿管后引出尿液 20ml。开放静脉后快速输入低分子右旋糖酐

500ml 和全血 1000ml，血压 60/20mmHg，心率 130 次/分，HCT 40％。

19. 入院诊断最可能为

A. 血胸伴失血性休克

B. 气胸伴心脏受压

C. 心包压塞伴血胸

D. 大血管断裂伴胸膜外血肿

E. 肺动脉栓塞

20. 下一步诊断应首先考虑

A. 腹腔穿刺术　　　　　B. 胸部 X 线摄片

C. 开胸探查　　　　　　D. 重复胸腔穿刺

E. 动脉血管造影

21. 治疗措施应尽快

A. 静推葡萄糖酸钙　　　B. 予去甲肾上腺素

C. 继续大量输血扩容　　D. 紧急开胸手术

E. 给予止血药物

22. 上述处理后血压逐渐升至 130/80mmHg，心率 100 次/分，应考虑

A. 立即拍摄胸部 X 线片

B. 全面询问病史并查体

C. 立即行胸椎至腰椎 CT 摄片

D. 血尿常规检查

E. 血糖、淀粉酶、BUN 检测

（23～26 题共用题干）

女性，59 岁，被汽车碾压骨盆后 3 小时而送至医院。查体：病人谵妄，皮肤发紫、四肢厥冷；血压 60/40mmHg，脉搏细速。

23. 考虑其可能存在的休克为

A. 创伤性休克　　　　　B. 神经源性休克

C. 心源性休克　　　　　D. 过敏性休克

E. 感染性休克

24. 可诊断为何种程度的休克

A. 休克早期　　　　　　B. 休克代偿期

C. 轻度休克　　　　　　D. 中度休克

E. 重度休克

25. 目前需首先处理的是

A. 摄 X 线片，了解骨折情况

B. 腹部 B 超，了解腹部脏器损伤情况

C. 给予抗生素，预防感染

D. 立即输平衡盐溶液和全血

E. 立即插导尿管，了解有无尿道损伤

26. 经保守治疗，病人中心静脉压 20cmH$_2$O，血压 60/40mmHg，尿量 30ml/L，考虑原因为

A. 心功能衰竭　　　　　B. 肾功能衰竭

C. 补充晶体液不足　　　D. 补充胶体液不足

E. 止血效果不好

（27～29 题共用题干）

地震现场，一工人左腰及下肢被倒塌之砖墙压住，震后 6 小时救出，4 小时后送抵医院。诉口渴，尿少，呈暗红色。检查：脉搏 120 次/分，血压 95/70mmHg，左下肢明显肿胀，皮肤有散在瘀斑及水疱，足背动脉搏动较健侧弱，趾端凉，无骨折征。

27. 诊断首先考虑

A. 感染性休克　　　　　B. 肾挫伤

C. 左下肢挫伤　　　　　D. 左下肢血栓形成

E. 挤压伤综合征

28. 静脉输液宜首选

A. 全血

B. 血浆

C. 右旋糖酐

D. 等渗盐水加入 1.25％ 碳酸氢钠溶液

E. 5％ 葡萄糖溶液

29. 首先应采取的处理是

A. 止痛　　　　　　　　B. 左下肢固定

C. 镇静　　　　　　　　D. 胸腔闭式引流

E. 吸氧

（30～32 题共用题干）

女性，34 岁，宫外孕大出血，血压曾下降至 60/40mmHg，紧急手术治疗。术后 2 天出现少尿，补液 2000ml 后，尿量无明显增加。查体：BP 110/80mmHg，贫血貌。HCO$_3^-$ 21mmol/L，血肌酐 186μmol/L；尿常规检查示：比重 1.015，蛋白（＋＋）；血红蛋白 80g/L。

30. 该患者最可能的诊断是

A. 肾前性少尿　　　　　B. 急性肾小管坏死

C. 急性间质性肾炎　　　D. 尿路梗阻

E. 肾动脉栓塞

31. 该患者最不可能出现的检查结果是

A. 尿钠增高

B. 尿渗透压降低

C. 尿沉渣镜检可见少量红、白细胞

D. 尿颗粒管型

E. 血尿素氮/血肌酐比例升高

32. 下述治疗措施中，正确的是

A. 静脉输注新鲜全血　　B. 静脉补充氯化钾

C. 血液透析　　　　　　D. 静脉滴注呋塞米

E. 静脉滴注碳酸氢钠

（33～35 题共用题干）

女性，48 岁，右上腹突发持续性疼痛伴寒战、发热

及恶心、呕吐 13 小时。既往有原发性肝胆管结石病史。查体：体温 39.8℃，呼吸 24 次/分，脉搏 108 次/分，血压 78/60mmHg。神志淡漠，烦躁不安，全身皮肤、巩膜黄染，皮肤有抓痕。剑突下和右上腹有压痛及反跳痛，腹肌紧张不明显。尿量 < 20ml/h。实验室检查：WBC $3.5 \times 10^9/L$，N 0.85，中性粒细胞核左移。血、尿淀粉酶正常，血清总胆红素 160μmol/L，ALP 298U/L，ALT 80U/L。

33. 根据患者目前情况，诊断首先考虑
 A. 急性胰腺炎
 B. 急性胆囊炎
 C. 消化性溃疡穿孔
 D. 急性梗阻性化脓性胆管炎
 E. 右下肺炎

34. 其并发的休克属于
 A. 低血容量性休克   B. 心源性休克
 C. 脱水性休克   D. 神经源性休克
 E. 感染性休克

35. 最有效的治疗措施是
 A. 输血、输液补充血容量
 B. 手术解除梗阻、引流
 C. 全身抗感染治疗
 D. 纠正酸中毒
 E. 维持肝、肾功能

（36～39 题共用题干）

 男性，12 岁，体重 30kg，玩耍时不慎被烧伤，致头面部、双手、双足、双小腿烧伤。

36. 如果在第一天抗休克复苏过程中，患者烦躁、口渴，尿量 10～20ml/h，脉搏增加至 150 次/分，进一步处理的措施是
 A. 口服饮料解渴
 B. 肌内注射镇静剂或冬眠疗法
 C. 加快补液速度
 D. 吸氧
 E. 加用广谱抗生素

37. 该患者第二个 24 小时的输液总量应是
 A. 第一个 24 小时计算胶体、晶体总量的 1/2（另加 2000ml 葡萄糖溶液）
 B. 第一个 24 小时实际输入胶体、晶体总量的 1/2（另加 2000ml 葡萄糖溶液）
 C. 第一个 24 小时计算胶体、晶体总量的 1/2，其中胶体、晶体之比 1:1（另加 2000ml 葡萄糖氯化钠溶液）
 D. 第一个 24 小时计算胶体、晶体总量的 1/2，其中胶体、晶体之比 1:1（另加 2000ml 葡萄糖溶液）

 E. 第一个 24 小时计算胶体、晶体总量的 1/2（另加 3000ml 葡萄糖氯化钠溶液）

38. 该患者在休克复苏中，尿少时首先应做以下哪项检查
 A. 尿常规、检查有无血红蛋白和肌红蛋白
 B. 测血常规和血细胞比容
 C. 测血（尿）肌酐
 D. 测血（尿）钠
 E. 检查导尿管位置是否适当，有无过深、扭曲、过浅等情况

39. 该患者出现呕吐，呕出大量宿食，此时最佳处理是
 A. 注射甲氧氯普胺
 B. 注射氯丙嗪
 C. 置胃管，胃肠减压
 D. 注射昂丹司琼
 E. 针灸内关穴

（40～42 题共用题干）

 男性，36 岁，腹痛 48 小时，诊断为急性弥漫性化脓性腹膜炎。病因不明。血压 80/50mmHg，脉搏 100 次/分，神志清，精神可，面色苍白，四肢湿冷，心、肺无异常，腹平坦，全腹压痛、反跳痛、肌紧张，肠鸣音弱。

40. 病人的休克类型属于
 A. 出血性休克   B. 感染性休克
 C. 损伤性休克   D. 神经源性休克
 E. 心源性休克

41. 病人休克最可能的原因是
 A. 大量毒素的吸收
 B. 大量液体丧失于腹腔
 C. 中毒性心肌炎
 D. 毒素吸收和血容量减少
 E. 急性呼吸衰竭

42. 为确诊首选检查是
 A. 血常规   B. 血尿淀粉酶
 C. 直肠指诊   D. 腹腔穿刺
 E. 腹部平片

（43～46 题共用题干）

 某男性患者，37 岁，矿工，工作时因坑道突然发生塌方被埋，6 小时后被救出。查体：BP 100/80mmHg，P 100次/分，神清，面色苍白，双臀及大腿明显肿胀。诊断为损伤性休克。

43. 为进一步观察，下列哪项指标最有意义
 A. 中心静脉压   B. 血压、脉搏
 C. 出血、感染   D. 尿量、尿钠
 E. 神志、瞳孔

44. 下列对该患者的紧急抢救措施中，哪种不适宜

A. 保持病人安静，避免过多搬动

B. 尽量控制活动性大出血，可使用休克服（裤、袜等）

C. 保持呼吸道通畅，必要时可行气管内插管或气管切开

D. 病人采取头和躯干抬高 15°~20°，下肢抬高 20°~30° 的体位

E. 可间歇吸氧，给氧量 6~8L/min

45. 对该患者进行休克监测，哪项观察结果表示预后极差甚至死亡率可达 100%

A. 中心静脉压低于 0.49kPa

B. 肺动脉楔压超过 4.0kPa

C. 乳酸盐浓度超过 8mmol/L

D. 动脉二氧化碳分压高于 5.33kPa

E. 血小板计数低于 8.0×10^9/L

46. 对该患者进行休克治疗的主要目的是

A. 升高血压

B. 恢复血容量

C. 纠正酸中毒

D. 恢复组织的血流灌注

E. 恢复心排出量

（47~48 题共用题干）

男性，43 岁，被高压电击伤双上肢、双下肢，当时无外伤及呼吸心脏停搏。伤后 10 小时就诊，查体：患者极度烦躁，心率 160 次/分，血压 90/80mmHg，双上肢肿胀明显，桡动脉搏动微弱，皮温低，尿呈酱油色。

47. 此患者应首先考虑为电击伤并发

A. 脑外伤　　　　　　B. 多发骨折

C. 烧伤性休克　　　　D. 心源性休克

E. 失血性休克

48. 在进行液体复苏的同时还应考虑加用

A. 血浆　　　　　　　B. 清蛋白

C. 全血　　　　　　　D. 维生素 C

E. 碳酸氢钠

【B 型题】

（1~2 题共用备选答案）

A. BP 80/50mmHg，CVP 3cmH$_2$O，四肢皮肤花斑、湿冷

B. BP 80/50mmHg，CVP 20cmH$_2$O，颈静脉曲张

C. BP 80/50mmHg，CVP 4cmH$_2$O，四肢温暖

D. BP 160/100mmHg，CVP 16cmH$_2$O，血性泡沫样痰

E. BP 160/80mmHg，CVP 6cmH$_2$O，X 线胸片心影呈靴形

1. 低血容量性休克的临床特征是

2. 急性右心衰竭的临床特征是

（3~6 题共用备选答案）

A. 血容量严重不足

B. 血容量不足

C. 血管过度收缩

D. 心功能不全或血容量相对过多

E. 急性肾功能衰竭

3. 男性，43 岁，溃疡病急性呕血 1200ml，脉搏 122 次/分，血压 10.7/8kPa（80/60mmHg），中心静脉压 0.29kPa（3cmH$_2$O）。此患者存在

4. 男性，39 岁，双下肢辗压伤，明显肿胀，脉搏 106 次/分，血压 12.8/8.8kPa（96/66mmHg），中心静脉压 0.98kPa（10cmH$_2$O），尿量每小时 5ml。此患者存在

5. 男性，37 岁，门静脉高压症致食管胃底静脉曲张破裂出血，已放置三腔管迫止血和输液，脉搏 98 次/分，血压 14.7/10.7kPa（110/80mmHg），中心静脉压 0.39kPa（4cmH$_2$O）。此患者存在

6. 男性，27 岁，沸水烧伤总面积达 76%，已输液，脉搏 118 次/分，血压 14.1/10.1kPa（106/76mmHg），中心静脉压 1.57kPa（16cmH$_2$O）。此患者存在

（7~9 题共用备选答案）

A. 中心静脉压偏低，尿量少

B. 中心静脉压偏低，尿量多

C. 中心静脉压很低，尿量多

D. 中心静脉压偏高，尿量多

E. 中心静脉压很高，尿量少

7. 上述哪项提示血容量不足

8. 上述哪项提示液体量已补足

9. 上述哪项提示可能存在心功能不全

（10~12 题共用备选答案）

A. 肺　　　　　　　　B. 肾

C. 心脏　　　　　　　D. 脑

E. 肝

10. 休克代偿期儿茶酚胺分泌增加但不减少血液供应的脏器是

11. 休克时很少发生不可逆变化的脏器是

12. 通过二氧化碳分压及酸碱度值高低来调节血流的脏器是

（13~17 题共用备选答案）

A. 感染性休克　　　　　　　B. 神经源性休克

C. 心源性休克　　　　　　　D. 损伤性休克

E. 失血性休克

13. 消化性溃疡患者急性呕血 1200ml，血压 95/75mmHg。临床诊断为

14. 绞窄性肠梗阻患者，体温升至 40℃，伴寒战，血压 90/60mmHg。临床诊断为

15. 双股部辗压伤患者，局部逐渐肿胀，血压 80/60mmHg，

16. 术中暴露分离腹膜后肿瘤时，患者血压突然下降至 70/50mmHg，脉搏 52 次/分，面色苍白，出冷汗。临床诊断为

17. 二尖瓣狭窄患者，麻醉诱导前突发呼吸困难，发绀，咳嗽，颈静脉怒张，血压 95/80mmHg，脉率 120 次/分。临床诊断为

（18～20 题共用备选答案）
   A. 创伤性休克
   B. 感染性休克
   C. 失血性休克
   D. 心源性休克
   E. 神经源性休克

18. 多发性骨折所导致的休克为
19. 肝脾破裂所导致的休克为
20. 急性胰腺炎所导致的休克为

（21～24 题共用备选答案）
   A. 肝囊肿
   B. 肝破裂
   C. 肝棘球蚴病
   D. 细菌性肝脓肿
   E. 原发性肝癌

21. 最可能出现失血性休克的是
22. 最可能出现过敏性休克的是
23. 最常出现寒战、高热的是
24. 最常出现疼痛的是

（25～26 题共用备选答案）
   A. 加快输血
   B. 加快输液
   C. 血管扩张剂
   D. 血管收缩剂
   E. 强心剂

25. 休克病人，脸色苍白，皮肤湿冷及瘀斑、发绀，经输液补血无改善，血压仍低，中心静脉压 1.765kPa（18cmH$_2$O），此时采用什么措施最佳

26. 如仍未见效，必要时可加用哪项治疗

（27～28 题共用备选答案）
   A. 低分子右旋糖酐
   B. 酚妥拉明
   C. 多巴酚丁胺
   D. 西地兰（毛花苷丙）
   E. 糖皮质激素

27. 休克病人经充分扩容后血压相对平稳，此时宜选用哪种药物改善微循环

28. 常规抗休克措施应用后血压仍不理想的顽固性休克病人，必要时可试用哪种药物进行治疗

（29～30 题共用备选答案）
   A. 交感－肾上腺髓质系统兴奋，释放大量儿茶酚胺
   B. 组织缺氧，乳酸增多，代谢性酸中毒
   C. 无氧代谢下能量产生不足细胞功能衰退
   D. 出现 DIC，血压下降
   E. 出现多器官功能障碍综合征

29. 休克代偿期的生理调节改变主要是
30. 休克失代偿期的生理调节改变主要是

【X 型题】
1. 休克时微循环的改变可分为
   A. 微循环扩张期
   B. 微循环收缩期
   C. 微循环衰竭期
   D. 血管内凝血期
   E. 血管内溶血期

2. 休克的治疗原则是
   A. 恢复有效循环血量
   B. 去除病因
   C. 纠正微循环障碍
   D. 增进心脏功能
   E. 恢复正常代谢

3. 休克的特殊监测指标包括
   A. 中心静脉压
   B. 动脉血乳酸盐测定
   C. 心排血量
   D. 肺毛细血管楔压
   E. 血细胞比容

4. 纠正休克所并发的酸中毒关键为
   A. 充分换气
   B. 补充碱性药物
   C. 改善组织灌注
   D. 提高血压
   E. 应用激素

5. 感染性休克时的救治包括
   A. 去除病因及感染灶
   B. 改善微循环
   C. 选择合适的抗菌药物
   D. 必要时应用足量的肾上腺皮质激素
   E. 营养支持

6. 感染性休克的处理原则是
   A. 纠正酸中毒
   B. 控制感染
   C. 补充血容量
   D. 应用 α 受体阻滞剂
   E. 纠正碱中毒

7. 治疗失血性休克主要措施应集中在
   A. 补充血容量
   B. 密切测量血压
   C. 积极处理原发病
   D. 留置导尿管
   E. 抗感染

8. 外科中常见的两种休克是
   A. 低血容量性休克
   B. 感染性休克
   C. 心源性休克
   D. 神经源性休克
   E. 损伤性休克

9. 休克病人可以采取的体位是
   A. 平卧位
   B. 半卧位
   C. 俯卧位
   D. 中凹位
   E. 截石位

10. 休克期临床表现是

A. 表情淡漠   B. 血压变化不大
C. 尿量减少   D. 脉搏加快
E. 脸色苍白

11. 感染性休克常见于下列哪些疾病
A. 败血症   B. 急性重症胆管炎
C. 绞窄性肠梗阻   D. 急性腹膜炎
E. 大面积烧伤

12. 由内毒素引起的感染性休克，应采取下列哪几项进行综合治疗
A. 消除感染灶
B. 补充血容量
C. 纠正酸中毒
D. 应用β受体激动剂
E. 应用α受体阻断剂

参考答案

【A1 型题】

1. B   2. A   3. B   4. C   5. C   6. B   7. C   8. A
9. C   10. C   11. D   12. A   13. C   14. A   15. A   16. B
17. D   18. A   19. A   20. C   21. C   22. A   23. E   24. B
25. D   26. C   27. B   28. C   29. D   30. C   31. C   32. E
33. C   34. B   35. B   36. D   37. B   38. C   39. D   40. A
41. E   42. B   43. E   44. B   45. B   46. B   47. E   48. E
49. C   50. C   51. D   52. C   53. D

【A2 型题】

1. B   2. E   3. E   4. E   5. E   6. E   7. D   8. A
9. C   10. E   11. D   12. E   13. D   14. C   15. C   16. D
17. C   18. E   19. D   20. D   21. C   22. C   23. A   24. A
25. A   26. B   27. D   28. A   29. D   30. E   31. C   32. D
33. E   34. C   35. A   36. B   37. D   38. C   39. D

【A3/A4 型题】

1. A   2. E   3. D   4. B   5. E   6. A   7. E   8. E
9. B   10. E   11. E   12. E   13. C   14. D   15. B   16. C
17. C   18. B   19. A   20. D   21. C   22. A   23. A   24. E
25. D   26. A   27. E   28. D   29. B   30. B   31. E   32. A
33. D   34. E   35. B   36. C   37. D   38. E   39. C   40. B
41. D   42. D   43. A   44. D   45. E   46. D   47. C   48. E

【B 型题】

1. A   2. B   3. A   4. E   5. B   6. C   7. A   8. D
9. E   10. C   11. E   12. D   13. E   14. A   15. D   16. B
17. C   18. A   19. C   20. B   21. D   22. C   23. A   24. E
25. C   26. E   27. A   28. E   29. A   30. B

【X 型题】

1. ABC   2. ABCDE   3. ABCD   4. BC   5. ABCD
6. ABC   7. AC   8. AB   9. AD   10. ACD
11. ABCDE 12. ABCDE

第四章 麻 醉

【A1 型题】

1. 手术后早期发生恶心、呕吐，常见的原因是
   - A. 颅内压增高
   - B. 麻醉反应
   - C. 术后腹胀
   - D. 肠梗阻
   - E. 低血钾

2. 下列哪种吸入麻醉药作用最强
   - A. 氟烷
   - B. 异氟烷
   - C. 恩氟烷
   - D. 氧化亚氮
   - E. 地氟烷

3. 下列情况所述麻醉前用药，错误的是
   - A. 甲状腺功能亢进症患者需用较大剂量的镇静剂
   - B. 高热患者宜用抗胆碱药东莨菪碱
   - C. 卟啉病患者应常规使用苯巴比妥钠
   - D. 体重小于10kg 的小儿一般不用镇静药
   - E. 迷走神经张力高的患者应常规使用阿托品

4. 腰椎穿刺部位应选择
   - A. 成人 L_2 以上，儿童 L_3 以下
   - B. 成人 L_2 以下，儿童 L_3 以下
   - C. 成人 L_1 以下，儿童 L_3 以下
   - D. 成人 L_2 以上，儿童 L_3 以上
   - E. 成人 L_3 以上，儿童 L_2 以上

5. 成人骶管容积为
   - A. 20～25ml
   - B. 25～30ml
   - C. 30～35ml
   - D. 35～40ml
   - E. 40～45ml

6. 以下哪项不是腰麻术后并发症
   - A. 呼吸抑制
   - B. 尿潴留
   - C. 化脓性脑脊髓膜炎
   - D. 粘连性蛛网膜炎
   - E. 马尾综合征

7. 为防止蛛网膜下隙阻滞后头痛，哪项措施不当
   - A. 采用细穿刺针穿刺，避免反复多次穿刺
   - B. 围手术期输入足量液体防止脱水
   - C. 轻度头痛者应平卧休息，可服镇痛或安定类药
   - D. 严重头痛者可于硬膜外腔内注入生理盐水
   - E. 静脉输入高张葡萄糖溶液

8. 下列哪种药物不属于静脉麻醉药
   - A. 丙泊酚
   - B. 依托咪酯
   - C. 琥珀胆碱
   - D. 硫喷妥钠
   - E. 羟丁酸钠

9. 为减少局麻药的吸收，常添加肾上腺素，浓度为
   - A. 1∶2000000
   - B. 1∶200000
   - C. 1∶20000
   - D. 1∶2000
   - E. 1∶500000

10. 下述哪种麻醉后患者须去枕平卧 6 小时
   - A. 硬膜外麻醉
   - B. 局麻加强化
   - C. 全身麻醉后病人完全清醒拔除气管插管后
   - D. 骶管阻滞
   - E. 腰麻

11. 腰麻穿刺最常用间隙
   - A. $T_{12}\sim L_1$
   - B. $L_{1\sim2}$
   - C. $L_{2\sim3}$
   - D. $L_{3\sim4}$
   - E. $L_{4\sim5}$

12. 神经阻滞麻醉时，局麻药 200ml 内加用肾上腺素的最佳剂量为
   - A. 0.2mg
   - B. 0.3mg
   - C. 0.4mg
   - D. 0.5mg
   - E. 0.6mg

13. 颈丛阻滞麻醉患者出现声音嘶哑或失声，最可能的原因是
   - A. 膈神经阻滞
   - B. 局麻药的毒性作用
   - C. 药液误入硬脊膜外腔间隙
   - D. 喉返神经阻滞
   - E. 颈交感神经阻滞

14. 应用利多卡因局部浸润麻醉常用浓度为
   - A. 0.25%～0.5%
   - B. 0.6%～0.8%
   - C. 1.0%～1.2%
   - D. 1.4%～1.6%
   - E. 1.8%～2.0%

15. 全麻期间下列哪项不致引起 FRC 的减少
   - A. 侧卧位
   - B. 神经肌肉阻滞
   - C. 支气管塌陷
   - D. 辅助呼吸
   - E. 高浓度吸氧

16. 关于局麻药的极量，下列哪一项是正确的
   - A. 普鲁卡因 1000mg
   - B. 利多卡因 600mg
   - C. 布比卡因 200mg
   - D. 丁卡因 150mg
   - E. 丁卡因 60mg

17. 阿托品作为麻醉前用药的主要作用是
   - A. 抑制呼吸道分泌
   - B. 镇静

C. 记忆丧失　　　　　　D. 降低基础代谢率

E. 增加心率

18. 下列哪项不是椎管内麻醉对机体的影响

A. 通气不足　　　　　　B. 呼吸抑制

C. 血压下降　　　　　　D. 心率减慢

E. 尿量增加

19. 局麻药的麻醉效能主要决定于

A. pKa（离解常数）　　B. 分子量

C. 浓度　　　　　　　　D. 脂溶性

E. 蛋白结合

20. 在有疼痛存在时，下列哪种药可引起谵妄和不安

A. 咪达唑仑　　　　　　B. 氯丙嗪

C. 东莨菪碱　　　　　　D. 地西泮

E. 氟哌利多

21. 全脊髓麻醉是硬膜外麻醉的严重并发症，下列哪项描述是错误的

A. 硬膜外阻滞所用麻醉药误入蛛网膜下隙

B. 发生后应以鼻导管给病人吸氧

C. 病入短时间内呼吸停止

D. 应给予血管活性药物，维持有效血循环

E. 预防措施是先给予试验剂量，确定无腰麻后再继续给药

22. 关于普鲁卡因的属性和作用特点，下列正确的是

A. 该药属于酰胺类局麻药

B. 在体内由肝脏微粒体酶系水解

C. 一次限量为400mg

D. 与丁卡因属于同类局麻药

E. 限用于表面麻醉

23. 局部麻醉药的脂溶性与其麻醉效能有关，脂溶性越高、效能越强。其中脂溶性最低的是

A. 丁卡因　　　　　　　B. 普鲁卡因

C. 利多卡因　　　　　　D. 布比卡因

E. 罗哌卡因

24. 关于恩氟烷，下列哪项不正确

A. 可用于麻醉诱导和维持

B. 麻醉性能较强

C. 对中枢神经系统有抑制作用

D. 对呼吸道有刺激

E. 可扩张脑血管使颅压增高

25. 关于颈丛神经阻滞的叙述，不正确的是

A. 适用于颈部外科手术

B. 可能并发全脊髓麻醉或广泛硬膜外阻滞

C. 常出现膈神经麻痹，不宜双侧同时阻滞

D. 霍纳综合征是星状神经节被阻滞的结果

E. 出现声音嘶哑提示膈神经麻痹

26. 关于气管内插管，下列哪项是不正确的

A. 气管内插管插入过深时，极易插入左支气管

B. 昏迷病人经口气管内插管，一般以维持24～48小时为限，超过此限应行气管切开

C. 婴幼儿一般不用带套囊的导管

D. 下颌发育不全的病人，通常经口腔明视插是困难的

E. 口腔内手术，经鼻腔插管手术方便

27. 下列哪项因素不影响腰麻平面

A. 穿刺间隙　　　　　　B. 病人体位

C. 注药速度　　　　　　D. 麻药容积

E. 局麻药效能

28. 下列哪类患者麻醉前病情分级（ASA）为Ⅲ级

A. 患者心、肺、肝、肾和中枢神经系统功能正常，发育营养良好，能耐受手术和麻醉

B. 患者心、肺、肝、肾等实质器官病变严重，虽在代偿范围，但施行手术和麻醉有一定危险性

C. 患者心、肺、肝、肾等实质器官病变严重，功能代偿不全，威胁生命安全，实施麻醉和手术有危险性

D. 患者心、肺、肝、肾等实质器官轻度病变，但代偿健全，尚能耐受手术和麻醉

E. 患者生命垂危，麻醉和手术异常危险

【A2 型题】

1. 患者，男性，因腰椎间盘突出行手术治疗，手术后1.5小时出现恶心、呕吐，其原因是

A. 颅内压增高　　　　　B. 术后腹胀

C. 麻醉反应　　　　　　D. 肠梗阻

E. 低血钾

2. 患者，女性，因右胫腓骨骨折行手术治疗，手术后2小时出现恶心、呕吐，其原因是

A. 颅内压增高　　　　　B. 麻醉反应

C. 术后腹胀　　　　　　D. 肠梗阻

E. 低血钾

3. 女性，41岁，因脊髓型颈椎病需手术治疗，患者有原发性高血压病史，麻醉前准备，应控制血压稳定在

A. 基本正常　　　　　　B. 150/80mmHg

C. 160/90mmHg　　　　D. 160/100mmHg

E. 180/100mmHg

【A3/A4 型题】

（1～2题共用题干）

男性，26岁，体重80kg，慢性阑尾炎急性发作3天，血压120/70mmHg，心率70次/分，拟行阑尾切除术。

1. 麻醉方式首选
   - A. 局麻
   - B. 腰骶丛神经阻滞
   - C. 气管不插管全麻
   - D. 气管插管全麻
   - E. 椎管内麻醉

2. 如选择硬膜外麻醉，给药后，患者主诉头晕、耳鸣、口唇麻木。最可能的诊断为
   - A. 局麻药毒性反应
   - B. 局麻药过敏反应
   - C. 肾上腺素不良反应
   - D. 全脊髓麻醉
   - E. 空气栓塞反应

（3～4题共用题干）

患者，男性，60岁，患有颈椎管狭窄，行颈椎后路手术，手术时使用局麻强化。

3. 成人应用利多卡因局部浸润麻醉时，一次限量为
   - A. 200mg
   - B. 300mg
   - C. 400mg
   - D. 500mg
   - E. 600mg

4. 在局麻药内加肾上腺素，其目的为
   - A. 防止麻醉后血压下降
   - B. 防止麻醉后心率减慢
   - C. 使血管收缩，减慢麻醉药吸收，延长作用时间
   - D. 防止手术野大出血
   - E. 调整自主神经功能

（5～7题共用题干）

女性，65岁，临床诊断为慢性结石性胆囊炎，拟择期行胆囊切除术。近3年来每到冬季就开始咳嗽、咳痰，时有发热。患者术前又出现咳嗽、多痰，体温38.1℃。

5. 依据患者病史，应考虑同时患有
   - A. 慢性支气管炎
   - B. 急性支气管炎
   - C. 慢性支气管炎急性发作
   - D. 上呼吸道感染
   - E. 哮喘

6. 麻醉前准备中，下列哪项检查必不可少
   - A. 肺功能检测
   - B. 血糖
   - C. X线胸片
   - D. CT检查
   - E. 心电图

7. 手术的最佳时间是
   - A. 体温降至正常后
   - B. 咳痰量明显减少后
   - C. 咳嗽有所缓解后
   - D. 肺部感染有所控制后
   - E. 彻底控制肺部感染1周后

（8～11题共用题干）

女性，45岁，临床诊断为胆囊结石。既往患肾盂肾炎，术前肾功能检查未见异常。在硬膜外麻醉下行胆囊切除术。术后行硬膜外病人自控镇痛术（PCEA），配方如下：0.15％布比卡因150ml，内含吗啡10mg，氟哌利多5mg。术后第一天出现少尿，排尿困难。

8. 最可能的原因是
   - A. 急性肾衰竭
   - B. 尿潴留
   - C. 血容量不足
   - D. 局麻药引起膀胱麻痹
   - E. 肾盂肾炎急性发作

9. 在行PCEA中，目前临床上最常用的局麻药是
   - A. 盐酸利多卡因
   - B. 盐酸丁卡因
   - C. 盐酸布比卡因
   - D. 盐酸罗哌卡因
   - E. 碳酸利多卡因

10. 低浓度时能产生感觉神经与运动神经分离阻滞的局麻药是
    - A. 盐酸利多卡因
    - B. 盐酸丁卡因
    - C. 盐酸布比卡因
    - D. 盐酸罗哌卡因
    - E. 碳酸利多卡因

11. 下列哪种局麻药，其pH＞7.0
    - A. 盐酸利多卡因
    - B. 盐酸丁卡因
    - C. 盐酸布比卡因
    - D. 盐酸罗哌卡因
    - E. 碳酸利多卡因

【B型题】

（1～3题共用备选答案）
   - A. 头痛
   - B. 全脊髓麻醉
   - C. 喉头痉挛
   - D. 药液外漏致组织坏死
   - E. 局麻药中毒

1. 腰麻的并发症是
2. 乙醚吸入全麻初期的并发症是
3. 硬膜外麻醉的严重并发症是

（4～5题共用备选答案）
   - A. 兴奋迷走神经
   - B. 抑制钠内流，减慢动作电位0相上升速率，减慢传导
   - C. 抑制钙内流，阻滞钙通道
   - D. 延长动作电位时程
   - E. 促进钾外流，缩短动作电位时间

4. 利多卡因的药理作用机制是
5. 胺碘酮的药理作用机制是

（6～7题共用备选答案）
   - A. 全身麻醉
   - B. 腰麻
   - C. 硬膜外麻醉
   - D. 骶管麻醉
   - E. 局部麻醉

6. 腹部外伤致脾破裂休克，宜选
7. 疝修补手术，宜选

(8～9题共用备选答案)

  A. 脊髓   B. 延髓

  C. 脑桥   D. 中脑

  E. 下丘脑

8. 体温调节中枢位于

9. 基本生命中枢位于

【X 型题】

1. 在局麻药种类和剂量已经确定时，影响脊麻平面的因素有

  A. 穿刺部位

  B. 病人体位

  C. 注药速度

  D. 局麻药中是否加肾上腺素

  E. 注药后回抽脑脊液再注射

2. 低温对生理功能的影响，下列哪些正确

  A. 体温每下降1℃脑血流量降低6%～7%

  B. 可引起心律失常

  C. 使血液黏滞度增加，血流缓慢

  D. 使氧解离曲线右移

  E. 使药物代谢减慢，苏醒延迟

3. 关于氯胺酮麻醉，以下正确的是

  A. 氯胺酮是一种非巴比妥类快速作用的静脉麻醉药

  B. 它选择性抑制丘脑-新皮层系统

  C. 麻醉下病人对周围环境改变不再敏感，意识与感觉分离，称为"分离麻醉"

  D. 兴奋交感神经，血压升高，脉搏加快

  E. 镇痛作用差

4. 下列哪些药物可用于表面麻醉

  A. 布比卡因   B. 普鲁卡因

  C. 地卡因   D. 罗哌卡因

  E. 利多卡因

5. 麻醉前用药的目的是

  A. 增强止痛效果

  B. 对抗某些麻醉药的副作用

  C. 安定病人情绪

  D. 改善病人一般状态

  E. 增强病人机体抵抗力

6. 腰麻后常见的并发症包括

  A. 血压下降   B. 头痛

  C. 恶心、呕吐   D. 尿潴留

  E. 休克

7. 硬膜外麻醉时，影响麻醉平面的因素有哪些

  A. 药物容积   B. 导管方向

  C. 病人对药物敏感性   D. 穿刺间隙

  E. 注药方式

8. 下述各项，正确的有

  A. 腰麻时常出现血压下降

  B. 病人体位是影响腰麻平面的因素之一

  C. 为延长麻醉时间腰麻药中可加入麻黄碱

  D. 脑脊液的比重是1.010～1.015

  E. 脊神经是一种混合神经

9. 椎管内麻醉前给予咪达唑仑的主要目的有

  A. 减少呼吸道分泌物   B. 镇静、抗焦虑

  C. 预防局麻药中毒   D. 预防恶心、呕吐

  E. 镇痛

参 考 答 案

【A1 型题】

1. B 2. A 3. C 4. B 5. B 6. A 7. E 8. C
9. B 10. E 11. D 12. D 13. D 14. A 15. D 16. A
17. A 18. E 19. D 20. C 21. B 22. D 23. B 24. D
25. E 26. A 27. E 28. B

【A2 型题】

1. C 2. B 3. D

【A3/A4 型题】

1. E 2. A 3. C 4. C 5. C 6. A 7. E 8. B
9. C 10. D 11. E

【B 型题】

1. A 2. C 3. B 4. E 5. D 6. A 7. C 8. E
9. B

【X 型题】

1. ABCE 2. ABCE 3. ABCD 4. CE 5. ABC
6. BD 7. ABDE 8. ABCE 9. BC

第五章　多器官功能障碍综合征

1. 挤压综合征主要是指伤后出现

A. 呼吸困难　　　　　　B. 休克

C. 昏迷　　　　　　　　D. 肾功能衰竭

E. 心力衰竭

2. 下列哪项不是 ARDS 初期的临床表现

A. 呼吸加快

B. 呼吸窘迫感，用一般的吸氧法不能得以缓解

C. 呼吸道分泌物增多，肺部有啰音

D. X 线胸片一般无明显异常

E. PaO_2 降至 8.0kPa（60mmHg）

3. 急性重症创伤病人在多少小时以上发生多个脏器功能障碍或衰竭才可诊断 MODS

A. 12 小时　　　　　　B. 16 小时

C. 18 小时　　　　　　D. 20 小时

E. 24 小时

4. 术后 MODS 中较容易和较早受到损害的器官是

A. 脑　　　　　　　　　B. 肺

C. 胃肠道　　　　　　　D. 肾脏

E. 肝脏

5. 下述哪项是急性肾衰突出的临床表现

A. 排尿困难或突然无尿　　B. 尿量明显减少

C. 尿量明显增多　　　　　D. 尿急尿痛

E. 血中尿素氮进行性升高

6. 下列能引起肾前性肾功能衰竭的是

A. 低血容量休克

B. 四氯化碳

C. 感染性休克

D. 盆腔肿瘤压迫输尿管

E. 挤压伤

7. 下列能引起肾后性肾功能衰竭的是

A. 感染性休克

B. 盆腔肿瘤压迫输尿管

C. 低血容量休克

D. 四氯化碳

E. 挤压伤

8. 在急性肾功能衰竭病人少尿期或无尿期，需紧急处理的失调是

A. 低钠血症　　　　　　B. 低氯血症

C. 低钾血症　　　　　　D. 高钾血症

E. 高镁血症

9. 有关 MODS 的论述，不恰当的是

A. MODS 属于全身病理连锁反应

B. 常见有 ARDS、急性肾衰、应激性溃疡

C. 为慢性疾病的终末期表现

D. 急性疾病过程中同时或序贯发生两个或多个器官功能障碍

E. 可分为速发和迟发两种类型

10. 急性肾功能衰竭少尿是指成人 24 小时尿量

A. <400ml　　　　　　B. <550ml

C. <500ml　　　　　　D. <450ml

E. <660ml

11. 急性肾功能衰竭少尿期，可使用的抗生素为

A. 青霉素　　　　　　　B. 卡那霉素

C. 林可霉素　　　　　　D. 多黏菌素

E. 氨基糖苷类

12. 急性肾功能衰竭的病人出现血钾升高 >5.5mmol/L，应用下列哪种方法降低血钾

A. 输入 5% 的葡萄糖注射液 500ml

B. 大量补充平衡液

C. H 受体阻断剂

D. 滴入 25% 的葡萄糖溶液 200ml，加胰岛素 12U

E. 5% 的碳酸氢钠 150ml 静脉注入

13. 下列关于成人呼吸窘迫综合征的说法中错误的是

A. 早期胸部 X 线一般无明显异常

B. 用一般的吸氧法可缓解早期的呼吸窘迫

C. 动脉血氧分压多低于 8.0kPa

D. 气道阻塞引起通气障碍可引起本病

E. 本病最终可导致死亡

14. MODS 的预防哪项不正确

A. 强调整体观念，注重多器官均衡支持

B. 注重循环和呼吸稳定，尽量保证组织灌注和氧合

C. 积极防治感染，调整代谢状态，合理营养支持

D. 迅速扩容，输注大量新鲜全血有助于增强病人抵抗力

E. 及早控制原发病，阻断其连锁反应

15. 急性肾衰时尿渗透压常小于

A. 600mmol/L　　　　　B. 550mmol/L

C. 500mmol/L   D. 450mmol/L

E. 400mmol/L

16. 以下哪一项不是导致多器官功能障碍综合征（MODS）的常见原因

A. 出血坏死型胰腺炎   B. 慢性胆囊炎

C. 大面积烧伤   D. 休克

E. 绞窄性肠梗阻

17. 急性肾衰少尿或无尿期最为危险的是

A. 水中毒   B. 血钠、血钙降低

C. 高血钾   D. 代谢性酸中毒

E. 高血压

18. 多器官功能障碍综合征（MODS）的主要发病机制是

A. 炎症反应失控，导致组织细胞损害

B. 炎症细胞激活，炎性物质释放

C. 氧自由基大量释放

D. 内皮细胞损伤

E. 肠道细菌易位

19. 急性肾衰竭电解质和酸碱平衡失调的防治，最主要是针对

A. 代谢性酸中毒   B. 氮质血症

C. 高血磷   D. 低血钙

E. 高血钾

20. 急性肾衰竭多尿期每日补液量相当于

A. 每日排出水分量的2/3

B. 每日排出水分量的1/3～1/2

C. 每日排出水分量的1/4

D. 每日排出水分量的1/5

E. 每日排出的水分量

21. 多器官功能障碍综合征（MODS）的定义，正确的是

A. 是指严重疾病过程中出现两个或两个以上的器官或系统同时或序贯地发生功能障碍

B. 是指严重疾病过程中一个系统的两个器官同时或序贯地发生功能障碍

C. 是指严重疾病过程中两个以上的系统同时发生功能障碍

D. 是指严重疾病过程中两个以上的器官序贯发生功能障碍

E. 是指严重急性疾病过程中两个器官或一个系统同时发生功能障碍

22. 关于发生 MODS 的条件，下列错误的是

A. SIRS ＞ CARS 时，易发生 MODS

B. SIRS ＜ CARS 时，不发生 MODS

C. 机体经初次打击使全身免疫系统处于预激状态，再次打击时，更易发生 MODS

D. 非感染性疾病也可诱发 MODS

E. 组织的缺血－再灌注损伤，更易造成 MODS

23. 肾毒性物可引起急性肾功能衰竭，下列不具肾毒性的是

A. 四氯化碳、铋、汞、磺胺

B. 庆大霉素

C. X 线造影剂

D. 蛇毒

E. 青霉素

24. 下列哪项不属于二期速发型 MODS

A. 大面积烧伤，1 周后出现脓毒症，继发 ARDS 和 ARF

B. 重症胰腺炎，2 天后出现 ARDS、ARF 和 AHF

C. 严重创伤失血性休克，并发急性心衰、DIC，经过 20 小时抢救无效死亡

D. 输血发生严重输血反应，无尿，第 2 天出现 ARDS

E. 肠梗阻中毒性休克心搏骤停，经心肺复苏后第 3 天发生 ARDS 和 ARF

25. 急性肾功能衰竭少尿期结束的标志，是指 24 小时尿量至少增加至

A. 250ml   B. 300ml

C. 350ml   D. 400ml

E. 500ml

26. 急性肾功能衰竭、高钾血症患者，心率 40 次/分，应首先采取的治疗措施是

A. 静脉滴注 5% 碳酸氢钠

B. 静脉滴注 10% 葡萄糖 + 胰岛素

C. 口服降钾树脂

D. 静脉注射 10% 葡萄糖酸钙

E. 血液透析

27. 成人呼吸窘迫综合征（ARDS）的最重要的诊断依据是

A. 呼吸频率增加，每分钟大于 28 次

B. 肺泡气－动脉血氧分压差降低

C. 氧合指数（PaO_2/FiO_2）＜ 300

D. 肺内分流量减少

E. 血气分析显示为低氧伴轻度二氧化碳潴留

28. 当 MODS 呈现高分解代谢和高动力循环时，心血管的表现是

A. 心输出量升高，外周阻力升高

B. 心输出量升高，外周阻力下降

C. 心输出量下降，外周阻力下降

D. 心输出量正常，外周阻力升高

E. 心输出量下降，外周阻力正常

29. 在下列原有疾病基础上遭受急性损害更易发生
MODS，不包括
A. 慢性肾病 　　　　　　B. 风湿性关节炎
C. 糖尿病 　　　　　　　D. 肝硬化
E. 冠心病

【A2 型题】

1. 患者，男性，65 岁，烧伤后第 2 天。血压 80/60mmHg，
呼吸频率 20 次/分，每小时平均尿量 12ml。目前最可
能的并发症是
A. 急性肾衰竭 　　　　　B. 酸中毒休克
C. 弥散性血管内凝血 　　D. 应激性溃疡
E. 急性肝衰竭

2. 男性，65 岁，患急性胰腺炎入院，出现多器官功能障
碍综合征，分析其发生机制，不属于重要损害因子
的是
A. 细胞因子 　　　　　　B. 炎性介质
C. 生长因子 　　　　　　D. 全身炎性反应
E. 组织缺血 - 再灌注过程

3. 男性，50 岁，行直肠癌根治术，术中输血 100ml 后，
出现休克、高热、寒战、呼吸困难、腰痛，经检查发
现误输异型血。当前的紧急处理措施中，不宜采取
的是
A. 立即停止输血 　　　　B. 静滴 5% 碳酸氢钠
C. 静滴 20% 甘露醇 　　 D. 静脉给予地塞米松
E. 立即行血液透析

4. 女性，46 岁，盲肠癌行右半结肠切除术，术后第 3 天 出
现烦躁不安、尿量减少。查体：T 38.8℃，P 120 次/分，
R 28 次/分，BP 90/70mmHg。实验室检查：WBC 16 ×
10^9/L，N 92%。升高鼻导管给氧浓度（5L/min）30 分
钟后，血气检查结果：pH 7.45，PaO_2 68mmHg，$PaCO_2$
30mmHg，$[HCO_3^-]$ 18mmol/L。下列对患者的病情诊断
中，不符合的是
A. 盲肠癌右半结肠切除术后 　B. SIRS
C. ALI 　　　　　　　　　　　D. 休克代偿期
E. 呼吸性酸中毒合并代谢性碱中毒

5. 女性，58 岁，急性阑尾炎切除术后突发心肌梗死，心
搏骤停，立即行 CPR，胸外电除颤 2 次，5 分钟后恢
复自主循环和呼吸。1 小时后行冠状动脉造影、支架
置入术，循环稳定。第 5 天患者出现烦躁不安，呼吸
28 次/分，心率 100 次/分，血压 140/86mmHg。X 线
胸片：双肺纹理增多。鼻导管给氧（5L/min）30 分
钟后，PaO_2 60mmHg，临床诊断 ARDS。随后患者又
出现尿少。实验室检查：血尿素氮 28.56mmol/L，血
肌酐 530.4μmol/L。患者发生肾功能不全的原因
A. 肾脏缺氧

B. 反射性肾血管收缩
C. 限制液体输入导致血容量不足
D. 药物毒性作用
E. 并发休克

6. 男性，34 岁，临床诊断左侧脑胶质瘤。施行脑胶质瘤
切除术后第 2 天，患者出现上腹隐痛及不适感，随后
突发呕新鲜血 500ml。既往无消化性溃疡和肝炎病史。
诊断首先要考虑
A. 胃溃疡出血
B. 应激性溃疡
C. 十二指肠溃疡出血
D. 食管胃底静脉曲张破裂出血
E. 出血性胃炎

7. 女性，46 岁，车祸伤致肝破裂，施行肝叶不规则切除
术后第 3 天。出现尿量 <100ml/24h。实验室检查：血
尿素氮 > 25mmol/L，血肌酐 > 442μmol/L，血清钾
> 6.5mmol/L。临床诊断肝叶切除术后急性肾衰竭。
目前，应立即采取的措施是
A. 控制入水量
B. 静脉滴注呋塞米和甘露醇
C. 透析治疗
D. 25% 葡萄糖 + 胰岛素静脉滴注
E. 10% 葡萄糖酸钙 + 呋塞米静脉推注

8. 男性，60 岁，肝脏撞击伤，施行不规则肝叶切除术后
并发急性肝衰竭。下列治疗用药中不宜采用的是
A. 葡萄糖溶液 　　　　　B. 脂肪乳剂
C. 醋谷胺（乙酰谷酰胺）　D. 左旋多巴
E. 青霉素针剂

9. 男性，31 岁，临床诊断肝、脾破裂伴失血性休克，急
症施行脾切除术和肝修补术控制出血，病情稳定。术
后 第 3 天患者出现巩膜黄染。实验室检查：ALT
118.3U/L，AST 140.6U/L，血胆红素 29.2μmol/L。
目前，患者发生急性肝功能损害的最可能原因是
A. 急性肝炎
B. 药物损害
C. 休克致组织器官缺氧缺血性损害
D. 全身炎症反应
E. 创伤后感染

【A3/A4 型题】

（1 ~ 3 题共用题干）
　　男性，84 岁，左半结肠切除术后第一天，突发呼吸
困难，心率 116 次/分，呼吸 36 次/分，口唇发绀、呈
"三凹样"呼吸、烦躁、出冷汗。血气分析：pH 7.32，
PaO_2 27mmHg，$PaCO_2$ 40mmHg。听诊右肺呼吸音明显
减弱，左肺可闻及少量干性啰音及轻度呼气相哮鸣音。

1. 该患者最可能的诊断是
   A. 结肠吻合口瘘，弥漫性腹膜炎
   B. 感染中毒性休克
   C. ARDS
   D. 肺动脉栓塞
   E. 哮喘持续状态

2. 首要治疗措施为
   A. 气管插管通畅气道，正压机械通气，迅速改善氧合状态
   B. 积极扩容，抗休克治疗
   C. 大量糖皮质激素和选择性 β_2 受体兴奋剂，解痉、平喘
   D. 积极抗凝、溶栓治疗
   E. 高流量面罩吸氧，辅以镇静止痛药物

3. 该患者呼吸困难最可能的原因是
   A. 误吸致肺不张
   B. 呼吸肌无力
   C. 脑血管意外
   D. 喉痉挛
   E. 窒息

（4～5 题共用题干）

女性，72 岁，直肠脱垂术后第三天。诉右下肢痛、心慌、烦躁、喘憋。T 38.6℃，心律绝对不齐，心室率 78～156 次/分，心电图示房颤。BP 78/42mmHg，呼吸 32 次/分，PaO_2 56mmHg，$PaCO_2$ 30mmHg，CVP 4cmH_2O，尿量 360ml/24h，血 WBC 32×10^9/L，中性粒细胞百分比 96%，BUN 12.4mmol/L。右下肢自足踝至髋部皮肤充血、水肿伴触痛，局部皮温高于对侧肢体。

4. 该患者诊断应考虑
   A. MODS（多器官功能障碍综合征）
   B. 慢性充血性心力衰竭，心源性休克
   C. 急性肾功能衰竭（少尿期）
   D. 急性心肌梗死
   E. 低血容量性休克

5. 该患者右下肢皮下暴发性坏死性筋膜炎常见的致病菌为
   A. 白色念珠菌
   B. 革兰阴性杆菌
   C. 革兰阴性球菌
   D. 革兰阳性球菌
   E. 支原体

（6～7 题共用题干）

女性，28 岁，剖宫产术后 3 天突发气促、大汗，立即给予面罩氧气吸入（吸入氧浓度 50%），不能改善而转科。查体：BP 90/60mmHg，R 38 次/分，端坐呼吸，口唇发绀，双肺满布湿啰音和少量哮鸣音。WBC 11.3×10^9/L，N 87%。

6. 该患者呼吸困难最可能的原因是
   A. ARDS
   B. 重症肺炎
   C. 腹腔感染
   D. 失血性休克
   E. 急性左心衰竭

7. 为进一步诊断最需要的检查是
   A. 腹部 B 超
   B. 心脏彩超
   C. X 线检查
   D. 动脉血气检查
   E. 通气/灌注 ECT

（8～12 题共用题干）

一患者输血过程中，刚输入几十毫升，即诉头痛、腰酸背痛、呼吸困难、心前区压迫感，之后即出现寒战、高热、休克，抽其静脉血发现血浆呈粉红色。

8. 其初步诊断是
   A. 变态反应
   B. 发热反应
   C. 溶血反应
   D. 循环超负荷
   E. 低血钙

9. 下列处置中哪项不宜
   A. 静注地塞米松，输入血浆、右旋糖酐来纠正低血容量，抗休克
   B. 口服苯海拉明 25mg、异丙嗪 25mg，地塞米松 5mg 肌内注射
   C. 给予 5% 碳酸氢钠 250ml 静注，以碱化尿液，防止肾小管阻塞
   D. 防治弥散性血管内凝血
   E. 换血治疗法

10. 患者出现肾衰竭，有关急性肾衰竭（少尿期）表现中错误的是
    A. 低钠血症
    B. 高镁血症
    C. 高钾血症
    D. 高钙、低磷血症
    E. 低氯血症

11. 在急性肾衰竭（少尿期）治疗时宜采用
    A. 低蛋白、低热量、低维生素
    B. 高蛋白、高热量、高维生素
    C. 低蛋白、高热量、高维生素
    D. 高蛋白、高热量、高维生素
    E. 低蛋白、高热量、低维生素

12. 患者在急性肾衰竭（少尿期）死亡，引起死亡常见的电解质失调是
    A. 高磷血症和低钙血症
    B. 低钠血症
    C. 低氯血症
    D. 高镁血症
    E. 高钾血症

（13～15 题共用题干）

某男性患者，37 岁，矿工，因在坑道工作时突然发生塌方，被埋 6 小时后被救出，双臀及大腿明显肿胀，血清钾 5.5mmol/L，诊断为挤压综合征。

13. 为观察肾脏并发症，下列哪项指标最有意义

A. 血压、脉搏 　　　　B. 中心静脉压

C. 出血、感染 　　　　D. 尿量、尿钠

E. 神志、瞳孔

14. 患者的血钾进一步升高而致出现心律失常，应首先应用

A. 5% 碳酸氢钠 100ml 静脉滴注

B. 输注葡萄糖溶液及胰岛素

C. 10% 葡萄糖酸钙 20ml 静脉注射

D. 11.2% 乳酸钠 50ml 静脉滴注

E. 阳离子交换树脂

15. 患者的病情进一步加重，出现肾衰竭，治疗时下列哪项措施是不正确的

A. 补充钙剂 　　　　B. 减少能量补充

C. 严禁使用含钾药物 　　D. 处理感染坏死组织

E. 使用促进蛋白质合成药物

（16～18 题共用题干）

某男性患者，21 岁，矿工，因在坑道工作时突然发生塌方，发生失血性休克，患者出现尿少（5ml/h），尿比重为 1.013。

16. 最可能是由于何种原因

A. 血管加压素分泌增多

B. 醛固酮分泌增加

C. 血容量不足，肾小球灌注量不足

D. 功能性少尿

E. 急性肾衰竭

17. 为进一步观察肾脏的功能，下列哪项指标最有意义

A. 血压、脉搏 　　　　B. 中心静脉压

C. 出血、感染 　　　　D. 尿量、尿钠

E. 神志、瞳孔

18. 经治疗患者进入多尿期。关于多尿期的叙述，正确的是

A. 每日尿量超过正常人的尿量，表示进入多尿期

B. 高钾血症和感染是此期主要死亡原因

C. 多尿期初期，少尿期的症状仍可继续加重

D. 进入多尿期并不表示病情好转

E. 多尿期尿量增多以后，水、电解质失衡即可得到纠正

【B 型题】

（1～2 题共用备选答案）

A. 尿比重低，红细胞比容下降，补液后尿量不增加

B. 尿量 >1000ml/d，尿比重低，易并发感染

C. 尿比重 >1.020，红细胞比容上升，补液后尿量增加

D. 肉眼血尿，尿红细胞位相检查示异常红细胞 <20%

E. 高钙血症，低磷血症

1. 急性肾衰竭（多尿期）的实验室检查特征是

2. 急性肾衰竭（少尿期）的实验室检查特征是

（3～4 题共用备选答案）

A. 大面积烧伤 　　　B. 严重挤压伤

C. 双侧输尿管结石 　　D. 药物中毒

E. 缺水，血容量减少

3. 肾前性急性肾衰竭的常见原因是

4. 肾后性急性肾衰竭的常见原因是

（5～9 题共用备选答案）

A. 尿比重 >1.020，尿钠 <20mmol/L

B. 尿比重 <1.020，尿钠 >40mmol/L

C. 尿比重低，红细胞比容下降，补液后尿量每日仍 <400ml

D. 尿比重 >1.030，红细胞比容增加，补液后尿量显著增加

E. 每日尿量 >1000ml，尿比重 <1.010，易并发感染

5. 急性肾衰少尿期的实验室检查特征是

6. 急性肾衰多尿期的实验室检查特征是

7. 肾前性肾衰的实验室检查特征是

8. 肾性肾衰的实验室检查特征是

9. 血容量不足的实验室检查特征是

（10～13 题共用备选答案）

A. PEEP 　　　　B. ASV

C. CPAP 　　　　D. PRVC

E. APV

10. 持续气道正压通气的英文缩写是

11. 压力调节容量控制通气的英文缩写是

12. 适应性压力通气的英文缩写是

13. 呼气末正压通气的英文缩写是

（14～17 题共用备选答案）

A. 肾前性 ARF 　　　B. 肾后性 ARF

C. 肾性 ARF 　　　　D. 去肾性尿闭

E. 慢性肾衰竭

14. 创伤所致失血性休克，第 2 天尿少。实验室检查：尿比重 1.030，尿钠浓度 8.2mmol/L，尿渗透压 650mmol/L，尿沉渣见透明管型。其属于

15. 食野生菌中毒后无尿 3 天，巩膜黄染。其属于

16. 心肺复苏后第 2 天，出现尿少。实验室检查：尿肌酐/血肌酐 45，尿素氮/血尿素氮 10，血尿素氮/血肌酐 26，钠排泄分数 0.8。其属于

17. 行盆腔肿块切除术后 2 天无尿，B 超检查示双肾区未探及肾脏，病理报告显示标本为肾脏组织。其属于

（18～19 题共用备选答案）

A. $PaO_2/FiO_2 \leq 300mmHg$，$PAWP \leq 18mmHg$

B. $PaO_2/FiO_2 \geq 300mmHg$，$PAWP \geq 18mmHg$

C. $PaO_2/FiO_2 \leqslant 300mmHg$，$PAWP \geqslant 18mmHg$

D. $PaO_2/FiO_2 \leqslant 200mmHg$，$PAWP \leqslant 18mmHg$

E. $PaO_2/FiO_2 \leqslant 200mmHg$，$PAWP \geqslant 18mmHg$

18. 符合 ALI 的诊断标准是

19. 符合 ARDS 的诊断标准是

（20～22题共用备选答案）

A. 血液透析　　　　　B. 连续性肾替代治疗

C. 腹膜透析　　　　　D. 单纯超滤

E. 3%高渗盐水静滴

20. 高代谢的急性肾衰竭，病情危重，心功能尚稳定者。治疗宜采用

21. 非高代谢的急性肾衰竭，心功能不稳定者。治疗宜采用

22. 急性肾衰竭伴心功能不稳定和多器官功能衰竭者。治疗宜采用

（23～26题共用备选答案）

A. 原发急症发病24小时内多器官功能衰竭致死

B. 原发急症发病24小时后2个或2个以上器官或系统同时功能障碍

C. 原发急症发病48小时后突发2个或2个以上器官功能障碍

D. 原发急症发病致一个器官或系统功能障碍，经一段稳定期后更多器官或系统功能障碍

E. 原发急症发病48小时后一个器官功能障碍，长期治疗不能稳定

23. 速发型 MODS 是指

24. 迟发型 MODS 是指

25. 复苏失败是指

26. 不属于复苏失败和 MODS 的是

（27～29题共用备选答案）

A. 高钾血症　　　　　B. 低钾血症

C. 低钠血症　　　　　D. 低钙血症

E. 低氯血症

27. 急性肾衰竭死亡的常见原因是

28. 急性肾衰竭（多尿期）致命的并发症是

29. 加重高血钾对心肌毒性作用的常见原因是

【X 型题】

1. ARDS 的肺水肿不属于

A. 心源性肺水肿　　　B. 神经源性肺水肿

C. 中毒性肺水肿　　　D. 复张性肺水肿

E. 渗透性肺水肿

2. 关于 ARDS 的病理改变，下列哪项描述是正确的

A. 肺间质水肿和肺泡渗出

B. 肺泡有玻璃样物质形成和肺泡萎缩

C. 血气胸

D. 小片肺不张并发感染

E. 肺微血管栓塞

3. 预防急性肾衰的措施中，下列哪项是正确的

A. 及时补充血容量不足

B. 术中或术后少尿，可用呋塞米或甘露醇静滴

C. 避免采用易造成低血压及缺氧的麻醉方式

D. 若有休克宜用去甲肾上腺素升压

E. 误输异型血后宜用甘露醇及碳酸氢钠

4. 关于急性肝衰竭的实验室检查，可出现

A. 胆红素升高

B. 血清肌酐或尿素氮增高

C. 血小板降低，白细胞增高

D. 电解质紊乱，酸碱失衡

E. 发生弥漫性肝坏死时，氨基转移酶必定增高

参 考 答 案

【A1 型题】

1. D　2. C　3. E　4. B　5. B　6. A　7. B　8. D

9. C　10. A　11. A　12. D　13. A　14. D　15. E　16. B

17. C　18. A　19. E　20. B　21. A　22. B　23. E　24. A

25. D　26. E　27. C　28. B　29. B

【A2 型题】

1. A　2. C　3. E　4. C　5. B　6. B　7. C　8. B

9. C

【A3/A4 型题】

1. C　2. A　3. A　4. A　5. D　6. A　7. D　8. C

9. B　10. D　11. C　12. E　13. D　14. C　15. B　16. E

17. D　18. C

【B 型题】

1. B　2. A　3. A　4. C　5. C　6. E　7. A　8. B

9. D　10. D　11. D　12. E　13. A　14. A　15. C　16. A

17. D　18. A　19. D　20. A　21. C　22. B　23. B　24. D

25. A　26. E　27. A　28. B　29. D

【X 型题】

1. ABCD　2. ABDE　3. ABCE　4. ABCD

第六章　围手术期处理

1. 下列择期手术者，不需延迟手术日期的是
    A. 高血压者，血压 >180/100mmHg
    B. 脾功能亢进拟行脾切除术，血小板 $50 \times 10^9/L$
    C. 女性月经来潮
    D. 糖尿病者，空腹血糖 13.2mmol/L，尿酮体（＋＋）
    E. 哮喘急性发作者

2. 下列符合"Ⅲ/乙"切口愈合的是
    A. 甲状腺大部切除术切口红肿
    B. 胆囊切除术切口化脓
    C. 胃大部切除术切口血肿
    D. 化脓性阑尾切除术切口积液
    E. 肠切除术切口裂开

3. 围手术期糖尿病性昏迷时，最常见的电解质紊乱是
    A. 低钠血症 　　　　　　 B. 高钠血症
    C. 低钾血症 　　　　　　 D. 高钾血症
    E. 高钙血症

4. 下列心脏病者施行非心脏手术，其耐受力最差的是
    A. 非发绀型先天性心脏病 　　 B. 高血压心脏病
    C. 风湿性心脏病 　　　　　 D. 急性心肌炎
    E. 冠状动脉硬化性心脏病

5. 腹部实质性脏器手术的切口属于
    A. 清洁伤口 　　　　　　 B. 可能污染伤口
    C. 污染伤口 　　　　　　 D. 感染伤口
    E. 轻度污染伤口

6. 糖尿病患者大手术前，一般应将血糖控制在
    A. 4.5～6.0mmol/L 　　 B. 5.6～6.1mmol/L
    C. 5.6～11.2mmol/L 　　 D. 10.0～15.2mmol/L
    E. 4.5～10.5mmol/L

7. 下列哪种手术是择期手术
    A. 腹股沟疝修补术
    B. 急性梗阻性化脓性胆管炎
    C. 胃癌胃切除术
    D. 绞窄性肠梗阻
    E. 脾破裂行脾切除术

8. 呼吸功能障碍者行择期手术，下列术前准备，不正确的是
    A. 术前呼吸功能及血气分析检查
    B. 停止吸烟 2 周

C. 哮喘者口服地塞米松
D. 肺部感染者，用药 3～5 天可手术
E. 麻醉前给药量要少

9. 下列预防腹部切口裂开的措施中，不正确的是
    A. 提高营养状况
    B. 良好麻醉肌肉松弛下缝合切口
    C. 必要时加用全层腹壁减张缝合
    D. 患者咳嗽时最好是半卧位
    E. 适当腹部加压包扎

10. 关于围手术期的范畴，下列不正确的是
    A. 围手术期是指从确定手术时起，至与本次手术有关的治疗基本结束的一段时间
    B. 围手术期包括手术前，手术中和手术后 3 个阶段
    C. 围手术期处理是以手术为中心而进行的各项处理措施
    D. 围手术期处理包括手术前准备，手术后处理和术后并发症的处理
    E. 重视围手术期处理对保证患者安全，提高治疗效果有重要意义

11. 手术区皮肤消毒的范围最少距手术切口
    A. 5cm 　　　　　　　　 B. 10cm
    C. 15cm 　　　　　　　　 D. 20cm
    E. 30cm

12. 在消毒皮肤的操作中，下列哪项是错误的
    A. 由手术区中心部向四周涂擦
    B. 消毒感染伤口或肛门，涂擦方向与 A 项相反
    C. 已接触污染部位的纱布，禁忌返擦清洁处
    D. 消毒范围至切口周围 10cm 区域
    E. 手术区皮肤消毒的范围应大于切口周围 15cm

13. 有关戴无菌手套，脱污染手套，下述描述中哪项是错误的
    A. 戴无菌手套时，注意勿触及手套外面
    B. 脱污染手套时，手套外面不能触及皮肤
    C. 常规洗手后，如用干手套，先穿手术衣后戴手套
    D. 常规洗手后，如用湿手套，先戴手套后穿手术衣
    E. 常规洗手后，如用干手套，先戴手套后穿手术衣

14. 锁骨骨折复位固定后拆除外固定的时间一般为
    A. 3～5 天 　　　　　　 B. 1～2 周
    C. 3～4 周 　　　　　　 D. 6～8 周

E. 8 周以上

15. 由于各种原因，病人未同意手术，哪项非手术治疗是不恰当的
    A. 高压氧疗
    B. 血管扩张药
    C. 中药治疗
    D. 足部热疗
    E. Buerger 运动

16. 有关术后早期离床活动的益处，不恰当的是
    A. 预防肺部并发症
    B. 预防下肢静脉血栓形成
    C. 减轻腹胀和尿潴留
    D. 提前拔除引流管
    E. 促进切口愈合

17. 导致手术后腹胀的原因主要是
    A. 咽下的空气在肠腔内积存
    B. 肠粘连
    C. 低钾血症
    D. 食物残渣在肠腔内发酵产气
    E. 术后缺少活动

18. 关于胃肠道手术病人术前准备，恰当的是
    A. 术前 12 小时禁水
    B. 术前 12 小时禁食
    C. 术前 3 天开始进流食
    D. 幽门梗阻病人不必洗胃
    E. 直肠手术病人术前 1 天口服抗生素

19. 伤口裂开的最佳处理为
    A. 用干净治疗巾覆盖内脏，伤口情况稳定后再择期修复
    B. 麻醉下迅速按层关闭
    C. 麻醉下迅速用钢丝全层缝合
    D. 立即回纳内脏，以后行择期修复
    E. 用抗生素覆盖创面

20. 无并发症的胃大部切除术后，病人的体重比术前减轻
    A. 3kg
    B. 2kg
    C. 4kg
    D. 5kg
    E. 5kg 以上

21. 预防切口感染的措施中，哪项是不恰当的
    A. 缝线要细，缝合不留死腔
    B. 爱护组织，严格止血
    C. 严格遵守无菌操作规则
    D. 术前纠正贫血，低蛋白血症
    E. 术后常规注射抗生素

22. 预防创伤性气性坏疽的最可靠方法是
    A. 彻底清创
    B. 应用气性坏疽抗毒血清

C. 高压氧
D. 应用青霉素
E. 全身支持疗法

23. 下列哪项不是术后出现尿潴留的原因
    A. 麻醉后排尿反射受抑制
    B. 切口疼痛
    C. 膀胱反射性痉挛
    D. 术前缺乏训练
    E. 患者不习惯床上排尿

24. 胃癌患者手术完毕，关腹前以温热双蒸馏水灌洗腹腔，主要目的可能是为了
    A. 清洗腹腔，以利于吻合口愈合
    B. 防止血行转移
    C. 防止种植转移
    D. 防止淋巴转移
    E. 防止直接浸润

25. 导致切口感染长时间不愈合的原因不包括下列哪项
    A. 脓肿引流不彻底
    B. 伤口清创不充分
    C. 伤口内有异物
    D. 伤口内抗生素用量不足
    E. 局部死腔形成

26. 外科切口感染时，下列哪项是错误的
    A. 敞开切口并充分引流
    B. 常规以抗生素盐水冲洗伤口
    C. 清除积血及积液
    D. 采取措施防止切口裂开
    E. 去除异物组织

27. 择期手术术前禁食时间应为
    A. 6 小时
    B. 8 小时
    C. 10 小时
    D. 12 小时
    E. 14 小时

28. 对脾切除术后进食的描述，下列正确的是
    A. 脾脏非肠道，可以麻醉清醒后立即进食
    B. 3~4 天后开始普食
    C. 禁食 1 天后再进食流质
    D. 肛门排气后开始进食流质
    E. 术后不需禁食水

29. 术前常规禁食的主要目的是
    A. 避免胃膨胀而妨碍手术
    B. 防止麻醉期间呕吐导致误吸
    C. 防止术后腹胀
    D. 防止术后肠麻痹
    E. 防止术后便秘

30. 晚期胃癌术后 10 天拆线后切口裂开，最有可能的原因是

A. 拆线时间过早

B. 缝合技术欠缺

C. 术后咳嗽、腹胀等引起腹压上升

D. 营养不良

E. 缝线过细，打结不紧

31. Ⅰ级手术切口若发生术后感染，致病菌最可能为

A. 革兰染色阳性球菌　　B. 革兰染色阴性杆菌

C. 真菌　　　　　　　　D. 厌氧菌

E. 革兰染色阴性球菌

32. 对糖尿病的病人，下列哪项术前准备不妥

A. 仅以饮食控制病情者，术前不需特殊准备

B. 口服降糖药的病人，应继续服用至手术的前一天晚上

C. 平时用胰岛素者，在手术日晨停用胰岛素

D. 术前使血糖维持在正常范围

E. 术前使血糖维持在轻度升高状态（5.6 ~ 11.2mmol/L）

33. 预防性应用抗生素的指征不包括

A. 涉及感染病灶或切口接近感染区的手术

B. 操作时间长的手术

C. 患者年龄超过 60 岁

D. 肠道手术

E. 严重糖尿病和长期应用糖皮质激素的病人

34. 上腹部手术后出现顽固性呃逆，首先考虑的原因是

A. 手术造成膈神经损伤

B. 腹膜后血肿刺激腹腔神经丛

C. 膈下感染

D. 粘连引起胃扭转

E. 发生食管裂孔疝

35. 糖尿病病人的手术，下列哪项不恰当

A. 纠正水、电解质代谢失调和酸中毒

B. 改善营养状况

C. 施行有感染可能的手术，术前预防应用抗生素

D. 手术应在当日尽早进行，缩短术前时间

E. 应用胰岛素，使病人血糖稳定于正常水平

36. 对偶发的室性期外收缩的病人，进行术前准备，应给予

A. 西地兰（毛花苷丙）0.4mg 加入 25% 葡萄糖溶液 20ml，静脉缓推

B. 心得宁（普拉洛尔）15mg，每日 3 次口服

C. 阿托品 0.5mg 术前皮下注射

D. 地高辛 0.25mg，每日 1 ~ 2 次口服

E. 一般不需特殊处理

37. 近期发生心肌梗死的病人，择期手术至少应在急性心

肌梗死后多长时间后进行

A. 2 周　　　　　　　B. 6 周

C. 6 个月　　　　　　D. 12 个月

E. 18 个月

38. 术前常规禁食的主要目的是

A. 避免胃膨胀而妨碍手术

B. 防止围手术期的呕吐及误吸

C. 防止术后腹胀

D. 防止术后肠麻痹

E. 防止术后便秘

39. 成人术前常规禁食和禁水的时间是

A. 禁食 4 小时，禁水 12 小时

B. 禁食 6 小时，禁水 12 小时

C. 禁食 8 小时，禁水 8 小时

D. 禁食 12 小时，禁水 12 小时

E. 禁食 12 小时，禁水 4 小时

40. 以下哪项处理不利于预防术后肺不张

A. 增加术后运动与咳嗽　　B. 术前呼吸锻炼

C. 术后腹部切口捆扎腹带　　D. 术前 2 周停止吸烟

E. 纤维支气管镜吸痰

41. 下列哪一项是引起手术后恶心、呕吐的常见原因

A. 颅内压增高　　　　　B. 急性胃扩张

C. 麻醉反应　　　　　　D. 肠梗阻

E. 糖尿病酮症酸中毒

42. 手术前后要了解病人肺通气情况的最佳方法是

A. 动脉血气分析　　　　B. 测肺活量

C. 血 pH　　　　　　　D. 胸片

E. 肺死腔测定

43. 下列哪项不是气管插管的并发症

A. 喉头水肿　　　　　　B. 肺不张

C. 苏醒延迟　　　　　　D. 心律失常

E. 肺部感染

44. 有关术前准备的叙述中，错误的是

A. 医护人员向病人和家属介绍病情及治疗方案

B. 练习床上排便排尿

C. 练习正确的咳嗽，咳痰方式

D. 提前 2 周戒烟

E. 提前 3 周预防性应用抗生素

45. 急性化脓性腹膜炎病人术后，采取半卧位的目的，哪项是错误的

A. 减少毒素吸收，防止感染性休克发生

B. 增加肺活量，减少肺部并发症

C. 渗出物流至盆腔，吸收快，避免形成盆腔脓肿

D. 腹肌松弛，减少切口疼痛

E. 减少膈下脓肿发生的机会

46. 下列术后引流管的处理方法中，哪项是错误的
A. 各种引流管注意有无堵塞、扭曲、脱出
B. 注意记录引流液的色泽和量
C. 置于胆道的"T"形管引流一律在术后 1 周拔除
D. 胃肠减压管在胃肠功能恢复后拔出
E. 乳胶片引流多在术后 24～48 小时拔出

47. 胸腹部大手术后下列哪项术后并发症一般最先出现
A. 腮腺炎　　　　B. 肺栓塞
C. 肺不张　　　　D. 坠积性肺炎
E. 伤口裂开

48. 一般手术切口在第七天左右拆线的原因主要是
A. 肉芽组织已形成　　B. 胶原纤维已产生
C. 表皮已再生　　　　D. 炎症已消退
E. 伤口已愈合

49. 换药时发现伤口脓液有恶臭，发黑带血性，估计感染菌为
A. 金黄色葡萄球菌　　B. 链球菌
C. 大肠埃希菌　　　　D. 铜绿假单胞菌
E. 类杆菌

50. 术后 3～4 日的发热可能是
A. 代谢异常　　　　B. 低血压
C. 输血反应　　　　D. 静脉血栓形成
E. 感染

51. 全麻术后处置措施中，错误的是
A. 仰卧头低位　　　　B. 吸氧
C. 监测心电　　　　　D. 观察切口
E. 观察引流管

52. 下列各种引流管，不正确的处理是
A. 要注意观察各种引流管是否通畅
D. 仔细记录引流液的色泽和容量
C. 留置胆管内的"T"型管可在术后 1 周拔除
D. 胃肠功能恢复后可将胃肠减压管除去
E. 腹腔烟卷引流一般在术后 24～72 小时拔除

53. 对心力衰竭病人进行择期手术，至少待心衰控制以后
A. <1 周　　　　B. 1～2 周
C. 3～4 周　　　　D. 5～6 周
E. >6 周

54. 重症糖尿病患者施行择期手术前，血糖和尿糖应控制在
A. 血糖 5.6～11.2mmol/L，尿糖（+）～（++）
B. 血糖 5.6mmol/L 以下，尿糖阴性
C. 血糖 11.2mmol/L 以下，尿糖阴性
D. 血糖小于 5.6mmol/L，尿糖（+）

E. 血糖大于 11.2mmol/L，尿糖（+）

55. 外科术后最常见的是
A. 疼痛　　　　B. 发热
C. 恶心、呕吐　　D. 腹胀
E. 呃逆

56. 择期胃手术一周后腹胀，肠鸣音减弱或无，反复呕吐，首先应采取
A. 作胃镜检查，查明原因
B. 胃肠减压、支持治疗
C. 剖腹检查，解除梗阻
D. 输液、补钾
E. 肌注阿托品

57. 腹部大手术后，早期出现肺功能不全的最常见原因是
A. 胃内容物误吸　　B. 支气管痉挛
C. 肺不张　　　　　D. 气胸
E. 肺水肿

58. 疝手术病人入院时血压 150/96mmHg，针对此血压值正确的处理是
A. 术前用降压药　　　B. 术前不用降压药
C. 术中用降压药　　　D. 术后不用降压药
E. 术前术后均用降压药

59. 成人术前需要应用降压药的血压（mmHg）指标是超过
A. 130/90　　　　B. 140/90
C. 150/100　　　　D. 160/100
E. 170/110

60. 腹部手术后多采取
A. 平卧位　　　　B. 侧卧位
C. 俯卧位　　　　D. 高坡卧位
E. 低半坐位

61. 提示胸腔手术后内出血的指征是引流管中每小时引流出血液量持续超过
A. 150ml　　　　B. 100ml
C. 150ml　　　　D. 200ml
E. 250ml

62. 多器官疾病术前准备不正确的是
A. 心力衰竭需控制 3～4 周
B. 经常发作哮喘的病人，术前可口服地塞米松
C. 肝功能严重损害的病人，一般不宜施行任何手术
D. 肾功能不全的病人，在有效的透析疗法支持下，可耐受手术
E. 糖尿病病人术前血糖应控制到正常

63. 手术后出现尿潴留，导出尿量超过多少时应该留置尿管

A. 300ml   B. 500ml

C. 600ml   D. 800ml

E. 1000ml

64. 为防止麻醉和手术过程中呕吐、误吸窒息，术前开始禁水的时间是

A. 24 小时   B. 12 小时

C. 8 小时   D. 4 小时

E. 2 小时

65. 肾损伤外科治疗围手术期应该积极观察的内容是

A. 生命体征以及局部伤口状况

B. 尿液颜色以及尿量

C. 伤口引流管引流液颜色和引流量

D. 有无肾性高血压的发生

E. 定期监测肾功能及影像学检查

66. 腹部手术后能进食的主要依据为

A. 胃管抽出澄清胃液   B. 病人已下床活动

C. 病人有明显饥饿感   D. 肠鸣音增强

E. 肛门排气后

67. 丝线打结剪线后，留下线头长度一般为

A. 1 ~ 2mm   B. 3 ~ 4mm

C. 4 ~ 5mm   D. 5 ~ 6mm

E. 6mm 以上

68. 手术引起的腹胀，首先采用

A. 胃肠减压   B. 放置肛管

C. 肌注新斯的明   D. 高渗低压灌肠

E. 双侧肾囊封闭

69. 病人术后处理中哪项不正确

A. 胃肠道手术病人肛门排气后，可开始进食

B. 伤口的乳胶片引流一般在术后 4 ~ 7 天拔除

C. 腹部的减张缝线一般在术后 2 周左右拆除

D. 一般性手术后的病人，应鼓励早期活动

E. 术后尿潴留导尿量超过 500ml 者，应留置尿管 1 ~ 2 天

70. 术前用阿托品的主要目的是

A. 抑制呼吸道腺体分泌

B. 抑制迷走神经兴奋性，预防喉痉挛

C. 加强中枢神经抑制作用

D. 提高交感神经的兴奋性

E. 降低基础代谢

71. 对有黄疸、肝功能损害者，术前宜

A. 口服维生素 C   B. 肌注维生素 C

C. 肌注维生素 K   D. 口服维生素 K

E. 肌注维生素 B

72. 甲状腺大部切除术后，5 天折线，切口无红肿、无渗液、无压痛，应记录为

A. Ⅰ／甲   B. Ⅱ／甲

C. Ⅱ／乙   D. Ⅲ／甲

E. Ⅲ／乙

【A2 型题】

1. 男性，70 岁，乙状结肠癌根治术后 2 天，剧烈咳嗽后切口全层哆开。最佳处理为

A. 立即回纳内脏，以后择期修复

B. 麻醉下逐层缝合切口

C. 麻醉下用不锈钢丝全层缝合切口

D. 用干净治疗巾覆盖内脏，伤口情况稳定后再择期修复

E. 用抗生素敷料覆盖创面

2. 男性，38 岁，阑尾切除术后 5 天，体温 38.5℃，伤口红肿，有波动感。首先应如何处理

A. 大剂量抗生素治疗

B. 拆除切口缝线，敞开伤口

C. B 超检查

D. 物理治疗

E. 继续观察

3. 女性，38 岁，双侧甲状腺次全切除术后第一天，诉口周、指尖麻木。此刻考虑

A. 低氯血症   B. 低钾血症

C. 高钾血症   D. 高钙血症

E. 低钙血症

4. 男性，60 岁，慢性胆囊炎、胆囊结石，拟行手术治疗，曾患心肌梗死，手术治疗应至少在心肌梗死发病后

A. 1 周以后   B. 2 周以后

C. 4 周以后   D. 12 周以后

E. 24 周以后

5. 女性，32 岁，既往有消化性溃疡史，全麻下行胆囊切除术。术后当晚病人面色苍白，烦躁，呼吸急促，上腹饱胀，呕吐频繁，吐出棕褐色胃内容物，潜血（+）。检查上腹膨隆、压痛。最可能的诊断为

A. 溃疡继发穿孔   B. 膈下感染

C. 急性胃扩张   D. 粘连性肠梗阻

E. 溃疡所致幽门梗阻

6. 女性，59 岁，因"黄疸 1 个月余"入院。初步诊断：阻塞性黄疸。下列哪项术前准备是错误的

A. 纠正水与电解质平衡的失调

B. 应用抗生素控制炎症

C. 应用维生素 K 类药物

D. 应用 25% 葡萄糖液护肝

E. 术前应清洁洗肠

7. 女性，34 岁，计划行右侧甲状腺次全切除手术，术晨体温 >38.5℃。最适宜的处理原则是
    A. 予退热药物后手术
    B. 物理降温后手术
    C. 暂停手术
    D. 应用抗生素后手术
    E. 不用特殊处理，继续进行手术

8. 男性，54 岁，全麻下行食管癌根治术，术后 6 小时突然发热 39℃。最可能的诊断为
    A. 切口感染
    B. 切口裂开
    C. 肺不张
    D. 下肢深静脉血栓形成
    E. 吻合口瘘

9. 男性，45 岁，因胃溃疡行胃大部切除术。术后出现顽固性呃逆，首先考虑
    A. 手术造成膈神经损伤
    B. 术后肠粘连
    C. 腹膜后血肿刺激腹腔神经丛
    D. 粘连引起胃扭转
    E. 膈下感染

10. 男性，52 岁，有冠心病史，因急性阑尾炎拟急诊手术。血压 17/12kPa，脉搏 45 次/分。术前准备可选择
    A. 西地兰（毛花苷丙）0.4mg 加入 25% 葡萄糖溶液 20ml，静脉缓推
    B. 硝酸甘油 5mg 加入 5% 葡萄糖溶液 500ml，静脉点滴
    C. 阿托品 0.5mg 术前皮下注射
    D. 地高辛 0.25mg 口服
    E. 硝普钠静脉点滴，快速减压

11. 男性，60 岁，体重 70kg，胰十二指肠切除术后，体温 40℃。补液时每天应多补
    A. 500ml
    B. 1000ml
    C. 1500ml
    D. 2000ml
    E. 2500ml

12. 男性，48 岁，临床诊断胃癌，施行胃癌根治术。术后第二天晨 7：00，体温高达 39.8℃，心率 110 次/分，呼吸 34 次/分，血压 130/90mmHg。最可能发生的情况是
    A. 伤口感染
    B. 尿道感染
    C. 腹腔脓肿
    D. 急性肺栓塞
    E. 急性肺不张

13. 男性，20 岁，右大腿刀刺伤 18 小时，刀口处红肿，有渗出液。目前最适当的治疗措施是
    A. 清创缝合
    B. 抗生素治疗
    C. 理疗
    D. 清理伤口后换药

E. 局部固定

14. 男，18 岁，因急性阑尾炎穿孔行阑尾切除术，术后 3 天切口红肿，有脓性分泌物，将缝线拆除后引出 20ml 脓液，10 天后再次缝合而愈合。该病人切口愈合类型应记录为
    A. Ⅱ/乙
    B. Ⅱ/丙
    C. Ⅲ/甲
    D. Ⅲ/乙
    E. Ⅲ/丙

15. 患者，男性，45 岁，因胸椎管狭窄症，拟行手术治疗。如拟应用抗菌药物来预防手术后感染时，一般原则应是
    A. 术前应用 3 天，术后继用 3 天
    B. 术前应用 1 天，术后继用 1 周
    C. 术前不用，术后应用 2 天
    D. 术前和术中各给一次，术后继用 1～2 天
    E. 术前不用，术后应用至伤口拆线

16. 男性，68 岁，冠心病行冠脉搭桥术后第 9 天，突然诉脐周及上腹部绞痛，恶心，呕吐。患者呈重病容，面色苍白，大汗淋漓。1 小时后疼痛减轻，出现右下腹压痛，随即全腹膨胀，肠鸣音消失并休克。最可能发生的情况是
    A. 急性胆囊炎
    B. 肾结石
    C. 憩室炎
    D. 急性胰腺炎
    E. 肠系膜上动脉栓塞

17. 男性，42 岁，临床诊断甲状腺腺瘤住院。高血压病史 10 年，平时药物控制血压不佳。入院时血压 180/110mmHg，术前宜将平均动脉压、舒张压降至多少方可考虑手术
    A. 正常水平
    B. 正常水平以下
    C. 原血压水平以下，正常水平以上
    D. 降至原血压 20%～25% 左右
    E. 可以不降血压

18. 男性，60 岁，肠梗阻术后第 7 天。小便时，自觉切口疼痛和突然松开。检查切口中段有肠管和大网膜脱出，切口处有大量的淡红色液体流出。根据患者情况，处理宜采取
    A. 立即输液，应用抗生素
    B. 卧床，应用宽胶布将裂开的伤口拉拢
    C. 切口、肠管和大网膜消毒后还纳，无菌敷料覆盖，腹带加压包扎
    D. 立即用无菌敷料包扎保护伤口，送手术室
    E. 立即在床旁局麻下缝合伤口

19. 男性，45 岁，坠落伤 2 小时入院。临床诊断脾破裂，急诊行脾切除术。术后第三天，T 37.8℃，P 80 次/分，

R 18次/分，BP 120/75mmHg。血常规：WBC 13.24 × 10^9/L，N 75%，L 24%，Hb 126g/L，PLT 523 × 10^9/L。根据患者情况，目前要考虑

A. 腹腔感染　　　　　　 B. 脾功能减退

C. 高凝状态　　　　　　 D. 免疫功能障碍

E. 脾切除术后正常反应

【A3／A4 型题】

（1～3 题共用题干）

女性，40 岁，临床诊断慢性阑尾炎急性发作，急诊施行阑尾切除术。术中见阑尾与周围组织相互粘连，脓性渗出液约 30ml。术毕放置双导管引流，术后引流管未见液体流出。术后第 6 天切口发生化脓性感染。查体：T 38.8℃，P 100 次/分，BP 110/65mmHg。血常规：WBC 11.25 × 10^9/L，N 80%，L 24%，PLT 523 × 10^9/L。

1. 阑尾术后发生切口感染最主要的原因是

A. Ⅲ类切口　　　　　 B. 手术无菌观念不强

C. 引流管引流不畅　　 D. 脂肪坏死液化

E. 切口止血不彻底

2. 最有效、最重要的预防措施是

A. 保护好手术野，避免污染

B. 术前加强抗生素的使用

C. 术后加强抗生素的使用

D. 严格无菌操作，彻底冲洗

E. 对残端进行良好的包埋

3. 目前的处理措施宜采取

A. 敞开切口充分引流，每日换药

B. 全身应用抗生素

C. 局部应用抗生素

D. 理疗

E. 换药时扩大消毒范围

（4～6 题共用题干）

男性，69 岁，临床诊断胃底贲门癌。肥胖体型，嗜酒，患慢性支气管炎 10 年。在全麻下行全胃切除、空肠代胃术。术中输血 2000ml，手术历时 6 小时。术后患者不敢咳嗽及活动，第 2 天出现呼吸困难，P 120 次/分，R 38 次/ 分，BP 100/68mmHg。有明显发绀及三凹征。叩诊：右肺呈实音，听诊呼吸音消失。血气分析：PaO_2 50mmHg，SpO_2 80%。胸部 X 线检查：右肺实变，纵隔和气管向患侧移位，左侧代偿性肺气肿。

4. 术后最可能发生的并发症是

A. 右肺炎　　　　　　 B. 右肺不张

C. 右侧胸腔积液　　　 D. 左侧气胸

E. 术后呼吸功能衰竭

5. 下列处理措施中，优先考虑的是

A. 嘱患者咳嗽、咳痰

B. 加大吸氧浓度或吸纯氧

C. 气管切开辅助呼吸

D. 支气管镜下吸痰

E. 气管插管辅助呼吸

6. 导致术后并发症的主要原因是

A. 手术过大，时间过长　 B. 术前呼吸功能低下

C. 肥胖原因　　　　　　 D. 麻醉原因

E. 术后疼痛不能咳嗽、排痰

（7～9 题共用题干）

女性，16 岁，转移性右下腹痛 1 天。体温 39℃，呼吸 32 次/分，神志模糊，面色苍白，呼出气有"烂苹果"味，右下腹压痛明显。

7. 术前检查除常规外，还应检查

A. 血糖、尿糖

B. 血糖、尿糖、尿酮体

C. 脑电图

D. 腹部 CT

E. 腹部 B 超

8. 查血糖 25.2mmol/L，pH 7.10，临床诊断为急性阑尾炎伴腹膜炎，糖尿病，酮症酸中毒，正确的治疗方案是

A. 即刻行阑尾切除术

B. 即刻行阑尾切除术，术中用胰岛素降低血糖水平

C. 即刻行阑尾切除术，术中用胰岛素降低血糖水平，适量 $NaHCO_3$ 纠正酸中毒

D. 胰岛素控制血糖正常后，再行阑尾切除术

E. 先用胰岛素控制血糖水平，适量 $NaHCO_3$ 纠正酸中毒后，再行阑尾切除术

9. 术中 ECG 监测发现 T 波改变，应即刻查血浆

A. Na^+　　　　　　　 B. Ca^{2+}

C. K^+　　　　　　　　 D. H^+

E. Cl^-

（10～11 题共用题干）

男性，49 岁，酒后驾车，外伤性脾破裂，拟行剖腹探查术。查体：面色苍白、神志淡漠、呼吸急促、心率 120 次/分，心律齐，血压 80/60mmHg。ECG 提示：ST 段改变。

10. 术前下列哪项处理不当

A. 放置鼻胃管　　　　　 B. 快速输液

C. 速配血型　　　　　　 D. 抗感染

E. 催吐

11. 气管插管时如已发生误吸，紧急处理，下列哪项不恰当

A. 插管后气管内吸引

B. 气管内给予生理盐水，碳酸氢钠冲洗

C. 给予 5～10cmH$_2$O 压力的 PEEP 通气

D. 大剂量激素应用

E. 应用血管扩张药

（12～14 题共用题干）

男性，18 岁，因急性阑尾炎行"阑尾切除术"，病理为坏疽性阑尾炎。术后次晨起，患者表现为腹痛，烦躁不安，未解小便。查体：面色较苍白，皮肤湿冷、心率 110 次/分，血压 80/60mmHg，腹稍胀。全腹压痛，轻度肌紧张，肠鸣音减弱。

12. 该患者目前情况，可能为

A. 术后肠麻痹　　　　　 B. 术后疼痛所致

C. 术后尿潴留　　　　　 D. 术后腹腔内出血

E. 机械性肠梗阻

13. 为明确诊断，最好选择何种措施

A. 继续观察病情变化　　 B. 立位腹平片

C. 腹部 B 超　　　　　　 D. 诊断性腹腔穿刺

E. 导尿

14. 诊断明确后，应采取何种治疗

A. 镇静、止痛　　　　　 B. 留置导尿管

C. 输液输血治疗　　　　 D. 持续胃肠减压

E. 剖腹探查术

（15～16 题共用题干）

男性，40 岁，患十二指肠溃疡，择期经上腹正中切口行胃大部切除术，并置切口内乳胶片引流。

15. 一般拔除引流片的时间为

A. 术后 1～2 天　　　　 B. 术后 3～4 天

C. 术后 5～6 天　　　　 D. 术后 7～8 天

E. 术后 9～10 天

16. 正常情况下，该患者拆线时间应为术后

A. 3～4 天　　　　　　 B. 5～6 天

C. 7～9 天　　　　　　 D. 10～12 天

E. 12 天以上

（17～21 题共用题干）

男性，34 岁，盖房子时因土墙垮塌砸伤左小腿。伤后 35 分钟被送往当地卫生院行清创缝合术。第二天夜间，患者感伤肢沉重感，行走困难，疼痛逐渐加剧，自觉发热，全身无力。次日病情加重，急来院就诊。查体：T 40℃，P 130 次/分，R 20 次/分，BP 100/60mmHg。痛苦面容，贫血貌。表情淡漠，烦躁，呼吸急促。整个左小腿延至大腿肿胀明显，左小腿下 1/3 外侧有一 4cm 长而不规则缝合伤口，周围皮肤苍白、紧张发亮，伤口中有恶臭味的血性液和气泡溢出。触诊肢体有捻发音。实验室检查：RBC 2.0×10^{12}/L，Hb 40%，WBC 12×10^9/L，N 90%。尿常规：血红蛋白尿。左小腿 X 线平片检查：肌群内有积气阴影。

17. 该患者正确的诊断是

A. 梭状芽孢杆菌性蜂窝织炎

B. 厌氧性链球菌性蜂窝织炎

C. 大肠埃希菌性蜂窝织炎

D. 气性坏疽

E. 急性化脓性感染

18. 首先应采取的紧急治疗措施是

A. 拆除缝线，彻底清创引流，最大限度地切除坏死组织和切开筋膜减压

B. 拆除缝线，敞开伤口，用大量过氧化氢反复冲洗

C. 拆除缝线，敞开伤口，每日换药

D. 拆除缝线，敞开伤口，高压氧治疗

E. 拆除缝线，敞开伤口，并作多个小切口引流

19. 应用抗生素治疗，首选

A. 第三、四代头孢菌素＋甲硝唑

B. 青霉素＋甲硝唑

C. 庆大霉素＋甲硝唑

D. 卡那霉素＋甲硝唑

E. 四环素＋甲硝唑

20. 每天需根据患者情况多次换药，换药中不应采取的做法是

A. 严格消毒隔离措施，换药时穿隔离衣、戴口罩、帽子、手套

B. 充分准备好换药器械、物品

C. 用大量过氧化氢冲洗伤口，清除腐败坏死组织、过氧化氢湿纱布填盖伤口

D. 换药后，用绷带包扎伤口，注意松紧

E. 所有换药用过的器械、污物、敷料应单独收集处理

21. 根据患者情况，在其他治疗措施中，不必要的是

A. 多次少量输血

B. 维持水、电解质和酸碱平衡

C. 保持避光安静环境

D. 给予"三高"（高热量、高蛋白、高维生素）饮食

E. 保护心、肺、肝、肾功能，每日尿量 >1500ml

【B 型题】

（1～3 题共用备选答案）

A. 不必特殊处理

B. 西地兰（毛花苷丙）0.4mg 加入 25% 葡萄糖液 20ml，静脉缓慢推注

C. 皮下注射阿托品 0.5mg

D. 口服地高辛 0.25mg，每日 1 次

E. 少量多次输血

1. 偶发性期前收缩的病人手术前应给予

2. 冠心病病人心室率每分钟在 50 次以下者手术前应给予

3. 心房颤动病人心室率在每分钟 **100** 次以上者手术前应给予

（4～6题共用备选答案）

    A. 血清胆红素：60μmol/L

    B. 血浆球蛋白：32g/L

    C. 腹水情况：少量，以利尿剂可控制

    D. 肝性脑病情况：神志清楚，无肝性脑病

    E. ALT：150U/L

4. 符合 **Child－Pugh** 肝功能评分 **A** 级的指标是

5. 符合 **Child－Pugh** 肝功能评分 **B** 级的指标是

6. 符合 **Child－Pugh** 肝功能评分 **C** 级的指标是

（7～9题共用备选答案）

    A. 吸入二氧化碳　　　　B. 胃肠减压

    C. 鼻导管给氧　　　　　D. 应用抗生素

    E. 应用哌替啶

7. 术后切口疼痛应采取的措施是

8. 术后呼吸急促应采取的措施是

9. 术后早期腹胀应采取的措施是

（10～12题共用备选答案）

    A. 停用肾上腺皮质激素

    B. 继续用肾上腺皮质激素

    C. 恢复全量肾上腺皮质激素

    D. 恢复半量肾上腺皮质激素

    E. 禁用肾上腺皮质激素

关于肾上腺皮质功能不全患者的围手术期处理

10. 术前正在用肾上腺皮质激素者

11. 术前 6～12 个月内曾用肾上腺皮质激素 1～2 周以上，拟施行大型手术

12. 术前 6～12 个月内曾用肾上腺皮质激素 1～2 周以上，拟施行中、小型手术

（13～14题共用备选答案）

    A. 4～5 天　　　　　　B. 6～7 天

    C. 7～9 天　　　　　　D. 10～12 天

    E. ≥14 天

13. 胸部切口拆线时间是

14. 甲状腺手术拆线时间是

（15～16题共用备选答案）

    A. Ⅰ／甲　　　　　　　B. Ⅰ／乙

    C. Ⅱ／甲　　　　　　　D. Ⅱ／丙

    E. Ⅲ／丙

15. 乳腺纤维腺瘤切除术后，切口红肿有积液，穿刺抽吸后愈合。其切口分类和愈合分级记录为

16. 急性化脓性阑尾炎切除术后，切口化脓，扩开切口引流后，Ⅱ期缝合愈合。其切口分类和愈合分级记录为

（17～20题共用备选答案）

    A. 头孢菌素类抗生素

    B. β－内酰胺类抗生素

    C. 针对 G⁺ 球菌的广谱抗生素，首选第一代头孢菌素

    D. 主要针对 G⁺ 杆菌，在第二、三代头孢菌素的基础上，加用甲硝唑

    E. 主要针对 G⁻ 杆菌，在第二、三代头孢菌素的基础上，加用甲硝唑

17. 围手术期预防性应用抗生素宜选择

18. 头颈、胸腹壁、四肢手术的预防性用药宜选用

19. 进入腹、盆腔等空腔脏器的手术的预防性用药宜选用

20. 下消化道、妇产科手术的预防性用药宜选用

（21～23题共用备选答案）

    A. 限期手术　　　　　　B. 乙级愈合

    C. 急症手术　　　　　　D. 丙级愈合

    E. 择期手术

21. 腹股沟疝修补术，属于

22. 恶性肿瘤切除术，属于

23. 外伤性肠破裂切除术，属于

（24～27题共用备选答案）

    A. 贫血、低蛋白血症

    B. 糖尿病、尿毒症

    C. 清创术

    D. 及时采取特异性免疫疗法

    E. 切断病原菌传播环节

24. 预防感染需纠正患者存在的不良状态是

25. 预防感染需积极治疗的病症是

26. 预防感染需严格规范的操作是

27. 预防院内感染的最重要环节是

（28～32题共用备选答案）

    A. 4～5 日　　　　　　B. 6～7 日

    C. 7～9 日　　　　　　D. 10～12 日

    E. 14 日

28. 四肢手术缝线的拆除时间一般为

29. 下腹部、会阴部手术缝线的拆除时间一般为

30. 胸部、上腹部、背部、臀部手术缝线的拆除时间一般为

31. 头、面、颈部手术缝线的拆除时间一般为

32. 减张缝线的拆除时间一般为

（33～37题共用备选答案）

    A. 平卧，头转向一侧

    B. 15°～30°头高足低斜坡卧位

    C. 高半坐位卧式

    D. 低半坐位卧式

    E. 下肢抬高 15°～20°，头部和躯干抬高 20°～30°的特殊体位

33. 术后休克患者，在病情许可情况下，体位应为

34. 腹部手术后，在病情许可情况下，体位应为

35. 颈、胸部手术后，在病情许可情况下，体位应为

36. 颅脑手术后，无休克或昏迷，在病情许可情况下，体位应为

37. 全身麻醉未醒的术后患者，体位应为

（38~40题共用备选答案）

   A. 腹股沟疝修补术　　　　B. 胃大部切除术

   C. 胆囊切除术　　　　　　D. 阑尾穿孔切除术

   E. 小肠绞窄性梗阻部分切除术

38. 无菌切口指

39. 污染切口指

40. Ⅱ类切口指

【X型题】

1. 有关手术后拆线的时机下列哪些是恰当的

   A. 下腹、会阴部6~7天

   B. 头、面、颈部术后4~5天

   C. 四肢6~8天

   D. 关节部位14天

   E. 青少年可适当缩短拆线时间，老年人可适当延长拆线时间

2. 有关腹部手术后饮食，下列哪些是恰当的

   A. 肛门排气后可进食少量流质饮食

   B. 一般术后禁食1~2天

   C. 第5~6天进半流质饮食

   D. 一般7~9天可恢复正常饮食

   E. 能够进食后就不需要静脉补充营养

3. 胃肠道手术应该做哪些术前准备

   A. 手术前12小时禁食

   B. 手术前1~2天开始进流质饮食

   C. 手术前4小时禁水

   D. 直肠、结肠手术前应该口服抗生素

   E. 手术前要保持良好睡眠

4. 术后伤口不愈合的原因

   A. 伤口张力过高　　　　　B. 营养不良

   C. 缝合不好　　　　　　　D. 糖尿病

   E. 打结不紧

5. 下列哪些情况易发生呕吐误吸

   A. 上消化道出血　　　　　B. 急症剖腹产

   C. 肠梗阻　　　　　　　　D. 脑外伤昏迷

   E. 麻醉苏醒期

6. 术后苏醒延迟的原因有

   A. 麻醉药残余作用　　　　B. 肝肾功能障碍

   C. 术中长时间低血压　　　D. CO_2 蓄积

   E. 电解质、酸碱失衡

7. 关于术后早期活动的作用，包括

   A. 增加肺活量

   B. 减少肺部感染

   C. 改善全身血液循环

   D. 增加腹胀和尿潴留的发生几率

   E. 减少因下肢静脉血栓形成的几率

8. 下列哪些术前准备工作是正确的

   A. 营养不良者要尽可能纠正，以达正氮平衡

   B. 吸烟者术前2周戒烟

   C. 高血压者服用降压药直至血压降至正常范围

   D. 慢性肾病者尿常规正常，也要作肾检查功能

   E. 糖尿病病人的降糖治疗使尿糖在（+）~（++）

9. 下列哪些是肥胖病人手术的不利因素

   A. 麻醉危险性相对较大

   B. 伤口感染机会增多

   C. 血容量相对不足

   D. 手术显露困难

   E. 慢性肺功能不全

10. 下面哪些措施可以预防术后肺不张

   A. 增加活动与咳嗽　　　　B. 呼吸锻炼

   C. 氧疗　　　　　　　　　D. 抗菌药物

   E. 纤支镜吸痰

11. 术前预防性应用抗生素指征包括

   A. 涉及感染病灶或切口接近感染区的手术

   B. 甲状腺手术

   C. 股疝修补手术

   D. 胃肠道手术

   E. 严重糖尿病和长期应用糖皮质激素的病人

12. 慢性阻塞性肺病合并感染患者，术前准备应

   A. 停止吸烟2周

   B. 应用茶碱、β_2 受体兴奋剂雾化吸入

   C. 咳脓痰病人术前3~5天即应用抗生素

   D. 经常发作哮喘者可口服地塞米松

   E. 练习深呼吸和咳嗽

13. 游离植皮时，术前准备包括

   A. 供皮区常规进行备皮

   B. 小儿不必剃毛

   C. 大面积烧伤切除焦痂者，要备足够量血液

   D. 受皮区肉芽创面水肿，应以生理盐水纱布换药

   E. 取皮时以2.5%碘酊和70%乙醇消毒

14. 临时决定手术延期的情况有

   A. 病人体温升高　　　　　B. 呼吸道感染

   C. 手术区皮疹或感染　　　D. 妇女月经来潮

   E. 未禁饮禁食

15. 呼吸道的手术前准备中，下列哪几项正确

A. 吸烟病人必须戒烟1～2周

B. 鼓励病人练习深呼吸和咳嗽

C. 痰液稠厚者可用蒸汽吸入

D. 哮喘经常发作者，可给地塞米松

E. 咳嗽明显者，给予镇咳剂

16. 术后血栓性静脉炎的处理是

A. 停止从该静脉输液

B. 按摩患肢

C. 局部硫酸镁湿热敷

D. 抗生素

E. 早期活动

参考答案

【A1 型题】

1. B	2. D	3. C	4. D	5. A	6. C	7. A	8. D
9. D	10. D	11. C	12. D	13. E	14. C	15. D	16. D
17. A	18. B	19. C	20. E	21. E	22. A	23. D	24. C
25. D	26. B	27. D	28. D	29. B	30. D	31. A	32. D
33. C	34. C	35. E	36. F	37. C	38. B	39. E	40. C
41. C	42. A	43. C	44. E	45. C	46. C	47. C	48. E
49. E	50. E	51. A	52. C	53. C	54. A	55. B	56. B
57. C	58. B	59. D	60. E	61. B	62. E	63. B	64. D
65. D	66. E	67. A	68. C	69. B	70. B	71. C	72. A

【A2 型题】

1. C	2. B	3. E	4. E	5. C	6. E	7. C	8. C
9. E	10. C	11. B	12. E	13. D	14. E	15. C	16. E
17. D	18. D	19. E					

【A3／A4 型题】

1. A	2. D	3. A	4. B	5. D	6. E	7. B	8. E
9. C	10. E	11. E	12. D	13. D	14. E	15. A	16. C
17. D	18. A	19. B	20. D	21. C			

【B 型题】

1. A	2. C	3. B	4. D	5. C	6. A	7. E	8. C
9. B	10. B	11. C	12. E	13. C	14. A	15. B	16. E
17. A	18. C	19. D	20. E	21. E	22. A	23. C	24. A
25. B	26. C	27. C	28. D	29. C	30. C	31. A	32. E
33. E	34. D	35. C	36. B	37. A	38. A	39. D	40. B

【X 型题】

1. ABDE	2. ABCD	3. ABCDE	4. ABCDE	5. ABCDE
6. ABCDE	7. ABCE	8. ABDE	9. ABDE	10. ABDE
11. ADE	12. ABCDE	13. ABC	14. ABCDE	15. ABCD	16. ACD

第七章　外科患者的营养支持

1. 关于人体的能量储备和需要，下列哪项不正确
- A. 机体消耗脂肪时，蛋白质的氧化供能停止
- B. 饥饿时消耗脂肪供能，对组织器官的功能影响不大
- C. 糖原的含量有限，只占一天正常需要量的 1/2
- D. 蛋白质作为能源会使器官功能受损
- E. 机体的能量储备包括糖原，蛋白质，脂肪

2. 下列哪项不是糖代谢紊乱的发生原因
- A. 低血糖中由于外源性胰岛素用量过大
- B. 低血糖中由于突然停止输注高浓度葡萄糖（含胰岛素）溶液
- C. 机体的糖利用率下降可导致高血糖
- D. 严重的高血糖可导致高渗性非酮性昏迷
- E. 葡萄糖输注速度过慢可致低血糖

3. 下列哪项不是肠内营养的适应证
- A. 大面积烧伤
- B. 双下肢多发骨折
- C. 消化道瘘
- D. 复杂大手术后
- E. 脑外伤引起昏迷的病人

4. 长期肠外补充营养的首选途径是
- A. 鼻胃管
- B. 鼻十二指肠管
- C. 头静脉
- D. 大隐静脉
- E. 颈内静脉

5. 全营养混合液不包括
- A. 葡萄糖
- B. 脂肪乳
- C. 皮质激素
- D. 维生素
- E. 氨基酸

6. 关于蛋白质及氨基酸代谢，下列哪项不正确
- A. 氨基酸是蛋白质的基本单位
- B. 氨基酸可分为必需氨基酸、条件氨基酸、非必需氨基酸
- C. 支链氨基酸属于必需氨基酸
- D. 正常机体的蛋白质需要量为 0.8~1.0g/（kg·d）
- E. 应激、创伤时的蛋白质需要量 1.2~1.5g/（kg·d）

7. 关于肠内营养的描述，下列哪项不合适
- A. 为方便使用，应一次大量推注营养液
- B. 为使肠道适应，初用时可稀释至 12% 浓度，以 50ml/h 速度输入
- C. 每 8~12h 后逐次增加浓度及加快速度
- D. 营养液的输入应缓慢、匀速，常用输液泵控制输注

速度
- E. 3~4h 后达到全量，即浓度 24%，100ml/h，一天总输液量 2000ml

8. 关于营养状态评定的指标，下列哪项不正确
- A. 体重及三头肌皮皱厚度
- B. 三甲基组氨酸测定
- C. 血糖测定
- D. 内脏蛋白质测定
- E. 氮平衡试验

9. 用来代表全身脂肪和肌肉情况的是
- A. 三头肌皮皱厚度
- B. 上臂中部周长
- C. 肌酐/身高指数
- D. 血清转铁蛋白量
- E. 氮平衡试验

10. 要素饮食，1ml 溶液中含有热量
- A. 3.25kJ
- B. 4.18kJ
- C. 2.75kJ
- D. 6.25kJ
- E. 5.36kJ

11. 要素饮食的适应证是
- A. 消化道瘘
- B. 严重烧伤和感染
- C. 坏死性胰腺炎
- D. 急性肾功能衰竭
- E. 肝功能衰竭

12. 昏迷或不愿进食的患者，营养补充采用
- A. 口服为主
- B. 管饲为主
- C. 胃肠外营养
- D. 要素饮食
- E. 口服 + 胃肠外补充电解质

13. 长期的全胃肠外营养中，最严重的并发症是
- A. 高渗性非酮性昏迷
- B. 凝血酶原过低
- C. 血磷过低
- D. 溶质利尿
- E. 氮质血症

14. 反映机体内脏蛋白情况的检查方法是
- A. 上臂中部周长
- B. 三头肌皮皱厚度
- C. 肌酐/身高指数
- D. 血清转铁蛋白量
- E. 氮平衡试验

15. 肝功能不全时，选下列含何种物质的营养液为宜
- A. 精氨酸
- B. 芳香族氨基酸
- C. 谷氨酸
- D. 支链氨基酸
- E. 双肽

16. 禁食 24 小时后，体内葡萄糖来源于体内蛋白质的糖异生，每日约耗损蛋白
- A. 60g
- B. 50g

C. 70g
D. 75g
E. 85g

17. 静脉高营养对下列哪种病因引起的肠瘘疗效差
A. 放射性
B. 高排出量肠瘘远侧有梗阻
C. 异物性
D. 上皮化窦道
E. 肿瘤

18. 全胃肠营养液中必需氨基酸和非必需氨基酸的含量是
A. 2:1
B. 1:2
C. 1:1
D. 1:3
E. 3:1

19. 使用要素饮食时，哪项描述不恰当
A. 溶液的温度要保持在40℃左右
B. 一般需采用管饲，连续滴注
C. 滴注速度宜先慢后快
D. 溶液配制后应立即使用，24小时内用完
E. 要素饮食热量较高，用后排便量显著增加

20. 有关长期TPN的并发症，哪项不恰当
A. 可出现高血糖，甚至高渗性昏迷
B. 肠道黏膜萎缩，细菌易位
C. 肝脏胆汁淤滞
D. 高渗溶液刺激，易致中心静脉炎
E. 可导致水电解质平衡紊乱

21. 关于肠内营养哪项正确
A. 一旦胃肠道功能恢复即应利用之
B. 要素饮食破坏肠屏障功能
C. 对肝肾功能影响较大
D. 应尽量减少纤维，以利于吸收
E. 不会引起糖代谢紊乱

22. 全胃肠外营养的适应证不包括以下哪一项
A. 高位小肠瘘
B. 乙状结肠造瘘术后
C. 坏死性胰腺炎
D. 短肠综合征
E. 急性肾功能衰竭

23. 肠外营养支持时葡萄糖供给量一般为
A. <1.0g/（kg·d）
B. 1.0~1.5g/（kg·d）
C. 1.5~2.0g/（kg·d）
D. 3.0~3.5g/（kg·d）
E. >3.5g/（kg·d）

24. 蛋白质-热能营养不良小儿最先出现的症状是
A. 身高低于正常
B. 皮下脂肪消失
C. 体重不增
D. 体重减轻
E. 肌张力低下

25. 正常成人每天需蛋白质量为
A. 0.2~0.4g/（kg·d）
B. 0.4~0.6g/（kg·d）
C. 0.6~0.8g/（kg·d）
D. 0.8~1.0g/（kg·d）
E. 1.2~1.5g/（kg·d）

26. TPN时给予高渗葡萄糖溶液不会出现
A. 低血糖
B. 高血糖
C. 代谢性碱中毒
D. 非酮症高渗性昏迷
E. 肝脂肪变性

27. 某患者长期输注静脉高营养，出现高渗性非酮症昏迷，原因是
A. 胰岛素分泌不足
B. 中枢神经系统功能失常
C. 深静脉插管感染导致的败血症
D. 渗透性利尿、水电解质酸碱平衡紊乱
E. 营养液被污染

28. 三大营养素占热能比例为
A. 糖60%~65%，蛋白质10%~25%，脂肪12%~15%
B. 糖40%~60%，蛋白质20%~30%，脂肪10%~20%
C. 糖60%~65%，蛋白质10%~15%，脂肪15%~25%
D. 糖40%~50%，蛋白质10%~20%，脂肪20%~30%
E. 糖50%~60%，蛋白质20%~30%，脂肪10%~20%

29. 下列关于胃肠外补充营养的适应证中不包括
A. 高位小肠瘘
B. 恶性肿瘤化疗期呕吐
C. 大面积烧伤
D. 贫血
E. 坏死性胰腺炎

30. 不是病人营养状况依据的指标为
A. 血清转铁蛋白
B. 血红蛋白
C. 血浆白蛋白
D. 血小板计数
E. 周围血液淋巴细胞计数

31. 评估营养不良的指标不包括
A. 体重下降
B. 血清转铁蛋白量升高
C. 贫血
D. 血浆蛋白降低
E. 周围血淋巴细胞计数减少

32. 全胃肠外营养治疗时，补充氮（g）和热量（kcal）的比例一般为
A. 1:10
B. 1:50
C. 1:100
D. 1:150
E. 1:300

33. 机体处于应激如创伤，手术，感染等情况下，能量代谢的变化中，错误的是
    A. 机体出现高代谢和分解代谢
    B. 脂肪动员加速
    C. 蛋白质分解加速
    D. 处理葡萄糖能力增强
    E. 机体处于负氮平衡

34. 机体对创伤或感染代谢反应不同于禁食代谢反应的主要特点是
    A. 机体能量消耗减少
    B. 处理葡萄糖的能力降低
    C. 体内蛋白质分解减慢
    D. 尿氮减少
    E. 脂肪动用减慢

35. 长期全胃肠外营养治疗一般采用的置管途径是
    A. 股静脉
    B. 大隐静脉
    C. 贵要静脉
    D. 锁骨下静脉
    E. 小隐静脉

36. 全胃肠外营养的指征不包括
    A. 短肠综合征
    B. 大面积烧伤
    C. 急性坏死性胰腺炎
    D. 溃疡性结肠炎急性期
    E. 肢体外伤性失血

37. 禁食后，机体肝糖原耗尽需要多少时间
    A. 12 小时
    B. 24 小时
    C. 36 小时
    D. 48 小时
    E. 72 小时

38. 一般的择期手术病人的静息能量消耗值（REE）约增加
    A. 10%
    B. 20%
    C. 30%
    D. 40%
    E. 50%

39. 不宜采用周围静脉补给营养的是
    A. 3% 氨基酸
    B. 5% 氨基酸
    C. 10% 葡萄糖
    D. 20% 脂肪乳
    E. 25% 葡萄糖

40. 严重感染时患者基础能量消耗是
    A. 20～24kcal/（kg·d）
    B. 25～29kcal/（kg·d）
    C. 30～35kcal/（kg·d）
    D. 36～40kcal/（kg·d）
    E. 41～45kcal/（kg·d）

41. 肠内营养最常出现的并发症是
    A. 胆汁淤积
    B. 胆石形成
    C. 误吸
    D. 肠源性感染
    E. 肝酶谱升高

42. 长期采用全肠外营养，比较理想的静脉为
    A. 头静脉
    B. 贵要静脉
    C. 颈内静脉或锁骨下静脉
    D. 颈外静脉
    E. 大隐静脉

43. 下列哪项不符合全胃肠外营养所用的营养液的要求
    A. 每日供氮应达 0.2～0.24g/kg 体重
    B. 适量补充胰岛素和脂肪乳剂
    C. 含有适量的电解质，维生素和微量元素
    D. 氮（g）和热量（kcal）之比为1:100
    E. 所补充的必需氨基酸和非必需氨基酸的含量一般应为1:2

44. 创伤时，机体代谢的变化特点是
    A. 糖利用率增加
    B. 易发生低血糖
    C. 尿素氮排出增加
    D. 糖异生过程降低
    E. 脂肪分解抑制

【A2 型题】

1. 女性，67 岁，因患结肠癌入院治疗，可以帮助护士判断其有营养不良的依据是
   A. 三个月内体重下降超过 5%
   B. 一年内体重下降超过 5kg
   C. 一年内体重下降 5%
   D. 血清白蛋白 40g/L
   E. 体质指数高于正常值范围

2. 男性，42 岁，因胃十二指肠溃疡出血行胃大部切除术，术后早期最适当的营养液输注途径是
   A. 鼻胃管
   B. 胃造瘘
   C. 鼻肠管
   D. 空肠造瘘
   E. 周围静脉营养支持

3. 男性，50 岁，经鼻胃管进行肠内营养支持，护士的护理措施中正确的是
   A. 若胃内容物残留量为 200ml，可继续输注营养液
   B. 输注营养液时应取头部抬高 30°的半卧位
   C. 若输注过程中病人突然出现呛咳、呼吸急促或咳出类似营养液的痰，应减慢输注速度
   D. 营养液浓度一般由 25% 开始逐渐增至 50%
   E. 营养液量逐渐增加，3 天内达到全量

4. 女性，40 岁，脑外伤致昏迷的病人，给予实施肠内营养，营养师配制液体状的大分子聚合物制剂，其标准能量密度为

A. 4.18kJ/ml   B. 5.18kJ/ml

C. 6.18kJ/ml   D. 7.18kJ/ml

E. 8.18kJ/ml

5. 女性，43 岁，慢性胃溃疡，消化功能差，肠道吸收能力较好，维持此病人的营养可给予

A. 液化饮食   B. 半流质饮食

C. 普通饮食   D. 要素饮食

E. 中心静脉输注营养

6. 女性，70 岁，因患胰腺癌入院，经中心静脉导管接受胃肠外营养支持。护士的导管护理措施中，正确的是

A. 每周一次消毒穿刺部位

B. 可经中心静脉途径给予抗生素

C. 可经中心静脉途径输血

D. 可经中心静脉导管抽血

E. 输液结束后要用肝素稀释液封管

【A3/A4 型题】

（1~4 题共用题干）

男性，37 岁，腹痛、腹胀 5 个月，不能进食 2 天入院。查体：上腹部膨隆，压痛。腹部 CT 检查：上腹部囊状包块。临床诊断：急性胰腺炎伴假性囊肿形成。

1. 手术中，于胃体打孔置硅胶管一端到空肠，另一端从皮肤引出体外，其目的是

A. 胃肠减压   B. 肠外营养

C. 补充液体   D. 肠内营养

E. 引流消化液

2. 术后患者情况良好，营养支持一般开始于

A. 术后当天   B. 术后第 1 天

C. 术后 3 天   D. 肛门排气以后

E. 肛门排便以后

3. 每天肠内营养液达到多少以后，可以停止肠外营养

A. 50ml/h，24 小时总量大于 1000ml

B. 100ml/h，24 小时总量大于 1500ml

C. 100ml/h，24 小时总量大于 2000ml

D. 150ml/h，24 小时总量大于 2500ml

E. 150ml/h，24 小时总量大于 3000ml

4. 术后第 10 天，肠内营养液 24 小时总量大于 2000ml，连续 2 天少尿。最可能的原因是

A. 肾衰竭   B. 血容量不足

C. 肠内营养液搭配不当   D. 肠内营养的并发症

E. 肠内营养液滴速过慢

（5~6 题共用题干）

男性，20 岁，腹部钝性伤术后 5 天，出现高位小肠瘘，每天漏出的液体达 3000ml。

5. 漏出液体的性质是

A. 胃液

B. 十二指肠液

C. 胆液和胰液

D. 包含有每天的流质饮食

E. 消化液

6. 为了减少漏出液，可采取的措施是

A. 胃肠减压

B. 瘘管封堵

C. 应用生长抑素治疗

D. 将液体收集后注入远端肠道

E. 手术治疗

【B 型题】

（1~2 题共用备选答案）

A. 对静脉壁的刺激很大

B. 有显著节省蛋白质的作用

C. 导致高血糖、糖尿，甚至高渗性昏迷

D. 代谢过程无变化

E. 转化为脂肪而沉积在器官内并损害其功能

1. 24 小时补充葡萄糖 100g

2. 机体利用葡萄糖的能力有限，过量或过快输入可能

（3~5 题共用备选答案）

A. 1kcal   B. 2kcal

C. 4kcal   D. 5kcal

E. 9kcal

3. 每克脂肪提供热量为

4. 每克糖类提供热量为

5. 每克蛋白质提供热量为

（6~8 题共用备选答案）

A. 酌情补充优质蛋白或必需氨基酸

B. 适当增加脂肪供能，减少碳水化合物比例

C. 酌情降低氮/热卡比 [1：（100~130）]，增加支链氨基酸比例

D. 增加中链三酰甘油比例

E. 以输注支链氨基酸为主

6. 急性肾衰竭病人的营养支持应该

7. 严重创伤应激早期应该

8. 肝性脑病患者应该

（9~13 题共用备选答案）

A. BCAA   B. BEE

C. TPN   D. MCT

E. TNA

9. 完全胃肠外营养的英文缩写是

10. 全营养混合液的英文缩写是

11. 基础能量消耗的英文缩写是

12. 中链三酰甘油的英文缩写是

13. 支链氨基酸的英文缩写是

【X 型题】

1. 创伤、感染后的代谢变化包括

A. 在抗利尿激素及醛固酮作用下，水钠潴留，以保存血容量

B. 创伤、感染可致水电解质及酸碱平衡失调

C. 创伤时机体对糖的利用下降，易发生高血糖、糖尿

D. 糖异生过程活跃，脂肪合成增加

E. 交感神经兴奋，胰岛素分泌减少

2. 肠外营养制剂有

A. 脂肪乳剂 　　　　　　　　B. 电解质

C. 复方氨基酸溶液 　　　　　D. 葡萄糖

E. 微量元素

3. 肠内营养的优点有

A. 符合人体生理状况

B. 肝可发挥解毒作用

C. 预防肠黏膜萎缩，保护肠屏障

D. 某些营养素可直接被黏膜细胞利用

E. 无严重并发症

4. 手术前后，外科病人补充营养的选择宜为

A. 消化道功能正常者，以口服为主

B. 昏迷或不能进食的病人可用管饲

C. 结肠手术前准备和术后处理可用要素饮食

D. 口服或管饲有困难者或仍难提高营养者，可采用胃肠外营养

E. 大面积烧伤病人应尽量采用肠内营养

5. 下列哪些是脂溶性维生素

A. 维生素 A 　　　　　　　　B. 维生素 B

C. 维生素 C 　　　　　　　　D. 维生素 D

E. 维生素 K

6. 下列哪些是营养状态的评估指标

A. 三头肌皮褶厚度 　　　　　B. 血红蛋白总量

C. 淋巴细胞总数 　　　　　　D. 上臂中部周长

E. 血清白蛋白的水平

7. 病人营养不良指标，可供参考的有

A. 水肿

B. 贫血

C. 体重低于标准体重的 15% 以上

D. 血浆清蛋白降至 35g/L 以下

E. 淋巴细胞数低于正常值

8. 补充营养的途径包括

A. 口服 　　　　　　　　　　B. 周围静脉

C. 胃管管饲 　　　　　　　　D. 锁骨下静脉

E. 高位小肠造口管饲

9. 烧伤病人营养支持时应注意

A. 蛋白质补充可以总热量的 15% ～20% 估计

B. 主张补充高蛋白质营养

C. 非蛋白质热量多数主张糖脂混合应用

D. 营养补充以静脉营养为主

E. 氨基酸的补充必须有针对性

参 考 答 案

【A1 型题】

1. A 　2. E 　3. C 　4. E 　5. C 　6. B 　7. A 　8. C
9. B 　10. B 　11. A 　12. B 　13. A 　14. D 　15. D 　16. D
17. D 　18. B 　19. E 　20. D 　21. A 　22. B 　23. D 　24. C
25. D 　26. C 　27. A 　28. C 　29. D 　30. D 　31. B 　32. D
33. D 　34. B 　35. D 　36. E 　37. B 　38. A 　39. E 　40. C
41. C 　42. C 　43. C 　44. C

【A2 型题】

1. A 　2. C 　3. B 　4. A 　5. D 　6. E

【A3/A4 型题】

1. D 　2. B 　3. C 　4. B 　5. E 　6. C

【B 型题】

1. B 　2. C 　3. E 　4. C 　5. C 　6. A 　7. C 　8. E
9. C 　10. E 　11. B 　12. D 　13. A

【X 型题】

1. ABCDE 　2. ABCDE 　3. ABCDE 　4. ABCDE 　5. ADE
6. ACDE 　7. ABCDE 　8. ABCDE 　9. ABCE

第八章　外科感染

【A1 型题】

1. 中心静脉插管感染最常见的致病菌是

A. 需氧革兰阳性球菌　B. 真菌
C. 厌氧菌　D. 需氧革兰阴性杆菌
E. 破伤风芽孢杆菌

2. 与 HBV 病毒感染密切相关的肿瘤是

A. 肺癌　B. 结肠癌
C. 肾癌　D. 原发性肝癌
E. 胰腺癌

3. 有关急性腹膜炎，下列哪项是错误的

A. 需外科治疗的一般为继发性腹膜炎
B. 胆汁性腹膜炎易并发厌氧菌感染
C. 结肠病变造成之腹膜炎发生晚，但较轻
D. 可由腹腔内组织器官的炎症和感染及消化道穿孔等原因造成
E. 医源性原因也可导致腹膜炎

4. 有关项痈的临床表现和处理正确的是

A. 可不需应用抗生素　B. 全身症状不明显
C. 可穿刺引流　D. 感染易局限
E. 切开引流要彻底

5. 下列有关菌群失调综合征的叙述中，哪项是错误的

A. 多与应用抗生素不当有关，又称为抗生素相关性肠炎
B. 致病菌多为艰难梭状芽孢杆菌和金黄色葡萄球菌
C. 病人主要表现为腹泻，呈蛋花样或海水样便
D. 应立即停用目前使用的抗生素，改用大剂量广谱抗生素控制感染
E. 疑有腹膜炎、肠穿孔者应行手术治疗

6. 细菌性肝脓肿最常见的病因

A. 坏疽性阑尾炎　B. 慢性结肠炎
C. 胆道感染　D. 疖肿
E. 胃、十二指肠溃疡穿孔

7. 颌下间隙感染处理方法中，下列哪项是错误的

A. 全身应用抗生素
B. 早期切开引流
C. 等待波动出现时切开引流
D. 影响呼吸时，应早期行气管切开术
E. 切开引流时需切开下颌舌骨肌

8. 腹部切口疝发生最主要的因素

A. 术后腹胀，长期咳嗽
B. 术中处理不当
C. 切口放置引流
D. 术中切断肋间神经，腹直肌强度减弱
E. 切口感染

9. 胆道感染最常见的致病菌是

A. 金黄色葡萄球菌　B. 链球菌
C. 大肠埃希菌　D. 副大肠埃希菌
E. 铜绿假单胞菌

10. 口底化脓性蜂窝织炎的临床处理是

A. 不可行气管切开　B. 穿刺引流
C. 长期抗生素治疗　D. 早期切开引流
E. 避免手术治疗

11. 破伤风最早出现强烈收缩的肌肉是

A. 四肢肌　B. 面肌
C. 颈项肌　D. 呼吸肌
E. 咀嚼肌

12. 下述哪项是特异性感染

A. 疖　B. 丹毒
C. 气性坏疽　D. 新生儿皮下坏疽
E. 脓性指头炎

13. Ⅰ级手术切口若发生术后感染，致病菌最可能为

A. 革兰染色阳性球菌
B. 厌氧菌
C. 真菌
D. 革兰染色阴性杆菌
E. 革兰染色阴性球菌

14. 丹毒是

A. 急性管状淋巴管炎
B. 急性淋巴结炎，扩散至周围组织
C. 急性蜂窝织炎
D. 急性毛囊炎扩散至周围组织内
E. 急性网状淋巴管炎

15. 导致气性坏疽的致病菌是

A. 铜绿假单胞菌　B. 梭状芽孢杆菌
C. 金黄色葡萄球菌　D. 链球菌
E. 类杆菌

16. 甲沟炎如甲床下积脓，应采取的方法是

A. 甲根部横行切开引流

B. 一侧甲沟处纵行切开引流

C. 两侧甲沟处纵行切开引流

D. 拔除甲根部

E. 拔甲术

17. 金黄色葡萄球菌感染脓液的特点是

A. 脓液稠厚，恶臭

B. 脓液稠厚，黄色，不臭

C. 脓液稀薄，淡红色

D. 脓液淡绿色，甜，腥臭

E. 脓液特殊的恶臭

18. 每1g组织的致病菌数一般需超过多少才能引起感染

A. 100　　　　　　　　B. 10～30

C. 10～40　　　　　　D. 10～50

E. 10～20

19. 脓血症最具特征和临床表现是

A. 白细胞 >（20～30）×10⁹/L

B. 寒战后高热

C. 出现感染性休克

D. 转移性脓肿

E. 病程短

20. 破伤风病人最初表现是

A. 张口困难　　　　　B. 角弓反张

C. 牙关紧闭　　　　　D. 苦笑面容

E. 全身肌群痉挛

21. 破伤风的治疗中，应用哪种抗生素效果最好

A. 青霉素　　　　　　B. 四环素

C. 红霉素　　　　　　D. 甲硝唑

E. 磺胺药

22. 破伤风最可靠的预防方法是

A. 注射破伤风类毒素　　B. 注射破伤风抗毒素

C. 3% H₂O₂ 冲洗伤口　　D. 及时清创

E. 注射人体破伤风免疫球蛋白

23. 造成破伤风死亡的主要并发症是

A. 全身痉挛　　　　　B. 营养不良

C. 全身衰竭　　　　　D. 肺炎

E. 水、电解质代谢紊乱

24. 外科慢性感染是指病程在

A. 4周以内　　　　　　B. 3周以内

C. 1个月内　　　　　　D. 2个月以内

E. 超过2个月

25. 血培养时，取血最佳时间为

A. 发热最高峰时　　　B. 寒战初起时

C. 预计寒战、发热出现前　D. 发热开始时

E. 寒战结束时

26. 病常发生于身体的

A. 颈项部　　　　　　B. 会阴部

C. 腰部　　　　　　　D. 胸部

E. 下肢

27. 中心静脉插管常见的感染细菌为

A. 大肠埃希菌

B. 金黄色葡萄球菌/表皮葡萄球菌

C. 真菌

D. 肺炎双球菌

E. 变形杆菌

28. 院内感染常见的致病菌是

A. 链球菌　　　　　　B. 葡萄球菌

C. 铜绿假单胞菌　　　D. 肠杆菌

E. 变形杆菌

29. 鱼际间隙感染的临床表现是

A. 手背水肿严重　　　B. 掌心凹陷消失

C. 环指、小指处于半屈位　D. 拇指不能对掌

E. 被动伸中指疼痛

30. 铜绿假单胞菌感染，首选的抗菌药物是

A. 新头孢菌素　　　　B. 羧苄西林

C. 哌拉西林　　　　　D. 多黏菌素

E. 诺氟沙星

31. 克雷伯杆菌感染，药物治疗首选

A. 甲硝唑　　　　　　B. 氨基糖苷类

C. 青霉素　　　　　　D. 哌拉西林

E. 红霉素

32. 急性弥漫性腹膜炎的感染途径中，哪项是错误的

A. 病原菌由外界直接进入腹腔

B. 空腔脏器穿孔

C. 腹腔器官炎症蔓延扩散

D. 腹壁血栓性静脉炎

E. 经血运

33. 下肢丹毒反复发作可导致

A. 浅静脉炎　　　　　B. 局部脓肿

C. 败血症　　　　　　D. 象皮肿

E. 血栓闭塞性脉管炎

34. 污染伤口是指

A. 伤口被锐器割伤

B. 损伤后时间较长，伤口已化脓

C. 伤口有细菌存在，但尚未发生感染

D. 伤口分泌物较多，而炎症不明显

E. 伤口有细菌存在，已发生感染

35. 清创的原则中，下列哪项是错误的

A. 彻底止血

B. 去除失活组织

C. 清除异物

D. 清创后严密缝合伤口

E. 根据情况决定是否放引流

36. 破伤风类毒素可以使人获得自动免疫

A. 1~3 年　　　　　　B. 3~5 年

C. 5~10 年　　　　　D. 10~15 年

E. 15 年以上

37. 关于痈，下列错误的是

A. 易向深部和四周发展

B. 周围出现浸润性水肿

C. 患者多有全身症状

D. 不容易并发全身性感染

E. 初期治疗同疖

38. 腹股沟脓肿在切开前必须鉴别的是

A. 腹股沟疝　　　　　B. 脂肪瘤

C. 淋巴结核并寒性脓肿　D. 转移癌

E. 动脉瘤

39. 下列有关全身炎症反应综合征（SIRS）的诊断标准中错误的是

A. 呼吸 >20 次/分或过度通气

B. 心率 >100 次/分

C. 体温 >38℃ 或 <36℃

D. 白细胞计数 >$12×10^9$/L 或 <$4×10^9$/L

E. 未成熟白细胞 >10%

40. 脓肿已有波动感后应

A. 用大量抗生素

B. 外敷药物等待其穿破

C. 穿刺抽出脓液，再向脓腔内注入抗生素

D. 切开引流

E. 等待其自然吸收

41. 发生深部脓肿时，下列所见哪项是错误的

A. 局部红肿多不明显　　B. 有全身症状

C. 压痛明显　　　　　　D. 波动明显

E. 穿刺有脓液

42. 脓性指头炎如不及时治疗，最易并发

A. 腱鞘炎　　　　　　B. 鱼际间隙脓肿

C. 末节指骨骨髓炎　　D. 败血症

E. 掌中间隙感染

43. 脓肿行切开排脓时，错误的做法是

A. 切开排脓前应先行穿刺抽脓，确定诊断

B. 在波动最明显处切开

C. 切口应在脓肿最低位处，切口应够大够长，以便

充分引流

D. 脓性指头炎应在末端指节掌面作纵行切口

E. 选择适当引流物

44. 革兰阴性杆菌败血症发热特点为

A. 无寒战，间歇热　　　B. 无寒战，稽留热

C. 无寒战，弛张热　　　D. 有寒战，稽留热

E. 有寒战，间歇热

45. 影响外科感染转归的因素中，下列哪项是错误的

A. 致病菌的种类、数量及繁殖速度

B. 血清蛋白水平

C. 是否合并黄疸

D. 抗生素应用的剂量和时间

E. 人体抵抗力

46. 抗生素应用原则中，下列哪项是错误的

A. 临床药效肯定时，一定要考虑价格因素

B. 感染顽固难控时，有必要考虑广谱有效抗生素的联合应用

C. 严重感染时，一般是先经验用药，再根据药敏结果调整用药

D. 有时需抗细菌药物及抗真菌药物一起应用

E. 血培养结果阳性时，根据药敏结果选择用药就一定能控制感染了

47. 面部"危险三角区"疖的危险性在于

A. 侵入上颌窦　　　　　B. 容易形成痈

C. 引起海绵状静脉窦炎　D. 引起鼻腔感染

E. 引起面部感染

48. 痈切开引流与一般脓肿切开不同点在于

A. 切口位置低

B. 切口大

C. 要做多个小切口

D. 要做"+""++"或"+++"切口

E. 切口要深

49. 关于破伤风病人发生痉挛的机制，下列哪项是错误的

A. 外毒素是痉挛毒素

B. 痉挛毒素在到达神经中枢前是结合在血清白蛋白上

C. 痉挛毒素由血液循环和淋巴系统到达神经中枢

D. 痉挛毒素作用于脊髓前角细胞或神经肌肉终板

E. 引起全身横纹肌阵发性痉挛

50. 很少化脓的软组织感染是

A. 疖　　　　　　　　B. 痈

C. 急性蜂窝组织炎　　D. 丹毒

E. 急性淋巴结炎

51. 不能引起败血症的细菌感染是

A. 葡萄球菌   B. 链球菌

C. 大肠埃希菌   D. 破伤风杆菌

E. 铜绿假单胞菌

52. 丹毒是指

A. 多个毛囊同时感染

B. 皮肤管状淋巴管的急性炎症

C. 扩散到皮下组织的毛囊感染

D. 皮肤及其网状淋巴管的急性炎症

E. 有全身症状的毛囊及其所属皮脂腺的感染

53. 痈的急性化脓性感染分布在

A. 单个毛囊及其所属皮脂腺

B. 邻近多个毛囊及其所属皮脂腺

C. 全身广泛的皮肤毛囊及其所属皮脂腺

D. 皮肤网状淋巴管

E. 肌间隙蜂窝组织

54. 下列气性坏疽的临床表现中，错误的是

A. 伤后 1~4 天发病，但也有 6 小时以内发病者

B. 病情进展快，伤肢剧痛、肿胀，渗出物恶臭，有气泡及捻发音，肌肉呈砖红色

C. 全身严重的毒血症状、严重贫血

D. 伤口渗出液涂片可见大量 G⁻ 短粗杆菌

E. 出现血红蛋白尿

55. 与金黄色葡萄球菌毒力有关的因素

A. 形成血浆凝固酶的能力

B. 特异性细胞糖类的存在

C. 耐药性

D. 透明质酸酶

E. 磷酸酶活力

56. 蜂窝织炎是指

A. 发生于皮下组织及阑尾的炎症

B. 一种弥漫性化脓性炎症

C. 以淋巴细胞渗出为主的炎症

D. 由链球菌感染引起的局限性化脓性炎症

E. 没有明显坏死的渗出性炎症

57. 丹毒的致病菌为

A. 金黄色葡萄球菌   B. 表皮葡萄球菌

C. 大肠埃希菌   D. 产气荚膜梭菌

E. 乙型溶血性链球菌

58. 注射破伤风抗毒素（TAT）的目的是

A. 对易感人群进行预防接种

B. 对可疑或确诊的破伤风患者进行紧急预防或治疗

C. 杀灭伤口中繁殖的破伤风梭（杆）菌

D. 主要用于儿童的预防接种

E. 中和与神经细胞结合的毒素

59. 关于非特异性感染不应出现的病理改变是

A. 炎症介质、细胞因子释放

B. 血管通透性增加

C. 调理素释放不足

D. 干酪样坏死

E. 形成抗原抗体复合物

60. 不能引起特异性感染的是

A. 破伤风杆菌   B. 结核杆菌

C. β - 溶血性链球菌   D. 真菌

E. 梭状芽孢杆菌

61. 湿性坏疽常发生在

A. 脑、脾、肝   B. 脑、肠、子宫

C. 肺、肠、肝   D. 肺、肾、脑

E. 肺、肠、子宫

62. 一般不需要全身使用抗生素的感染是

A. 疖   B. 痈

C. 丹毒   D. 急性化脓性腱鞘炎

E. 气性坏疽

63. 有关全身性感染致病菌的描述正确的是

A. 革兰阳性球菌感染多出现低温、低白细胞、低血压

B. 厌氧菌感染多为一般细菌感染后的二重感染

C. 革兰阳性球菌感染多为克雷伯杆菌

D. 革兰阴性杆菌感染多数抗生素均可杀菌和消除内毒素

E. 革兰阳性球菌感染倾向于血液播散，形成转移性脓肿

64. 气性坏疽时，最紧急的处理措施是

A. 彻底清创，广泛、多处切开

B. 应用大量抗生素，首选青霉素

C. 高压氧治疗

D. 支持疗法，包括输血及营养支持

E. 中药治疗

65. 气性坏疽的治疗不正确的是

A. 一经诊断，应急症清创

B. 伤口用 3% 过氧化氢或 1:1000 高锰酸钾冲洗

C. 首选氨基糖苷类抗生素

D. 高压氧治疗

E. 营养支持治疗

66. 真菌性脓毒症主要的致病菌是

A. 粗球孢子菌   B. 黄曲霉菌

C. 白色念珠菌   D. 皮炎芽生菌

E. 毛发癣菌

67. 诱发破伤风全身肌肉痉挛不常见的因素是

A. 光线 B. 温度

C. 声音 D. 震动

E. 碰触

68. 病情未得到有效控制，出现全身黄染的感染是

A. 疖 B. 痈

C. 丹毒 D. 急性化脓性腱鞘炎

E. 气性坏疽

69. 下列真菌感染的临床表现特点中，错误的是

A. 局部真菌感染常表现为黏膜、皮肤的损害，如鹅口疮、浅表溃疡、口角炎等

B. 可形成全身性播散性感染

C. 可发生真菌血症

D. 内脏感染常侵犯肾、脾、肺、肝和心脏，并引起功能障碍

E. 临床症状与革兰阴性杆菌全身感染容易区别

70. 关于蜂窝织炎，下述哪项不正确

A. 病变与周围组织界限不清

B. 为浅表淋巴网的化脓性感染

C. 常伴有明显全身症状

D. 大部分可经非手术措施治愈

E. 主要致病菌为溶血性链球菌

71. 疖病皮肤感染常见于

A. 糖尿病病人 B. 肝炎病人

C. 胃癌病人 D. 胃溃疡病人

E. 血管病病人

72. 下颌急性蜂窝织炎的并发症中，首先应抢救

A. 颅内化脓性海绵窦静脉炎

B. 喉头水肿和压迫气管致窒息

C. 脓毒症

D. 纵隔化脓感染

E. 化脓性心包炎

73. 大面积烧伤，用氨苄西林、多黏菌素治疗 7 天后，骤起寒战、高热（39.6 ~ 40℃），病情恶化，神志淡漠、嗜睡，血压下降、休克，白细胞计数 $3.8 \times 10^9/L$，分类见中幼与晚幼粒细胞。应考虑

A. 革兰阳性细菌脓毒症

B. 革兰阴性细菌脓毒症

C. 真菌性脓毒症

D. 脓血症

E. 毒血症

74. 肌内注射 TAT 后，血液中抗体迅速上升，可持续

A. 1 ~ 2 天 B. 2 ~ 3 天

C. 3 ~ 5 天 D. 5 ~ 7 天

E. 7 ~ 10 天

75. 革兰阴性杆菌败血症，其临床特点正确的是

A. 无寒战，发热呈间歇热

B. WBC 必定明显增加

C. 休克发生早，持续时间长

D. 病人不会出现少尿

E. 无尿，多有转移性脓肿

76. 疖、痈、蜂窝织炎应首选下列哪种药物抗感染治疗

A. 四环素 B. 红霉素

C. 青霉素 D. 卡那霉素

E. 庆大霉素

77. 被动免疫预防破伤风杆菌感染的叙述不正确的是

A. 伤后 24 小时内可注射

B. 注药前必须常规做过敏试验

C. 作用快，而且持久

D. 适用于小、深、脏的创口，严重的开放伤

E. 过敏后立即深部肌肉注射肾上腺素抢救

78. 治疗下肢急性丹毒，首选抗生素是

A. 四环素 B. 红霉素

C. 庆大霉素 D. 氯霉素

E. 青霉素

79. 下列哪种细菌为革兰染色阴性的专性厌氧菌

A. 大肠埃希菌 B. 变形杆菌

C. 类杆菌 D. 链球菌

E. 葡萄球菌

80. 铜绿假单胞菌感染时应首选下列何种抗生素

A. 多黏菌素 B. 新霉素

C. 红霉素 D. 庆大霉素

E. 氯霉素

81. 有关外科感染，下列哪项不正确

A. 约占外科病的 1/3 ~ 1/2

B. 疖、丹毒、急性阑尾炎等均属非特异性感染

C. 病程在 2 个月之内者均属急性感染

D. 医院内感染的主要病菌是条件性感染

E. 外科感染病程中，常发展为混合感染

82. 应用抗菌药物来预防手术后感染时，一般原则应是

A. 术前应用 3 天，术后继用 3 天

B. 术前应用 1 天，术后继用 1 周

C. 术前不用，术后应用 2 天

D. 术前和术中各给一次，术后继用 1 ~ 2 天

E. 术前不用，术后应用至伤口拆线

83. 破伤风的发病是由于

A. 伤口内有破伤风杆菌

B. 缺乏免疫力

C. 破伤风杆菌在伤口处生长繁殖

D. 破伤风杆菌产生的内毒素

E. 破伤风杆菌产生的外毒素

84. 二重感染是指

A. 多种细菌引起的感染

B. 多种致病微生物引起的感染

C. 特殊厌氧菌引起的感染

D. 使用抗生素时，耐药菌株引起的感染

E. 结核继发化脓菌的感染

85. 预防无菌切口感染的措施中，下列哪项是错误的

A. 手术操作细致、准确　　B. 止血彻底

C. 常规应用抗生素　　　　D. 避免无效腔形成

E. 无菌操作技术

【A2 型题】

1. 男性，45 岁，田间劳动时不小心造成手指外伤一周，当时未处理。后逐渐伤口处溢脓，发热，并感张口困难。病人轻度烦躁不安，体温 39℃，脉搏 110 次/分，神智清楚，面略潮红，口只能张开一半左右。白细胞：16×10^9/L。应考虑的诊断是

A. 化脓性脑膜炎

B. 败血症

C. 破伤风

D. 脓毒败血症合并颅脑转移性脓肿

E. 败血症并破伤风

2. 患者腰背部皮肤撕脱伤清创术后第 7 天，体温 38.7℃，部分创面出现淡绿色分泌物，可能的原因是

A. 清创不彻底　　　　B. 创面渗出液

C. 草绿色链球菌感染　D. 铜绿假单胞菌感染

E. 大肠埃希菌感染

3. 男性，20 岁，右下肢局部皮肤红肿热痛，中央部缺血坏死流出脓液稀释，粉红色，其致病菌是

A. 金黄色葡萄球菌　　B. β - 溶血性链球菌

C. 大肠埃希菌　　　　D. 铜绿假单胞菌

E. 变形杆菌

4. 出生后 10 天的男婴突然高热、哭闹、拒食、昏睡，腰骶部皮肤红肿出现水疱，触之皮下空虚，有皮肤漂浮感，其原因可能是

A. 急性蜂窝织炎　　B. 丹毒

C. 新生儿皮下坏疽　D. 气性坏疽

E. 深部脓肿

5. 男性，25 岁，高处坠落伤致脾破裂，手术行脾脏切除术。术后第 3 天从引流管引出大量脓性液体并含有少量食物残渣，可能的原因是

A. 感染　　B. 膈下脓肿

C. 胰漏　　D. 脾窝脓肿形成

E. 腹腔空腔脏器损伤伴感染

6. 男性，21 岁，因"左小腿被蚊虫叮咬并抓破皮肤 1 天"后，出现畏寒、发热，局部烧灼样疼痛。查体：体温 39.0℃。左小腿外侧延至大腿中、下段明显红肿，局部皮温高，呈片状红疹，微隆起，色鲜红，中间稍淡，边界较清楚。临床诊断为丹毒，应用抗生素治疗首选

A. 新青霉素或头孢菌素类　B. 大环内酯类

C. 氨基糖苷类　　　　　　D. 喹诺酮类

E. 多黏菌素 B

7. 男性，45 岁，5 日前耕地时右下肢被拖拉机压伤，已清创缝合，现突然出现伤肢胀裂样剧痛，伤口周围皮肤变黑，伤口裂开，肌肉呈熟肉状，其周围有捻发音，渗出物恶臭，可诊断为

A. 芽孢菌性蜂窝织炎

B. 厌氧性链球菌性蜂窝织炎

C. 大肠埃希菌性蜂窝织炎

D. 梭状芽孢杆菌感染

E. 变形杆菌感染

8. 男，25 岁，一周前右足底被铁钉刺伤，未作清创处理。近日，感头痛、咬肌紧张酸胀，诊断为破伤风，其发病机制中错误的是

A. 破伤风杆菌产生的内毒素引起症状

B. 痉挛毒素是引起症状的主要毒素

C. 溶血毒素引起组织局部坏死和心肌损害

D. 破伤风是一种毒血症

E. 毒素也可影响交感神经

9. 女性，30 岁，8 天前右大腿外伤，当时 X 线摄片无骨折，超声检查未见血肿，3 天后右腿疼痛加重并有发热 38.5℃，2 天后体温上升到 39℃，并伴有寒战，拟诊为右大腿深部脓肿，下列表现中哪项不符合

A. 局部红肿不明显　　B. 有全身症状

C. 局部压痛明显　　　D. 局部波动

E. 穿刺有脓

10. 男，8 岁，足部刺伤 1 小时，已接受计划性混合疫苗注射，为预防破伤风，最重要的正确的处置是

A. 刺伤部切开不予缝合　B. 注射 TAT 750U

C. 注射 TAT 1500U　　　D. 注射 TAT 3000U

E. 注射破伤风类毒素 0.5ml

11. 出生 2 周女婴，腰骶部皮肤红肿迅速蔓延，出现坏死，但边界不清，高热昏睡，最有效的处理措施是

A. 给广谱抗生素

B. 局部热敷

C. 中药外敷

D. 立即在腰骶部皮肤做多处切开

E. 病变区出现波动感时切开

12. 男，45 岁，右脚心被铁钉刺伤 24 小时，伤处红肿，剧痛，周围边界不清，创口中心皮肤坏死。最可能感染的致病菌是
    A. 梭状芽孢杆菌　　　　　B. 表皮葡萄球菌
    C. 铜绿假单胞菌　　　　　D. 金黄色葡萄球菌
    E. 乙型溶血性链球菌

13. 女性，23 岁，面部疖肿挤压后寒战高热，局部肿胀明显，全身皮肤散在瘀血点，血白细胞 $18 \times 10^9/L$，中性粒细胞 90%。该患者应及时治疗，若处理不当可引起
    A. 败血症　　　　　　　　B. 蜂窝织炎
    C. 脑脓肿　　　　　　　　D. 海绵状静脉窦炎
    E. 脑膜炎

14. 男性，60 岁，颈部痈切开引流，并全身应用泰能治疗 2 周后，患处红肿明显好转。1 天前开始突然出现高热，体温 40.0℃，寒战，并出现神志淡漠，眼底检查发现视网膜有小的白色发亮圆形隆起，诊断为
    A. 革兰染色阳性细菌败血症
    B. 革兰染色阴性细菌败血症
    C. 真菌性败血症
    D. 厌氧菌败血症
    E. 脓血症

15. 男性，8 岁，左足跟部被铁钉扎伤 4 小时，病人 2 年前曾注射过百日咳、白喉、破伤风疫苗，为预防破伤风，此次应
    A. 注射破伤风类毒素 0.5ml
    B. 注射破伤风类毒素 1ml
    C. 注射破伤风抗毒素
    D. 注射破伤风免疫球蛋白
    E. 注射青霉素

16. 男性，61 岁，颈部痈切开引流，并全身应用泰能抗生素治疗 2 周后，患处红肿明显好转。1 天前开始突然出现高热，体温 40.0℃，寒战，并出现神志淡漠，眼底检查发现视网膜有小的白色发亮圆形隆起，诊断为
    A. 革兰染色阳性细菌败血症
    B. 革兰染色阴性细菌败血症
    C. 真菌败血症
    D. 厌氧菌败血症
    E. 脓血症

17. 女性，47 岁，因足搔痒抓破后皮肤破溃，继而于小腿及大腿中下段出现一红线，压痛，患肢轻度肿胀，诊断考虑为
    A. 丹毒　　　　　　　　　B. 急性静脉炎
    C. 急性淋巴结炎　　　　　D. 急性淋巴管炎
    E. 急性蜂窝织炎

18. 男性，45 岁，被诊断为狭窄性腱鞘炎，则下述哪种临床表现或特点该患者最不可能出现
    A. 弹响指
    B. 弹响拇
    C. 患者远侧掌横纹处可扪及黄豆大小的痛性结节
    D. Finkel – stein 试验阳性
    E. Mills 试验阳性

【A3/A4 型题】
(1 ~ 2 题共用题干)
　　男性，36 岁，有足癣感染 6 天，2 天前开始出现右小腿片状鲜红色疹，中央较淡，边界清楚，皮温增高，伴有触痛，右腹股沟可触及 2 个肿大淋巴结。

1. 该病最可能的致病菌是
   A. 金黄色葡萄球菌　　　　B. 溶血性链球菌
   C. 大肠埃希菌　　　　　　D. 铜绿假单胞菌
   E. 克雷伯杆菌

2. 下列治疗中哪一项是错误的
   A. 抬高患肢　　　　　　　B. 静脉滴注青霉素
   C. 硫酸镁湿敷　　　　　　D. 理疗
   E. 切开引流

(3 ~ 5 题共用题干)
　　女性，33 岁，一周前左臀部注射青霉素后、疼痛逐渐加重，并发热、乏力、不思饮食。体温 38℃ ~ 39℃、脉率 90 ~ 110 次/分，神志清，左臀部较对侧明显肿、局部皮温高，但不红，压痛很明显。血白细胞计数 $16 \times 10^9/L$。

3. 诊断为
   A. 坐骨神经炎　　　　　　B. 药物过敏
   C. 左臀部血肿　　　　　　D. 神经纤维瘤
   E. 深部脓肿

4. 进一步明确诊断的检查为
   A. B 超　　　　　　　　　B. 直腿抬高试验
   C. 腰椎穿刺液检查　　　　D. 穿刺抽脓
   E. 骨盆 X 线片

5. 治疗中下列哪项是错误的
   A. 静脉输液，补充热量和蛋白质
   B. 热敷和理疗
   C. 穿刺有脓，立即切开引流
   D. 大剂量应用抗生素治疗
   E. 向脓腔注入抗生素，以避免切开引流

(6 ~ 8 题共用题干)
　　男性，78 岁，胆囊切除术后第 2 天，自觉憋气、痰多、发热、腹痛。查体：心率 100 次/分。心电图无特殊发现。白细胞 $17 \times 10^9/L$。

6. 为进一步诊断，应做的检查是

A. X 线腹平片　　　　　　　B. X 线胸片

C. 痰培养　　　　　　　　　D. 心肌酶谱

E. 腹腔穿刺

7. 最可能的诊断是

A. 心肌梗死　　　　　　　　B. 肺部感染

D. 胸腔积液　　　　　　　　D. 胆瘘

E. 心力衰竭

8. 最关键的治疗措施是

A. 给予西地兰（毛花苷丙）　B. 应用抗生素

C. 协助患者排痰　　　　　　D. 给予硝酸甘油

E. 给予利尿剂

（9～10 题共用题干）

男性，56 岁，背部一痈 3 周余，局部日益严重，一周前，出现寒战，弛张高热，右臀部肿痛并发现一肿块。体温 38℃～39℃之间，脉率 90～100 次/分，神志清，右臀部明显肿胀，可扪及一 5cm×5cm 包块，压痛明显，似有波动。

9. 应考虑诊断为

A. 败血症　　　　　　　　　B. 脓血症

C. 毒血症　　　　　　　　　D. 寒性脓肿

E. 菌血症

10. 治疗方面，下列哪项是错误的

A. 大剂量抗生素全身应用

B. 局部抗生素治疗为主

C. 脓肿切开引流

D. 补充热量及蛋白质

E. 加强并存病的治疗，如糖尿病等

（11～12 题共用题干）

男性，25 岁，右大腿被锐器扎伤缝合后 2 天，突然出现右大腿肿胀剧痛。伤口周围皮肤水肿、苍白，伤口有较多淡红色液体渗出伴有气泡。

11. 最可能的诊断是

A. 丹毒　　　　　　　　　　B. 急性蜂窝织炎

C. 破伤风　　　　　　　　　D. 寒性脓肿

E. 气性坏疽

12. 应采取的最重要的治疗措施是

A. 紧急清创　　　　　　　　B. 使用抗生素

C. 理疗　　　　　　　　　　D. 热敷

E. 静脉滴注破伤风抗毒素

（13～14 题共用题干）

男性，55 岁，右小腿肿痛 3 天。查体：体温 38℃，右小腿片状红肿，鲜红色，中央较淡，边缘稍隆起，与正常皮肤界限清楚，指压可使红色消退，压力除去后红色很快恢复。

13. 最可能的诊断是

A. 急性蜂窝织炎　　　　　　B. 气性坏疽

C. 深部脓肿　　　　　　　　D. 丹毒

E. 浅静脉炎

14. 下列治疗中哪项是错误的

A. 抬高患肢　　　　　　　　B. 青霉素静脉滴注

C. 右小腿红肿处切开减压　　D. 硫酸镁湿敷

E. 理疗

（15～18 题共用题干）

男性，25 岁，面部疖肿挤压后出现寒战、高热。血白细胞 $18×10^9/L$，中性粒细胞 90%。局部肿胀明显，全身皮肤见散在瘀点。

15. 拟诊为

A. 面部蜂窝织炎　　　　　　B. 弥散性血管内凝血

C. 脓血症　　　　　　　　　D. 菌血症

E. 毒血症

16. 对该病人的处理，下列哪项是错误的

A. 等待血培养结果进一步处理

B. 经验性联合应用抗生素静滴

C. 纠正水、电解质平衡失调

D. 必要时输血

E. 不宜扩大引流

17. 对此病人如处理不当容易引起

A. 面部蜂窝织炎　　　　　　B. 海绵状静脉窦炎

C. 脑脓肿　　　　　　　　　D. 化脓性脑膜炎

E. 败血症

18. 下列治疗哪项不妥

A. 休息镇痛　　　　　　　　B. 理疗

C. 应用抗生素　　　　　　　D. 不要挤压

E. 争取及早切开引流

（19～20 题共用题干）

女性，46 岁，糖尿病史 12 年，因颈部出现疼痛、红、肿的区域而来就诊。查体可见：颈部左侧一略隆起的紫红色浸润区，质韧，界不清，中央部表面有多个脓栓，T 38.6℃，P 82 次/分，BP 127.5/82.5mmHg。血常规发现白细胞升高，中性粒细胞比例升高。

19. 该患者可能的诊断为

A. 颈部蜂窝织炎　　　　　　B. 颈部痈

C. 颈部疖　　　　　　　　　D. 颈部皮下坏疽

E. 颈部脓肿

20. 如红肿范围扩大，中央部坏死组织多，体温升高至 38.8℃时，宜如何处理

A. 足量、规则应用抗生素治疗

B. 卧床休息，加大胰岛素用量

C. 肌内注射退热药

D. 行手术疗法，采用"＋"字或"＋＋"字形切口

E. 用八二丹掺入伤口中，外敷太乙膏

（21～22 题共用题干）

女，18 岁，上唇红肿、疼痛 5 天，加重伴寒战、高热、头痛 2 天。检查：表情淡漠，体温 39.5℃，脉搏 120 次/分；上唇隆起呈紫红色，中心组织坏死、塌陷，有多个脓栓；鼻部、眼部及其周围广泛肿胀，发硬、触痛。化验 WBC $25 \times 10^9/L$，N 0.90。

21. 本例应考虑的诊断是

A. 唇部蜂窝织炎

B. 唇痈

C. 唇静脉瘤继发感染

D. 唇痈并发化脓性海绵状静脉窦炎

E. 唇部脓肿

22. 本例治疗措施错误的是

A. 补液、少量多次输血

B. 限制张口、少语言

C. 早期联合静滴抗生素

D. 过氧化氢溶液局部湿敷

E. 切开引流

（23～24 共用题干）

男，16 岁，发热 4 天伴纳差 2 天急诊。检查：血压 114/70mmHg，左足跆趾甲沟部红肿、破溃。血白细胞计数为 $20 \times 10^9/L$，中性粒细胞为 89%。

23. 左足跆趾经切开引流处理后应给予

A. 大剂量青霉素 　　B. 激素

C. 退热药 　　D. 庆大霉素

E. 维生素

24. 初步诊断是

A. 左足跆趾甲沟炎 　　B. 左足跆趾坏疽

C. 左侧小腿丹毒 　　D. 左小腿蜂窝织炎

E. 感染性休克

（25～27 共用题干）

男性，10 岁，右足底被铁锈钉刺伤 10 天，突然出现张口困难，继之出现苦笑面容，角弓反张，声响及触碰病人可诱发上述症状，病人神志清楚，不发热。

25. 该病属于

A. 毒血症 　　B. 菌血症

C. 败血症 　　D. 脓血症

E. 脓毒血症

26. 该病致病菌属于

A. 革兰染色阴性大肠埃希菌

B. 革兰染色阴性厌氧拟杆菌

C. 革兰染色阴性变形杆菌

D. 革兰染色阳性梭状芽孢杆菌

E. 革兰染色阳性厌氧芽孢杆菌

27. 对机体威胁最大的病症是

A. 肌肉断裂 　　B. 骨折

C. 尿潴留 　　D. 持续的呼吸肌痉挛

E. 营养障碍

（28～30 题共用题干）

女性，56 岁，背部一痈切开引流，同时应用广谱抗生素 2 周防止感染，背部切口愈合较好，1 天前突然发生寒战、高热，很快出现神志淡漠、嗜睡、血压下降。眼底镜检查看到其眼底视网膜和脉络膜上有小型白色发亮的圆形隆凸。

28. 该病人最可能的诊断是

A. 革兰染色阳性细菌败血症

B. 革兰染色阴性细菌败血症

C. 真菌性败血症

D. 厌氧菌败血症

E. 脓毒败血症

29. 下列治疗中错误的是

A. 输血治疗 　　B. 抗生素

C. 支持治疗 　　D. 对症治疗

E. 原发灶治疗

30. 应首先应用下列哪种抗生素

A. 林可霉素 　　B. 去甲万古霉素

C. 四环素 　　D. 青霉素

E. 两性霉素

（31～33 题用题干）

男性，40 岁，因右小腿严重外伤后，发生气性坏疽，住院治疗。

31. 首先的处理是

A. 给氧 　　B. 高压氧治疗

C. 止痛 　　D. 手术

E. 加强营养

32. 该患者外伤后如何处理可避免发生气性坏疽

A. 彻底清创缝合 　　B. 清创后伤口敞开

C. 应用 TAT 　　D. 应用青霉素

E. 应用甲硝唑

33. 下列处理不必要的是

A. 高压氧治疗 　　B. 手术

C. 隔离 　　D. 应用青霉素

E. 避光安静

（34～37 题共用题干）

患者，男性，58 岁，糖尿病病史 10 余年，腿部有疖肿，经静脉应用抗生素治疗 1 周未见好转。近 2 天出现

发热，体温达 39℃，伴皮疹，背部有一局限性红肿区域，压痛明显。

34. 感染可能性大的致病菌是

  A. 铜绿假单胞菌　　　　B. 变形杆菌

  C. 大肠埃希菌　　　　　D. 金黄色葡萄球菌

  E. 白色念珠菌

35. 病人经清创及有效抗生素治疗后，体温下降，局部红肿、疼痛减轻，继续坚持大剂量广谱抗生素治疗。1 周后突然出现高热、寒战、神志不清等休克表现，血常规白细胞达 $20 \times 10^9/L$。此时可能并发

  A. 革兰阳性菌败血症　　B. 革兰阴性菌败血症

  C. 中毒性休克　　　　　D. 结核杆菌感染

  E. 真菌感染性休克

36. 为确定诊断应做哪些检查

  A. X 线胸片

  B. 普通细菌学检查血培养

  C. 厌氧菌检查血培养

  D. 真菌检查血培养

  E. 骨髓细胞学培养

37. 如上述诊断成立，采取哪种措施

  A. 输血浆，抗休克治疗

  B. 加大原有抗生素用量

  C. 应用肾上腺皮质激素

  D. 联合物理降温与化学药物降温

  E. 停止原用抗生素，改用抗真菌药物

(38～40 题共用题干)

女性，62 岁，因胆源性胰腺炎行胆总管切开取石，胰腺周围引流术后 5 天，每天午后先寒战、再出现高热。查血白细胞 $22 \times 10^9/L$，血红蛋白 98g/L。

38. 此时首先做哪项必要检查

  A. 复查血常规　　　　　B. 即刻做细菌培养

  C. 于寒战时做细菌培养　D. 测定中心静脉压

  E. 床旁胸片

39. 最主要的治疗措施为

  A. 给予解痉退热药　　　B. 经 T 管注入抗生素

  C. 增加或调整抗生素　　D. 增加营养

  E. 保持引流通畅

40. 经积极治疗后，体温降至正常，至术后 15 天，患者再次出现突发寒战、高热、腹泻、稀水样便，此时采取哪项措施

  A. 加大抗生素剂量　　　B. 换用抗生素

  C. 口服肠道吸收抗生素　D. 给予止泻剂

  E. 直肠指检了解有无盆腔脓肿

(41～43 题共用题干)

女性，40 岁，开水烫伤左小腿外侧，面积约 4%，烧伤深度为浅Ⅱ度和深Ⅱ度。给予包扎疗法。

41. 伤后 7 天，患者每天下午发热、寒战，体温最高 39.5℃，无腹泻、咳嗽、咽痛。首先应做的检查是

  A. 血常规　　　　　　　B. 尿常规

  C. 血培养　　　　　　　D. 打开包扎检查创面

  E. 尿培养

42. 如患者高热已 3 天，血常规 WBC $15 \times 10^9/L$，血培养阴性。怀疑诊断为

  A. 菌血症　　　　　　　B. 脓毒血症

  C. 败血症　　　　　　　D. 烧伤休克

  E. 脓毒性休克

43. 若患者经治疗体温恢复正常，伤后 30 天仍有 1%创面未愈，肉芽组织创面新鲜。最适宜的治疗为

  A. 异体皮植皮换药　　　B. 自体皮移植

  C. 异种皮植皮换药　　　D. 中药外敷包扎

  E. 创面处理后凡士林纱布包扎

(44～47 题共用题干)

患者，女性，66 岁，糖尿病病史 11 年，颈部一痈破溃，经抗生素治疗 2 周未见好转。近日体温明显升高，面色潮红，周身出现皮疹，背部一区域有水肿，压痛明显。

44. 此时宜考虑

  A. 金黄色葡萄球菌感染性脓毒症

  B. 变形杆菌感染性脓毒症

  C. 白色念珠菌感染性脓毒症

  D. 铜绿假单胞菌感染性脓毒症

  E. 大肠埃希菌感染性脓毒症

45. 该病人行清创术及联合应用抗生素，病情好转，体温下降至 37.3℃，故持续应用大剂量广谱抗生素控制感染。10 天后病人突然发生寒战、高热，体温达 39.8℃，出现神志淡漠、嗜睡及休克。白细胞计数 $25 \times 10^9/L$。此时应考虑并发

  A. 真菌性脓毒症

  B. 感染中毒性休克

  C. 革兰阳性细菌脓毒症

  D. 革兰阴性细菌脓毒症

  E. 铜绿假单胞菌脓毒症

46. 为确诊其再次高热原因，宜采取

  A. 抽骨髓做细菌培养

  B. 抽血做真菌检查和培养

  C. 抽血做普通细菌学检查

  D. 抽血做厌氧菌培养

  E. 胸部 X 线片及 CT

47. 如该病人上述诊断成立，应如何处理

A. 加大抗生素药物的剂量

B. 输血，进行抗休克治疗

C. 联合使用物理和化学疗法降温

D. 停止使用原广谱抗生素，改全身应用抗真菌药物

E. 应用肾上腺皮质激素或人工冬眠，减轻中毒症状

（48～51 题共用题干）

男性，43 岁，面部疖肿挤压后寒战、高热，局部肿胀明显，全身皮肤散在瘀点。血白细胞 $18 \times 10^9/L$，中性 90%。

48. 初步诊断为

A. 菌血症　　　　　　　　　B. 毒血症

C. 败血症　　　　　　　　　D. 脓毒血症

E. 急性蜂窝织炎

49. 该病人的治疗不恰当的是

A. 休息　　　　　　　　　　B. 理疗

C. 抗生素　　　　　　　　　D. 不要挤压

E. 及早切开引流

50. 若处理不当可引起

A. 败血症　　　　　　　　　B. 蜂窝织炎

C. 脑脓肿　　　　　　　　　D. 海绵状静脉窦炎

E. 脑膜炎

51. 以下治疗措施，错误的是

A. 大剂量联合应用抗生素

B. 等血培养结果后再处理

C. 纠正水、电解质紊乱

D. 不宜扩大引流

E. 必要时输血

（52～54 题共用题干）

男性，56 岁，左手拇、示、中指掌侧外伤 3 天伴发热。血白细胞 $9.6 \times 10^9/L$，中性粒细胞百分比 0.78。检查所见：左手拇、示、中指创面有脓性分泌物，拇指呈外展状、不能对掌，示指呈半屈曲状、活动受限，中指可被动活动，掌心有轻度凹陷，手背及大鱼际和拇指指蹼明显肿胀并有压痛。

52. 其最主要的诊断是

A. 左手拇、示、中指化脓性腱鞘炎

B. 左手桡侧化脓性滑囊炎

C. 左鱼际间隙感染

D. 左掌中间隙感染

E. 左掌中间隙、鱼际间隙均感染

53. 此时做切开引流，下列哪项不正确

A. 于第 3～4 指间的掌中间隙切开

B. 于拇、示指间的鱼际间隙切开

C. 于拇、示指指蹼间切开

D. 于第 2 掌骨桡侧做纵行切开

E. 于拇、示、中指侧面做纵行切开

54. 该病人三手指受伤均为掌面，为何发生手背部的肿胀

A. 可能是患肢未抬高所致

B. 炎症感染的直接蔓延所致

C. 手指和掌部淋巴液引流至手背部所致

D. 手指和掌部血运障碍所致

E. 感染后近端淋巴结肿大阻碍淋巴液回流

（55～59 题共用题干）

女性，25 岁，右足癣并发感染 1 周。2 天前开始出现右小腿有片状红疹，颜色鲜红，中间较淡，边缘清楚，右腹股沟淋巴结肿大。

55. 该病诊断为

A. 疖　　　　　　　　　　　B. 痈

C. 丹毒　　　　　　　　　　D. 急性蜂窝织炎

E. 急性管状淋巴管炎

56. 该病致病菌是

A. 金黄色葡萄球菌　　　　　B. 溶血性链球菌

C. 大肠埃希菌　　　　　　　D. 变形杆菌

E. 铜绿假单胞菌

57. 首选抗生素

A. 链霉素　　　　　　　　　B. 青霉素

C. 环丙沙星　　　　　　　　D. 甲硝唑

E. 庆大霉素

58. 患者治疗后无好转，出现发热，为进行血培养并提高病人血培养的阳性率，抽血时间最好是

A. 发热开始时　　　　　　　B. 寒战开始时

C. 寒战结束时　　　　　　　D. 发热最高峰时

E. 预计寒战发热前

59. 为预防复发，在全身和局部症状消失后仍继续使用抗生素

A. 1～2 天　　　　　　　　　B. 3～5 天

C. 6～9 天　　　　　　　　　D. 10～12 天

E. 13～15 天

（60～64 题共用题干）

患者，男性，25 岁，因背部肿块红肿、疼痛 4 天，寒战，发热 39.5℃。查体：背部肿物 $3cm \times 5cm$，触之有波动感。

60. 当病灶已做局部引流和全身应用抗生素后，仍有寒战、高热，最合适的治疗措施是

A. 联合应用抗生素，并加大剂量

B. 尽快明确细菌种类和药敏试验

C. 寻找有无其他感染病灶

D. 使用抗真菌药物治疗

E. 加用肾上腺皮质激素

61. 为了提高病人血培养的阳性率，最适宜的抽血时间是

    A. 发热开始时   B. 寒战开始时

    C. 发热最高峰时   D. 预计寒战发热前

    E. 寒战结束时

62. 根据临床表现，该患者有脓血症征象，其主要特点是

    A. 寒战后，高热呈稽留热

    B. 白细胞计数 30×10^9/L

    C. 休克出现早

    D. 肝、肾功能损害

    E. 转移性脓肿

63. 最常见的感染细菌是

    A. 溶血性链球菌   B. 金黄色葡萄球菌

    C. 铜绿假单胞菌   D. 白色念珠菌

    E. 大肠埃希菌和类杆菌

64. 治疗时首选下列哪种药物

    A. 四环素   B. 红霉素

    C. 青霉素   D. 卡那霉素

    E. 庆大霉素

（65～71题共用题干）

    女性，44岁，6天前右足底被铁钉刺伤后自行包扎，昨夜突感胸闷、心前区紧缩感，晨起突发张口困难和抽搐。诊断为破伤风。

65. 破伤风是破伤风杆菌所致的

    A. 菌血症   B. 败血症

    C. 毒血症   D. 脓血症

    E. 脓毒血症

66. 如果该病人已做过破伤风主动免疫，伤后做以下何种处理可预防破伤风

    A. 需再注射破伤风类毒素 2ml

    B. 需再注射破伤风抗毒素（TAT）1500U

    C. 需注射人体破伤风免疫球蛋白 3000U

    D. 需再注射破伤风类毒素 0.5ml

    E. 需注射 TAT 20000U

67. 导致破伤风的原因是

    A. 革兰染色阴性厌氧拟杆菌

    B. 革兰染色阳性厌氧梭形芽孢杆菌

    C. 革兰染色阴性大肠埃希菌

    D. 革兰染色阳性厌氧芽孢杆菌

    E. 革兰染色阴性变形杆菌

68. 该病人注射大量破伤风抗毒素的目的是

    A. 抑制破伤风杆菌的生长   B. 控制和解除痉挛

    C. 中和游离的毒素   D. 减少毒素的产生

    E. 中和游离与结合的毒素

69. 用镇静剂来控制和解除痉挛、抽搐，其目的是

    A. 保持安静

    B. 防止窒息和肺部感染的发生，减少死亡

    C. 保证进食

    D. 减少氧的消耗

    E. 防止坠床

70. 工地上带有泥土的锈钉刺伤容易引起破伤风是因为

    A. 泥土内含有破伤风杆菌

    B. 尖锐器刺得深

    C. 泥土内含有氯化钙，能促使组织坏死，有利厌氧菌繁殖

    D. 混有其他需氧化脓性细菌

    E. 带有异物

71. 预防工地受伤后破伤风感染，除及时彻底清创外，还可以

    A. 注射破伤风类毒素

    B. 注射破伤风抗毒素

    C. 注射破伤风抗毒素及类毒素

    D. 注射大量青霉素

    E. 注射破伤风抗毒类及青霉素

【B型题】

（1～2题共用备选答案）

    A. 窄谱抗生素   B. 广谱抗生素

    C. 抑菌性抗生素   D. 杀菌性抗生素

    E. 联合应用抗生素

1. 混合感染时选用

2. 广谱抗生素治疗中发生真菌感染，除选用抗真菌药物外，宜换用

（3～4题共用备选答案）

    A. 二重感染   B. 慢性感染

    C. 原发性感染   D. 亚急性感染

    E. 继发感染

3. 致病菌在创伤发生时同时立即进入伤口所引起的感染为

4. 使用抗生素后敏感菌株被消灭后，剩下的耐药菌株大量繁殖所引起的感染为

（5～8题共用备选答案）

    A. 阻碍细菌细胞壁的合成

    B. 改变胞浆膜的渗透性，引起细菌直接溶解

    C. 直接干扰细菌核酸的合成

    D. 通过抑制叶酸合成，间接影响细菌细胞核酸合成

    E. 阻碍细菌蛋白质的合成

5. 青霉素抗菌的作用在于

6. 磺胺类药抗菌的作用在于

7. 多黏菌素抗菌的作用在于

8. 链霉素、四环素、氯霉素、红霉素、庆大霉素、卡那霉素、新霉素抗菌的作用在于

(9～11题共用备选答案)

    A. 金黄色葡萄球菌   B. 白色念珠菌

    C. 链球菌   D. 大肠埃希菌

    E. 变形杆菌

9. 属于疖病常见致病菌的是

10. 属于真菌性败血症常见致病菌的是

11. 属于革兰阳性细菌脓毒症常见致病菌的是

(12～16题共用备选答案)

    A. 局部皮肤发红，指压后可稍褪色，红肿边缘界限不清楚

    B. 片状皮肤红疹，边界较清楚、烧灼样痛

    C. 局部小片皮肤硬肿、热痛，表面有数个脓点

    D. 全身不同部位同时发生的单个毛囊及周围组织的急性化脓性炎症

    E. 可有波动感和压痛

12. 痈的临床特征是

13. 疖病的临床特征是

14. 丹毒的临床特征是

15. 脓肿的临床特征是

16. 急性蜂窝织炎的临床特征是

(17～19题共用备选答案)

    A. 痈   B. 疖

    C. 丹毒   D. 淋巴管炎

    E. 急性蜂窝织炎

17. 伤口附近皮肤出现"红线"是指

18. 病变区与正常皮肤界限清楚是指

19. 相邻多个毛囊及其所属皮脂腺的急性化脓性感染是指

(20～22题共用备选答案)

    A. 致病菌侵入宿主体内后只在机体局部生长繁殖，不进入血液循环，但其产生的外毒素入血

    B. 致病菌由局部侵入血流，但未在血流中生长繁殖，只是短暂的一过性通过血液循环到达体内适宜部位后再进行繁殖而生病

    C. 致病菌侵入血流后大量繁殖并产生毒性产物，引起全身性中毒症状

    D. 化脓性细菌侵入血流后大量繁殖，并通过血流扩散至宿主体内的其他组织或器官，产生新的化脓性病灶

    E. 革兰阴性菌侵入血流并大量繁殖，崩解后释放出大量内毒素，也可由病灶内大量革兰阴性菌死亡后释放的内毒素入血所致

20. 毒血症是指

21. 菌血症是指

22. 脓毒血症是指

(23～25题共用备选答案)

    A. 革兰阴性细菌败血症

    B. 革兰阳性细菌败血症

    C. 脓血症

    D. 真菌性败血症

    E. 毒血症

23. 男性，48岁，因右臂红、肿、热、痛1周，发热38.9℃，红肿尚局限；2天来寒战，高热40.5℃；白细胞计数20.3×10⁹/L，中性粒细胞百分比0.90，血培养阳性。考虑为

24. 女性，50岁，10天前做胆道手术；近几天来时有突然寒战，体温38℃～39℃，有时体温接近正常；白细胞计数8.5×10⁹/L，中性粒细胞百分比0.70，血培养阳性。考虑为

25. 男性，16岁，因咽喉疼痛5天；昨天感寒战、发热，体温39.5℃；白细胞计数18.5×10⁹/L，中性粒细胞百分比0.90，血培养阴性。考虑为

(26～30题共用备选答案)

    A. 金黄色葡萄球菌   B. 乙型溶血性链球菌

    C. 大肠埃希菌   D. 变形杆菌

    E. 产气荚膜杆菌

26. 引起甲沟炎的常见致病菌为

27. 引起急性蜂窝织炎的常见致病菌为

28. 多存在于肠道内、前尿道，脓液具有特殊恶臭的常见致病菌为

29. 引起气性坏疽的常见致病菌为

30. 引起条件性感染的常见致病菌为

(31～34题共用备选答案)

    A. 细菌仅在局部一个毛囊内产生化脓性感染者

    B. 少量细菌间歇侵入血循环，被人体防御系统所消灭，不引起全身中毒反应者

    C. 局部病灶内化脓的细菌栓子间歇进入血循环，并在身体其他部位产生脓肿者

    D. 细菌进入血循环后大量繁殖，产生毒素引起全身中毒症状者

    E. 大量细菌毒素进入血循环引起全身中毒症状者

31. 败血症是指

32. 菌血症是指

33. 毒血症是指

34. 脓毒血症是指

(35～37题共用备选答案)

    A. 链激酶   B. 痉挛毒素

    C. 卵磷脂酶   D. 肉毒毒素

    E. 肠毒素

35. 溶血性链球菌感染后可释放

36. 破伤风杆菌产生

37. 产气荚膜梭菌产生

（38～40题共用备选答案）

    A. 金黄色葡萄球菌   B. 溶血性链球菌

    C. 大肠埃希菌   D. 铜绿假单胞菌

    E. 类杆菌

38. 脓液恶臭，带血发黑。提示致病菌是

39. 脓液黏稠，黄色。提示致病菌是

40. 脓液稀薄，量多，粉红色。提示致病菌是

（41～43题共用备选答案）

    A. 大肠埃希菌   B. 类杆菌

    C. 铜绿假单胞菌   D. 乙型溶血性链球菌

    E. 金黄色葡萄球菌

41. 痈的致病菌是

42. 丹毒的致病菌是

43. 脓液恶臭，普通细菌培养阴性的致病菌是

（44～47题共用备选答案）

    A. 稀薄、淡红色、量多   B. 稀薄、米汤样

    C. 稠厚、黄色不臭   D. 稠厚、有粪臭

    E. 淡绿色、有特殊甜腥臭

44. 大肠埃希菌感染的脓液特征是

45. 金黄色葡萄球菌感染的脓液特征是

46. 溶血性链球菌感染的脓液特征是

47. 铜绿假单胞菌感染的脓液特征是

（48～50题共用备选答案）

    A. 革兰阴性细菌败血症

    B. 革兰阳性细菌败血症

    C. 菌血症

    D. 脓血症

    E. 毒血症

48. 寒战、高热、白细胞高、血培养阳性并有转移性脓肿者可能为

49. 寒战、高热、白细胞高、血培养阴性者可能为

50. 寒战、高热、白细胞低、血培养阳性并较早出现休克者可能为

（51～54题共用备选答案）

    A. 应选用口服吸收完全的抗菌药物

    B. 应避免局部应用抗菌药物

    C. 通常不需预防用抗菌药物

    D. 需预防用抗菌药物

    E. 必须联合用药控制感染

51. 清洁－污染手术，适宜

52. 清洁手术，适宜

53. 治疗全身性感染或脏器感染时，适宜

54. 轻症感染可接受口服给药者，适宜

（55～56题共用备选答案）

    A. 阻碍细菌细胞壁的合成

    B. 改变胞浆膜渗透性而引起细菌直接溶解

    C. 直接干扰细菌核酸的合成

    D. 通过抑制叶酸合成而间接影响细菌细胞的核酸合成

    E. 阻碍细菌蛋白质的合成

55. 青霉素抗菌作用的机制是

56. 磺胺类药抗菌作用的机制是

（57～58题共用备选答案）

    A. 金黄色葡萄球菌   B. 粪链球菌

    C. 白色念珠菌   D. 变形杆菌

    E. 脆弱类杆菌

57. 疖、痈、急性骨髓炎常见致病菌是

58. 真菌性败血症常见致病菌是

【X型题】

1. 金黄色葡萄球菌能产生何种毒素致病

    A. 杀白细胞素   B. 溶血素

    C. 血浆凝固酶   D. 透明质酸酶

    E. 痉挛毒素

2. 脓肿切开引流的指征是

    A. 有波动感

    B. 有压痛

    C. 无波动感，但可穿出脓液

    D. 无波动感，不能穿出脓液

    E. 皮肤红肿特别明显

3. 菌血症的主要治疗措施包括

    A. 正确处理创面   B. 全身支持治疗

    C. 联合应用抗生素   D. 大量应用激素

    E. 局部切开引流

4. 切口感染的预防在于

    A. 严格无菌操作技术   B. 操作轻柔

    C. 防止积液   D. 减少死腔

    E. 伤口内局部应用抗生素

5. 破伤风的典型表现有

    A. 神志不清

    B. 牙关紧闭，苦笑面容

    C. 上肢屈曲，手呈鹰爪状

    D. 角弓反张

    E. 腱反射亢进

6. 溶血性链球菌感染的特点是

    A. 易扩散，缺乏局限化倾向

B. 脓液稀薄

C. 易导致败血症

D. 常有转移性脓肿

E. 是蜂窝织炎、丹毒的常见病菌

7. 下述哪项是外科感染的特点

A. 多数以局部表现为主

B. 常为单一致病菌所致

C. 一种化脓性菌可引起不同类型的感染

D. 转归取决于细菌毒力及机体抵抗力

E. 分成化脓性感染及特异性感染两类

8. 哪些病主要是金黄色葡萄球菌引起的

A. 疖   B. 痈

C. 切口感染   D. 急性骨髓炎

E. 急性蜂窝织炎

9. 革兰阴性杆菌脓毒症，下列哪几项正确

A. 一般以突然寒战开始

B. 发热呈间歇热，严重时可低于正常

C. 多伴有转移性脓肿

D. 其内毒素可引起血管活性物质的释放

E. 休克发生早，且持续时间长

10. 下列疾病应及早切开引流

A. 口底蜂窝织炎   B. 丹毒

C. 唇痈   D. 面部疖

E. 脓性指头炎

11. 急性化脓性感染时为改善局部血运可采用

A. 患肢抬高   B. 外用药敷贴

C. 夹板或石膏固定   D. 湿热敷

E. 大剂量抗生素

12. 联合应用抗菌药物，下列哪几项正确

A. 联合以多为好   B. 能提高抗菌效果

C. 可降低药物剂量   D. 能减少毒性反应

E. 能防止或延迟细菌产生耐药性

13. 诊断急性浅表淋巴管炎的主要依据是

A. 原发感染灶或伤口

B. 出现一条或数条"红线"

C. 全身症状明显

D. 肢体肿胀

E. 局部淋巴结肿大

14. 有关感染的概念，正确的是

A. 疖为单个毛囊及皮脂腺的急性化脓性感染

B. 痈为多个、邻近的毛囊及皮脂腺的急性化脓性感染

C. 蜂窝织炎为皮下组织急性化脓性感染

D. 丹毒为皮内黏膜网状淋巴管的急性化脓性感染

E. 破伤风为破伤风杆菌外毒素引起的特异性感染

15. 关于丹毒，下列哪项正确

A. 由 β - 溶血性链球菌引起

B. 丹毒属于网状淋巴管炎

C. 疖肿、足癣等可为诱发因素

D. 除下肢好发外，面部亦常见

E. 丹毒蔓延快，常伴有组织坏死

16. 关于清创术，下列哪几项是正确的

A. 清创术最好在伤后 6~8 小时内施行

B. 污染较轻的伤口，伤后 12 小时一般仍可一期缝合

C. 超过 12 小时的伤口，清创后一般不予缝合

D. 面颈部、关节附近、神经血管暴露的伤口，即使超过 24 小时，仍应缝合

E. 战地伤口早期，可做一期缝合

17. 丹毒与蜂窝织炎的共同临床表现有

A. 寒战、高热   B. 局部红肿热痛

C. 面部蝴蝶状红斑   D. 常有化脓

E. 与丝虫病有关

18. 关于脓性指头炎的治疗，下列哪项是正确的

A. 早期局部药物外敷

B. 应用抗生素

C. 局部肿痛剧烈需切开引流

D. 切开引流经患指掌面纵切口

E. 切开引流经患指指侧面纵切口

19. 下列哪项是深静脉插管引起感染的原因

A. 插管时无菌操作不严格

B. 经常往导管系统加入药物

C. 营养液配制后低温环境保存超过 24 小时才使用

D. 插管后局部伤口处理不妥

E. 营养液配制过程在普通治疗室进行

参 考 答 案

【A1 型题】

1. A   2. D   3. C   4. E   5. D   6. C   7. C   8. E

9. C   10. D   11. E   12. C   13. A   14. E   15. B   16. E

17. B   18. A   19. D   20. A   21. A   22. A   23. D   24. E

25. C   26. A   27. B   28. D   29. B   30. D   31. B   32. D

33. D   34. C   35. D   36. F   37. D   38. E   39. B   40. D

41. D   42. A   43. D   44. E   45. D   46. E   47. D   48. D

49. E   50. D   51. D   52. D   53. B   54. B   55. B   56. B

57. E   58. B   59. D   60. C   61. E   62. A   63. E   64. A

65. C   66. D   67. B   68. E   69. D   70. B   71. B   72. B

73. C   74. D   75. C   76. B   77. C   78. E   79. C   80. A

81. C   82. D   83. E   84. D   85. C

【A2 型题】

1. E 2. D 3. B 4. C 5. E 6. A 7. D 8. A
9. D 10. E 11. D 12. A 13. D 14. C 15. A 16. C
17. D 18. E

【A3/A4 型题】

1. B 2. E 3. E 4. D 5. E 6. B 7. B 8. C
9. D 10. B 11. E 12. A 13. D 14. C 15. A 16. C
17. B 18. E 19. B 20. D 21. D 22. E 23. A 24. A
25. A 26. E 27. D 28. C 29. B 30. E 31. D 32. B
33. E 34. D 35. E 36. D 37. E 38. C 39. C 40. E
41. D 42. B 43. B 44. A 45. A 46. B 47. D 48. D
49. E 50. D 51. B 52. C 53. A 54. C 55. C 56. B
57. B 58. E 59. B 60. C 61. D 62. E 63. B 64. C
65. C 66. D 67. D 68. C 69. B 70. C 71. C

【B 型题】

1. E 2. A 3. C 4. A 5. A 6. D 7. B 8. E
9. A 10. B 11. A 12. C 13. D 14. B 15. E 16. A
17. D 18. C 19. A 20. A 21. B 22. D 23. B 24. A
25. E 26. A 27. B 28. D 29. E 30. C 31. D 32. B
33. E 34. C 35. A 36. B 37. C 38. E 39. A 40. B
41. E 42. D 43. B 44. D 45. C 46. A 47. E 48. D
49. E 50. A 51. D 52. C 53. B 54. A 55. A 56. D
57. A 58. C

【X 型题】

1. ABC 2. AC 3. ABC 4. ABCD 5. BDE
6. ABCE 7. ACDE 8. ABCD 9. ABDE 10. AE
11. ABD 12. BCDE 13. AB 14. ABCE 15. ABCD
16. ABCD 17. AB 18. ABCE 19. ABDE

第九章　创伤和战伤

1. 关于闭合伤口的处理，以下哪项不正确

    A. 挤压伤需预防肾衰

    B. 腹腔内脏损伤大多需急诊手术

    C. 骨折需手术复位和固定

    D. 软组织挫伤局部早期可冷敷

    E. 气血胸需穿刺或引流

2. 下列创伤并发症中，最常见的是

    A. 感染、低氧血症、应激性溃疡

    B. 感染、脂肪栓塞综合征、重要脏器功能障碍

    C. 凝血功能障碍、应激性溃疡、脂肪栓塞综合征

    D. 休克、低氧血症、凝血功能障碍

    E. 休克、感染、多器官功能障碍

3. 下列哪项不是创伤口的局部表现

    A. 疼痛　　　　　　　B. 功能障碍

    C. 肿胀　　　　　　　D. 体温升高

    E. 充血

4. 严重损伤后需及时处理的代谢变化是

    A. 代谢性碱中毒　　　B. 呼吸性碱中毒

    C. 早期混合性碱中毒　D. 代谢性酸中毒

    E. 混合性酸中毒

5. 严重复合性损伤的处理首先是

    A. 输血　　　　　　　B. 镇静止痛

    C. 清创　　　　　　　D. 保持呼吸道通畅

    E. 骨折固定

6. 导致白细胞黏附，趋化的创伤性炎症介质是

    A. TXA_2　　　　　　B. TNF

    C. LT　　　　　　　　D. 氧自由基

    E. PGF_2

7. 面颊部开放性损伤后 12 小时，局部处理宜

    A. 清创后延期缝合

    B. 按感染伤口对待，只换药不清创

    C. 清创后不缝合

    D. 清创后一期缝合

    E. 换药观察，延期缝合

8. 重度创伤病人死亡的常见病因是

    A. 急性肾功能衰竭　　B. 休克

    C. 化脓性感染　　　　D. 应激性溃疡

    E. 急性呼吸窘迫综合征（ARDS）

9. 下述哪项因素有利于创伤修复和伤口愈合

    A. 血液循环不良　　　B. 细菌感染

    C. 异物存留　　　　　D. 局部制动

    E. 服用皮质激素类药物

10. 创伤后体液代谢的改变主要是通过

    A. 增加 H^+ 的排出量

    B. 增加钾的排出量

    C. 增加 CO_2 的排出量

    D. 减少尿的排出量

    E. 减少钠的绝对排出量

11. 挤压伤综合征主要是指伤后出现

    A. 休克　　　　　　　B. 昏迷

    C. 呼吸困难　　　　　D. 心力衰竭

    E. 肾功能衰竭

12. 多发伤的临床特点中，错误的是

    A. 生理功能紊乱严重，严重低氧血症

    B. 火器伤一般不会造成多发伤，以单部位伤多见

    C. 休克发生率高，死亡率高

    D. 容易漏诊及误诊，并发症多

    E. 临床处理的程序易发生矛盾

13. 有关创伤后神经内分泌反应发生机制的叙述中下列哪项错误

    A. 抗利尿激素分泌减少

    B. 肾上腺皮质激素合成和分泌增加

    C. 血中儿茶酚胺浓度增加

    D. 甲状腺素分泌增加

    E. 胰高血糖素分泌增加

14. 对冲伤最常造成

    A. 脑干损伤　　　　　B. 弥漫性轴索损伤

    C. 硬膜外血肿　　　　D. 枕叶损伤

    E. 颞、额叶挫裂伤

15. 开放性创伤伴有窒息，现场急救应首先

    A. 立即送医院　　　　B. 立即包扎伤口

    C. 抗休克　　　　　　D. 呼吸兴奋剂

    E. 通畅气道，必要时人工呼吸

16. 火器伤指

    A. 炸药爆炸时冲击波所致损伤

    B. 由火焰导致的烧伤

    C. 以火药为动力的武器所致创伤

D. 核武器爆炸所致创伤

E. 火焰喷射器造成的烧伤

17. 关于手外伤的处理，下面处理方法错误的是

A. 不适于游离植皮者，考虑用带蒂皮瓣移植

B. 创口与皮纹垂直者，采用"Z"字成形术

C. 创底组织血循环不佳者，宜采用自体中厚皮片覆盖

D. 手部创口术后 10~14 天拆线

E. 如距受伤的时间较长，清创后不宜立即缝合创口

18. 创伤后离体肢体，转运前哪项方法保存最好

A. 乙醇浸泡保存

B. 冰冻保存

C. 洁净敷料包扎保存

D. 生理盐水浸泡保存

E. 福尔马林浸泡保存

19. AIS 评分中，当分值为 3 时，表明损伤的严重度是

A. 轻度

B. 中度

C. 较重

D. 极重

E. 危重

【A2 型题】

1. 女性，28 岁，胸部及上腹部被方向盘挤压后疼痛 10 小时。查体：体温 37.8℃，呼吸 20 次/分，脉搏 120 次/分，血压 100/70mmHg。面色苍白，胸廓挤压征阳性，中上腹压痛，腹壁肌紧张，反跳痛，肠鸣音弱。腹腔穿刺阴性。损伤可能性最大的腹内脏器是

A. 胃

B. 十二指肠及胰腺

C. 小肠

D. 肝

E. 脾

2. 男，25 岁，右手腕部被机器绞伤，皮肤脱套，异常活动，创口流血。正确的处理方法是

A. 简单包扎，消炎治疗

B. 直接缝合，包扎创口

C. 清创后有骨折和脱位者，必须复位固定

D. 对重要血管损伤留待二期处理

E. 肌腱损伤修补后立即进行功能锻炼，防止粘连

3. 男性，27 岁，左前胸部刀刺伤 3 小时后，感胸闷气短，查体：面色苍白，四肢湿冷，心率 125 次/分，血压 75/65mmHg。颈静脉怒张。首先考虑

A. 胸内大出血

B. 血气胸

C. 开放性气胸

D. 肺裂伤

E. 急性心包填塞

4. 女，36 岁，房屋倒塌，胸部以上被压伤 30 分钟，呼吸困难，无腹痛、呕吐。查体：血压 140/110mmHg，脉率 110 次/分，呼吸 34 次/分。神清，双眼结膜有出血，颈静脉怒张，前胸及肩部有散在的出血点，尿常规阴性。最可能的诊断是

A. 广泛软组织挫伤

B. 创伤性休克

C. 创伤性窒息

D. 挤压伤综合征

E. 眼外伤

5. 男，30 岁，交通事故被压伤，伤后 2 小时被抬入院，严重下肢挤压伤合并骨折和严重低血压，此时首要处理应该是

A. 注射止痛剂

B. 输血和补液

C. 骨折固定

D. 应用血管收缩药，以提高血压

E. 吸氧

6. 男性，32 岁，腹部被撞击疼痛 2 小时，经查体，化验检查，X 线腹透及腹腔穿刺未明确诊断，现应如何处理为宜

A. 注射度冷丁（哌替啶）止痛

B. 立即剖腹探查，免于误诊

C. 严密观察腹部体征的变化

D. 多活动，使体征明朗化，便于确诊

E. 禁饮食补液，做好术前准备

7. 男性，28 岁，被车撞伤左腰部，伤后腰部痛，全程血尿伴血块 8 小时。查体：血压 70/50mmHg，脉搏 120 次/分，左腰部包块季肋下 5 指有触痛，经输血 800ml，血压仅上升到 80/60mmHg，尿色无改变，左腰部肿块增大，B 超为肾裂伤，对侧肾正常，该患者应立即采取最佳治疗方法是

A. 快速输血补液

B. 经第 11 肋间切口肾切除术

C. 经腹行肾切除术

D. 继续输血下经腹行肾切除术

E. 继续输血下经腹先阻断肾蒂探查肾脏，根据情况采取肾修补，肾部分切除或肾切除术

8. 女性，34 岁，1 小时前被汽车撞伤右膝外侧腓骨小头处，X 线检查未见骨折。伤后患者右足下垂，不能主动背伸，可能的原因是

A. 坐骨神经损伤

B. 胫后神经损伤

C. 腓总神经损伤

D. 胫前神经损伤

E. 股神经损伤

9. 男性，35 岁，与人打架胸部受伤，除出现下列哪种表现外均应及时剖胸探查

A. 肋骨骨折，同时伤侧肺压缩为原来的 2/3

B. 胸膜腔内进行性出血

C. 心脏损伤

D. 胸腹联合伤

E. 胸内存留较大的异物

10. 女性，46 岁，汽车撞伤左腰部和上腹部，伤后有血

尿，全腹痛。查体：左腰部触痛，全腹有压痛，左第
11 肋骨骨折，血压 100/ 70mmHg，脉搏 90 次/分，
以左肾外伤入院，入院后输血 400ml，血尿有所减
轻，右下腹抽出不凝血，B 超发现脾有裂伤，左肾裂
伤，右肾正常，该患者应立即采取的治疗方法是

A. 经腹探查肾同时探查脾

B. 经第 11 肋间探查肾，经腹探查脾

C. 经腹探查脾并经腹行肾切除

D. 行腹腔引流并继续输血

E. 经腹探查脾，先阻断肾蒂后探查肾脏

11. 患者，男性，32 岁，头部外伤后昏迷 20 分钟，醒后
即发现右侧肢体轻瘫，腰穿呈血性脑脊液，右侧偏瘫
症状逐渐好转。最可能的诊断是

A. 脑震荡   B. 急性硬脑膜下血肿

C. 急性硬脑膜外血肿   D. 脑挫伤

E. 脑内血肿

12. 女性，36 岁，在家中切菜时不慎切伤左手环指，查
体见：左手环指创面整齐，末节余 2/3，指骨外露，
以下处理方法中哪种不恰当

A. 清创后缩短指骨，缝合皮肤

B. 清创后用皮瓣移植闭合创口

C. 清创后用胸壁带蒂皮瓣移植覆盖创口

D. 清创后用凡士林纱布包扎

E. 清创后邻指皮瓣移植

13. 男性，30 岁，左手腕被电击伤，查体见左腕屈侧
4.0cm × 4.0cm 大小创面，屈指肌腱外露，该患者创
面最佳修复方法是

A. 刃厚皮片移植修复   B. 全厚皮片移植修复

C. 中厚皮片移植修复   D. 皮瓣移植修复

E. 超薄皮片移植修复

14. 患者，女性，32 岁，因车祸导致昏迷，在运送患者
的过程中，为防止舌后坠，保持呼吸道通畅，最简便
有效的办法是

A. 气管切开

B. 气管内插管

C. 将病人下颌骨后推

D. 将舌拉出口外并固定

E. 头偏向一侧

15. 患者，男性，54 岁，因外伤致右小腿皮肤裂伤，经
清创缝合伤口 3 ~ 5 天后，患者高热，伤处肿胀、发
红、剧痛，此时宜

A. 继续观察

B. 加大抗生素剂量

C. 局部理疗

D. 及时拆除缝线引流

E. 伤口内注射抗生素

16. 患者，男性，25 岁，左手示指不慎被切割离断，欲
前往医院就诊。当气温较高时，用消毒敷料包裹的肢
体可采用何种方法转运

A. 置放在冷生理盐水中

B. 置放在温生理盐水中

C. 用塑料袋封闭后放入冰盒内

D. 直接放在冰盒内

E. 置放在冷水中

17. 患者，男性，35 岁，车祸后出现单侧完全性视野缺
失，其可能的原因是

A. 一侧视神经损伤

B. 视交叉损伤

C. 一侧视束损伤

D. 一侧视放射损伤

E. 一侧枕叶皮质损伤

18. 女性，22 岁，地震时双下肢被倒塌的砖墙砸伤致股
骨干及胫、腓骨多发性骨折。送往医院后及时施行骨
折外固定、内固定手术。术后第二天患者突然高热，
体温达 40℃，脉搏 120 次/分，伴有烦躁不安、呼吸
困难、皮肤出血点。X 线胸片显示双肺呈"暴风雪"
样改变。根据患者情况，首先要考虑的诊断是

A. 菌血症   B. ARDS

C. SIRS   D. FES

E. 脓毒症

19. 男性，38 岁，地震发生后左下肢受挤压 6 小时被救
出。在现场对该患者采取的急救措施中，最重要的是

A. 尽快转移伤员至安全地带，避免二次受伤

B. 妥善固定伤肢，制动，不用加压包扎或止血带，
严禁抬高、按摩、热敷

C. 静滴 5% 碳酸氢钠碱化尿液，静注甘露醇利尿

D. 只要伤肢出现明显肿胀，剧烈疼痛，功能障碍，
应立即现场切开减压

E. 镇静、止痛、早期应用抗生素

【A3/A4 型题】

(1 ~ 2 题共用题干)

男性，23 岁，车祸致伤即来院就诊，神志模糊，咯
血，口鼻均有泥沙及血痰外溢，呼吸困难，烦躁不安，
左胸严重擦伤、肿胀。查体：心率 102 次/分，血压 125/
90mmHg，呼吸 30 次/分，四肢可自动活动，左大腿中
下段中度肿胀、瘀斑和严重擦伤。

1. 此时最紧迫的抢救措施是

A. 请胸科医师会诊处理

B. 清除上呼吸道异物，保持呼吸道通畅

C. 输血

D. 吸氧

E. 左下肢夹板固定

2. 下列哪项诊断不予考虑

A. 颅脑损伤
B. 鼻骨骨折
C. 肋骨骨折
D. 左股骨骨折
E. 血气胸

(3~5题共用题干)

男性，46岁，3天前头部受伤，当时无意识障碍。2小时后出现头痛，抬高头部时头痛加剧，伴恶心、呕吐，平卧后可减轻。查体：无阳性体征，头颅CT未见异常。

3. 为明确诊断应首选

A. 腰椎穿刺测压
B. MRI
C. 脑血管造影
D. 脑电图
E. 气脑造影

4. 诊断考虑

A. 良性颅内压增高
B. 外伤后低颅压综合征
C. 脑震荡
D. 神经性头痛
E. 脑挫裂伤

5. 下列哪项治疗正确

A. 20%甘露醇250ml，每12小时一次静脉点滴
B. 镇静治疗
C. 平卧位，增加液体摄入量
D. 脑室穿刺引流
E. 头高足低位

(6~7题共用题干)

患者，男性，65岁，不慎被汽车撞伤右小腿，查体：神志清，血压120/80mmHg，心率80次/分。右小腿中下部有一长度10cm皮肤裂伤，骨折端外露，伤口流血，足趾末梢血运好。

6. 在急救现场首先要进行哪项处理

A. 用敷料加压包扎伤口
B. 输血输液
C. 夹板固定患肢
D. 复位外露的骨折端
E. 绑扎止血带

7. 经X线片检查诊断为胫腓骨中下1/3骨折，予手术治疗，术后刀口愈合良好。3个月后复查时显示骨折线清晰可见，无骨痂形成。主要原因是

A. 固定不牢固
B. 局部感染
C. 软组织损伤重
D. 复查过早
E. 骨折局部血液供应差

(8~10题共用题干)

患者，男性，45岁，外伤后3小时，刺痛能睁眼，言语不清，不能回答问题，刺痛时肢体回缩。

8. Glasgow昏迷评分为

A. 11分
B. 10分
C. 9分
D. 8分
E. 7分

9. 如果病人出现尿崩症，高热应考虑

A. 脑干损伤
B. 下丘脑损伤
C. 小脑损伤
D. 丘脑损伤
E. 弥漫性轴索损伤

10. 首先出现的并发症最可能是

A. 尿崩症
B. 急性神经源性肺水肿
C. 消化道出血
D. 呼吸、循环衰竭
E. 酸碱平衡失调

【B型题】

(1~3题共用备选答案)

A. 保持呼吸道通畅
B. 呼吸系统支持
C. 循环系统支持
D. 输血
E. 吸氧

1. 严重创伤急救ABC中"A"是指

2. 严重创伤急救ABC中"C"是指

3. 严重创伤急救ABC中"B"是指

(4~5题共用备选答案)

A. 代谢性酸中毒
B. 代谢性碱中毒
C. 混合性酸中毒
D. 混合性碱中毒
E. 不确定

4. 损伤后暂时性酸碱平衡失调属于

5. 损伤后酸碱平衡失调将发展成为

(6~8题共用备选答案)

A. 无重要脏器损伤，暂时失去作业（战）能力，短期内可恢复
B. 虽有脏器或部位损伤，但不危及生命，丧失作业（战）能力，短期内不能恢复
C. 虽无重要脏器损伤，但失血多，失去作业（战）能力，短期内不能恢复
D. 重要脏器或部位伤，伤势严重，有生命或严重并发症的危险
E. 虽有重要脏器或部位伤，但不危及生命，长期丧失作业（战）能力

6. 轻度损伤是指

7. 中度损伤是指

8. 重度损伤是指

(9~11题共用备选答案)

A. 肌红蛋白尿试验阳性，肌酸激酶（CK）>1万U/L（正常值130U/L），此时若不立即行筋膜间区切开

B. 肌红蛋白尿试验阳性，CK > 1.5 万 U/L，血肌酐升高，出现低血压，尿浓缩

C. 肌红蛋白尿试验阳性，CK > 2 万 U/L，血肌酐及尿素氮升高，出现低血压或休克，少尿

D. 肌红蛋白尿试验阳性，CK > 3 万 U/L，休克，出现代谢性酸中毒和高钾血症

E. 肌红蛋白尿试验阳性，CK 持续上升，少尿或无尿、休克、代谢性酸中毒和高钾血症

9. 挤压综合征 I 级的诊断标准是

10. 挤压综合征 II 级的诊断标准是

11. 挤压综合征 III 级的诊断标准是

（12 ~ 15 题共用备选答案）

A. 既有入口又有出口的损伤

B. 入口与出口相连，伤道呈沟槽状

C. 入口和出口在同一点的损伤

D. 只有入口但没有出口的损伤

E. 皮肤完整性受到破坏的损伤

12. 贯通伤的特点是

13. 盲管伤的特点是

14. 切线伤的特点是

15. 反跳伤的特点是

（16 ~ 18 题共用备选答案）

A. 创缘整齐，无感染，缝合后对合严密，愈合时间短，形成瘢痕少的愈合

B. 伤口边缘的皮肤及皮下组织向中心移动，创面逐渐缩小的愈合

C. 组织缺损较大或伴有感染的伤口，愈合时间较长，形成的瘢痕较大的愈合

D. 肉芽组织增生和瘢痕形成的愈合

E. 伤口表面的血液、渗出液及坏死物质干燥后，在痂下完成上皮再生的愈合

16. 一期愈合是指

17. 二期愈合是指

18. 痂下愈合是指

（19 ~ 21 题共用备选答案）

A. 术后 1 ~ 2 天，创面清洁，肉芽健康，渗液少

B. 术后 4 ~ 7 天，创面清洁，肉芽健康，渗液少

C. 术后 8 ~ 14 天，感染控制，创面清洁，肉芽健康，渗液少

D. 术后超过 14 天，感染控制，使老化伤口转变为新鲜伤口

E. 术后超过 20 天，感染控制，创面缩小

19. 清创术的延期缝合是指

20. 清创术的早二期缝合是指

21. 清创术的晚二期缝合是指

（22 ~ 26 题共用备选答案）

A. 20% 一氯胺乙醇溶液或 1:10 次氯酸钙悬浮液

B. 二巯丙醇、二巯基丙磺酸钠和二巯丁二钠

C. 急救针，无急救针时，按中毒程度肌注阿托品和氯解磷定

D. 肌注或静注对二甲氨基苯酚，或吸入亚硝酸异戊酯，静注 25% 硫代硫酸钠

E. 具有中枢作用的可逆性乙酰胆碱酯酶抑制剂氨基甲酸酯类药物毒扁豆碱

22. 芥子气中毒伤员的局部和全身消毒可用

23. 路易剂中毒的特效抗毒剂是

24. 神经性毒剂中毒时应根据中毒情况尽早肌注或追加肌注

25. 失能性毒剂毕兹（BZ）中毒的抗毒治疗应用

26. 全身中毒性毒剂氢氰酸（HCN）和氯化氰（CNCl）中毒的急救采取

（27 ~ 28 题共用备选答案）

A. 贯通伤、盲管伤、切线伤和反跳伤

B. 火器伤、开放伤

C. 穿透伤、非穿透伤

D. 入口小、出口大

E. 原发伤道区、挫伤区、震荡区

27. 创伤弹道按伤道形态可分为

28. 伤道按照伤道病理形态学改变可分为

（29 ~ 31 题共用备选答案）

A. 手指清除口腔内阻塞物

B. 托起下颌

C. 环甲膜穿刺

D. 气管插管

E. 气管切开

29. 颅脑损伤患者，在事故现场出现呼吸困难。首先应该采取的措施是

30. 多发伤患者，送到急诊科突然出现呼吸困难，意识丧失。应立即采取的措施是

31. 颌面部损伤患者，送到急诊科，口腔大量血凝块，呼吸困难。托起下颌用吸引器清理后，呼吸困难未能缓解。此时应采取的措施是

【X 型题】

1. 下列哪些是影响创伤修复的因素

A. 低蛋白血症　　　　　B. 维生素 C 缺乏

C. 微量元素缺乏　　　　D. 使用皮质激素

E. 末梢神经损伤

2. 手术、创伤后出现的水钠潴留是由于下列哪些激素的作用

A. 垂体后叶素　　　　　B. 醛固酮

C. 生长激素　　　　　　D. 肾上腺素

E. 生长抑素

3. 有关挫伤，正确的有

A. 钝物打击所致的一种损伤

B. 伤部肿胀，有压痛

C. 伤部有皮肤青紫

D. 严重者有肌纤维断裂或血肿

E. 严重者可伴有伤部皮肤破损

4. 对创伤修复不利的局部因素有

A. 伤口感染　　　　　　B. 局部麻醉

C. 失活组织过多　　　　D. 伤口异物

E. 伤口包扎过紧

参 考 答 案

【A1 型题】

1. B　　2. E　　3. D　　4. D　　5. D　　6. B　　7. D　　8. B

9. D　　10. E　　11. E　　12. B　　13. A　　14. E　　15. E　　16. C

17. C　　18. C　　19. C

【A2 型题】

1. A　　2. C　　3. E　　4. C　　5. B　　6. C　　7. E　　8. C

9. A　　10. E　　11. D　　12. D　　13. D　　14. D　　15. D　　16. C

17. A　　18. D　　19. D

【A3/A4 型题】

1. B　　2. D　　3. A　　4. B　　5. C　　6. A　　7. E　　8. C

9. A　　10. C

【B 型题】

1. A　　2. C　　3. B　　4. B　　5. A　　6. A　　7. B　　8. D

9. A　　10. C　　11. E　　12. A　　13. D　　14. B　　15. C　　16. A

17. C　　18. E　　19. B　　20. C　　21. D　　22. A　　23. B　　24. C

25. E　　26. D　　27. A　　28. E　　29. B　　30. D　　31. E

【X 型题】

1. ABCD　　2. AB　　3. ABCD　　4. ACDE

第十章 肿 瘤

1. 有关纤维瘤和瘤样纤维病变，下列哪项错误

   A. 黄色纤维瘤常与外伤有关

   B. 带状纤维瘤常位于腹部

   C. 隆突性皮纤维肉瘤为高度恶性

   D. 隆突性皮纤维肉瘤有假包膜

   E. 黄色纤维瘤一般直径在 1cm 以内

2. 有关皮肤鳞状细胞癌的叙述哪项正确

   A. 早期不易出现溃疡

   B. 治疗以放、化疗为主，结合手术治疗

   C. 常继发于慢性溃疡和慢性窦道开口

   D. 不常伴有感染

   E. 不会浸润到骨髓

3. 下述哪一类肿瘤不属于原发性恶性骨肿瘤

   A. 脊索瘤   B. 骨纤维肉瘤

   C. 尤文瘤   D. 骨髓瘤

   E. 成软骨细胞瘤

4. 皮肤基底细胞癌为

   A. 来源于皮肤或基底细胞，发展迅速，转移早

   B. 伴有色素沉着时，呈黑色，变为恶性黑色素瘤

   C. 对放射线敏感，可放疗，也可手术切除

   D. 经常发生血液和淋巴转移

   E. 为高度恶性肿瘤

5. 骨软骨瘤外科分期属于

   A. $G_0T_1M_1$ B. G_0T_0

   C. $G_1T_0M_1$ D. $G_2T_1M_0$

   E. $G_2T_2M_1$

6. 黑色素瘤为

   A. 良性肿瘤，不需要手术处理

   B. 低度恶性肿瘤，可做手术刮除

   C. 高度恶性肿瘤，局部扩大切除

   D. 中度恶性肿瘤，局部切除即可

   E. 高度恶性肿瘤，以放疗和化疗为主

7. 下列哪种类型的肺癌易形成空洞

   A. 小细胞未分化癌   B. 大细胞未分化癌

   C. 腺癌   D. 肺泡上皮癌

   E. 鳞状上皮癌

8. 下列肿瘤哪个非真性肿瘤

   A. 阑尾黏液囊肿   B. 阑尾假黏液瘤

   C. 阑尾类癌   D. 阑尾腺癌

   E. 盲肠癌

9. 腹膜假性黏液瘤最常来源于

   A. 子宫   B. 卵巢

   C. 结肠   D. 胰腺

   E. 胃

10. 关于神经纤维瘤病以下哪项是不恰当的

   A. 肿物多发，可达成百上千个

   B. 肿物沿神经干走向生长

   C. 治疗主要为手术切除

   D. 皮肤可伴有咖啡斑

   E. 可波及其他系统引起癫痫、肢端肥大等

11. 关于良性间皮细胞瘤的描述，恰当的有

   A. 即使肿瘤局限，手术效果也不佳

   B. 早期出现腹腔积液

   C. 可出现血性腹腔积液

   D. 无血性腹腔积液

   E. 单用腹腔化疗效果良好

12. 有关血管瘤，哪项说法是不恰当的

   A. 血管瘤可发生于头面、四肢、肌肉，甚至内脏等部位

   B. 血管瘤是内胚层发育异常造成的血管畸形

   C. 蔓状血管瘤检查时可听到持续性吹风样杂音

   D. 血管瘤的治疗方法很多，而手术治疗适应于各种类型的血管瘤

   E. 海绵状血管瘤可向深部发展侵入肌肉、骨骼

13. 骨巨细胞瘤的典型 X 线特征是

   A. 位于干骺端的膨胀性偏心性囊性骨破坏，内有"肥皂泡样"骨间隔

   B. 远距骨干骺端的偏心性囊性骨破坏，边缘硬化

   C. 骨骺的囊性破坏区，其透光区模糊，皮质变薄

   D. 近距骨干骺端的中心性囊性骨质破坏，常伴有病理性骨折

   E. 位于骨骺的多发性骨质破坏，内有钙化

14. 类癌是指

   A. 一种生长快的恶性肿瘤，介于瘤与癌之间的肿瘤

   B. 起源于胚胎神经嵴的嗜银细胞瘤

   C. 一种与癌相类似的恶性肿瘤

   D. 以瘤细胞大小不一为特征的肿瘤

E. 一种与肉瘤相类似的恶性肿瘤

15. 细胞毒类抗肿瘤药物又被称为
    A. 激素类药物　　　　　　　B. 烷化剂类药物
    C. 抗代谢类药物　　　　　　D. 生物碱类药物
    E. 抗生素类药物

16. 下述哪项是不恰当的
    A. 胃癌可种植到盆腔
    B. 恶性肿瘤淋巴转移都是由近到远
    C. 恶性肿瘤可以直接侵犯邻近的脏器
    D. 结肠癌可转移到肝脏
    E. 乳腺癌可血行转移至骨骼

17. 肿瘤广泛骨转移时可出现
    A. 血钙升高　　　　　　　　B. 血镁降低
    C. 血镁升高　　　　　　　　D. 血钙降低
    E. 血磷升高

18. 原位癌是指
    A. 在原发部位生长的癌
    B. 仅浸润了周围组织尚未转移的癌
    C. 生长缓慢未侵犯附近组织的癌
    D. 一种早期癌变，仅发生在黏膜上皮或表皮内，未突破基底膜
    E. 从良性肿瘤转化而来

19. 原发性肝癌最主要的播散途径是
    A. 肝内门静脉系统　　　　　B. 血液系统
    C. 淋巴系统　　　　　　　　D. 直接转移
    E. 种植转移

20. 对恶性肿瘤进行区域淋巴结检查，下列错误的是
    A. 乳腺癌检查腋下与锁骨上淋巴结
    B. 咽部肿瘤自上而下检查颈部淋巴结
    C. 肛管癌检查腹股沟淋巴结
    D. 胃癌检查右锁骨上淋巴结
    E. 阴道癌检查腹股沟淋巴结

21. 与肝细胞癌发生密切相关的因素不包括
    A. 肝硬化
    B. 病毒性肝炎
    C. 食物中黄曲霉素污染
    D. 食物中亚硝酸盐污染
    E. 炎性肠道疾病

22. 皮肤鳞状细胞癌和基底细胞癌不同之处，以下哪项是正确的
    A. 基底细胞癌较鳞状细胞癌多见
    B. 基底细胞癌恶性程度较鳞状细胞癌高
    C. 基底细胞癌以血行转移为主，鳞状细胞癌以淋巴转移为主

D. 基底细胞癌对放射线很敏感，鳞状细胞癌中度敏感
E. 基底细胞癌女性多见，鳞状细胞癌男性多见

23. 膀胱癌最常见的临床表现是
    A. 排尿困难
    B. 尿中有腐肉样物排出
    C. 无痛性血尿
    D. 尿频
    E. 尿流中断

24. 下列哪项对鉴别良性与恶性骨肿瘤无意义
    A. 有无全身症状
    B. 有无局部皮肤静脉怒张，温度增高
    C. 是否可扪及肿块
    D. X线摄片上病变边界是否清楚，是否有明显的骨膜反应
    E. 碱性磷酸酶是否升高

25. 临床发现直肠质硬肿块，下述哪一项最能提示肿瘤晚期
    A. 肿块引起肠腔狭窄
    B. 浸润至肛门引起痛感
    C. 肿块与邻近结构粘连固定
    D. 形成"冰冻样盆腔"
    E. 直肠壁外可触及单个肿大之结节

26. 恶性肿瘤的诊断，最重要的依据是
    A. 病程短，发展快
    B. 肿块质硬、固定
    C. 血清酶学及免疫学检查
    D. X线、放射性核素或超声波检查
    E. 病理学检查

27. 关于一般恶性肿瘤的症状，下列哪项不对
    A. 疼痛是早期的主要症状
    B. 局部常形成肿块
    C. 易形成溃疡
    D. 可引起小血管破裂出血
    E. 直接侵入周围器官

28. 肿瘤转移的基本方式不包括
    A. 直接蔓延　　　　　　　　B. 淋巴转移
    C. 血行转移　　　　　　　　D. 种植转移
    E. 神经转移

29. 肿瘤的非特异性免疫疗法不包括
    A. 接种卡介苗　　　　　　　B. 接种短棒状杆菌
    C. 转移因子　　　　　　　　D. 干扰素
    E. 接种自身的瘤苗

30. 下列有关肿瘤与年龄关系的叙述中，不正确的是

A. 儿童肿瘤多为软组织及淋巴造血系统肉瘤

B. 青年患者的恶性肿瘤往往发展迅速

C. 癌多发生于中年以上

D. 老年患者的恶性肿瘤发展速度相对较慢

E. 肿瘤特点与病人年龄有一定关系

31. 下列疗法，哪一项是属于肿瘤特异性免疫疗法

A. 卡介苗　　　　　　B. 异构瘤苗

C. OK-432　　　　　　D. 短棒状杆菌

E. 麻疹疫苗

32. 对恶性肿瘤采取综合治疗的最主要理由是

A. 恶性肿瘤是一种全身性疾病

B. 肿瘤细胞动力学需要

C. 综合治疗主要用于晚期恶性肿瘤

D. 有多种抗肿瘤方法可供选用

E. 根据病人要求

33. 关于肿瘤的描述，下列哪一项是正确的

A. 肾母细胞瘤切除后易复发，为交界性肿瘤

B. 精原细胞瘤为交界性肿瘤

C. 涎腺混合瘤属良性肿瘤

D. 基底细胞癌发展缓慢，为良性肿瘤

E. 膀胱乳头状瘤属交界性肿瘤

34. 下列关于恶性肿瘤病因的叙述中，哪项不正确

A. 吸入放射污染粉尘可致骨肉瘤和甲状腺肿瘤等

B. 致癌病毒主要是指 DNA 肿瘤病毒

C. 烧伤深瘢痕长期存在易癌变

D. 相当数量的肝癌、食管癌、鼻咽癌患者有家族史，说明遗传因素是不容忽视的致癌因素之一

E. 先天或后天免疫缺陷者易发生恶性肿瘤

35. 植物药类抗肿瘤药物是

A. 塞替派　　　　　　B. 更生霉素

C. 长春新碱　　　　　D. 阿糖胞苷

E. 羟基脲

36. 单独应用化学疗法即能够治愈的是

A. 乳腺癌　　　　　　B. 肾母细胞瘤

C. Burkitt 淋巴瘤　　　D. 颗粒细胞白血病

E. 霍奇金病

37. 下列恶性肿瘤治疗中，哪项是正确的

A. 恶性肿瘤一经出现转移，就不宜行根治手术治疗

B. 手术切除是唯一的治疗手段

C. 软组织肉瘤很少经淋巴转移，一般不作附近淋巴结清扫术

D. 各种抗癌药物对肿瘤细胞均具有绝对选择特异性

E. 消化道恶性肿瘤均对放射治疗敏感

38. 对放疗高度敏感的肿瘤是

A. 骨肉瘤　　　　　　B. 乳腺癌

C. 鼻咽癌　　　　　　D. 精原细胞癌

E. 直肠腺癌

39. 目前诊断肿瘤正确性较高的方法是

A. 脱落细胞学检查　　B. 组织病理学检查

C. 超声波检查　　　　D. X 线检查

E. 同位素检查

40. 下列良性肿瘤的特点中，哪一项是错误的

A. 细胞分化程度高

B. 多呈膨胀性生长，不发生转移

C. 永不威胁生命

D. 有包膜与周围组织界限明显

E. 少数可以恶变

41. 下列哪些不是癌前病变

A. 上皮不典型增生　　B. 黏膜白斑

C. 交界痣　　　　　　D. 炎性息肉

E. 萎缩性胃炎

42. 恶性肿瘤的 5 年治愈率是指

A. 患者 5 年生存数占全部患者的百分率

B. 患者 5 年生存数占全部治疗患者的百分率

C. 患者 5 年无复发表现者占全部患者的百分率

D. 患者 5 年带瘤生存数占全部治疗患者的百分率

E. 患者 5 年无瘤生存者占全部治疗患者的百分率

43. 有关蔓状血管瘤，以下哪项是错误的

A. 表现为局部皮肤隆起，皮温升高

B. 可听到持续性吹风样杂音

C. 好发于头皮，可破损颅骨而侵入板障静脉，并与颅内静脉窦相连接

D. 手术风险大且不易切除净，故一般不采取手术治疗

E. 选择性动脉造影是目前蔓状血管瘤诊断治疗前常用的辅助检查

44. 关于海绵状血管瘤，以下哪项是错误的

A. 是由内皮细胞增生构成的血管迂曲，扩张并汇集一处而成

B. 隆起于皮肤表面，其形态、质地均似海绵

C. 海绵状血管瘤可向深部发展，侵入肌肉骨骼

D. 好发头皮，可破损颅骨而侵入板障静脉并与颅内静脉窦相连接

E. 手术前须行造影明确其大小，范围及深度等

45. 位于后纵隔脊柱旁肋脊区内最常见的纵隔肿瘤是

A. 胸腺瘤　　　　　　B. 心包囊肿

C. 畸胎瘤　　　　　　D. 神经源性肿瘤

E. 淋巴瘤

46. 胸腺瘤好发部位是
 A. 前上纵隔   B. 前下纵隔
 C. 后上纵隔   D. 后下纵隔
 E. 中纵隔（内脏器官纵隔）

47. 下列关于恶性肿瘤的特点，不正确的是
 A. 老年恶性肿瘤发展相对缓慢
 B. 儿童肿瘤多为肉瘤
 C. 胃癌、鼻咽癌常有家族史
 D. 乙型肝炎和肝癌相关
 E. 肠息肉与大肠癌相关

48. 良性肿瘤与恶性肿瘤的主要鉴别依据是
 A. 有无包膜   B. 生长速度
 C. 分化程度   D. 疼痛程度
 E. 有无溃疡

49. 恶性程度最高的体表肿瘤是
 A. 皮肤乳头状癌   B. 皮肤鳞状细胞癌
 C. 恶性黑色素瘤   D. 纤维肉瘤
 E. 皮肤基底细胞癌

50. 直肠癌患者出现血尿及膀胱刺激症状，检查是癌肿转移，这种转移属于
 A. 淋巴道转移   B. 血行转移
 C. 直接浸润   D. 种植性转移
 E. 直肠膀胱癌

51. 胃肠癌病人可出现
 A. 血酸性磷酸酶升高   B. 血碱性磷酸酶升高
 C. 血 CEA 升高   D. 血 AFP 升高
 E. 血 VCA – IgA 抗体升高

52. 关于肿瘤的转移说法错误的是
 A. 胃癌可转移至盆腔
 B. 乳腺癌可转移至锁骨上淋巴结
 C. 交界性肿瘤不出现转移
 D. 肝癌可出现脑转移
 E. 肺癌可出现骨转移

53. 骨肉瘤病人可出现
 A. 血酸性磷酸酶升高   B. 血碱性磷酸酶升高
 C. 血 CEA 升高   D. 血 AFP 升高
 E. 血 VCA – IgA 抗体升高

54. 交界性或临界性肿瘤是指
 A. 良性肿瘤位于两个脏器交界处
 B. 良性肿瘤来源于两种组织者
 C. 形态属良性，但浸润性生长
 D. 良性肿瘤位于重要器官
 E. 有内分泌功能的良性肿瘤

55. 关于肿瘤的恶性程度，正确的是
 A. Ⅰ级分化细胞恶性程度高
 B. Ⅲ级分化细胞接近正常分化程度
 C. 高分化较低分化者核分裂多
 D. 低分化者较高分化者 DNA、RNA 含量增多
 E. Ⅰ级分化较Ⅲ级分化细胞排列紊乱

56. 纵隔畸胎瘤好发部位是
 A. 前上纵隔   B. 后上纵隔
 C. 前纵隔   D. 后纵隔
 E. 中纵隔

57. 有关肿瘤细胞分化的叙述，错误的是
 A. 恶性肿瘤的分化程度不同，其恶性程度亦不同
 B. 恶性肿瘤可分为高分化、中分化与低分化（或未分化）
 C. 酶的活性并不随分化程度的高低而增高或降低
 D. 未分化显示高度恶性，核分裂较多
 E. 高分化接近正常分化程度，恶性程度低

58. 区别癌与肉瘤的主要依据是
 A. 浸润性生长、无包膜
 B. 异型性明显，有核分裂象
 C. 通过血道转移
 D. 组织来源
 E. 肿瘤体积

59. 肿瘤的特异性免疫治疗是应用
 A. 麻疹疫苗   B. 短棒状杆菌疫苗
 C. 接种自身瘤苗   D. α – 干扰素
 E. 白细胞介素 – 2

60. 颈部转移性肿瘤，颈部以外原发灶多见于
 A. 鼻咽部   B. 肺
 C. 乳房   D. 胃肠道
 E. 胰腺

61. 确定肿瘤性质简单而可靠的依据是
 A. 超声显像
 B. 放射性核素显像
 C. 体液自然脱落细胞学检查
 D. 电子计算机断层扫描
 E. 远红外线热像检查

62. 有关恶性肿瘤治疗原则错误的是
 A. 第一次治疗正确与否与预后密切相关
 B. Ⅰ期以手术为主
 C. Ⅱ期以局部治疗为主
 D. Ⅲ期采取综合治疗
 E. Ⅳ期可施扩大根治术

63. 属于良性肿瘤的是
 A. 神经鞘瘤   B. 精原细胞瘤

C. 唾液腺混合瘤　　　　D. 霍奇金瘤

E. Paget 病

64. 肉瘤的概念是

A. 来自肌肉组织的肿瘤

B. 来自肌肉组织的癌

C. 来自间叶组织的恶性肿瘤

D. 来自平滑肌的恶性肿瘤

E. 来自上皮组织的肿瘤

65. 恶性肿瘤的根治术，哪一项不正确

A. 切除病灶器官的大部或全部

B. 切除病灶周围组织及区域淋巴结

C. 发生在四肢的恶性肿瘤均应截肢

D. 乳癌根治术包括胸大肌、胸小肌的切除

E. 皮肤恶性肿瘤的切除应达到癌肿边缘 3～5cm

66. 关于色素痣的描述，下列哪项是错误的

A. 因含黑色素的多少可呈黑色、褐色和黄色

B. 由含黑色素颗粒的痣细胞组成

C. 可分为皮内痣、交界痣和混合痣

D. 可恶变形成皮肤癌

E. 怀疑有恶变应及时切除并行病理检查

67. 单独应用化疗即可治愈的肿瘤是

A. 霍奇金病　　　　　　B. 乳腺癌

C. 绒毛膜上皮癌　　　　D. 胃癌

E. 肺癌

68. 恶性肿瘤的淋巴转移方式中，以下列哪种最多见

A. 穿过或绕过淋巴结的"跳跃式"转移

B. 区域淋巴结转移

C. 经皮肤真皮层淋巴管的转移

D. 在毛细淋巴管内形成癌栓

E. 经皮肤淋巴管转移

69. 有关对检测 CEA 临床意义的叙述，下列不正确的是

A. 与结肠癌预后相关

B. 术前 CEA 高者增加术后复发的危险性

C. 术前 CEA 不高者是缩小手术范围的主要依据

D. 术后维持高 CEA 意味着根治不彻底

E. 术后 CEA 持续上升则预示疾病的复发

【A2 型题】

1. 女性，57 岁，左鼻翼发现皮肤病损 18 个月。面积逐渐增大，反复出现破溃，就诊时检查：病损位于左鼻翼，约 1cm×1cm，略高出皮肤，中央表浅溃疡，由包层黑褐色痂皮覆盖，腮腺区和颌下未及肿大淋巴结。最可能的诊断是

A. 疣状痣　　　　　　　B. 扁平疣

C. 鳞状细胞癌　　　　　D. 基底细胞癌

E. 恶性黑色素瘤

2. 男性，34 岁，近 2 个月来间歇性出现大便后滴血，无明显疼痛，无大便性状改变。其最可能的诊断为

A. 痔　　　　　　　　　B. 肛裂

C. 直肠癌　　　　　　　D. 结肠癌

E. 肛瘘

3. 女性，38 岁，急性粒细胞性白血病，行静脉注射化疗药物后，立即出现注射部位疼痛、肿胀。护士应考虑

A. 化疗药物反应

B. 化疗药液漏出血管外

C. 高渗性药液刺激血管壁所致

D. 化疗药物过敏

E. 血栓性静脉炎

4. 女性，7 岁，左前臂肿块约 8cm×6cm 大小，质软，呈青紫色，边界不清并可压缩。诊断为

A. 脂肪瘤　　　　　　　B. 皮脂腺囊肿

C. 纤维瘤　　　　　　　D. 海绵状血管瘤

E. 腱鞘囊肿

5. 女性，26 岁，背部皮下肿块约 2cm×1cm 大小，边界清，中央有小黑点，无发热。诊断为

A. 脂肪瘤　　　　　　　B. 皮脂腺囊肿

C. 纤维瘤　　　　　　　D. 海绵状血管瘤

E. 腱鞘囊肿

6. 男，14 岁，颈淋巴结肿大 2 周，活检示淋巴结结构破坏，可见 R－S 细胞。可诊断为

A. 传染性单核细胞增多症　　B. 淋巴结反应性增生

C. 霍奇金病　　　　　　D. 非霍奇金淋巴瘤

E. 淋巴结结核

7. 女，42 岁，经常于清晨或空腹后出现乏力、心慌、冷汗，重者神志不清，抽搐、昏迷。可于进食或口服、静滴葡萄糖后缓解。发作时测血糖常低于 2.5mmol/L。该病人最可能的诊断是

A. 胃泌素瘤　　　　　　B. 胰岛素瘤

C. 心血管疾病　　　　　D. 脑血管疾病

E. 癫痫

8. 男，60 岁，食管癌术后行放射治疗，血小板 90×10⁹/L，此时决定治疗是否停止的指标是白细胞计数低于

A. 1×10⁹/L　　　　　　B. 2×10⁹/L

C. 3×10⁹/L　　　　　　D. 4×10⁹/L

E. 5×10⁹/L

9. 女性，33 岁，反复肝区疼痛伴间歇性恶心、消瘦 5 个月。乙型肝炎病史 8 年。B 超检查：左肝叶有一直径为 3cm 的低回声肿块。血清 AFP：530ng/ml。最可能的诊断是

A. 早期肝硬化　　　　　　　　B. 活动性肝炎

C. 生殖腺胚胎肿瘤　　　　　　D. 原发性肝癌

E. 滋养层细胞肿瘤

【A3/A4 型题】

（1～2 题共用题干）

女性，56 岁，背部有一 4cm×3cm 大小肿块，质软，呈分叶状，边界不太清楚，活动度较小，无压痛，表面皮肤无红肿，未见静脉扩张。

1. 该患者最可能的诊断是

A. 皮肤癌　　　　　　　　　　B. 平滑肌瘤

C. 神经纤维瘤　　　　　　　　D. 皮脂腺囊肿

E. 脂肪瘤

2. 患者出现疼痛，且包块逐渐增大，合理的处理是

A. 口服镇痛药物　　　　　　　B. 单纯手术切除

C. 手术切除并送病理　　　　　D. 放疗

E. 化疗

（3～4 题共用题干）

女性，52 岁，发现左乳房包块 3 个月。检查发现左乳外上象限约 3.0cm×2.5cm 大小肿块，表面不光滑，质硬，边界不清楚，动度小，无明显触痛。同侧腋窝触及肿大、质硬的淋巴结。

3. 为明确肿块性质，最好采取

A. 红外线摄影　　　　　　　　B. 钼靶 X 线摄影

C. 穿刺活检　　　　　　　　　D. 切除活检

E. 切取少量活检

4. 如确诊为乳腺癌，较理想的治疗方案为

A. 乳腺癌根治术

B. 乳腺癌根治术加放射治疗

C. 乳腺癌根治术加中医治疗

D. 乳腺癌根治术加免疫治疗

E. 乳腺癌根治术加内分泌治疗

（5～7 题共用题干）

男性，58 岁，上腹餐后疼痛半年。X 线钡餐检查发现胃窦部有一直径为 1.5cm 大小龛影，局部胃壁略僵硬。B 超检查示肝内有一可疑低回声区，约 1.5cm。

5. 首先需要补充的检查是

A. 电子计算机 X 线断层扫描　B. 选择性血管造影

C. 纤维胃镜检查　　　　　　　D. 超声引导下穿刺

E. 放射性核素肝扫描

6. 有必要的免疫学检查是

A. 癌胚抗原

B. 胎儿硫糖蛋白抗原

C. 甲胎蛋白

D. 白细胞黏附抑制试验

E. 皮肤迟缓反应试验

7. 当上述检查均不能进行时，可考虑

A. 密切观察，半年复查　　　　B. 按溃疡病内科治疗

C. 试探性化学治疗　　　　　　D. 手术探查

E. 中西医结合治疗

【B 型题】

（1～3 题共用备选答案）

A. 成骨细胞　　　　　　　　　B. 骨髓细胞

C. 破骨细胞　　　　　　　　　D. 软骨细胞

E. 组织细胞

1. 恶性纤维组织细胞瘤来源于

2. 尤文肉瘤主要成分来源于

3. 成骨肉瘤来源于

（4～6 题共用备选答案）

A. 血行转移　　　　　　　　　B. 直接蔓延

C. 淋巴转移　　　　　　　　　D. 种植转移

E. 胃肠道管腔内转移

4. 直肠癌转移到肝，属于

5. 胃癌转移到盆腔，属于

6. 直肠癌转移到膀胱，属于

（7～9 题共用备选答案）

A. 氮芥　　　　　　　　　　　B. 5－FU

C. 皮质激素　　　　　　　　　D. 丝裂霉素 C

E. 长春新碱

7. 属于烷化剂类抗肿瘤药物的是

8. 属于抗代谢药物的是

9. 属于植物类抗肿瘤药物的是

（10～13 题共用备选答案）

A. 甲胎蛋白（AFP）阳性

B. 癌胚抗原（CEA）阳性

C. 尿中本－周（Bence－Jones）蛋白定性试验阳性

D. 降钙素升高

E. 尿中 17－羟类固醇明显升高

10. 多发性骨髓瘤可出现

11. 甲状腺髓样癌可出现

12. 结肠癌可出现

13. 原发性肝癌可出现

（14～15 题共用备选答案）

A. 造血系统肿瘤　　　　　　　B. 乳腺癌

C. 黑色素瘤　　　　　　　　　D. 胃癌

E. 肝转移癌

14. 对放射治疗高度敏感的肿瘤是

15. 对放射治疗中度敏感的肿瘤是

（16～20 题共用备选答案）

A. 烷化剂　　　　　　　　　　B. 亚硝胺类

C. 苏铁素　　　　　　　　　　D. 氨基偶氮类

E. 氯乙烯

16. 肺癌的发生与哪种化学因素有关

17. 胃癌的发生与哪种化学因素有关

18. 肝癌的发生与哪种化学因素有关

19. 膀胱癌的发生与哪种化学因素有关

20. 人肝血管肉瘤的发生与哪种化学因素有关

（21～24 题共用备选答案）

    A. 环磷酰胺   B. 甲氨蝶呤

    C. 阿霉素   D. 长春新碱

    E. 他莫昔芬

21. 化疗药物属于细胞毒素类药物的是

22. 化疗药物属于抗代谢类药物的是

23. 化疗药物属于抗生素类药物的是

24. 化疗药物属于生物碱类药物的是

（25～27 题共用备选答案）

    A. LDH   B. AST

    C. ACP   D. ALT

    E. ALP

25. 肝癌、骨肉瘤病人血清中可增高的是

26. 前列腺癌病人血清中可升高的是

27. 肝癌及恶性淋巴瘤病人血清中可有不同程度增高的是

（28～30 题共用备选答案）

    A. 鳞状细胞癌   B. 腺癌

    C. 移行细胞癌   D. 印戒细胞癌

    E. 髓样癌

28. 前列腺癌多为

29. 阴茎癌多为

30. 膀胱癌多为

（31～33 题共用备选答案）

    A. 蝴蝶征   B. 透明隔增厚征

    C. 白质推挤征   D. 三角征

    E. 靶征

31. 肿瘤位于中线的两侧，分布于胼胝体纤维的两边，常为胼胝体肿瘤的征象，是指

32. 病变与灰质密度相等，仅见白质内移及推挤，是慢性硬膜下血肿的特有体征，是指

33. 靶心高密度，巨大动脉瘤壁常钙化表现高密度，增强瘤内血栓不强化，只有中心部分强化，是指

（34～37 题共用备选答案）

    A. VCA-IgA   B. 酸性磷酸酶

    C. CA125   D. α-酸性糖蛋白

    E. α-胚胎抗原

34. 卵巢癌患者的肿瘤标志物是

35. 肺癌患者血清中可增高的肿瘤标志物是

36. 鼻咽癌患者血清中特异性增高的肿瘤标志物是

37. 恶性畸胎瘤患者血清中可增高的是

（38～39 题共用备选答案）

    A. T_1 B. T_2

    C. T_3 D. N_1

    E. M_1

38. 肿瘤浸润食管肌层，分期为

39. 肿瘤浸润食管外膜，分期为

（40～42 题共用备选答案）

    A. 癌   B. 肉瘤

    C. 母细胞瘤   D. 精原细胞瘤

    E. 霍奇金淋巴瘤

40. 属于胚胎性肿瘤的是

41. 来源于间叶组织的恶性肿瘤是

42. 来源于上皮组织的恶性肿瘤是

（43～45 题共用备选答案）

    A. 交界性肿瘤   B. 早期癌

    C. 良性肿瘤   D. 恶性肿瘤

    E. 癌前病变

43. 直、结肠家族性多发性腺瘤性息肉属于

44. 仅浸润黏膜层及黏膜下层的胃肠道癌称

45. 未成熟型畸胎瘤属于

（46～48 题共用备选答案）

    A. 紫外线

    B. 黄曲霉素和植物苏铁素、乙型肝炎病毒

    C. EB 病毒

    D. 血吸虫病

    E. 单纯疱疹 II 型病毒

46. 与人类皮肤癌有关的致癌物是

47. 与肝癌有关的致癌物是

48. 与鼻咽癌有关的致癌物是

（49～51 题共用备选答案）

    A. 硝酸盐

    B. 黄曲霉素污染食物

    C. 吸烟

    D. 饮酒及食用发酵霉变食物

    E. 不洁饮食

49. 与肺癌有关的不良生活习惯是

50. 与胃癌有关的不良生活习惯是

51. 与肝癌有关的不良生活习惯是

（52～54 题共用备选答案）

    A. 病因预防，消除或减少可能致癌的因素，降低发病率

    B. 对有工业污染的区域，尽早对居民进行迁移

    C. 早期发现，早期治疗，提高生存率，降低死亡率

    D. 为能早期发现癌症，强调每6个月做一次全面查体

E. 诊治后的康复，提高生存质量，减轻痛苦，延长
生命

52. 癌症的一级预防是指

53. 癌症的二级预防是指

54. 癌症的三级预防是指

（55～59 题共用备选答案）

A. 碱性磷酸酶   B. 酸性磷酸酶

C. 乳酸脱氢酶   D. α－酸性糖蛋白

E. α－胚胎抗原

55. 恶性淋巴瘤血清中可增高的是

56. 肺癌血清中可增高的是

57. 前列腺癌血清中可增高的是

58. 骨肉瘤血清中可增高的是

59. 恶性畸胎瘤血清中可增高的是

【X 型题】

1. 有关恶性肿瘤的治疗中，下列哪些是错误的

A. 恶性肿瘤一旦出现转移，就不宜手术治疗

B. 手术切除是唯一的治疗手段

C. 各种抗癌药物对肿瘤细胞都具有选择特异性

D. 软组织肉瘤很少经淋巴转移，一般不作附近淋巴结
清扫

E. 恶性肿瘤病人一定伴有恶病质

2. 肿瘤发生的内在因素有

A. 内分泌因素   B. 遗传因素

C. 免疫因素   D. 精神因素

E. 环境因素

3. 肿瘤对放射治疗的敏感性

A. 鳞癌对放疗中度敏感

B. 淋巴造血系统肿瘤对放疗高度敏感

C. 胃肠道癌对放疗低度敏感

D. 食管癌对放疗低度敏感

E. 鼻咽癌对放疗中度敏感

4. 良性肿瘤的特点是

A. 细胞分化程度高

B. 多呈膨胀性生长，不发生转移

C. 永不威胁生命

D. 有包膜与周围有明显界限

E. 少数可以恶变

5. 对放射线中度敏感的肿瘤有

A. 精原细胞瘤   B. 乳腺癌

C. 卵巢无性细胞瘤   D. 肺癌

E. 肝癌

6. 下列关于肿瘤的诊断方法的描述中，哪些是正确的

A. X 线检查对肿瘤的诊断有帮助

B. 放射性核素扫描可显示出各种大小的肿瘤

C. 超声波检查对肿瘤的部位、性质及范围有一定的参
考价值

D. 免疫学检查对肿瘤的早期诊断有价值

E. 同工酶与癌胚抗原同时测定可提高癌的诊断率

7. 拟定恶性肿瘤治疗方案主要依据有

A. 临床分期   B. 病理分类

C. 机体状况   D. 医疗条件

E. 病人要求

8. 良性肿瘤在短期内增大提示

A. 肿瘤内出血   B. 囊性变

C. 恶性变   D. 继发感染

E. 转移

9. 膀胱原位癌的特征包括

A. 组织黏附性差，易脱落

B. 长期无症状，不出现浸润

C. 短期内发展成为浸润性膀胱肿瘤

D. 呈乳头状生长

E. 侵犯基底膜

10. 为预防癌症，应采取的必要措施有

A. 普及防癌知识

B. 消除致癌因素接触

C. 避免与致癌因素有关的疾病

D. 及时治疗易癌变的疾病

E. 定期进行癌症普查

11. 关于肿瘤免疫疗法下列说法哪些正确

A. 卡介苗属于非特异性免疫疗法

B. 干扰素属于特异性免疫疗法

C. 异体疫苗属于特异性免疫疗法

D. 肿瘤免疫核糖核酸属于非特异性免疫疗法

E. 转移因子属于非特异性免疫疗法

12. 肿瘤发生的生物因素有

A. EB 病毒与鼻咽癌有关

B. 单纯疱疹病毒与白血病有关

C. 乙肝病毒与肝癌有关

D. C 型 RNA 病毒与子宫颈癌有关

E. 埃及血吸虫与膀胱癌有关

13. 有关恶性肿瘤的临床表现，下列哪几项是正确的

A. 疼痛为初发症状

B. 常易出血和形成溃疡

C. 局部不一定扪及肿块

D. 可出现淋巴和血行转移

E. 消瘦、乏力、发热常为晚期表现

14. 有关基底细胞癌的描述，正确的是

A. 发展缓慢，很少有血行或淋巴道转移

B. 恶性程度高

C. 好发于头面部

D. 能迅速侵及深部组织

E. 对放疗敏感

15. 纵隔肿瘤的临床表现有

    A. 咳嗽、呼吸困难、发麻　　　B. 吞咽困难

    C. 肋间神经痛　　　　　　　　D. Horner 综合征

    E. 上肢疼痛伴麻木

参考答案

【A1 型题】

1. C　2. C　3. E　4. C　5. B　6. C　7. E　8. A

9. B　10. C　11. C　12. B　13. A　14. B　15. B　16. B

17. A　18. D　19. A　20. D　21. E　22. D　23. C　24. C

25. D　26. E　27. A　28. E　29. E　30. A　31. C　32. A

33. E　34. B　35. C　36. C　37. C　38. D　39. B　40. C

41. D　42. E　43. D　44. D　45. D　46. A　47. B　48. C

49. C　50. C　51. C　52. C　53. B　54. C　55. C　56. C

57. C　58. D　59. C　60. A　61. C　62. E　63. A　64. C

65. C　66. C　67. C　68. B　69. C

【A2 型题】

1. D　2. A　3. B　4. D　5. B　6. C　7. B　8. A

9. D

【A3/A4 型题】

1. E　2. C　3. D　4. B　5. C　6. A　7. D

【B 型题】

1. E　2. B　3. A　4. A　5. D　6. B　7. A　8. B

9. E　10. C　11. D　12. B　13. A　14. C　15. B　16. A

17. B　18. C　19. D　20. E　21. A　22. B　23. C　24. B

25. D　26. C　27. A　28. B　29. A　30. C　31. A　32. C

33. E　34. C　35. D　36. A　37. E　38. C　39. C　40. C

41. B　42. A　43. E　44. B　45. D　46. A　47. B　48. C

49. C　50. D　51. B　52. A　53. C　54. E　55. C　56. D

57. B　58. A　59. E

【X 型题】

1. ABCE　2. ABC　3. ABCE　4. ABDE　5. BD

6. ACDE　7. ABC　8. ABC　9. ABC　10. ABCDE

11. ACE　12. ACE　13. BCDE　14. ACE　15. ABCDE

第十一章 复苏与重症监测

【A1 型题】

1. CPR 后因缺氧最易引起的并发症是

   A. 肺水肿   B. 脑水肿

   C. 心功能衰竭   D. 肾功能衰竭

   E. 肝功能衰竭

2. 保持呼吸道通畅最可靠的方法

   A. 喉罩   B. 鼻咽通气道

   C. 气管内插管   D. 口咽通气道

   E. 上抬下颌

3. 心跳骤停早期主要诊断依据

   A. 发绀   B. 瞳孔散大

   C. 大动脉波动和神志消失   D. 脑电波消失

   E. 心电图呈室颤

4. 两人进行心肺复苏，一人做人工呼吸，一人做心脏按压，其比例是

   A. 8 次心脏按压，1 次人工呼吸

   B. 5 次心脏按压，1 次人工呼吸

   C. 4 次心脏按压，1 次人工呼吸

   D. 30 次心脏按压，2 次人工呼吸

   E. 15 次心脏按压，1 次人工呼吸

5. 脑复苏过程中防止脑水肿最重要措施是

   A. 输血   B. 输高渗溶液

   C. 头部低温与脱水疗法   D. 吸入高浓度氧

   E. 输碳酸氢钠溶液

6. 施行口对口人工呼吸时，操作者深吸气后用力吹气时，吹出气中氧浓度是

   A. 10%   B. 5%

   C. 15%   D. 16%

   E. 18%

7. 无法测到肺毛细血管楔压（PCWP）时，可参照下述哪一项进行估计

   A. 右室平均压   B. 右室舒张压

   C. 肺动脉舒张压   D. 右房压

   E. 肺动脉平均压

8. 心跳停止时间是指从循环停止到

   A. 自主呼吸恢复   B. 意识恢复

   C. 心脏自动节律恢复   D. 重建有效人工循环

   E. 呼吸心跳恢复正常

9. 成人胸外心脏按压，一般使胸骨下陷的深度为

   A. 1～2cm   B. 2～3cm

   C. 3～4cm   D. 4～5cm

   E. 5～6cm

10. 心肺脑复苏时治疗室性心律失常最常用的药物是

   A. 阿托品   B. 胺碘酮

   C. 利多卡因   D. 肾上腺素

   E. 碳酸氢钠

11. 胸外心脏按压的恰当按压部位是

   A. 胸骨上、中 1/3 交界处

   B. 胸骨中部

   C. 胸骨左缘第 4 肋间

   D. 胸骨中、下 1/3 交界处

   E. 胸骨左缘第 4 肋间腋中线上

12. 急救人员 5 分钟到达现场抢救心搏骤停者，CPR 与 AED 联合的最佳方式为

   A. AED→CPR→检查心律

   B. AED→检查心律→CPR

   C. CPR→AED→检查心律

   D. CPR→AED→CPR

   E. CPR→连续 3 次 AED→CPR

13. 治疗高血钾引起的心跳停止可选用

   A. 肾上腺素   B. 阿托品

   C. 溴苄铵   D. 氯化钙

   E. 氯化钾

14. 有关中心静脉插管不恰当的是

   A. 经常更换穿刺部位的敷料

   B. 锁骨下静脉穿刺插管不可保留很长时间，应定期更换

   C. 如出现不明原因发热首先考虑拔除中心静脉插管

   D. 避免用单腔中心静脉插管输注血液制品

   E. 每日输液完毕后可用肝素盐水封管

15. 早期容量复苏的目标中，不包括

   A. 收缩压 100～120mmHg

   B. 心率 <120 次/分

   C. 尿量 >0.5ml/（kg·h）

   D. 血红蛋白（Hb）80～90g/L

   E. 中心体温 >35℃

16. 下列哪一项不是机械通气治疗的适应证

A. 心肺复苏后期治疗
B. 通气功能不全或衰竭
C. 换气功能衰竭
D. 呼吸肌功能失调或丧失
E. 术后恢复期病人

17. 目前较普遍认为的低温脑复苏的适宜温度是
A. 28℃   B. 30℃
C. 32℃   D. 34℃
E. 36℃

18. 有效心肺复苏（CPR）的标准中不包括以下哪项
A. 扪及大动脉搏动
B. 皮肤颜色红润
C. 瞳孔变小
D. 收缩压回升至 120mmHg 以上
E. 心跳恢复

19. 心肺复苏时下列哪种药不应经气道给入
A. Lidocaine   B. Atropine
C. Adrenaline   D. 5% NaHCO₃
E. Dexamethasone

20. 成人首次胸外电击除颤的功率为
A. 100J   B. 200J
C. 300J   D. 360J
E. 400J

21. 胸外除颤时，电极板应置于
A. 心尖区和右侧肩胛下角
B. 胸骨左缘第 2 肋间和心尖区
C. 胸骨右缘第 2 肋间和心尖区
D. 胸骨右缘第 3 肋间和心尖区
E. 胸骨左缘第 3 肋间和心尖区

22. 胸外心脏按压，正确操作时，动脉压可达
A. 40~60mmHg   B. 60~70mmHg
C. 70~80mmHg   D. 80~100mmHg
E. 100mmHg 以上

23. 关于胸导联电极的安放，下列哪项不正确
A. V_1—胸骨右缘第 4 肋间
B. V_2—胸骨左缘第 4 肋间
C. V_3—V_2 与 V_4 连线中点
D. V_4—左第 5 肋间锁骨中线处
E. V_5—左第 5 肋间腋前线处

24. 心脏复苏中的首选药物是
A. 利多卡因   B. 碳酸氢钠
C. 肾上腺素   D. 氯化钙
E. 阿托品

25. 复苏后治疗，保证一切复苏措施奏效最重要的是

A. 维持良好的呼吸功能
B. 确保循环功能的稳定
C. 防治肾功能衰竭
D. 脑复苏
E. 防治感染

26. 初期复苏的任务和步骤的正确顺序是
A. 保持呼吸道顺畅，口对口人工呼吸，胸外心脏按压
B. 保持呼吸道顺畅，胸外心脏按压，口对口人工呼吸
C. 口对口人工呼吸，胸外心脏按压，保持呼吸道顺畅
D. 口对口人工呼吸，保持呼吸道顺畅，胸外心脏按压
E. 胸外心脏按压，保持呼吸道顺畅，口对口人工呼吸

27. 当怀疑病人心脏停搏时，为迅速诊断，首先应
A. 扪脉搏   B. 听心音
C. 扪颈动脉或股动脉搏动   D. 测血压
E. 连接心电图进行描记

28. 对于重度颅脑损伤深昏迷病人，维持呼吸道通畅，防止缺氧的最有效方法是
A. 维持吸氧   B. 放置通气道
C. 彻底吸痰   D. 气管切开
E. 给予呼吸兴奋剂

29. 监测呼吸功能的最佳指标是
A. 呼吸频率
B. 动脉血氧分压和二氧化碳分压
C. 每分通气量
D. 潮气量
E. 唇、皮肤色泽

30. 在重症监测治疗室，给病人进行机械通气时，潮气量为
A. 5~7ml/kg
B. 6~8ml/kg
C. 8~10ml/kg
D. 10~12ml/kg
E. 10~15ml/kg

31. 进行人工呼吸的先决条件是
A. 测血压   B. 测 PaO_2
C. 数脉搏   D. 保持呼吸道通畅
E. 心脏停搏

32. 对小儿胸外电除颤最常用的电能是
A. 1J/kg   B. 2J/kg

C. 3J/kg
D. 4J/kg
E. 5J/kg

33. 最简单而有效的人工呼吸法是

A. 仰卧压胸法
B. 口对口人工呼吸法
C. 俯卧压背人工呼吸法
D. 仰卧举臂压胸法
E. 气管内插管人工呼吸法

34. 窦性心动过缓者用阿托品治疗无反应时，可选用

A. 肾上腺素
B. 去甲肾上腺素
C. 异丙肾上腺素
D. 苯肾上腺素（新福林）
E. 多巴胺

【A2 型题】

1. 一名溺水游客被救出水后，神志不清，呼吸停止，口唇发绀，需口对口人工呼吸的先决条件是

A. 清除口咽分泌物，保持呼吸道通畅
B. 确定呼吸停止
C. 每次吹入 800ml 气体
D. 病人置于仰卧位
E. 每分钟吹气几次

2. 一名冠心病病人在全麻下行左肺切除术，术中处理肺门时突然出现心室颤动，请判定下列哪种处理方法恰当

A. 胸外电除颤
B. 胸外心脏按压
C. 胸内心脏按压
D. 静注利多卡因 1mg/kg
E. 胸内电除颤

3. 一病人在硬膜外麻醉下行胆囊切除术，胸 7~8 穿刺，首次给 1.33% 利多卡因 30ml，给药后 20 分钟医师手术切皮时发现血色发紫，刀口不渗血，诊断心跳停止，应进行哪种抢救措施

A. 脱水治疗
B. 头部降温
C. 胸内心脏按压
D. 气管插管及胸外心脏按压
E. 口对口人工呼吸

4. 男，60 岁，呕血 6 小时，约 1000ml。查体：血压 70/50mmHg，脉搏 128 次/分，呼吸 35 次/分，经抗休克治疗后，病人中心静脉压升高，血压反而较前降低，考虑原因为

A. 心功能衰竭
B. 补液过多
C. 补液不足
D. 肾功能衰竭
E. 升压药物无效

5. 患者，男性，25 岁，因汽车撞伤致左胸第 4~7 肋骨骨折，皮下气肿与瘀斑，心音消失，颈、股动脉未扪及搏动，已做气管插管人工呼吸法，尚应采取

A. 输血、输液、抗休克
B. 经鼻管立即给氧
C. 胸外心脏按压
D. 胸内心脏按压
E. 胸外心脏按压加心内注射肾上腺素

6. 一电工在带电进行线路检查时突然大叫一声，摔倒在地无任何反应，如何判定病人心脏停搏

A. 无自主呼吸
B. 神志消失
C. 大动脉无搏动
D. 去医院心电图检查
E. 听诊心音

7. 女性，40 岁，因药物过敏引起心搏、呼吸骤停，复苏成功后进行了以下处理，其中错误的是

A. 常规吸氧
B. 应用抗生素
C. 维持血压在略低的水平
D. 注意尿量
E. 查血素氮

8. 女性，46 岁，临床诊断为右乳腺癌行乳腺癌根治术。既往有高血压病史。术后出现 BP 220/120mmHg，HR 125bpm，CVP 18mmHg，气管导管中涌出大量的粉红色泡沫样分泌物。药物处理应首先选用

A. 强心剂
B. 利尿剂
C. 利尿剂 + 血管扩张剂
D. 血管扩张剂
E. 强心剂 + 利尿剂 + 血管扩张剂

9. 男性，32 岁，车祸致肺挫伤。临床给予对症综合治疗，FiO_2 40%，氧流量 4~5L/min。实验室检查：pH 7.10，$PaCO_2$ 50mmHg，PaO_2 50mmHg，BE －7.6mmol/L。目前，请根据患者的氧合指数，对其换气功能及氧合作用进行评价

A. 差
B. 较差
C. 极差
D. 好
E. 良好

【A3/A4 型题】

(1~4 题共用题干)

男性，53 岁，颅内肿瘤，术后入 ICU 进行监护，初期定为神经系统 1 级监护，密切观察神志。

1. 关于 ICU 的主要工作内容，下列哪项是不正确的

A. 是对重症病人和其生理功能进行严密监测，收集临床资料
B. 是对临床资料进行综合分析以作出正确诊断
C. 及时发现和预测重症病人的病情和发展趋势
D. 针对病情采取积极有效的治疗措施
E. 是对原发病采取的诊断、治疗过程

2. 瞳孔应多长时间观察 1 次

A. 每间隔 1 小时
B. 每间隔 2 小时
C. 每间隔 4 小时
D. 每间隔 6 小时

E. 每间隔 8 小时

3. 好转后改为 2 级监护，神志、瞳孔应每间隔多长时间观察 1 次

A. 2 小时   B. 3 小时
C. 5 小时   D. 6 小时
E. 8 小时

4. 又进一步好转，改为 3 级监护，以上观察神志、瞳孔应多长时间 1 次

A. 3 小时   B. 5 小时
C. 8 小时   D. 12 小时
E. 24 小时

(5~9 题共用题干)

男性，62 岁，肥胖，行右股骨外科颈骨折开放复位术，硬膜外麻醉效果不佳改全身麻醉，因声门显露困难反复试插管期间，患者出现室颤。

5. 最可能的原因是

A. 局麻药中毒   B. 全脊髓麻痹
C. 缺氧   D. 急性心肌梗死
E. 全身麻醉过深

6. 抢救的首要措施是

A. 电除颤
B. 保持气道通畅，人工通气给氧，同时胸外心脏按压
C. 胸外心脏按压
D. 静脉注射肾上腺素
E. 继续行气管插管

7. 继续行气管插管，务必同时首先采取

A. 电除颤   B. 胸外心脏按压
C. 静脉注射肾上腺素   D. 静脉注射利多卡因
E. 开胸心脏按压

8. 经复苏后患者仍然昏迷、抽搐，主要原因是

A. 氧供不足   B. 脑细胞损伤
C. 脑血流量不足   D. 脑干受压
E. 药物作用

9. 应继续进行的处理措施是

A. 以头部为重点的低温疗法
B. 高压氧治疗
C. 持续滴注呼吸兴奋药
D. 静脉注射催醒药
E. 控制性降压

(10~11 题共用题干)

女性，45 岁，临床诊断为甲状腺功能亢进症。在全麻下行甲状腺次全切除术。手术后当晚患者体温 40.5℃，心率增快至 125 次/分，大汗、烦躁。

10. 根据患者情况，首先要考虑的是发生了

A. 急性肾上腺皮质功能减退危象
B. 甲状腺危象
C. 菌血症
D. 高渗性非酮症高血糖昏迷
E. 过敏反应

11. 下列紧急处理措施中，不宜采取

A. 口服复方碘溶液、应用抗甲状腺药物
B. 先测定 T_3、T_4，确定诊断后再行相应处理
C. 应用 β 受体阻滞药
D. 应用糖皮质激素
E. 物理降温，人工冬眠

【B 型题】

(1~2 题共用备选答案)

A. 脉搏增快，呼吸加深、加快
B. 脉搏变慢，血压下降
C. 脉搏增快，血压升高
D. 脉搏增快，呼吸减慢
E. 脉搏增快，血压下降

1. 缺氧早期的主要临床表现是

2. 二氧化碳蓄积的早期临床表现是

(3~4 题共用备选答案)

A. 肾上腺素   B. 利多卡因
C. 阿托品   D. 碳酸氢钠
E. 洛贝林

3. 用于纠正酸中毒，增加心肌应激性的药物是

4. 用于解除迷走神经对心脏抑制作用的药物是

(5~9 题共用备选答案)

A. 左心室容量负荷过重
B. 左心室压力负荷过重
C. 右心室容量负荷过重
D. 右心室压力负荷过重
E. 心肌代谢障碍

5. 急性肺梗死主要引起

6. 急性心肌梗死主要引起

7. 高血压危象主要引起

8. 慢性阻塞性肺疾病主要引起

9. 主动脉瓣关闭不全主要引起

(10~13 题共用备选答案)

A. 高渗盐水试验   B. 可的松水试验
C. 胰高血糖素激发试验   D. 血清总 T_4 测定
E. 葡萄糖 - 胰岛素释放试验

10. 用于胰腺功能测定的是

11. 用于肾上腺髓质功能监测的是

12. 用于下丘脑 - 垂体 - 肾上腺皮质功能监测的是

13. 用于下丘脑 - 垂体功能监测的是

【X 型题】

1. 脑复苏低温疗法的作用是
A. 提高脑组织对缺氧的耐受性
B. 降低脑组织耗氧量
C. 降低颅内压
D. 减慢脑组织病变的发展
E. 减轻脑水肿

2. CPR 时应用肾上腺素的有效途径
A. 气管内　　　　　B. 静脉
C. 鼻腔　　　　　　D. 心肌内
E. 心脏内

3. 气管插管适应证
A. 有气道灼伤，呼吸困难病人
B. 呼吸衰竭病人
C. 高位硬膜外阻滞
D. 合并肺部疾患
E. 合并严重心脏疾患

4. 判断心跳停止可通过下述哪几项检查
A. 触诊桡动脉　　　B. 触诊颈动脉
C. 触诊颞动脉　　　D. 触诊股动脉
E. 心电图

5. 呼吸机与病人呼吸不同步的常见原因包括
A. 呼吸道分泌物增多
B. 通气不当
C. 肺不张
D. 胃潴留
E. 病人神志不清

6. 衡量胸外心脏按压有效的标志中，下述哪几项是正确的
A. 摸到颈动脉或股动脉搏动
B. 口唇发绀逐渐减轻
C. 收缩压在 10.6kPa（80mmHg）以上
D. 散大瞳孔开始缩小
E. 偶尔出现自主呼吸动作

7. 关于胸外心脏按压，下列说法哪些正确
A. 按压部位为胸骨中、下 1/3 交界处（胸部两乳头连线之间的胸骨上）
B. 正确操作时，动脉压可达 40~60mmHg
C. 按压频率成人为 100~120 次/分
D. 按压幅度为使胸骨下陷 6~8cm
E. 操作者两臂伸直，凭自身重力垂直向胸骨加压

8. 心脏复跳后，首要的处理是
A. 维护和支持呼吸与循环功能
B. 控制全身抽搐
C. 防止脑水肿
D. 防止急性肾功能衰竭
E. 给予镇静剂

参 考 答 案

【A1 型题】
1. B　2. C　3. C　4. D　5. C　6. D　7. C　8. D
9. E　10. C　11. D　12. D　13. D　14. B　15. A　16. E
17. D　18. D　19. D　20. B　21. C　22. A　23. E　24. C
25. D　26. E　27. C　28. D　29. B　30. D　31. D　32. B
33. B　34. C

【A2 型题】
1. A　2. E　3. D　4. A　5. D　6. C　7. C　8. C
9. C

【A3/A4 型题】
1. A　2. A　3. B　4. C　5. C　6. B　7. B　8. B
9. A　10. B　11. B

【B 型题】
1. A　2. D　3. D　4. C　5. D　6. E　7. B　8. D
9. A　10. E　11. C　12. B　13. A

【X 型题】
1. ABCDE　2. ABE　3. AB　4. BDE　5. ABCD
6. ABDE　7. ACE　8. AC

第十二章　器官移植

1. 环孢素 A 的主要作用机制是抑制

　A. 巨噬细胞的功能　　　　B. 抗体的产生

　C. 白介素 - 1 的产生　　　D. 白介素 - 2 的产生

　E. 细胞毒性 T 淋巴细胞的效力

2. 移植物抗宿主反应（GVHD）主要发生于以下哪一种器官移植

　A. 肾　　　　　　　　　　B. 肺

　C. 心脏　　　　　　　　　D. 骨髓

　E. 胰腺

3. 关于肾移植急性排斥反应，叙述错误的是

　A. 多发生于肾移植后第 1 周及数月内

　B. 急性排斥反应主要应与急性肾小管坏死和输尿管梗阻相鉴别

　C. 诊断急性排斥反应之前应排除免疫抑制导致的移植肾中毒

　D. B 淋巴细胞是主要的参与细胞

　E. 诊断的金标准是肾活检

4. 对于一个终末期肾衰竭病人，下列哪种情况不适宜进行肾移植手术

　A. 肾盂肾炎病史　　　　　B. 年龄 <2 岁

　C. 年龄 >50 岁　　　　　D. 肾癌

　E. 幼年发病的长期胰岛素依赖型糖尿病病史

5. 器官移植选择供体时不恰当的是

　A. 必须血型相同，或至少要符合输血原则

　B. 免疫学选择主要有红细胞的 ABO 抗原系统和白细胞的 HLA 抗原系统

　C. 同种异体器官移植供者的选择应从免疫学和非免疫学两方面考虑

　D. 亲属供体与受者 HLA - A、B 位点不同时，可以做移植手术

　E. 患有传染性疾病和恶性肿瘤的患者不适于作器官移植的供体

6. 下述哪种移植不会发生排斥反应

　A. 心脏移植　　　　　　　B. 异体干细胞移植

　C. 断肢再植　　　　　　　D. 同种异体肾移植

　E. 库存骨移植

7. 下述哪种疾病不是肝脏移植的适应证

　A. Budd - Chiari 综合征　　B. 终末期肝硬化

　C. 肝豆状核变性　　　　　D. 低分化胆管细胞癌

　E. 原发灶已切除但已有多发肝转移的恶性胰岛素瘤

8. 下述属细胞周期非特异性药物的是

　A. 长春新碱　　　　　　　B. 羟基脲

　C. 阿糖胞苷　　　　　　　D. 丝裂霉素

　E. 氟尿嘧啶

9. 器官冷缺血是指下列哪一种温度下的缺血

　A. 0℃　　　　　　　　　　B. 2℃

　C. 4℃　　　　　　　　　　D. 6℃

　E. 8℃

10. 肾移植术后发生急性排斥反应的临床表现不包括

　A. 血压升高　　　　　　　B. 移植肾部位有压痛

　C. 血色素升高　　　　　　D. 体温升高

　E. 全身肌肉酸痛

11. 下列关于器官移植的叙述，错误的是

　A. 心脏移植后长期存活的主要障碍是植入心脏的冠脉硬化

　B. 肾移植是临床各类器官移植中疗效最稳定和最显著的

　C. 胰腺移植的适应证是药物治疗无效的 1 型糖尿病

　D. 肺移植后近期主要死亡原因是肺部感染

　E. 小肠移植后排斥反应发生率很低

12. 非孪生兄弟姐妹间进行器官移植引起排斥反应是

　A. 异种抗原　　　　　　　B. 自身抗原

　C. 同种异体抗原　　　　　D. 嗜异抗原

　E. 手术时细菌感染

13. 下列不属于同基因移植的是

　A. 异体皮肤移植　　　　　B. 同卵双生异体移植

　C. 自体皮肤瓣移植　　　　D. 自体血

　E. 自体骨移植

14. 编码主要组织相容性抗原的 MHC 位于

　A. 6 号染色体短臂　　　　B. 6 号染色体长臂

　C. 14 号染色体短臂　　　　D. 14 号染色体长臂

　E. 16 号染色体短臂

15. 下列器官移植中，哪一个术后排斥反应较轻

　A. 肾移植　　　　　　　　B. 肝移植

　C. 胰腺移植　　　　　　　D. 小肠移植

　E. 胰肾联合移植

16. 下列哪种不是免疫抑制剂

    A. 皮质激素　　　　　　　B. 霉酚酸酯
    C. 环孢素　　　　　　　　D. 肾上腺素
    E. 环磷酰胺

17. 器官移植术后，临床上最常用的抗急性排斥的药物是

    A. 长春新碱　　　　　　　B. 环磷酰胺
    C. 单克隆抗体　　　　　　D. 环孢素 A
    E. 硫唑嘌呤

18. 关于排斥反应，下列哪点是错误的

    A. 急性排斥反应是 T 细胞介导的
    B. 超急性排斥反应是细胞介导的
    C. 慢性排斥反应主要引起血管内皮损伤
    D. 超急性排斥反应不可逆转
    E. 急性排斥反应经治疗后可能逆转

19. 急性排斥反应是由于

    A. 移植体的 HLA 抗原与受者的致敏淋巴细胞对抗
    B. 有过妊娠，接受过多次输血，受体内已有抗体形成
    C. 已做过其他器官移植
    D. 血型不同
    E. 移植器官细胞膜上的抗原与受者已存在的循环抗体间激烈反应

20. 关于慢性排斥反应的特点，下列错误的是

    A. 表现为移植术数月或数年后逐渐出现的同种移植物功能减退直至衰竭
    B. 组织病理学可见动脉中层平滑肌增生
    C. 组织病理学可见弥漫的向心性动脉内膜增厚
    D. 组织病理学可见管壁纤维素样坏死
    E. 现有免疫抑制剂治疗一般无效

【A2 型题】

1. 女，53 岁，终末期肝病行肝移植术后进行性少尿，以至无尿、氮质血症伴代谢性酸中毒，针对其可能出现的最紧急并发症应首先考虑

    A. 大剂量利尿药物冲击利尿
    B. 严格限制入量，宁少勿多
    C. 静脉营养支持，高蛋白、高热量、高维生素
    D. 应用蛋白合成激素
    E. 防止并及时纠正高钾血症

2. 女性，42 岁，肾移植术后 2 周。离床活动后突感移植肾区疼痛，心慌、气急、大汗淋漓。查体：心率 120 次/分，血压 75/40mmHg。面色苍白。移植肾区膨隆，移植肾肿胀压痛明显。血肌酐 180μmol/L。首先应考虑的肾移植并发症是

    A. 超急性排斥反应　　　　B. 移植肾尿瘘
    C. 移植肾破裂　　　　　　D. 慢性排斥反应

E. 移植肾输尿管梗阻

3. 男性，34 岁，肾移植术后 1 年，近 3 个月出现顽固性高血压，多种降压药物治疗无效，肌酐缓慢上升。移植肾 B 超检查：移植肾血供减少，血流指数 0.71。移植肾区听诊可闻及血管杂音。首先应考虑的肾移植并发症是

    A. 慢性排斥反应　　　　　B. 急性排斥反应
    C. 药物性肾损坏　　　　　D. 移植肾动脉狭窄
    E. 移植肾输尿管梗阻

4. 女性，48 岁，4 个月前接受肾移植术，10 多天前开始出现食欲缺乏，继而干咳、发热，近 2 天呼吸困难。查体：呼吸 30 次/分。口唇发绀。双肺呼吸音粗，无啰音。X 线检查：双肺门周围弥漫性渗出，呈网状和小结节状影，次日进展成双侧肺门的蝶状影。首先应考虑的肾移植并发症是

    A. 移植物抗宿主病　　　　B. 卡氏肺囊虫肺炎
    C. 肺炎支原体肺炎　　　　D. 肺炎链球菌肺炎
    E. 肺炎克雷伯杆菌肺炎

5. 男性，45 岁，肾移植术后 1 周，尿量减少，血清肌酐上升，经移植肾穿刺活检证实为急性排斥反应，甲泼尼龙冲击治疗 5 天无效。下一步应考虑使用哪种药物治疗

    A. 地塞米松　　　　　　　B. 继续使用甲泼尼龙
    C. 大剂量环孢素　　　　　D. 环磷酰胺
    E. 抗淋巴细胞球蛋白

6. 男性，40 岁，肾移植术后第 8 天，出现发热，移植肾区疼痛、尿量减少、血清肌酐持续上升。首先考虑的肾移植并发症为

    A. 慢性排斥反应　　　　　B. 超急性排斥反应
    C. 急性排斥反应　　　　　D. 加速性排斥反应
    E. 急性肾小管坏死

7. 男性，27 岁，肾移植术后 3 个月，近日出现低热，呼吸困难，无明显咳嗽症状。X 线检查：双肺间质性肺炎。血常规：WBC $3.5 \times 10^9/L$，RBC $3.35 \times 10^{12}/L$，Hb 90g/L，血清肌酐 125μmol/L，痰细菌培养（-），血清 CMV-Ag 阳性。首先考虑的肾移植并发症为

    A. 细菌性肺炎　　　　　　B. 真菌性肺炎
    C. 巨细胞病毒性肺炎　　　D. 肺结核
    E. 卡氏肺孢子虫肺炎

8. 男性，35 岁，肾移植术后第 15 天，出现发热，移植肾区疼痛、伤口渗液、尿量减少、肌酐上升。移植肾 B 超检查：移植肾血供正常，移植肾周积液。首先考虑的肾移植并发症为

    A. 移植肾破裂　　　　　　B. 移植肾动脉狭窄
    C. 急性排斥反应　　　　　D. 移植肾输尿管梗阻

E. 肾移植术后尿漏

9. 男性，60 岁，肾移植术后 6 年，水肿、蛋白尿 1 年。实验室检查：血肌酐 215μmol/L，Hb 95g/L。先口服抗排斥药物泼尼松 10mg/d + Aza 50mg/d。移植肾穿刺活检诊断为慢性排斥反应。现考虑更换免疫抑制剂，以下方案最适宜的是

　A. FK506 + 骁悉（吗替麦考酚酯）+ 泼尼松

　B. 泼尼松 10mg/d + Aza100mg/d

　C. 泼尼松 30mg/d + Aza50mg/d

　D. 维持原方案不变，予以大剂量激素冲击治疗

　E. 维持原方案不变，加用环孢素

【A3/A4 型题】

(1 ~ 2 题共用题干)

男性，45 岁，因乙肝后肝硬化行原位肝移植术后 1 个月，常规抗病毒、保肝及抗排斥治疗。肝功能恢复正常后出院。出院后 1 周突发黄疸、发热再次住院，检查发现 T 管引流液内可见絮状物。

1. 首先应考虑的诊断为

　A. 胆道并发症　　　　　B. 急性排斥反应

　C. 慢性排斥反应　　　　D. 乙肝复发

　E. 移植肝功能恢复不良

2. 首选检查方法是

　A. B 超　　　　　　　　B. 腹部 CT

　C. T 管造影　　　　　　D. ERCP

　E. 肝穿活检

(3 ~ 6 题共用题干)

男性，45 岁，原位肝移植（胆管端端吻合术）术后 1 周，胆汁分泌每日 100ml，ALT 由 72U/L 升至 253U/L，TBIL 由 43μmol/L 升至 134μmol/L。

3. 最不可能的诊断是

　A. 急性排斥反应

　B. 慢性排斥反应

　D. 胆道并发症

　D. 血管并发症

　E. 药物毒性反应

4. 诊断肝移植术后急性排斥反应的金标准是

　A. B 超　　　　　　　　B. 肝穿刺活检

　C. 肝功能检查　　　　　D. MRCP

　E. T 管造影

5. 急性排斥反应诊断明确后首选治疗

　A. 保肝治疗

　B. 预防性应用抗生素

　C. 激素冲击治疗、增加环孢素或普乐可复服用量

　D. 抗病毒治疗

　E. 血浆置换

6. 若该患者 T 管造影显示为吻合口狭窄，首选治疗为

　A. 胆肠吻合术　　　　　B. 再次肝移植

　C. 内镜治疗　　　　　　D. 药物保肝治疗

　E. 胆道冲洗

(7 ~ 8 题共用题干)

男性，40 岁，因"肝硬化"行肝移植术。术后 10 天出现发热，体温 38.8℃，右上腹胀痛。查体：右上腹压痛，无明显肌紧张。WBC 18×10^9/L，血清胆红素 88μmol/L，ALT 356U/L。

7. 可能的诊断为

　A. 超急性排斥反应　　　B. 门静脉血栓形成

　C. 急性排斥反应　　　　D. 胆道吻合口瘘

　E. 肝动脉血栓形成

8. 首选的处理为

　A. 大剂量皮质激素冲击治疗

　B. 切除移植肝，再次肝移植

　C. 剖腹探查，摘除门静脉血栓

　D. 剖腹探查，修补胆肠吻合口瘘

　E. 行血管造影检查

(9 ~ 11 题共用题干)

女性，50 岁，因尿毒症行肾移植术，术后肾功能延迟恢复，每日尿量 800ml 左右，肌酐 800μmol/L。术后第 8 天行移植肾穿刺活检，诊断为 ATN。现患者口服抗排斥药物为 CSA、MMF 和 Pred。

9. 目前的治疗宜采取

　A. 立即切除移植肾

　B. 大剂量激素冲击治疗

　C. ALG/ATG 治疗

　D. 加大免疫抑制剂量

　E. 恢复血透等待移植肾功能恢复

10. CSA 最佳的服用剂量应为

　A. 1 ~ 2mg/（kg·d）　　B. 3 ~ 4mg/（kg·d）

　C. 5 ~ 6mg/（kg·d）　　D. 7 ~ 18mg/（kg·d）

　E. 9 ~ 10mg/（kg·d）

11. 按 ATN 正规治疗 30 天，移植肾穿刺活检提示：肾小管上皮细胞轻至中度水肿，变性，肾小球形态正常，肾间质少量炎性细胞浸润。根据患者目前情况，治疗首先应采取

　A. 立即切除移植肾

　B. 大剂量激素冲击治疗

　C. ALG/ATG 治疗

　D. 加大免疫抑制剂量

　E. 继续维持血液透析，等待移植肾功能恢复

(12 ~ 15 题共用题干)

男性，40 岁，要求为其妹妹捐献肾脏，经组织配型

检查后认为该供者符合亲属肾移植供肾要求。肾功能正常，血肌酐 77μmol/L。

12. 判断该供者单侧肾功能情况的最好检测方法是
A. 双肾 B 超
B. IVU
C. 双肾 CT 平扫
D. 24 小时内血肌酐清除率
E. 放射性核素肾图测左、右肾肾小球滤过率

13. 如供者双肾功能均正常，决定取左或右侧供肾的最有价值的检查是
A. 双肾 B 超 B. IVU
C. 双肾 CT 平扫 D. 双肾血管造影
E. 放射性核素肾图测左、右侧肾肾小球滤过率

14. 供肾摘取后立即用肾保存液行肾脏灌注，最适宜的灌注压力是
A. 50 ~ 100cmH$_2$O B. 100 ~ 120cmH$_2$O
C. 150 ~ 200cmH$_2$O D. 200 ~ 250cmH$_2$O
E. > 250cmH$_2$O

15. 最佳的灌注量是
A. 200 ~ 250ml B. 250 ~ 300ml
C. 300 ~ 350ml D. 350 ~ 400ml
E. 400 ~ 500ml

(16 ~ 17 题共用题干)
女性，44 岁，临床诊断慢性肾衰竭尿毒症期，拟行同种异体肾移植手术。经组织配型检查发现患者 PRA 55%。

16. 为降低排斥反应发生率，应行下列哪项处理
A. 血液滤过 B. 口服抗排斥药物
C. 血浆置换 D. 腹膜透析
E. 口服离子交换树脂

17. PRA 应降为多少后方适合肾移植术
A. < 10% B. 10% ~ 20%
C. 20% ~ 30% D. 30% ~ 40%
E. 40% ~ 50%

(18 ~ 20 题共用题干)
男性，45 岁，肾移植术后第 14 天，移植肾功能正常，血肌酐 110μmol/L，尿量 2500ml/d。术后第 15 天，出现移植肾胀痛。查体：T 37.5℃，P 90 次/分，BP 150/90mmHg。移植肾肿大压痛明显，伤口引流管口处有大量淡黄色液体渗出。B 超检查：移植肾周液性暗区，血流阻力指数 0.70。

18. 首先应考虑的是
A. 移植肾破裂 B. 移植肾周感染
C. 移植肾漏尿 D. 急性排斥反应
E. 移植肾输尿管梗阻

19. 为鉴别伤口渗出液的性质，最简单可靠的方法是

A. 移植肾 MRI 检查 B. 移植肾 CT 检查
C. 泌尿系造影 D. 膀胱亚甲蓝实验
E. 移植肾放射性肾图检查

20. 经留置导尿管及引流管 5 天后，伤口引流量约 500ml/d，导尿管引流量约 1500ml/d。此时，应采取的处置措施是
A. 继续留置导尿管及伤口引流管
B. 立即手术
C. 拔出导尿管
D. 拔出伤口引流管
E. 另外放置引流管

【B 型题】
(1 ~ 3 题共用备选答案)
A. 膦甲酸钠
B. 乙肝免疫球蛋白加拉米夫定
C. 阿德福韦
D. 阿昔洛韦
E. 更昔洛韦

1. 乙肝后肝硬化行肝移植术，术后常规预防乙肝复发的治疗方案为
2. 乙肝病毒若出现 YMDD 变异，应加用哪种抗病毒药物
3. 器官移植术后继发 CMV 感染首选何种药物治疗

(4 ~ 6 题共用备选答案)
A. 结构移植 B. 同种异体移植
C. 异种移植 D. 活体移植
E. 同卵孪生移植

4. 移植提供机械解剖结构的是
5. 移植后会引起强烈排斥反应的是
6. 移植后不会发生排斥反应的是

(7 ~ 9 题共用备选答案)
A. 异体皮肤移植 B. 血管移植
C. LCyDig 移植 D. 肾移植
E. 自体骨移植

7. 属于细胞移植的是
8. 属于实质性大器官移植的是
9. 不属于同基因移植的是

(10 ~ 11 题共用备选答案)
A. 巨细胞病毒感染 B. 单纯疱疹病毒感染
C. 乙肝病毒感染 D. HIV 感染
E. EB 病毒感染

10. 肾移植术后最常见的病毒感染是
11. 肾移植术后消化系统最易发生的病毒感染是

(12 ~ 14 题共用备选答案)
A. 肺化脓症 B. 肺源性心脏病
C. 原发性肺动脉高压 D. 慢性阻塞性肺疾病

E. 特发性肺纤维化

12. 单肺移植的最佳适应证是

13. 双肺移植的最佳适应证是

14. 心肺联合移植的最佳适应证是

(15 ~ 16 题共用备选答案)

    A. 食欲减退

    B. 尿量减少、伤口渗液

    C. 心动过速

    D. 恶心、呕吐

    E. 移植肾区疼痛、尿量减少

15. 肾移植术后急性排斥反应的早期表现为

16. 肾移植术后尿漏的早期表现为

【X 型题】

1. 器官移植前需做的检查是

    A. 淋巴细胞毒交叉配合试验 B. 血型

    C. 混合淋巴细胞培养   D. HLA 配型

    E. 肝炎系列检查

2. 活体供肾者的排除标准包括以下哪些

    A. 尿蛋白 >250mg/24h

    B. 肾小球滤过率 <80ml/min

    C. 血压 >140/90mmHg

    D. 心理障碍者

    E. 体重超过标准体重的 30%

3. 以遗传学角度，移植可分为

    A. 同质移植   B. 异种移植

    C. 同种异体移植   D. 活体移植

    E. 结构移植

4. 肝移植术后早期引起死亡的主要并发症包括

    A. 感染   B. 原发病复发

    C. 肾功能衰竭   D. 药物性肝损害

    E. 排斥反应

5. 以下哪些患者不适宜行肝移植手术

    A. 肝外存在难以根治的恶性肿瘤

    B. 存在难以控制的感染

    C. 肝硬化晚期合并大量腹水

    D. 酒精性肝硬化，但难以戒除酗酒

    E. Wilson 病合并肝功能衰竭

6. 肝移植术后胆道并发症发生的原因包括

    A. 供体热缺血时间过长

    B. 供体冷缺血时间过长

    C. 胆道血供损伤

    D. ABO 血型不合

    E. 术后早期肝动脉血栓形成

参 考 答 案

【A1 型题】

1. D 2. D 3. D 4. D 5. D 6. C 7. D 8. D
9. C 10. C 11. E 12. C 13. A 14. A 15. B 16. D
17. D 18. B 19. A 20. D

【A2 型题】

1. E 2. C 3. D 4. B 5. E 6. C 7. C 8. E
9. A

【A3/A4 型题】

1. A 2. B 3. B 4. B 5. C 6. C 7. C 8. A
9. E 10. B 11. E 12. E 13. D 14. B 15. A 16. C
17. A 18. C 19. D 20. B

【B 型题】

1. B 2. C 3. E 4. A 5. C 6. E 7. C 8. D
9. A 10. A 11. C 12. E 13. A 14. C 15. E 16. B

【X 型题】

1. ABCDE 2. ABCDE 3. AC 4. ACE 5. ABD
6. ABCDE

第十三章　常见体表肿物

1. 淋巴管瘤的临床特点，下列不正确的是

A. 由淋巴管和结缔组织组成的一种先天性良性肿瘤

B. 由淋巴管内皮细胞增生或淋巴管扩张而成

C. 多数在幼年时期出现

D. 分为 3 种类型：毛细管型、海绵状型和囊肿型

E. 毛细管型最多见

2. 下列皮肤基底细胞癌的临床特点，错误的是

A. 来源于皮肤或附件基底细胞，多见于老年人，好发于颜面及颈部

B. 以局部形成溃疡为主要表现，呈浸润性生长，恶性程度低，病程发展缓慢

C. 早期可发生局部淋巴结转移

D. 病理可分为结节溃疡型、硬化型、色素型、浅表型

E. 对化疗不敏感

3. 临床不需要处理的色素痣是

A. 生长在易受摩擦部位的色素痣

B. 位于掌、足底、阴囊等处的交界痣

C. 出现卫星色斑及色素环

D. 界限不清或出现放射状向周围扩展，无其他原因的区域淋巴结肿大

E. 痣的数量超过 20 个以上

4. 临床最常见的细胞性斑痣是

A. 皮内痣　　　　　B. 交界痣

C. 混合痣　　　　　D. 蓝痣

E. 幼年痣

5. 黑痣发生恶变时，哪一条是不恰当的

A. 迅速增大

B. 色素突然增加

C. 周围出现卫星状小痣

D. 表面小黑头破溃溢出豆渣样物

E. 局部淋巴结肿大

6. 皮样囊肿的形成是由于

A. 胚胎发育过程中内胚叶遗留所致

B. 胚胎发育过程中皮脂腺和汗腺发育不良所致

C. 胚胎发育过程中外胚叶遗留所致

D. 数个皮脂腺囊肿融合而成

E. 外伤后皮肤碎片植入皮下发展而成

7. 下述有关体表肿瘤描述中，不恰当的是

A. 体表肿瘤是指来源于皮肤、皮肤附件、皮下组织与浅表软组织的肿瘤

B. 皮肤基底细胞癌，发展缓慢，呈浸润性生长，但也常伴血道或淋巴道转移

C. 下肢皮肤鳞状细胞癌严重时伴骨髓浸润，常需截肢

D. 脂肪瘤位于深部者可恶变，应及时切除

E. 神经鞘瘤中央型者，手术不慎易切断神经

8. 关于皮肤囊肿的叙述哪项不对

A. 皮脂囊肿为非真性肿瘤

B. 皮样囊肿为囊性畸胎瘤

C. 表皮样囊肿就是表皮进入皮下而形成

D. 腱鞘囊肿术后不易复发

E. 腱鞘囊肿和滑液囊肿也不是真性肿瘤

9. 关于毛细血管瘤的叙述，哪项是不恰当的

A. 女性多见

B. 多见于婴儿

C. 大多数为错构瘤

D. 有些能够自行停止生长或消退

E. 只能通过手术治疗

10. 关于海绵状血管瘤的叙述哪项不恰当

A. 肿块软，界限不清

B. 主要生长在肌肉之间

C. 一般由小静脉和脂肪组织构成

D. 手术前可通过血管造影确定手术范围

E. 可以通过局部注射硬化剂来治疗

11. 黑痣为良性肿物，可分为

A. 皮内痣、皮下痣和交界痣

B. 皮内痣、皮外痣和交界痣

C. 皮下痣、交界痣和混合痣

D. 皮内痣、交界痣和混合痣

E. 皮内痣、皮下痣和混合痣

12. 有关囊状淋巴管瘤，以下叙述哪项不恰当

A. 多见于婴幼儿颈部，好发于颈部后三角区

B. 常与周围正常淋巴管相连

C. 是一种先天性囊肿，来源于胚胎的迷走淋巴组织

D. 较大时可压迫气管、食管出现呼吸及吞咽困难

E. 由于体积大，壁薄，不易完整切除，容易复发

13. 有关色素斑的描述，错误的是

A. 是指由于真皮中间层出现活性增加的黑色素细胞

而致色素过度积聚

B. 临床多见于腰骶部

C. 面积可较雀斑大

D. 可多发，无自觉症状

E. 存在恶变倾向

14. 骨囊肿的治疗原则是

A. 囊壁刮除 + 囊腔内液体引流

B. 囊壁彻底切除 + 植骨

C. 病段切除 + 植骨

D. 观察，不必手术

E. 截肢

15. 表皮样囊肿系由

A. 肿瘤细胞增殖分裂形成

B. 皮脂腺囊肿扩张形成

C. 胚胎发育时外胚叶遗留形成

D. 胚胎发育时内胚叶遗留形成

E. 外伤致表皮基底细胞层进入皮下生长而成

16. 诊断胰岛素细胞瘤的最准确方法是

A. Wipple 三联征

B. 甲苯磺丁脲耐量试验

C. 葡萄糖耐量试验

D. 饥饿试验

E. 血胰岛素测定

17. 有关交界痣，下列哪种说法是错误的

A. 交界痣是指痣细胞集中分布在表真皮的交界位置

B. 是指处于良恶性交界状态

C. 交界痣可发展为黑色素瘤

D. 交界痣可分布于任何部位

E. 交界痣应该手术切除

18. 有关对皮肤鳞癌的病理分级，下列错误的是

A. Ⅰ级：指未分化细胞不足 25%

B. Ⅱ级：指未分化细胞占 50%

C. Ⅲ级：指未分化细胞占 75%

D. Ⅳ级：全部为未分化细胞

E. Ⅴ级：全部为极幼稚细胞

19. 恶性黑色素瘤，下列哪项说法不正确

A. 黑色素瘤多数是在色素病变基础上发生的

B. 正常皮肤也可以发生黑色素瘤

C. 黑色素瘤主要经血液转移至肺、骨等器官

D. 最佳治疗方案是外科手术切除

E. 黑色素瘤可以有家族史

20. 有关表皮囊肿，下列表述哪项不正确

A. 多因外伤后皮肤碎片植入而产生

B. 囊为单个或多个，基底可以移动，但与皮肤常有

粘连

C. 囊内充满角质物及毛发

D. 手术切除时，宜包括表皮和囊肿周围的皮下组织，可疑恶变时切除范围应扩大

E. 其囊壁为皮肤复层鳞状上皮细胞的组织结构，无真皮组织层

21. 有关毛细管型淋巴管瘤的特点，下列不正确的是

A. 常见于面、颈等部位

B. 主要生长于皮肤组织中，由衬有内皮细胞的淋巴管扩张而成

C. 也可生长在皮下脂肪和深筋膜

D. 淋巴管内充满淋巴液，在皮肤表面形成一个突出的肿块

E. 肿瘤表面无色、柔软，压迫时稍缩小，常无自觉症状

22. 正常人体表平均色素痣有

A. < 5 颗   B. 5 ~ 10 颗

C. 10 ~ 15 颗   D. 15 ~ 20 颗

E. > 20 颗

23. 关于黑色素瘤的手术治疗，下列不正确的是

A. 只适用于Ⅰ ~ Ⅲ级的黑色素瘤

B. 根治性切除包含扩大的肿瘤切除及区域淋巴结清扫

C. 切除线应距肿瘤边缘 4cm

D. 深部应包括皮下组织和深筋膜一并切除

E. 趾或指端黑色素瘤可做截肢处理

【A2 型题】

1. 男性，28 岁，主因发现全身多发肿物来就诊。肿物分布于胸、腹壁及双上肢，偶有疼痛，无发热，查肿物位于皮下。与皮肤无粘连，圆形，质稍硬，活动，大小不一，大者可有分叶，诊断考虑为

A. 皮脂腺囊肿   B. 神经纤维瘤病

C. 脂肪瘤   D. 血管瘤

E. 交界痣

2. 患儿，50 天，喷射样呕吐 1 个月余，无黄绿色液，体重不增，近日大便减少。查体时应特别注意的是

A. 有无腹膜炎表现   B. 胃型及胃蠕动波

C. 肠鸣音情况   D. 右上腹橄榄样肿块

E. 营养状况

3. 女性，20 岁，上唇红肿伴剧痛 2 天。查体：上唇隆起呈紫红色，有多个脓栓，中央破溃坏死。化验 WBC 26×10^9/L，中性粒细胞 0.90（90%）。下列治疗措施哪项是错误的

A. 全身应用抗生素

B. 立即采用 " + " 或 " + + " 形切口切开引流

C. 适当休息

D. 加强营养

E. 理疗

4. 患儿，4个月，出生后即发现枕部中线部位一肿物，约 3cm×4cm×4cm，质软，不活动，透光（−），有跳动感，下列最可能的诊断是

　A. 皮样囊肿　　　　　　　B. 皮脂腺囊肿

　C. 脑膜膨出　　　　　　　D. 脂肪瘤

　E. 头皮血管瘤

5. 女性，65岁，发现背部包块4个月。查体：背部左侧有一 4cm×3cm 大小肿块，与皮肤无粘连，质软，呈分叶状，边界不甚清楚，活动度较小，无压痛，表面皮肤无红肿。最可能的诊断是

　A. 纤维瘤　　　　　　　　B. 横纹肌瘤

　C. 神经纤维瘤　　　　　　D. 淋巴管瘤

　E. 脂肪瘤

6. 男性，58岁，下肢慢性溃疡10年，出现疼痛伴出血2个月。查体：左下肢内踝上方有一 2.5cm×2.5cm 溃疡，中央凹陷，肉芽呈灰白色，少许脓性渗出物，边缘隆起，触之易出血。为明确诊断最好采用下列哪项检查

　A. 穿刺活检　　　　　　　B. 切取部分组织活检

　C. 切除活检　　　　　　　D. 脱落细胞涂片检查

　E. X线照片检查

7. 女性，20岁，自幼发现左眼睑外侧肿块，生长缓慢。查体：左眼睑外侧有一直径为 1.0cm 圆形皮下包块，与表皮无粘连，界限清，囊性感明显，活动度较差。最可能的诊断是

　A. 皮样囊肿　　　　　　　B. 表皮样囊肿

　C. 纤维瘤　　　　　　　　D. 皮脂腺囊肿

　E. 毛囊炎

8. 男性，38岁，发现腹壁包块2个月。查体：右上腹部可触及一直径为 2.5cm 的皮下包块，与皮肤无粘连，质硬，较固定，边界不清，无触痛。最可能的诊断是

　A. 皮样囊肿　　　　　　　B. 脂肪瘤

　C. 皮脂腺囊肿　　　　　　D. 纤维瘤

　E. 表皮样囊肿

9. 女性，25岁，发现右背部肿物2年，无疼痛。查体：背部皮下圆形肿物直径 2.5cm，质软，界限清楚，稍隆起于皮表，与表皮紧密粘连，中央部位可见有一粉刺样小黑点。诊断考虑为

　A. 脂肪瘤　　　　　　　　B. 纤维瘤

　C. 皮脂腺囊肿　　　　　　D. 混合瘤

　E. 淋巴瘤

10. 男性，31岁，发现右手掌包块6个月。查体：右手掌中部有一直径为 1.5cm 卵圆形包块，突出于表皮，与皮肤粘连，质硬，可活动，有轻压痛。最可能的诊断是

　A. 皮样囊肿　　　　　　　B. 腱鞘囊肿

　C. 纤维瘤　　　　　　　　D. 皮脂腺囊肿

　E. 表皮样囊肿

【A3/A4 型题】

（1~2 题共用题干）

　　男性，28岁，主因发现全身多发肿物来就诊，肿物分布于胸、腹壁及双上肢，偶有疼痛，无发热。查体：肿物位于皮下，与皮肤无粘连，圆形，活动，大小不一，大者可有分叶。

1. 诊断考虑为

　A. 皮脂腺囊肿　　　　　　B. 神经纤维瘤病

　C. 脂肪瘤　　　　　　　　D. 血管瘤

　E. 交界痣

2. 下一步应采取的治疗为

　A. 不予处理

　B. 一次手术全部切除

　C. 分期、多次手术切除

　D. 血管造影了解病变范围

　E. 切开引流

（3~4 题共用题干）

　　女性，25岁，发现后背部肿物2年，近1周来肿物明显增大，伴疼痛。查体：后背部直径 3cm 大小肿物，表面红肿、有压痛，波动感阳性，与表皮有粘连。

3. 考虑诊断为

　A. 皮肤疖肿　　　　　　　B. 交界痣恶变

　C. 皮脂腺囊肿继发感染　　D. 脂肪瘤

　E. 皮肤癌

4. 下一步处理为

　A. 扩大切除肿物　　　　　B. 口服消炎药物

　C. 切开引流　　　　　　　D. 放射治疗

　E. 先抗感染，消炎后手术切除

（5~6 题共用题干）

　　女性，28岁，主因"发现左腹壁肿物2年"入院。查体：左下腹壁肿物，约 6cm×4cm 大小，边界尚清，质硬，活动差。B 超示腹壁腹直肌内低回声实性肿物。

5. 患者诊断应考虑为

　A. 脂肪瘤　　　　　　　　B. 纤维瘤

　C. 血管瘤　　　　　　　　D. 皮肤癌

　E. 表皮样囊肿

6. 下一步治疗方法是

　A. 暂观察，不予处理

B. 局部切除，根据病理结果决定是否二次手术

C. 局部广泛切除，切除后修补腹壁缺损

D. 先放射治疗，再手术切除

E. 先全身化疗，再手术切除

(7～8 题共用题干)

男性，45 岁，主因"排便困难、尿频半年"就诊。肛门指诊可触及直肠前壁外生性肿物。行 CT 检查示盆腔巨大肿物，为囊性，大小约 20cm×18cm，边界清楚，包膜完整，位于直肠后方、骶骨前方，对直肠及膀胱均有压迫。

7. 患者诊断考虑为

  A. 直肠癌   B. 脂肪瘤

  C. 皮样囊肿   D. 平滑肌瘤

  E. 淋巴管瘤

8. 下一步治疗为

  A. 剖腹探查，肿物切除

  B. 考虑为良性病变，暂时观察

  C. 经直肠穿刺引流

  D. 剖腹探查、乙状结肠造口

  E. 剖腹探查，肿物及直肠切除，盆腔内吻合

(9～10 题共用题干)

男孩，9 个月。生后发现腰部中线处肿物，大小约 5cm×4cm×3cm，局部有毛发增生及色素沉着，轻度尿、便失禁。

9. 最可能的诊断是

  A. 腰部脊膜膨出

  B. 腰部脊髓外翻

  C. 腰部脂肪瘤

  D. 腰部脊膜膨出合并神经性膀胱

  E. 腰部脊髓脊膜膨出

10. 想明确诊断最直接有效的检查方法是

  A. 脊柱 X 线片   B. 脊柱 CT

  C. 脊髓 MRI   D. 肿物穿刺

  E. 酚红试验

(11～13 题共用题干)

女性，55 岁，无意中发现右侧腋窝肿块 2 个月。查体：双侧乳腺、锁骨上及颈部均未发现异常。活检证实为淋巴结转移癌。

11. 最可能的组织来源是

  A. 甲状腺   B. 乳腺

  C. 肝脏   D. 肺

  E. 脊椎

12. 最有诊断意义的检查是

  A. 细胞学检查   B. 乳腺导管造影

  C. 近红外线扫描   D. 钼靶照相

  E. CT 检查

13. 首选的治疗是

  A. 长期口服他莫昔芬

  B. 局部热敷

  C. 据钼靶片定位，切除病变部位，送快速病理

  D. 乳腺腺叶切除

  E. 乳房切除术

(14～16 题共用题干)

女性，34 岁，左大腿明显肿大，步行沉重感 1 年。查体：一般情况良好。左大腿中、下 1/3 以下体积明显增大，可见弥漫性呈"念珠状"或"索条状"弯曲迂回的粗大而带搏动的血管，触之质地柔软而有弹性，有压缩感，皮温较健侧增高，可扪及持续震颤，听诊可闻及连续性吹风样杂音。

14. 初步诊断为

  A. 海绵状血管瘤   B. 蔓状血管瘤

  C. 血管畸形   D. 动－静脉瘘

  E. 混合性血管瘤

15. 首先要做的检查是

  A. X 线片   B. B 超

  C. CT   D. 选择性动脉造影

  E. PET

16. 治疗宜采取下列何种方法

  A. 药物治疗，如激素、干扰素

  B. 反复注射硬化剂

  C. 局部放疗

  D. 介入栓塞治疗

  E. 准备充分后，手术切除

(17～19 题共用题干)

男性，60 岁，右侧鼻翼皮肤病损，反复出现破溃，面积逐渐增大 6 个月。检查：右侧鼻翼可见一约 0.5cm×1.0cm 表浅溃疡，表面由一层黑褐色痂皮覆盖，边缘略高出皮肤。腮腺区和下颌下未扪及肿大淋巴结。

17. 最可能的诊断是

  A. 皮脂腺囊肿破溃伴感染

  B. 表皮样囊肿破溃伴感染

  C. 鳞状细胞癌

  D. 基底细胞癌

  E. 恶性黑色素瘤

18. 为明确诊断最好采取下列哪项检查

  A. 脱落细胞检查   B. 穿刺活检

  C. 切取活检   D. 切除活检

  E. X 线片

19. 较合理的治疗方法是

  A. 采取化疗

  B. 采取放疗

C. 采取局部手术切除

D. 采取手术扩大切除

E. 采取放疗 + 手术切除

【B 型题】

（1～5 题共用备选答案）

A. 发展缓慢，极少恶变

B. 生长缓慢，呈浸润生长而无包膜

C. 可向深部发展，侵入肌肉、骨骼或内脏

D. 生长较迅速，较早出现区域淋巴结转移

E. 发展较慢，很少出现淋巴结转移

1. 皮肤鳞状细胞癌的临床特点是

2. 硬纤维瘤的临床特点是

3. 脂肪瘤的临床特点是

4. 海绵状血管瘤的临床特点是

5. 基底细胞癌的临床特点是

（6～9 题共用备选答案）

A. 脂肪瘤　　　　　　B. 皮脂腺囊肿

C. 纤维瘤　　　　　　D. 海绵状血管瘤

E. 腱鞘囊肿

6. 女性，30 岁，背部皮下肿块约 2cm × 1cm 大小，边界清，中央有小黑点。诊断为

7. 女性，19 岁，右腕背部肿块，质韧不活动，与皮肤无粘连，无压痛。诊断为

8. 男性，26 岁，左前臂肿块，质硬，边界清，光滑，无压痛，可活动。诊断为

9. 男性，10 岁，右小腿肿块约 8cm × 6cm 大小，质软，呈青紫色，边界不清，可压缩。诊断为

（10～13 题共用备选答案）

A. 舌下囊肿　　　　　B. 腮裂囊肿

C. 齿龈瘤　　　　　　D. 囊性畸胎瘤

E. 甲状舌管囊肿

10. 位于颈中线随伸舌移动的小囊肿可能是

11. 位于颏下口底舌系带一侧的囊肿可能是

12. 齿龈乳头处的囊肿可能是

13. 位于胸锁乳突肌前缘的囊肿可能是

（14～15 题共用备选答案）

A. 以颈、肩、背部多见。生长缓慢，界限清楚，活动度不大是其特点

B. 最常发生于腹部及大腿，生长较快，界限清楚，活动度大

C. 分叶状，质硬，膨胀性生长，平时疼痛、压痛明显，又称痛性脂肪瘤

D. 开始为单发，后逐渐增多，全身散在性分布

E. 多发生于四肢皮下，常呈对称性分布，瘤体较小，

质软，呈分叶状，活动度较大

14. 单发性脂肪瘤的临床特点是

15. 多发性脂肪瘤的临床特点是

（16～20 题共用备选答案）

A. 瘤细胞仅侵及表皮层内，即原位癌

B. 瘤细胞已侵及真皮乳头层

C. 沿真皮乳头层和网状层间扩展，但尚未侵及真皮网状层

D. 侵及真皮网状层

E. 已侵入皮下组织

恶性黑色素瘤依据瘤细胞侵及的深度不同，将其分为五级，各级的临床特点分别应是

16. Ⅰ 级

17. Ⅱ 级

18. Ⅲ 级

19. Ⅳ 级

20. Ⅴ 级

【X 型题】

1. 有关皮肤基底细胞癌的描述，错误的是

A. 恶性程度高

B. 能迅速侵入深部组织

C. 生长较迅速

D. 易发生早期淋巴结转移

E. 对放射治疗敏感

2. 关于神经鞘瘤，下列正确的是

A. 位于体表者多沿神经干分布

B. 肿瘤是良性的，极少恶变

C. 手术时应沿神经纵行方向切开包膜

D. 皮肤常有色素沉着

E. 由神经鞘细胞组成

3. 基底细胞癌的特点为

A. 恶性程度较低　　　　B. 手术切除效果好

C. 放射治疗高度敏感　　D. 呈菜花状隆起

E. 较早出现淋巴结转移

4. 属于先天性病变有

A. 皮样囊肿　　　　　　B. 皮脂腺囊肿

C. 表皮样囊肿　　　　　D. 脂肪瘤

E. 淋巴水瘤

5. 对放射治疗的高度敏感的肿瘤为

A. 性腺肿瘤　　　　　　B. 食管癌

C. 造血系统肿瘤　　　　D. 乳癌

E. 淋巴系统肿瘤

参考答案

【A1 型题】

1. E　　2. C　　3. E　　4. A　　5. D　　6. C　　7. B　　8. D

9. E　　10. B　　11. D　　12. B　　13. E　　14. B　　15. E　　16. A

17. B　　18. E　　19. C　　20. C　　21. C　　22. D　　23. A

【A2 型题】

1. C　　2. D　　3. B　　4. C　　5. E　　6. B　　7. A　　8. D

9. C　　10. E

【A3/A4 型题】

1. C　　2. A　　3. C　　4. C　　5. B　　6. C　　7. C　　8. A

9. E　　10. C　　11. B　　12. D　　13. C　　14. B　　15. D　　16. E

17. D　　18. C　　19. E

【B 型题】

1. D　　2. B　　3. A　　4. C　　5. E　　6. B　　7. E　　8. C

9. D　　10. E　　11. A　　12. C　　13. B　　14. A　　15. E　　16. A

17. B　　18. C　　19. D　　20. E

【X 型题】

1. ABCD　　2. ABCE　　3. ABC　　4. AE　　5. ACE

第十四章 现代外科诊疗技术

【A1 型题】

1. 下列肺内常见的球形病灶，CT 对其钙化特征的描述，不正确的是
   - A. 错构瘤：爆米花样钙化
   - B. 畸胎瘤：小骨块或牙齿影
   - C. 肉芽肿：层板状钙化或中心钙化
   - D. 结核球：点状钙化
   - E. 肺癌：蛋壳样钙化

2. 静脉胆道造影术胆管显影最清晰的时间为
   - A. 90min
   - B. 60min
   - C. 30min
   - D. 120min
   - E. 150min

3. 能早期发现骨转移灶的检查方法是
   - A. B 型超声
   - B. CT
   - C. MRI
   - D. X 线骨片
   - E. ECT

4. 口服胆囊造影时，胆囊显影最佳时间为口服造影剂后
   - A. 6~8 小时
   - B. 6 小时
   - C. 8~10 小时
   - D. 12~14 小时
   - E. 24 小时

5. 颅底骨折的首选检查方法为
   - A. 轴位 CT
   - B. 三维 CT 重建
   - C. 冠状位 CT
   - D. MRI
   - E. X 线颅骨平片

6. 气管内导管套囊应充多少容量气体
   - A. 3~4ml
   - B. 5~6ml
   - C. 7~8ml
   - D. 9~12ml
   - E. 充气至吸气和呼气时刚好不漏气为准

7. 气腹针穿刺常见并发症是
   - A. 血管损伤
   - B. 胃损伤
   - C. 胆管损伤
   - D. 小肠损伤
   - E. 肝损伤

8. 为了解下肢深静脉有无异常，最可靠的检查方法是
   - A. 多普勒超声检查
   - B. 测下肢温度
   - C. 测下肢浅静脉区
   - D. 下肢静脉造影
   - E. 化验静脉血

9. 有关内镜治疗，下列哪一项是不恰当的
   - A. 经内镜将曲张的静脉吸入结扎器中，套扎曲张的静脉
   - B. 将硬化剂直接注射曲张的静脉，使静脉闭塞
   - C. 硬化剂注射并发症为食管溃疡，狭窄和穿孔
   - D. 对于肝功能 C 级的患者尽可能采用包括内镜治疗在内的非手术治疗
   - E. 内镜治疗的效果优于手术治疗

10. 最有助于疾病诊断的化验是
    - A. 血淀粉酶
    - B. 血常规
    - C. 尿常规
    - D. 便常规检查
    - E. 血尿素氮检查

11. 不是纤维支气管镜检查的适应证有
    - A. 肺内孤立结节
    - B. 原因不明的咯血
    - C. 吸收缓慢或反复发生的肺炎
    - D. 严重心脏病
    - E. 肺内孤立肿块

12. 超声可检出的最小肝癌直径是
    - A. 10cm 左右
    - B. 1cm 左右
    - C. 1mm 左右
    - D. 5cm 左右
    - E. 任何大小的病灶

13. 对于怀疑恶性肿瘤骨转移使用下列哪种方法最好
    - A. 核素全身骨扫描
    - B. CT 扫描
    - C. 透视
    - D. X 线平片
    - E. MRI

14. 关于超声的原理，哪项恰当
    - A. B 型超声诊断法即时间运动曲线
    - B. B 型超声诊断法即辉度调制型
    - C. B 型超声诊断法即幅度调制型
    - D. B 型超声诊断法利用的是多普勒效应
    - E. B 型超声诊断法即等深显影技术

15. 核素检查的特点，除外
    - A. 可显示器官和病变的大小、形态
    - B. 可显示器官和病变的位置
    - C. 能提供器官组织生理、生化和代谢变化
    - D. 是一种动态性显像
    - E. 是一种静态性显像

16. 放射性核素治疗原理主要是利用哪种射线对病变进行局部照射
    - A. Q 射线
    - B. 纯 β 射线
    - C. 纯 γ 射线
    - D. 中子
    - E. 质子

17. 介入性超声的应用范围应除外

A. 治疗性穿刺

B. 超声导向诊断性穿刺

C. 内镜超声

D. 术中超声

E. 入院查体

18. 内镜诊断在上消化道疾病中，发病率最高的是

A. 炎症   B. 息肉

C. 肿瘤   D. 溃疡

E. 异物

19. 脑梗死和短暂性脑缺血发作的早期诊断，应首选

A. 局部脑血流断层核素显像

B. 脑电图

C. MRI 脑扫描

D. CT 脑扫描

E. X 线脑血管造影

20. 随着年龄增大，胰腺回声显示为

A. 形状增大，回声无变化

B. 形状缩小，回声增强

C. 形状增大，回声强度降低

D. 形状增大，回声增强

E. 均无变化

21. 下列哪项不是上消化道内镜检查适应证

A. 急性胃、食管炎症，尤其是腐蚀性、坏死性炎症

B. X 线发现溃疡或充盈缺损，性质不明

C. 上腹部有症状而 X 线检查阴性或疑有癌变但不能确诊者

D. 上消化道出血原因不明

E. 咽下困难、吞咽疼痛及胸骨后烧灼感疑有 "食管性胸痛"

22. 下述哪项不恰当

A. 胃镜检查前应口服除泡剂

B. 纤维支气管镜检查前均应做肺功能检查

C. 纤维支气管镜检查前应禁食 4~6 小时

D. 纤维支气管镜前半小时应肌注阿托品和苯巴比妥

E. 纤维支气管镜检查前应做胸片检查

23. 下述哪项不是肝硬化的超声表现

A. 肝静脉变细   B. 肝表面凸凹不平

C. 门静脉增宽   D. 肝内回声低、均匀

E. 肝内回声增强、不均匀

24. 下述哪种组织对超声阻碍最小

A. 脂肪   B. 肌肉

C. 肝   D. 血液

E. 脾

25. 血管造影的并发症，哪个除外

A. 穿刺部位血肿   B. 血管内膜剥离

C. 假性动脉瘤   D. 原发病加重

E. 血管破裂

26. 显示肝脏含液性病变最清晰的是

A. 放射性核素扫描   B. CT 扫描

C. B 超   D. 腹部 X 线片

E. 逆行胰胆管造影

27. 纤维胃镜用于下列哪项疾病的检查是被禁忌的

A. 幽门梗阻   B. 食管狭窄

C. 上消化道大出血   D. 轻度心肺功能不全

E. 胃内异物

28. 上消化道出血定位应首选

A. B 型超声   B. CT

C. 核素扫描   D. 选择性血管造影

E. 纤维内镜

29. 显示胃黏膜下病变如平滑肌瘤等常采用

A. A 型超声   B. B 型超声

C. D 型超声   D. M 型超声

E. 内镜超声

30. 经内镜逆行性胰胆管造影（ERCP）的适应证不包括

A. 胰腺癌   B. 急性胰腺炎

C. 胆管癌   D. 胆管结石

E. 乳头炎性狭窄

31. 胸部平片上的 Kerley's B 线是指

A. 宽约 1mm，多见于上叶的条状影

B. 宽约 1mm，位于肋膈角上方与胸壁或膈肌垂直的条状影

C. 肺野内细而短的网状影

D. 宽约 0.5~1mm，中肺野横形条状影

E. 长约 0.5~1mm，中肺野横形条状影

32. CT 值用来表示各种组织的不同密度，一般以水的 CT 值为（Hu）

A. −1000   B. −500

C. 0   D. +500

E. +1000

33. 对于胆石症患者，首选的影像学检查是

A. 腹部 X 线平片   B. B 型超声

C. 腹部 CT   D. 口服法胆囊造影

E. 腹部磁共振

34. 急性出血坏死型胰腺炎的重要 CT 特征为

A. 胰腺表面光滑   B. 胰腺萎缩

C. 胰腺边缘锐利   D. 肾前筋膜增厚

E. 胰腺密度均匀

35. 乳腺癌的最主要诊断依据为
　　A. B 型超声　　　　　　B. 液晶热图像
　　C. X 线干板钼靶摄片　　D. 病理活检
　　E. 放射性同位素扫描

36. 目前用于小肝癌定位诊断的各种检查方法中，最优者是
　　A. B 型超声检查
　　B. 放射性核素肝扫描
　　C. CT 检查
　　D. 选择性腹腔动脉造影或肝动脉造影
　　E. 肝穿刺针吸细胞学检查

37. MRI 扫描，出现"包膜征"最常见于
　　A. 炎性假瘤　　　　　　B. 转移性肝癌
　　C. 肝腺瘤　　　　　　　D. 原发性肝癌
　　E. 血管瘤

38. 有助于确诊肺栓塞的可靠检查方法是
　　A. X 线胸片　　　　　　B. 心电图
　　C. 血气分析　　　　　　D. 同位素肺灌注扫描
　　E. D - 二聚体检测

39. 透析疗法的适应证不包括
　　A. BUN > 30mmol/L　　　B. 血肌酐 > 442μmol/L
　　C. 血钾 > 6.5mmol/L　　　D. 水中毒
　　E. CO_2CP 为 15mmol/L

40. 关于闭式胸膜腔引流术的叙述，下列哪项是错误的
　　A. 为保持管腔通畅，要经常挤压引流管
　　B. 如胸膜腔内为液体，选在腋中线和腋后线之间的第 6～8 肋间插管引流
　　C. 如胸膜腔内为气体，选在锁骨中线第 2 肋间前胸膜腔上引流为宜
　　D. 拔管时，待病人深吸气后屏气，再迅速拔除引流管
　　E. 病人宜取平卧位

41. 恶性骨肿瘤的 X 线表现主要为
　　A. 边缘不清楚，骨质增生，无骨膜反应
　　B. 边缘不清楚，骨质破坏，无骨膜反应
　　C. 边缘清楚，骨质破坏，骨膜反应明显
　　D. 边缘清楚，骨质增生，无骨膜反应
　　E. 边缘不清楚，骨质破坏，骨膜反应明显

42. 早期化脓性关节炎的 X 线征象是
　　A. 关节间隙增宽　　　　B. 关节间隙变窄
　　C. 关节面破坏　　　　　D. 关节强直
　　E. 关节屈曲

43. 下列哪种疾病情况不宜行膀胱镜检查
　　A. 膀胱炎症　　　　　　B. 膀胱肿瘤
　　C. 血尿伴有血块　　　　D. 膀胱结石
　　E. 尿频或排尿困难

44. 下列辅助检查中，能够显示膝交叉韧带损伤的检查是哪一项
　　A. X 线　　　　　　　　B. CT
　　C. B 超　　　　　　　　D. 骨扫描
　　E. MRI

45. 关于腔隙性脑梗死的 CT 表现，下列错误的是
　　A. 以基底节区和丘脑区为好发部位
　　B. 平扫呈类圆形低密度灶，直径 10～15mm
　　C. 占位效应明显
　　D. 病灶可以多发
　　E. 可以出现强化，以第 2～3 周最明显

46. 蛛网膜下隙出血的直接 CT 征象是
　　A. 脑室内出血
　　B. 脑沟、脑池密度增高
　　C. 脑内血肿
　　D. 基底节区高密度影
　　E. 脑水肿

47. 肾上腺疾病的影像学检查首选方法是
　　A. X 线平片　　　　　　B. MRI
　　C. CT　　　　　　　　　D. USG
　　E. 放射性核素成像

48. 关于三腔管及其应用，下列说法中错误的是
　　A. 三腔管一般放置 24 小时
　　B. 放置三腔管的时间不宜超过 3～5 天
　　C. 如出血停止，可先排空胃气囊，后排空食管气囊，再将三腔管缓缓拉出
　　D. 一般胃气囊充气量为 150～200ml，食管气囊为 100～150ml
　　E. 每隔 12 小时，应将气囊放空 10～20 分钟，如有出血，再充气压

【A2 型题】

1. 妇女，24 岁，体检时发现甲状腺右叶内有一 1cm 大小的孤立结节，无任何自觉症状。甲状腺疾患的临床与辅助检查方法中，下列有关叙述，哪一项是恰当的
　　A. 临床上触诊检查时，质地柔软的结节是囊性病变，而硬的结节都是实性病变
　　B. 甲状腺吸碘功能测定，比直接测定血浆中的 T_3、T_4 含量更准确地反映甲状腺功能状态
　　C. 甲状腺核素扫描可以确定甲状腺病变是单发性或多发性
　　D. B 超检查，可准确地辨别实性与囊性病变
　　E. 针吸细胞学检查，简单易行，可准确地分辨良性与恶性病变

2. 男性，60 岁，左侧腹部隐痛 2 个月，大便次数增多，5 ~ 6 次/日，有黏液及脓血。查体：左腹部似可触及包块，有轻压痛。最有诊断意义的检查是
   A. 血 CEA（癌胚抗原）检查　B. B 超检查
   C. 乙状结肠镜检查　　　　　D. 全消化道造影
   E. 血常规 + 便潜血

3. 男性，69 岁，因突发腹痛 3 小时伴恶心呕吐就诊，腹痛为持续性，剧烈，不能忍受。查体：血压 140/70mmHg，心率 98 次/分，心律不齐，腹平软，腹部散在压痛，无反跳痛，肠鸣音稍活跃，移动性浊音阴性。患者既往有冠心病，房颤史多年，予哌替啶 100mg 肌注后腹痛仍无缓解。以下哪项检查对诊断最有帮助
   A. 腹部 B 超　　　　　　　B. 腹部 CT
   C. 选择性腹部血管造影　　D. 纤维胃镜
   E. 纤维结肠镜

4. 男性，42 岁，阵发性剑突下偏右腹痛 6 小时，每发作时辗转不安，缓解时症状消失。查体：体温 37.5℃，心率 85 次/分，腹软，剑突下及其右方压痛轻微。为明确诊断宜行下列哪项检查
   A. 腹部 X 线平片　　　　　B. 腹部 B 超
   C. 血淀粉酶测定　　　　　D. PTCD
   E. CT 检查

5. 男性，46 岁，慢性肝病 11 年，普查发现 AFP 800μg/L。首先应进行下列哪项检查
   A. 选择性肝动脉造影　　　B. 肝脏核素扫描
   C. 腹部平片　　　　　　　D. B 超或 CT
   E. 腹腔镜探查术

6. 一脓胸病人，胸腔闭式引流术后一个半月，引流量 40ml/d，胸腔造影显示包裹性脓肿，容积约为 60ml。病人一般情况良好，无发热，各项化验基本正常。下一步的治疗为
   A. 继续抗感染治疗
   B. 拔除胸腔引流管
   C. 胸廓成形术
   D. 继续胸腔闭式引流术
   E. 变开放式胸腔引流并逐渐退出引流管

7. 女婴，7 个月，出生后发现左眼外上方肿物，无明显增大。查体：肿物约 2cm×3cm 大小，柔软，无压痛，边界清楚。应采取的措施是
   A. 皮质类固醇激素局部注射　B. CT 检查
   C. 血管造影　　　　　　　D. 硬化剂局部注射
   E. 局部肿物切除术

8. 男性，50 岁，反复脓血便半年，每天 3 ~ 4 次，在当地曾按"痢疾"治疗无明显效果。近 1 个月出现腹胀，伴阵发性腹痛。查体：营养差，腹软，下腹轻压痛，

右下腹可扪及一肿块，质较硬，尚可活动。此时应首选的辅助检查是
   A. 大便细菌培养
   B. 大便常规并找痢疾杆菌
   C. 钡餐检查
   D. B 超
   E. 纤维结肠镜检查

9. 男性，58 岁，进食时胸骨后烧灼样疼痛 1 个月，多年嗜酒史，食管钡餐透视未见明显异常。为进一步明确诊断，应做下列哪项检查
   A. 胸片　　　　　　　　　B. 胸部 CT
   C. 食管镜检查　　　　　　D. 大便隐血试验
   E. 继续观察

10. 患者，男性，50 岁，进食哽噎感，胸骨后异物感 1 个月，食管钡透见食管下段黏膜紊乱、断裂，管壁僵硬。要确定诊断最常用的方法是
    A. 食管脱落细胞检查　　　B. X 线钡餐食管检查
    C. CT　　　　　　　　　D. 纤维食管镜检查
    E. 食管内超声检查

11. 患者，男性，65 岁，乏力、消瘦伴排便习惯改变 8 个月，有时脓血便，肝区隐痛 4 个月。B 超示肝左叶多发实性占位性病变。应首先建议病人做哪项检查
    A. 上消化道钡餐　　　　　B. 纤维胃镜
    C. 纤维结肠镜　　　　　　D. 肝脏 CT
    E. 肝动脉造影

12. 患者，男性，58 岁，发现黏液血便，右下腹可扪及 5cm 直径大包块，质硬，形状不规则。应首选下列哪项检查
    A. CT　　　　　　　　　B. B 超
    C. 胃肠钡餐透视　　　　　D. 灌肠气钡双重造影
    E. 乙状结肠镜检查

13. 男性，25 岁，骑车时摔倒，头部着地 1 小时，现主诉头痛、恶心，并有意识障碍。首先应做的检查是
    A. X 线头颅平片　　　　　B. 头部 CT
    C. 头部 MRI　　　　　　D. 血常规化验
    E. 放射性核素显像

14. 女性，70 岁，左上腹痛伴黏液脓血便 7 个月余入院。入院后最有意义的检查手段为
    A. 直肠指诊　　　　　　　B. 腹部超声
    C. X 线钡剂灌肠　　　　　D. 腹部 CT
    E. 结肠镜检并活检

15. 患者，男性，50 岁，有胃炎病史 10 余年，近来消瘦、乏力，有时呕吐宿食，胃痛规律改变，伴腰背痛。此时对诊断最有价值的检查方法是

A. 胃液测定酸度　　　　　B. 查胃液脱落细胞

C. 钡剂灌肠　　　　　　　D. 纤维胃镜检查

E. CT 检查

16. 女性，40 岁，发现右乳无痛性肿块 5 天，质硬，位于外上象限，活动，表面欠光滑，为查明肿块性质，应进行的检查不包括

A. 细针穿刺细胞学检查　　B. 钼靶 X 线片

C. 切取部分肿块组织活检　D. B 型超声

E. 干板照相

17. 男性，60 岁，间断肉眼血尿 3 个月余，血尿时尿中偶有血块，其间曾有两次左肾区绞痛史。静脉肾盂造影显示左肾上盏拉长并向内侧移位。B 超提示左肾上极 3cm 低回声实性占位。其诊断最可能是

A. 左肾上腺肿瘤　　　　　B. 左肾错构瘤

C. 左肾囊肿　　　　　　　D. 左肾盂癌

E. 左肾细胞癌

18. 女性，69 岁，初步诊断为原发性小肝癌，欲对其进行定位诊断，首选

A. B 超　　　　　　　　　B. CT

C. MRI　　　　　　　　　D. 核素扫描

E. 肝血管造影

19. 患者，男性，43 岁，3 天前发现黄疸，行腹部 B 超发现肝内、外胆管扩张，胆总管直径约 2cm。为进一步检查，比较理想的方法是

A. 十二指肠低张造影　　　B. 放射性核素扫描

C. ERCP　　　　　　　　　D. 腹腔动脉血管造影

E. 腹腔镜探查

20. 患者，男性，52 岁，原发性肝癌手术治疗后出院，3 个月后门诊复查。下列哪项不是必需的检查

A. 肝脏 B 超　　　　　　　B. AFP 测定

C. 胸部 X 线片　　　　　　D. CEA 测定

E. 肝功能

21. 患者，男性，32 岁，突发性呕血 4 小时，暗红色，量约 500ml，既往有类似病史。查体：生命体征正常范围，血红蛋白 90g/L，剑突下轻压痛。下列最有助于诊断的检查方法为

A. 上消化道钡餐　　　　　B. 纤维胃镜

C. 腹部 B 超　　　　　　　D. 血管造影

E. 腹部 CT

22. 患者，女性，48 岁，阵发性右上腹痛 8 小时，发作时疼痛剧烈，缓解时症状消失。查体：体温 37.5℃，心率 85 次/分，血压 130/85mmHg，腹软，剑突下及其右方压痛轻微。为明确诊断宜首选下列哪项检查

A. 腹部 X 线片　　　　　　B. 血淀粉酶测定

C. 腹部 B 超　　　　　　　D. ERCP

E. CT 检查

【A3/A4 型题】

（1~2 题共用题干）

男性，70 岁，慢性肾功能衰竭，心悸 2 天。查心电图发现 T 波高尖，Q-T 间期延长。

1. 根据上述表现应做何种检查

A. 血气分析　　　　　　　B. 超声心动图

C. 化验心肌酶　　　　　　D. 血电解质

E. 肝功能检查

2. 通过上述检查可能发现的异常是

A. 血 pH 升高　　　　　　B. 肝功能异常

C. 血钾升高　　　　　　　D. 心肌酶升高

E. 超声心动图发现心室肌肥厚

（3~5 题共用题干）

男性，56 岁，餐后上腹轻度疼痛半年。X 线钡餐检查发现胃窦部有一 1.5cm 大小龛影，局部胃壁略僵硬。B 超检查示肝内有一可疑低回声区，直径约 1.5cm。化验检查血红蛋白 90g/L，白细胞 $5×10^9$/L，A/G 为 3.2/2.0。

3. 需要首先进行的检查是

A. 电子计算机 X 线断层扫描　B. 选择性血管造影

C. 纤维胃镜　　　　　　　D. 超声引导下穿刺

E. 放射性同位素肝扫描

4. 需要进行的免疫学诊断是

A. 癌胚抗原

B. 胎儿硫糖蛋白抗原

C. 甲胎蛋白

D. 白细胞黏附抑制试验

E. 皮肤迟缓反应试验

5. 当上述诊断方法均不能进行时，应考虑

A. 密切观察其发展　　　　B. 立即进行放射治疗

C. 立即进行化学治疗　　　D. 手术探查

E. 中西医结合治疗

（6~7 题共用题干）

男性，19 岁，从 7 米高处坠落，腹痛 30 分钟。查体：面色苍白，血压 70/45mmHg，心率 120 次/分，全腹压痛、轻度反跳痛。

6. 为明确有无内脏损伤，进行哪一项检查最理想

A. 胸腹部 X 线检查　　　　B. 腹部 B 型超声检查

C. 诊断性腹腔穿刺　　　　D. 血常规和生化检查

E. CT 检查

7. 最佳处理是

A. 抗休克，待好转后，立即剖腹手术

B. 大量输血、补液，抗休克，观察

C. 大量止血药物应用

D. 大量抗生素防感染

E. 抗休克同时进行手术治疗

（8～9 题共用题干）

女性，76 岁，上腹部胀痛不适 2 个月余，突发上腹痛 2 小时，迅速波及全腹，右下腹最重。既往慢性肝炎病史 30 年。查体：冷汗淋漓，面色苍白。P 96 次/分，BP 100/70mmHg，R 20 次/分，T 35.8℃。全腹有压痛和肌紧张，以上腹和右下腹最严重。WBC $9.5 \times 10^9/L$，中性粒细胞百分比 80%，Hb 90g/L。

8. 下列何种诊断可能性最大

A. 急性化脓性阑尾炎　　　B. 肝癌破裂出血

C. 胃、十二指肠溃疡穿孔　　D. 急性胆囊炎

E. 急性胆管炎

9. 为明确诊断，应首先考虑下列哪一项检查

A. 内镜检查

B. X 线钡餐检查

C. 选择性血管造影术

D. 放射性同位素肝、胆、胰扫描

E. 诊断性腹腔穿刺

（10～12 题共用题干）

男性，26 岁，突然上腹剧痛，不能直腰。于发病 30 分钟后来诊。查体：BP 14.7/10.7kPa（110/80mmHg），P 110 次/分，板状腹，肠鸣音消失。血 Hb 121g/L，WBC $7 \times 10^9/L$，尿淀粉酶 128U/L。

10. 有意义的首选检查方法是

A. 腹部 CT　　　　　　B. 立位 X 线腹平片

C. 腹部 B 超　　　　　　D. 腹腔灌洗

E. 生化检查

11. 以下哪种情况提示病情恶化

A. 恶心，呕吐频繁　　　B. 体温持续升高

C. 脉率加快，体温上升　　D. 口干，大汗淋漓

E. 脉率加快，体温下降

12. 腹穿抽出较多液体，应尽早开始的治疗是

A. 胃肠减压，输液

B. 针刺疗法，缓解腹痛

C. 全身应用抗生素

D. 5-FU 静滴，抑制胰腺分泌

E. 手术治疗

（13～15 题共用题干）

男性，25 岁，左上腹外伤 3 小时。查体：左上腹叩击痛，血压 75/50mmHg。

13. 该病人首选的检查是

A. 腹腔穿刺　　　　　　B. 血常规

C. 血生化检查　　　　　　D. 腹部 X 线片

E. 心电图

14. 最可能的诊断是

A. 肠破裂　　　　　　B. 肝破裂

C. 胃破裂　　　　　　D. 脾破裂

E. 胰腺破裂

15. 首选的治疗方法是

A. 剖腹探查　　　　　　B. 抗感染

C. 镇静　　　　　　　　D. 补液

E. 应用止血药物

（16～19 题共用题干）

住院医生接诊一位女性病人，26 岁，主诉脓血便伴消瘦 5 年。

16. 为明确诊断，应选择的检查是

A. 大便潜血试验

B. 腹部透视

C. 钡剂灌肠

D. 大便查阿米巴滋养体

E. 血液肿瘤标记物

17. 乙状结肠镜检查时发现肠黏膜遍布无蒂息肉，但未发现骨骼及其他软组织肿瘤。该医生的诊断为

A. Peutz-Jeghers 综合征　　B. Gardner 综合征

C. 家族性息肉病　　　　　D. 溃疡性结肠炎

E. 阿米巴性肠炎

18. 纤维结肠镜见直肠息肉稀少，其余结肠状况与乙状结肠相同的治疗方案为

A. 抗生素治疗并观察

B. 行结肠切除 + 结肠造口术

C. 行结肠切除 + 回肠直肠吻合术

D. 行结肠切除 + 部分回肠切除术

E. 行直肠切除 + 结肠造口术

19. 选择该手术理由是

A. 防止息肉向小肠蔓延　　B. 预防肠梗阻

C. 预防大出血　　　　　　D. 预防癌变

E. 预防遗传给下一代

（20～21 题共用题干）

男性，42 岁，腰背部束带状疼痛 2 个月，呈阵发性，无明显诱因。体格检查有脊髓受压表现，怀疑胸椎椎管内有占位性病变。

20. 最有价值的辅助检查是

A. 胸腰椎正侧位 X 线片　　B. 肌电图检查

C. 血沉及碱性磷酸酶检查　　D. CT 检查

E. 胸腰椎磁共振检查

21. T_9 节段椎管内占位性病变的最佳治疗方案是

A. 短期观察，密切随访

B. 对症治疗，缓解疼痛

C. 制动 + 止痛剂

D. 椎管探查

E. 抗生素治疗

（22～24 题共用题干）

男性，20 岁，因"车祸致伤后昏迷不醒 3 小时"来急诊。查体：体温 39℃，脉搏 110 次/分，呼吸 28 次/分，血压 110/80mmHg，浅昏迷，GCS 评分为 8 分。右额部头皮伤口 5cm，局部畸形，有血性液体流出，可见颅骨骨折块，双侧瞳孔散大。

22. 首选的检查方法是

A. 头颅 X 线片　　　　　B. 头颅 B 型超声波检查

C. 头颅 CT　　　　　　 D. 头颅 MRI

E. 颅内压监测

23. 下列哪项诊断可不予考虑

A. 急性硬膜下血肿　　　 B. 脑挫裂伤

C. 开放性颅脑损伤　　　 D. 颅骨粉碎性骨折

E. 脑疝形成

24. 最合适的处理是

A. 补液抗休克治疗

B. 静脉输入抗生素

C. 脱水降颅压治疗

D. 缝合头皮裂伤，使之成为闭合性颅脑损伤

E. 彻底清创，修补硬脑膜

（25～27 题共用题干）

患儿，男性，14 个月，阵发性哭闹 1 天，伴有呕吐。查体：面色苍白，腹痛时右上腹部可触及一肿块，表面光滑，轻压痛，右下腹空虚感，肠鸣音亢进，大便呈果酱样。

25. 最可能的诊断为

A. 肠道蛔虫　　　　　　 B. 蛔虫性肠梗阻

C. 肠套叠　　　　　　　 D. 肠肿瘤

E. 肠扭转

26. 首先要做的检查是

A. 空气或钡剂灌肠 X 线检查　B. 腹部 CT

C. 腹部 B 超　　　　　　D. 立位腹部平片

E. 腹腔穿刺

27. 早期治疗可采用

A. 镇静剂　　　　　　　 B. 空气灌肠复位

C. 手术复位　　　　　　 D. 肠切除吻合术

E. 肠造口术

（28～29 题共用题干）

男性，24 岁，驾车时突感右腰部绞痛不适，来院时见病人面色苍白、出冷汗、恶心、呕吐。查尿：RBC

（＋＋）。

28. 该患者初步考虑是

A. 急性肠梗阻　　　　　 B. 急性阑尾炎

C. 泌尿系统结石　　　　 D. 急性腰扭伤

E. 胆结石

29. 为明确诊断，应进一步检查

A. 胸片　　　　　　　　 B. 腹部 X 线片

C. 腹部 CT　　　　　　 D. 心电图

E. 大便常规

（30～32 题共用题干）

患者，男性，63 岁，无痛性肉眼血尿半年，有时可减轻或停止，无明显发热、腹痛。近 20 天出现尿频、尿急、尿痛症状，有时发热 38℃左右，伴乏力、消瘦。化验血常规示 WBC $11.0 \times 10^9/L$，N 0.75，Hb 100g/L。PSA 阴性。B 超见膀胱后壁一 1cm×0.8cm 肿块。

30. 该病人可能诊断为

A. 急性肾小球肾炎　　　 B. 膀胱炎

C. 膀胱结石　　　　　　 D. 膀胱癌

E. 前列腺癌

31. 为进一步了解肿块对上尿路功能有无影响，最好做以下哪项检查

A. CT　　　　　　　　　B. 尿常规

C. 血 BUN、Cr 测定　　 D. 静脉尿路造影

E. 膀胱镜

32. 为确定肿块性质，最直接的检查是

A. CT　　　　　　　　　B. 尿常规

C. 腹部 X 线片　　　　　D. 静脉尿路造影

E. 膀胱镜

【B 型题】

（1～3 题共用备选答案）

A. 内镜检查　　　　　　 B. 脱落细胞检查

C. 超声波断层检查　　　 D. 甲胎蛋白定量测定

E. 选择性动脉造影

1. 可发现局限于黏膜的早期食管癌的检查方法是

2. 可判断肝癌疗效及预后的检查方法是

3. 属于非侵入性检查方法的是

（4～8 题共用备选答案）

A. 气胸　　　　　　　　 B. 心包压塞

C. 血胸　　　　　　　　 D. 空气栓塞

E. 血肿

4. 中心静脉穿刺后突然发绀，有脉压低、奇脉、心音遥远，提示

5. 中心静脉穿刺后胸腔负压促使大量的血液流入，会造成

6. 置管前导管端有"吱"声，病人突然发绀、神志消

失，随后心搏骤停，提示
7. 体外转流后穿刺部位肿胀明显，提示
8. 气管插管控制呼吸后，SaO₂ 低，穿刺侧胸部呼吸音弱，提示

（9～10 题共用备选答案）

    A. ERCP
    B. CT
    C. B 超
    D. MRI
    E. PTC

9. 怀疑胰腺癌首先选用的检查是
10. 鉴别胰腺癌与壶腹部癌最应选用的检查是

（11～13 题共用备选答案）

    A. 病理检查
    B. 超声显像
    C. 放射性同位素扫描
    D. 计算机断层扫描
    E. 内镜检查

11. 确定肿瘤最直接可靠的依据是
12. 最适于消化道空腔脏器肿瘤诊断的检查是
13. 可能较早发现骨转移的检查是

（14～15 题共用备选答案）

    A. 胃镜检查
    B. 胃液脱落细胞学检查
    C. X 线立位腹平片
    D. 腹腔穿刺涂片检查
    E. 腹部 B 超

14. 上腹闷痛 3 个月，突发上腹剧痛 4 小时，全腹肌紧张，上腹压痛，反跳痛明显。为明确诊断首选哪项检查
15. 贫血消瘦 4 个月，大便潜血试验强阳性，上腹隐约触及一包块。为明确诊断首选哪项检查

（16～19 题共用备选答案）

    A. 硬膜外血肿
    B. 急性硬膜下血肿
    C. 慢性硬膜下血肿
    D. 脑内血肿
    E. 脑室内出血

16. CT 示脑内圆形高密度影，可见于
17. CT 示脑表面新月形高密度影，可见于
18. CT 示脑室内中密度影，可见于
19. CT 示脑表面弓形高密度影，可见于

（20～22 题共用备选答案）

    A. B 超
    B. CT
    C. ERCP
    D. PTC
    E. 选择性肝血管造影

20. 胆道结石首选的诊断方法是
21. 胆总管下端病变首选的诊断方法是
22. 能诱发急性胰腺炎的检查方法是

（23～25 题共用备选答案）

    A. 空回肠换位征
    B. 阶梯状液平
    C. 跳跃征
    D. 激惹征
    E. 咖啡豆征

23. 活动性十二指肠球部溃疡钡餐的 X 线影像特征是
24. 乙状结肠扭转腹平片的 X 线影像特征是
25. 小肠系膜扭转腹平片的 X 线影像特征是

（26～28 题共用备选答案）

    A. 实质性脏器损伤
    B. 穿入血管或血肿内
    C. 膀胱损伤
    D. 胃肠道损伤
    E. 绞窄性疝

26. 腹腔穿刺抽出的血液迅速凝固提示
27. X 线检查膈下有游离气体提示
28. 腹腔穿刺抽出不凝血液提示

【X 型题】

1. 关于血管造影，以下哪项叙述是正确的
    A. 血管造影包括非选择性、选择性和超选择性三种方法
    B. 穿刺方法最常应用 Seldinger 法
    C. 血管造影目的是诊断而不能用于治疗
    D. 血管造影包括动脉和静脉造影
    E. 血管造影应用较广的是腹部动脉造影、冠状动脉造影和脑血管造影

2. 内镜下 Oddi 括约肌切开术并发症有
    A. 急性胆管炎
    B. 急性胰腺炎
    C. 十二指肠穿孔
    D. 喉头痉挛
    E. 出血

3. 结肠镜适用于
    A. 原因不明的下消化道出血的定位和病因诊断
    B. 结肠良性或恶性新生物的定位及定性
    C. 结肠单发息肉电凝圈套摘除
    D. 钡灌肠不能确诊的病例
    E. 结肠癌术后复查

4. 纤维结肠镜最主要和严重的并发症是引起穿孔，穿孔多好发在
    A. 回盲部
    B. 结肠脾区
    C. 横结肠
    D. 乙状结肠与降结肠交界处
    E. 直肠

5. 口服胆囊造影术显影不良的因素中，下列哪项是正确的
    A. 胃肠吸收功能不良
    B. 黄疸
    C. 胆囊管梗阻
    D. 慢性胆囊炎
    E. 胆囊腺肌病

6. 纤维结肠镜的用途包括

　A. 明确病变位置　　　　　B. 病理活检

　C. 息肉电灼摘除　　　　　D. 肠扭转复位

　E. 肠吻合口良性狭窄扩张

7. 膀胱镜检查的禁忌证包括

　A. 膀胱肿瘤

　B. 不明原因的血尿

　C. 下尿路的急性炎症

　D. 一周内做过膀胱镜检查

　E. 慢性前列腺炎

8. 选择性腹部动脉造影常用于哪些方面

　A. 消化道出血的定位诊断

　B. 肠系膜动脉急性栓塞和慢性缺血综合征

　C. 肝、胆、胰、脾等的出血以及肿瘤、囊肿等占位性病变

　D. 通过脾动脉造影显示门静脉

　E. 腹部血管的血管瘤、动静脉畸形等的诊断与定位

9. 临床上诊断肠闭锁常用以下哪些检查

　A. 直肠指诊　　　　　　　B. 腹部 B 超检查

　C. 钡餐检查　　　　　　　D. 钡灌肠检查

　E. 腹立位平片

10. 能够明确出血部位的检查是

　A. 三腔管检查　　　　　　B. X 线钡餐检查

　C. 血管造影　　　　　　　D. 纤维胃镜检查

　E. 血常规检查

11. 关于腹腔诊断性穿刺的叙述，下列正确的有

　A. 用于急腹症的诊断

　B. 可根据受伤和病变部位决定在左侧或右侧腹部穿刺

　C. 对腹胀明显的患者容易穿破肠壁，应慎重

D. 吸出血液迅速凝固说明穿刺针误入血管或血肿

E. 吸不出液体能排除内脏损伤的可能

参 考 答 案

【A1 型题】

1. E　2. B　3. E　4. D　5. B　6. E　7. A　8. D

9. E　10. B　11. D　12. B　13. A　14. B　15. E　16. B

17. E　18. A　19. A　20. B　21. A　22. B　23. D　24. D

25. D　26. B　27. B　28. E　29. E　30. B　31. B　32. C

33. B　34. D　35. E　36. D　37. D　38. D　39. E　40. E

41. E　42. A　43. A　44. E　45. C　46. B　47. C　48. C

【A2 型题】

1. D　2. C　3. C　4. B　5. D　6. C　7. E　8. E

9. C　10. D　11. C　12. D　13. B　14. E　15. D　16. C

17. E　18. E　19. C　20. D　21. B　22. C

【A3/A4 型题】

1. D　2. C　3. C　4. A　5. D　6. C　7. E　8. B

9. E　10. B　11. E　12. E　13. A　14. E　15. A　16. E

17. C　18. E　19. D　20. E　21. C　22. C　23. A　24. E

25. C　26. A　27. B　28. C　29. B　30. D　31. D　32. E

【B 型题】

1. B　2. D　3. C　4. B　5. C　6. D　7. E　8. A

9. C　10. A　11. B　12. C　13. C　14. B　15. A　16. D

17. B　18. C　19. A　20. A　21. B　22. C　23. D　24. B

25. A　26. B　27. D　28. A

【X 型题】

1. ABDE　2. ABCDE　3. ABCDE　4. BD　5. ABCD

6. ABCDE　7. CD　8. ABCDE　9. ADE　10. CD

11. ABCD

下　篇

专业部分

第十五章　颈部疾病

1. 颈部单纯食管损伤的严重并发症为
   - A. 皮下气肿
   - B. 呼吸困难
   - C. 易导致出血
   - D. 导致颈部严重感染
   - E. 声音嘶哑

2. 颈部单侧喉返神经损伤的临床表现为
   - A. 呼吸困难
   - B. 声音嘶哑
   - C. 肩下垂
   - D. 上睑下垂
   - E. 上臂下垂

3. 关于项痈的临床表现和处理恰当的是
   - A. 可不需应用抗生素
   - B. 全身症状不明显
   - C. 可穿刺引流
   - D. 感染易局限
   - E. 切开引流要彻底

4. 颈部大静脉损伤最危险的是
   - A. 组织坏死
   - B. 皮下血肿
   - C. 严重出血
   - D. 空气栓塞
   - E. 皮下气肿

5. 颈部大静脉损伤出现严重空气栓塞时的紧急处理是
   - A. 结扎血管
   - B. 吻合血管
   - C. 右心室穿刺
   - D. 损伤部位局部加压
   - E. 气管插管

6. 颈部臂丛神经损伤的临床表现为
   - A. 呼吸困难
   - B. 声音嘶哑
   - C. 肩下垂
   - D. 上睑下垂
   - E. 爪形手

7. 颈部交感神经损伤的临床表现为
   - A. 呼吸困难
   - B. 声音嘶哑
   - C. 肩下垂
   - D. 上睑下垂
   - E. 上臂下垂

8. 颈部副神经损伤的临床表现为
   - A. 肩下垂
   - B. 上睑下垂
   - C. 呼吸困难
   - D. 声音嘶哑
   - E. 上臂下垂

9. 颈部淋巴结结核的临床治疗不恰当的是
   - A. 可不给予全身抗结核药物
   - B. 形成窦道的可行刮除术
   - C. 液化的可穿刺
   - D. 没液化的可切除

   - E. 可行放疗

10. 颈深部化脓性蜂窝织炎的临床处理是
    - A. 不可行气管切开
    - B. 穿刺引流
    - C. 长期抗生素治疗
    - D. 早期切开引流
    - E. 避免手术治疗

11. 有关颈部淋巴结结核的处理，哪项是不恰当的
    - A. 形成寒性脓肿尚未破溃时，可穿刺吸脓
    - B. 活动的淋巴结应完整手术切除
    - C. 继发感染形成脓肿后，需行切开引流术
    - D. 寒性脓肿破溃者，刮除感染灶，缝合伤口
    - E. 口服抗结核药物 2 年

12. 左锁骨上淋巴结活检病理报告为转移性腺癌，其原发病灶最不可能的是
    - A. 甲状腺癌
    - B. 胰腺癌
    - C. 食管癌
    - D. 胃癌
    - E. 乳腺癌

13. 颈部哪个动脉损伤，不可结扎
    - A. 甲状腺下动脉
    - B. 颈外动脉
    - C. 甲状腺上动脉
    - D. 锁骨下动脉
    - E. 甲状颈干

14. 以下哪个不是颈部动脉损伤的并发症
    - A. 假性动脉瘤
    - B. 皮下血肿
    - C. 纵隔血肿
    - D. 呼吸困难
    - E. 空气栓塞

15. 发生气管损伤时，首先的处理是
    - A. 缝合伤口
    - B. 清除呼吸道积血，保持呼吸道通畅
    - C. 伤口局部加压
    - D. 伤口填塞
    - E. 气管插管

16. 发现颈部血管损伤时，紧急处理是
    - A. 气管插管
    - B. 缝合伤口
    - C. 血管吻合
    - D. 伤口引流
    - E. 局部加压

17. 先天性斜颈临床治疗方法，下列哪项是正确的
    - A. 非手术疗法：3 岁内婴儿包括热敷、按摩、手术矫正和固定头部
    - B. 非手术疗法：5 岁内婴儿包括热敷、按摩、手术矫

正和固定头部

C. 手术疗法：学龄前患儿，手术切断胸锁乳突肌

D. 手术疗法：1 岁以上患儿，手术切断胸锁乳突肌

E. 手术疗法：12 岁以上患儿，手术切断胸锁乳突肌

【A2 型题】

1. 女性，42 岁，无明显诱因左耳垂下方出现一包块 1 年余。因平时无任何不适，故未在意。近 3 天感冒后，包块增大，有胀痛感。自服头孢氨苄胶囊后，疼痛消失，包块缩小。查体：左耳垂下方包块约樱桃大小，光滑，质硬，与皮肤无粘连，可推动，无明显压痛。诊断首先应考虑

   A. 慢性淋巴结炎　　　　B. 腮腺混合瘤

   C. 淋巴结结核　　　　　D. 不排除转移癌

   E. 霍奇金病

2. 女性，26 岁，发现右颈前部肿物 2 年，突然增大伴局部疼痛 3 天。查体：右颈前明显隆起，右甲状腺下极可触及一直径 3cm 圆形包块，随吞咽上下移动，触痛。可初步诊断为

   A. 甲状腺腺瘤继发感染

   B. 甲状腺腺瘤囊性变

   C. 慢性淋巴细胞性甲状腺炎

   D. 慢性纤维性甲状腺炎

   E. 甲状腺腺瘤囊内出血

3. 男性，26 岁，右颈部外伤术后出现右侧瞳孔缩小，上眼睑下垂，眼球内陷。最可能的原因是

   A. 喉返神经损伤　　　　B. 迷走神经损伤

   C. 臂丛神经损伤　　　　D. 颈交感神经损伤

   E. 膈神经损伤

4. 女性，17 岁，因反抗抢劫颈部被刀割伤，来院时发现：颈部横切口，可闻呼吸声，呼吸困难、皮下可触及捻发音。对此病人重要的急诊处理是

   A. 止血　　　　　　　　B. 缝合伤口，引流

   C. 吻合神经　　　　　　D. 局部填塞

   E. 清理呼吸道，保持呼吸道通畅

5. 患者，女，75 岁，颈部肿物 20 年，突然增大并伴压气感 10 天。最不可能的诊断是

   A. 桥本甲状腺炎　　　　B. 甲状腺腺瘤

   C. 结节性甲状腺肿　　　D. 甲状腺未分化癌

   E. 恶性淋巴瘤

6. 男，23 岁，被人刺伤颈部。查体：患者除颈部伤、血肿外，还有明显的呼吸困难，伤口有泡沫样液体流出。可能的诊断是

   A. 气管损伤　　　　　　B. 臂丛神经损伤

   C. 副神经损伤　　　　　D. 食管损伤

   E. 颈部交感神经损伤

7. 男性，25 岁，左足癣处红肿伴脓性分泌物 5 天，2 天前开始左小腿出现 3 条红线，有压痛。最可能的诊断为

   A. 急性浅静脉炎　　　　B. 气性坏疽

   C. 急性管状淋巴管炎　　D. 急性网状淋巴管炎

   E. 急性蜂窝织炎

8. 男性，38 岁，1 周前出现化脓性扁桃体炎。近 1 天突然出现左下颌下肿物，伴剧痛和高热。查体：体温 39℃，左下颌下肿物，直径 2cm，红肿、压痛，中央可触及波动感。考虑诊断是

   A. 急性化脓性淋巴结炎

   B. 口底化脓性蜂窝织炎

   C. 项痈

   D. 淋巴结结核

   E. 颈深部化脓性蜂窝织炎

9. 患者，男，10 岁，1 个月前发现颈前区一小肿块，继而疼痛、破溃、流脓，此后瘘管内经常流出少许黄色炽液样液体。此患者的诊断应是

   A. 甲状腺瘤破溃，瘘管形成

   B. 甲状腺炎破溃，瘘管形成

   C. 颈淋巴结核，瘘管形成

   D. 颈淋巴结炎，瘘管形成

   E. 甲状腺舌管囊肿破溃，瘘管形成

10. 女性，25 岁，发现颈前肿物 2 个月，无任何不适。查体：颈前正中线甲状软骨上方可触及圆形结节，囊性感，随吞咽和伸舌活动，无压痛。考虑诊断为

    A. 甲状腺腺瘤　　　　　B. 囊状淋巴管瘤

    C. 颏下皮样囊肿　　　　D. 甲状舌管囊肿

    E. 胸腺咽管囊肿

11. 女，20 岁，右颈前肿块 2 个月来诊。查体：甲状腺右叶上极扪及 3cm×2cm 肿块，表面光滑，颈部未扪及肿大的淋巴结。该病人首选的检查是

    A. 甲状腺 B 超　　　　　B. 颈部 CT

    C. 甲状腺核素扫描　　　D. 肿块针吸细胞学检查

    E. 颈部正侧位 X 线片

12. 患儿，男性，出生后半个月发现左颈部包块，质地较硬，头向左偏，下颌转向右侧。6 个月后颈部包块开始变小，面部不对称，在医院诊断为先天性肌性斜颈。何时手术最佳

    A. 6 个月　　　　　　　B. 10 个月

    C. 1 岁　　　　　　　　D. 3 岁

    E. 5 岁

【A3/A4 型题】

(1～2 题共用题干)

女性，23 岁，因甲状腺功能亢进症施行甲状腺次全

切除术，术后 24 小时突然出现烦躁不安、呕吐。体温 39.5℃，脉搏 128 次/分。

1. 最可能发生的手术并发症是
A. 窒息
B. 甲状腺危象
C. 缺氧
D. 术中失血过多
E. 血容量不足

2. 正确的紧急处理措施应除外
A. 镇静、吸氧、维持体液平衡
B. 给予普萘洛尔
C. 冬眠疗法配合物理降温
D. 口服复方碘溶液或静脉滴注 10% 碘化钾
E. 给予左旋甲状腺素

（3~4 题共用题干）

男性，25 岁，被刀刺伤颈部，来院时，颈部肿胀延及胸部皮下，呈青紫色，病人呼吸困难。

3. 初步诊断是
A. 气管损伤
B. 神经损伤
C. 甲状腺损伤
D. 血管损伤
E. 胸导管损伤

4. 目前的紧急处理是
A. 检查血红蛋白
B. X 线胸部平片
C. 急诊手术
D. 局部填塞
E. 伤口切开引流

（5~7 题共用题干）

男性，27 岁，颈部被刀刺伤 1 小时。入院查体：颈部肿胀不明显，伤口有无色液体流出，颈部及四肢活动良好。

5. 此患者最可能的诊断是
A. 气管损伤
B. 食管损伤
C. 胸导管损伤
D. 血管损伤
E. 神经损伤

6. 处理原则是
A. 血管吻合
B. 结扎血管
C. 局部填塞
D. 缝合伤口，局部引流
E. 神经吻合

7. 此患者可能出现的并发症是
A. 出血
B. 乳糜漏
C. 颈部严重感染
D. 颈肩部活动障碍
E. 呼吸困难

（8~10 题共用题干）

男性，36 岁，2 周来牙痛，牙龈肿胀。20 小时前突然出现左颈部肿胀、剧痛，伴高热。查体：左颈部肿胀，张力大，压痛，无结节。

8. 诊断首先考虑是
A. 急性化脓性淋巴结炎
B. 口底化脓性蜂窝织炎
C. 项痈
D. 淋巴结结核
E. 颈深部化脓性蜂窝织炎

9. 处理原则是
A. 长期抗生素治疗
B. 穿刺引流
C. 不可行气管切开
D. 早期切开引流
E. 避免手术治疗

10. 其可能出现的并发症为
A. 化脓性纵隔炎
B. 咽炎
C. 甲状腺急性化脓性感染
D. 支气管炎
E. 肺炎

（11~12 题共用题干）

男性，56 岁，有糖尿病病史 12 年，颈部后方肿痛 4 天，高热。查体：体温 38.7℃，项部红肿，突出皮肤明显，张力大，触痛明显，红肿区有许多脓头。

11. 初步诊断为
A. 疖病
B. 急性化脓性淋巴结炎
C. 项痈
D. 丹毒
E. 颈深部化脓性蜂窝织炎

12. 目前首要的处理是
A. 抗生素治疗
B. 穿刺引流
C. 退热
D. 切开引流
E. 止痛

（13~16 题共用题干）

女性，30 岁，颈部包块 1 个月，生长快，无痛。查体见甲状腺右叶一直径 3cm 大小包块，质硬，表面不平，吞咽时活动度小。

13. 以下体征中，对诊断最有帮助的是
A. 呼吸困难
B. 颈部淋巴结肿大
C. 气管移位
D. 吞咽困难
E. 血压升高

14. 如穿刺细胞学检查为滤泡状腺癌，且有右颈部淋巴结转移，治疗首选
A. 患侧腺体连同峡部全部切除，对侧腺体大部切除加患侧淋巴结清除
B. 全部切除甲状腺加放射碘治疗
C. 外放射治疗
D. 患侧腺体，连同峡部全部切除，对侧大部切除
E. 全部切除甲状腺

15. 如经上述治疗效果不佳，则应早期给予
    A. 碘剂
    B. 硫氧嘧啶类抗甲状腺药物
    C. 普萘洛尔
    D. 足量甲状腺素
    E. 大剂量激素

16. 如为未分化癌，则首选治疗为
    A. 甲状腺干制剂   B. 放射性碘治疗
    C. 外放射治疗   D. 手术
    E. 碘剂

(17～18题共用题干)

男性，48岁，出现耳鸣10个月，以左侧明显，如火车轰鸣样，左眼视力下降。查体：左侧突眼，球结膜充血，左侧颞部可闻及轰鸣样杂音，频率与脉搏一致。

17. 最可能的诊断是
    A. 眶内脑膜瘤   B. 眶内血管瘤
    C. 眶内动脉瘤   D. 海绵窦炎
    E. 颈动脉海绵窦瘘

18. 最佳的检查是
    A. MRI   B. MRA
    C. PET   D. DSA
    E. ECT

(19～20题共用题干)

患儿，男性，2岁。查体见下颌左偏，右侧面部变小，触诊右侧胸锁乳突肌呈条索状且变短，无颈椎侧凸畸形。追问病史患儿出生时为臀位。

19. 最可能诊断为
    A. 先天性骨性斜颈   B. 先天性肌性斜颈
    C. 颈部淋巴结炎   D. 斜视
    E. 面神经炎

20. 最适合的治疗方法为
    A. 手法矫正
    B. 石膏固定
    C. 胸锁乳突肌锁骨头及胸骨头切断术
    D. 胸锁乳突肌切除术
    E. 药物治疗

(21～23题共用题干)

女性，30岁，发现颈部肿块1年余，无痛。查体见颈前正中区左侧有一2cm×1cm肿物，椭圆，质韧，表面光滑、无压痛，可随吞咽活动。

21. 患者颈部肿块最可能来源于
    A. 淋巴结   B. 甲状腺
    C. 血管   D. 肌肉
    E. 甲状旁腺

22. 最可能的诊断是
    A. 甲状腺癌   B. 结节性甲状腺肿
    C. 甲状腺腺瘤   D. 亚急性甲状腺炎
    E. 慢性淋巴细胞性甲状腺炎

23. 进一步应进行的检查不包括
    A. 穿刺细胞学检查
    B. 患侧结节及腺叶部分切除＋冰冻切片病理检查
    C. 放射性核素扫描
    D. 肿块部分切除活检
    E. 基础代谢率测定

(24～27题共用题干)

患儿，男性，9岁，颈部烫伤后瘢痕挛缩。查体见患儿下唇－颏－颈－胸粘连，颈部极度屈曲，不能平视，不能闭口，切牙外露。

24. 该患儿的初步诊断应该是
    A. Ⅰ度颈部瘢痕挛缩畸形
    B. Ⅱ度颈部瘢痕挛缩畸形
    C. Ⅲ度颈部瘢痕挛缩畸形
    D. Ⅳ度颈部瘢痕挛缩畸形
    E. Ⅴ度颈部瘢痕挛缩畸形

25. 关于术前准备，下列不正确的是
    A. 有慢性呼吸道感染者，应将感染控制后再手术
    B. 做好口腔清洁卫生
    C. 胸前感染者应先控制感染
    D. 术前备皮，清洁干净瘢痕凹陷处的污垢
    E. 术前必须进行肺功能检查

26. 关于手术操作，下列说法不正确的是
    A. 手术时，头要充分后仰
    B. 在拟切除瘢痕的最上方做横行切口，达正常组织平面
    C. 不能切除颈阔肌
    D. 瘢痕广泛时，两侧切口须延伸至身后
    E. 胸部也有连接的瘢痕时，可酌情处理，不一定将瘢痕完全切除

27. 该病症的手术方法应选择
    A. 切除瘢痕，全厚或中厚植皮术
    B. Z成形术
    C. 局部皮瓣或邻近皮瓣修复
    D. 皮管移植
    E. 游离皮瓣移植

(28～29题共用题干)

男性，57岁，双下肢行走无力，有踩棉花感3个月。查体：自胸骨角平面以下痛觉减退，双上肢前臂外侧痛觉减退，双侧膝反射（＋＋＋），双侧踝阵挛（＋），双侧巴氏征（＋），双下肢肌张力升高。

28. 最可能的诊断是
    A. 腰椎间盘突出症　　　B. 椎管内肿瘤
    C. 脊髓型颈椎病　　　　D. 神经根型颈椎病
    E. 吉兰 - 巴雷综合征

29. 为明确诊断，下列哪项检查不适当
    A. 肌电图检查　　　　　B. 颈椎 CT
    C. 颈椎 MRI　　　　　　D. 颈椎正侧位平片
    E. 腰椎 CT

【B 型题】
（1 ~ 2 题共用备选答案）
    A. 位于颈部正中线，指压可变形
    B. 位于颈部正中线，随伸舌活动
    C. 位于气管前，透光肿物
    D. 位于颈侧部，透光肿物
    E. 位于颈侧方，随伸舌活动

1. 颈部囊状淋巴管瘤常表现为
2. 甲状舌管囊肿常表现为

（3 ~ 5 题共用备选答案）
    A. 结扎断端
    B. 吻合
    C. 伤口局部填塞
    D. 缝合伤口，局部引流
    E. 伤口不缝合

3. 食管损伤的处置方式为
4. 胸导管损伤的处置方式为
5. 颈内动脉损伤的处置方式为

（6 ~ 9 题共用备选答案）
    A. 颈部慢性淋巴结炎
    B. 右锁骨上淋巴结转移癌
    C. 颈部恶性淋巴瘤
    D. 左锁骨上淋巴结转移癌
    E. 腮腺混合瘤

6. 继发于头、面部的炎性病灶，肿大的淋巴结散在于颈侧区或下颌下、颏下区。诊断首先要考虑
7. 胃肠道癌、胰腺癌多经胸导管转移而导致
8. 男性青壮年多见，肿大的淋巴结常先出现于一侧或两侧颈侧区，以后相互粘连成团，生长迅速。诊断首先要考虑
9. 多见于青壮年，肿瘤位于耳垂下方，较大时可伸向颈部。诊断首先要考虑

【X 型题】

1. 颈部交感神经损伤的临床表现为
    A. 面部潮红　　　　　　B. 上睑下垂
    C. 呼吸困难　　　　　　D. 瞳孔缩小
    E. 眼球内陷

2. 以下哪些颈部肿块与胚胎发育无关
    A. 颏下皮样囊肿　　　　B. 甲状舌管囊肿
    C. 淋巴结结核　　　　　D. 结节性甲状腺肿
    E. 胸腺咽管囊肿

3. 下列是颈动脉海绵窦瘘临床表现的有
    A. 搏动性突眼　　　　　B. 眼球运动障碍
    C. 颅内杂音　　　　　　D. 脑脊液漏
    E. 眼球搏动

4. 诊断急性浅表淋巴管炎的主要依据是
    A. 原发感染灶或伤口
    B. 出现一条或数条"红线"
    C. 全身症状明显
    D. 肢体肿胀
    E. 局部淋巴结肿大

参 考 答 案

【A1 型题】
1. D　2. B　3. E　4. D　5. C　6. E　7. D　8. E
9. E　10. D　11. D　12. A　13. D　14. E　15. B　16. E
17. D

【A2 型题】
1. B　2. E　3. D　4. E　5. A　6. A　7. C　8. A
9. E　10. D　11. D　12. C

【A3/A4 型题】
1. B　2. E　3. D　4. C　5. B　6. D　7. C　8. E
9. D　10. A　11. C　12. D　13. B　14. E　15. D　16. C
17. E　18. D　19. B　20. C　21. B　22. C　23. D　24. D
25. E　26. E　27. A　28. C　29. E

【B 型题】
1. D　2. B　3. D　4. C　5. B　6. A　7. D　8. C
9. E

【X 型题】
1. BDE　2. CD　3. ABCE　4. AB

第十六章　甲状腺及甲状旁腺疾病

【A1 型题】

1. 甲状腺髓样癌最可靠的实验室诊断是

A. T₃、T₄   B. TSH

C. 血清降钙素   D. 儿茶酚胺

E. 24 小时 NVMA（香草基杏仁酸）

2. 甲状腺的功能由下列哪种激素调节

A. TSH   B. GH

C. PTH   D. ADH

E. CTH

3. 下列关于甲亢术前的药物准备，正确的是

A. 普萘洛尔不能与碘剂合用

B. 硫脲类药物和碘剂不能合并应用

C. 服用硫脲类药物控制甲亢症状后再进行手术

D. 使用碘剂 2～3 周后，甲亢症状基本控制便可进行手术

E. 服用普萘洛尔时应每 8 小时给药一次，术后应继续服用 2～3 周

4. 甲亢术后引起呼吸困难的原因不包括下列哪种

A. 伤口内出血   B. 气管软化、塌陷

C. 双侧喉上神经损伤   D. 双侧喉返神经损伤

E. 急性喉头水肿

5. 甲亢手术引起神经损伤，下列哪项说法是错误的

A. 喉上神经外支支配环甲肌，损伤引起患者声带松弛，声调降低

B. 喉上神经内支损伤引起误咽

C. 喉返神经前支支配声带内收肌，损伤后使声带内收

D. 一侧喉返神经损伤，引起声嘶

E. 一侧喉返神经后支损伤可无明显临床表现

6. TSI 是

A. 长效甲状腺刺激素   B. 刺激甲状腺抗体

C. 刺激甲状腺免疫球蛋白   D. 促甲状腺激素

E. 促甲状腺激素释放激素

7. 怀疑甲状腺癌最主要的依据是

A. 疼痛

B. 结节突然增大

C. 结节质硬、固定或合并压迫症状

D. 核素扫描为冷结节

E. 甲状腺功能减退

8. 关于甲状旁腺功能亢进症的手术治疗，以下哪个恰当

A. 如为单发性甲状旁腺腺瘤可切除此腺瘤

B. 术中病理证实为甲状旁腺增生，应全部切除 4 个甲状旁腺

C. 术中切除发现的甲状旁腺腺瘤后，不必探查其余甲状旁腺

D. 如为多发性腺瘤不必都切除，应保留部分以维持甲状旁腺功能

E. 甲状旁腺增生手术，应保留至少 2 个甲状旁腺

9. 关于甲状腺癌，以下哪一项描述是恰当的

A. 颈部放射治疗量需 >2000rads 才可致甲状腺癌

B. 滤泡状癌是几种病理类型中恶性度最高的一种

C. 出现可切除的淋巴结转移不影响乳头状癌的预后

D. 同位素扫描均为"冷结节"

E. 髓样癌的预后最好

10. 关于甲状腺结节的叙述中，哪一项叙述是不恰当的

A. 甲状腺扫描热结节可以除外甲状腺癌

B. 单发结节以甲状腺腺瘤多见

C. 甲状腺囊肿可以是冷结节

D. 多发结节一定不是甲状腺癌

E. 甲状腺瘤可以表现为温结节、冷结节或凉结节

11. 关于慢性纤维性甲状腺炎，下述不恰当的是

A. 甲状腺功能减退   B. 有呼吸困难

C. 甲状腺坚硬   D. 颈部淋巴结不肿大

E. 积极手术治疗

12. 关于放射性碘治疗的叙述中，哪项叙述是不恰当的

A. ¹³¹I 可减少腺体内淋巴细胞，减少免疫球蛋白生成

B. ¹³¹I 在甲状腺内放出 β 射线

C. ¹³¹I 治疗可能引起甲状腺功能减退

D. ¹³¹I 均匀分布于甲状腺组织

E. ¹³¹I 对继发性甲亢治疗效果不显著

13. 关于甲亢术后甲状腺危象的说法中，哪项是不恰当的

A. 治疗方面，首先应给予镇静剂

B. 是甲状腺激素在血液中过多所致

C. 一般发生在术后 12～36 小时

D. 做好甲亢术前准备是预防甲亢术后甲状腺危象的最重要措施

E. 术后继续给予碘剂可以减少甲状腺危象的发生

14. 必须进行手术治疗的良性甲状腺疾病是

A. 高功能腺瘤   B. 轻度原发性甲亢

C. 结节性甲状腺肿 　　　　D. 单纯性甲状腺肿

E. 甲状腺腺瘤

15. 对慢性淋巴细胞性甲状腺炎诊断有意义的实验室检查为

A. 基础代谢率正常，摄^{131}I率降低

B. 基础代谢率正常，摄^{131}I率升高

C. 基础代谢率降低，摄^{131}I率升高

D. 基础代谢率升高，摄^{131}I率正常

E. 基础代谢率降低，摄^{131}I率降低

16. 对于甲状腺癌的治疗，哪项是不恰当的

A. 髓样癌应用放射性碘治疗

B. 未分化癌应采用外放射治疗为主

C. 对放射碘治疗无效的远处转移癌，应用适量的甲状腺制剂可缩小转移灶

D. 对远处有转移的腺癌，应将患侧腺体全部切除，同侧淋巴结清除，同时应切除健侧的全部腺体，再做放射性碘治疗

E. 对局部不能切除的甲状腺癌，一般不进行颈周淋巴结清除术

17. 恶性度最高的甲状腺癌病理类型为

A. 腺瘤恶变 　　　　B. 滤泡状腺癌

C. 乳头状腺癌 　　　　D. 未分化癌

E. 髓样癌

18. 甲亢病人2h内甲状腺摄取^{131}I超过人体总量的

A. 15% 　　　　B. 10%

C. 20% 　　　　D. 25%

E. 30%

19. 甲亢病人行双侧甲状腺次全切除术，术后并发甲状腺危象，最多由于

A. 切除腺体过少

B. 服用碘剂过久

C. 病人过度精神紧张

D. 术中挤压腺体过多

E. 术前甲亢症状未能很好控制

20. 下列哪类患者罹患甲状腺腺癌可能性最高

A. 女性患者甲状腺单发热结节

B. 男性患者甲状腺单发温结节

C. 女性患者甲状腺多发冷结节

D. 男性患者弥漫性甲状腺肿

E. 女性患者甲状腺单发冷结节

21. 甲亢手术发生甲状腺危象的高危时间是

A. 术后48~72小时 　　　B. 术后12~36小时

C. 术中 　　　　D. 术后12~72小时

E. 术后3天以上

22. 甲状旁腺素的分泌与以下哪项有关

A. 甲状腺控制 　　　　B. 血磷浓度

C. 垂体控制 　　　　D. 血钙浓度

E. 下丘脑控制

23. 甲状腺癌中恶性度最低的病理类型为

A. 乳头状腺癌 　　　　B. 未分化癌

C. 腺瘤恶变 　　　　D. 泡状腺癌

E. 髓样癌

24. 甲状腺癌的常见病理类型，不包括

A. 乳头状腺癌 　　　　B. 滤泡状腺癌

C. 未分化癌 　　　　D. 鳞癌

E. 髓样癌

25. 甲状腺癌中以放疗为主要治疗手段的病理类型为

A. 腺瘤恶变 　　　　B. 滤泡状腺癌

C. 乳头状腺癌 　　　　D. 未分化癌

E. 髓样癌

26. 甲状腺手术损伤甲状旁腺后手足抽搐常发生在

A. 术后3天以上 　　　B. 术后1天内

C. 术后12天 　　　　D. 术中

E. 术后1周

27. 甲状腺未分化癌的治疗为

A. 甲状腺干制剂 　　　B. 外放射治疗

C. ^{131}I同位素 　　　　D. 手术

E. 化疗

28. 甲状腺孤立性乳头状微小癌适用术式

A. 肿物局部切除

B. 腺叶切除术

C. 腺叶次全切除术

D. 腺叶切除+峡部切除

E. 腺叶切除术+患侧颈清扫术

29. 可给予抗生素治疗的甲状腺疾病是

A. 急性化脓性甲状腺炎

B. 慢性纤维性甲状腺炎

C. 慢性淋巴细胞性甲状腺炎

D. 亚急性甲状腺炎

E. 结节性甲状腺肿

30. 关于亚急性甲状腺炎，下列哪项正确

A. 是外科非特异性感染

B. 颈前部肿块伴有疼痛

C. 病变的甲状腺组织有淋巴细胞和浆细胞浸润

D. 血清中测出抗甲状腺球蛋白抗体

E. 治愈后甲状腺功能常减退

31. 判断甲亢病情程度的主要标志是

A. 体重减轻的程度

B. 甲状腺肿大程度

C. 食欲亢进的程度

D. 心率增加，脉压增加程度

E. 突眼的程度

32. 下列关于甲亢术后并发症的描述，恰当的是

A. 呼吸困难和窒息多由于排痰不畅

B. 喉返神经损伤可引起饮水呛咳

C. 喉上神经损伤可引起声音嘶哑

D. 甲状腺危象可出现高热、脉快

E. 手足抽搐是由于损伤了颈交感神经

33. 下列有关甲状腺生理功能的描述，恰当的是

A. 分泌 TSH

B. 甲状腺素加速蛋白质分解

C. 其分泌的 T_3 和 T_4 中，T_4 生理作用强

D. 其分泌的 T_3 和 T_4 中，T_3 含量高

E. 其生理活动不受垂体调节

34. 下述甲状腺疾病哪一种不容易恶变

A. 青春期甲状腺肿　　　B. 甲状腺功能亢进症

C. 桥本病　　　　　　　D. 结节性甲状腺肿

E. 甲状腺腺瘤

35. 预防甲状腺肿的碘化食盐，常用剂量为每 10～20kg 食盐中均匀地加入碘化钾或碘化钠

A. 1.0g　　　　　　　　B. 2.0g

C. 3.0g　　　　　　　　D. 4.0g

E. 5.0g

36. 下述哪项不是甲亢病人抗甲状腺药物治疗的禁忌证

A. 有气管压迫的甲亢　　B. 手术后复发的甲亢

C. 高功能腺瘤　　　　　D. 妊娠患者的甲亢

E. 高度突眼的甲亢

37. 下述哪项甲状腺疾病可能与病毒感染有关

A. 单纯性甲状腺肿　　　B. 急性甲状腺炎

C. 亚急性甲状腺炎　　　D. 桥本病

E. 慢性纤维性甲状腺炎

38. 下述有关甲状腺高功能腺瘤的说法中，哪项是不恰当的

A. 高功能腺瘤是自主的分泌，腺瘤内滤泡群无抑制地分泌 T_3、T_4

B. 血中长效甲状腺刺激素的浓度升高

C. 腺瘤周围甲状腺组织呈萎缩状态

D. 腺垂体分泌促甲状腺素受抑制

E. 甲状腺高功能腺瘤患者一般都有眼球突出

39. 下列哪项是桥本甲状腺炎的表现特点

A. 常继发于上呼吸道感染

B. 常有基础代谢率增高与甲状腺摄碘量降低分离的

现象

C. 组织学上，腺组织被大量淋巴细胞所浸润，并形成淋巴滤泡

D. 泼尼松治疗可迅速缓解症状

E. 无基础代谢率降低等甲状腺功能减退表现

40. 有关甲亢术后恶性突眼的治疗，哪项不恰当

A. 给予抗甲状腺药物　　B. 可行眼眶减压术

C. 应用抗生素眼膏　　　D. 戴墨镜

E. X 线治疗

41. 与甲状旁腺素有拮抗作用的激素是

A. 垂体后叶素　　　　　B. 肾上腺素

C. 降钙素　　　　　　　D. 生长激素

E. 血管紧张素

42. 下述各种疾患中，哪一项不是结节性甲状腺肿的手术适应证

A. 结节性甲状腺肿疑有恶变者

B. 结节性甲状腺肿继发功能亢进者

C. 20 岁前的弥漫性甲状腺肿

D. 胸骨后甲状腺肿

E. 出现气管或食管压迫症状者

43. 下列哪项不是甲状腺乳头状癌的常见特征

A. 约占成人甲状腺癌的 60%

B. 占儿童甲状腺癌的全部

C. 肿瘤大部分为单发病灶

D. 可较早出现颈淋巴结转移

E. 术后五年治愈率可达 90%

44. 下列关于甲状旁腺功能亢进症的描述，错误的是

A. 血钙降低　　　　　　B. 泌尿系统结石

C. 骨骼脱钙　　　　　　D. 肾囊肿

E. 血磷降低

45. 弥漫性甲状腺肿大疾病施行甲状腺大部切除术应掌握严格适应证，下列哪一项不适宜手术

A. 结节性甲状腺肿继发亢进

B. 巨大甲状腺肿影响工作和生活

C. 原发性甲状腺功能亢进药物治疗后复发

D. 慢性淋巴性甲状腺肿

E. 结节性甲状腺肿疑有恶变

46. 碘剂作为甲状腺功能亢进症手术前准备，下列哪一种药物剂量比较合适

A. 卢戈液 5 滴，每日 3 次

B. 卢戈液 10 滴，每日 3 次

C. 卢戈液 15 滴，每日 3 次

D. 卢戈液 20 滴，每日 3 次

E. 卢戈液 25 滴，每日 3 次

47. 甲状腺功能亢进症时，下列哪项检查能很好地反映甲状腺功能
 A. 基础代谢率　　　　　　B. 核素扫描
 C. 血清胆固醇　　　　　　D. T_3，T_4
 E. 血清抗甲状腺球蛋白（PBI）

48. 甲状腺隐灶癌又称最小乳头状癌，一般认为肿瘤多大直径才称之
 A. <1cm　　　　　　　　B. 1～1.5cm
 C. 1.5～2cm　　　　　　D. 2～2.5cm
 E. 3cm

49. 甲状腺乳头状腺癌局限在一侧腺叶内，又无颈淋巴结肿大，应选择哪一手术方式较合适
 A. 癌灶局部切除
 B. 病侧叶一侧叶全切除
 C. 病侧叶部分切除
 D. 病侧叶一侧叶全切除＋峡部切除
 E. 两侧叶全切除

50. 下列哪项不是单纯性甲状腺肿的手术指征
 A. 有明显压迫症状　　　　B. 胸骨后甲状腺
 C. 继发甲亢　　　　　　　D. 病史较长者
 E. 疑有恶变者

51. 甲状腺素中起主要作用的成分是
 A. T_1　　　　　　　　　B. T_2
 C. T_3　　　　　　　　　D. T_4
 E. 碘

52. 下列哪项不是甲状腺激素的功能
 A. 促进生长发育　　　　　B. 加速蛋白质的合成
 C. 增强代谢　　　　　　　D. 增加热量的产生
 E. 加速脂肪分解

53. 下列哪一项不适宜施行甲状腺大部切除术
 A. 中度原发性甲亢并发心律不齐
 B. 甲亢伴有气管压迫症状
 C. 青少年甲亢
 D. 继发性甲亢
 E. 单纯性甲状腺肿

54. 儿童甲状腺结节有多少机率是恶性的
 A. 10%　　　　　　　　　B. 25%
 C. 50%　　　　　　　　　D. 75%
 E. 90%

55. 甲亢病人术前需要服用的减少甲状腺素合成的药物是
 A. 阿托品　　　　　　　　B. 普萘洛尔
 C. 丙硫氧嘧啶　　　　　　D. 地西泮
 E. 复方碘化钾

56. 原发性甲状腺功能亢进症的临床表现是

 A. 两侧甲状腺多发结节
 B. 年龄多在40岁以上
 C. 两侧弥漫肿大常伴突眼
 D. 两侧不对称肿大伴心肌损害
 E. 血清中甲状腺素高出正常4倍

57. 下列哪项可用抗甲状腺药物治疗
 A. 妊娠早期甲亢
 B. 妊娠中期甲亢
 C. 原发甲亢基础代谢率为＋20%～＋30%
 D. 对抗甲状腺药物过敏
 E. 胸骨后甲状腺肿并发甲亢

58. 甲状腺癌的临床表现不包括
 A. 偶然发现甲状腺有一质硬而不光滑肿块
 B. 近甲状腺峡部活动度大的肿块
 C. 甲状腺肿块短期内迅速增大
 D. 甲状腺包块伴声音嘶哑
 E. 甲状腺包块伴颈淋巴结肿大

59. 下列不符合单纯性甲状腺肿的是
 A. 抗甲状腺抗体正常
 B. 甲状腺轻度或是中度弥漫性肿大
 C. 甲状腺肿大伴震颤或是血管杂音
 D. 随病情发展呈多结节性甲状腺肿
 E. 甲状腺肿大引起气管压迫症状

60. 地方性单纯性甲状腺肿最主要的发病原因是
 A. 妊娠、授乳等因素对甲状腺激素需要量增加
 B. 食物和饮水中含碘量多而长期摄碘量过多
 C. 土壤、食物和饮水中含碘量低而长期摄碘量不足
 D. 长期服用抗甲状腺作用的硫脲类药物
 E. 先天性酶缺乏使甲状腺激素合成障碍

61. 单纯性甲状腺肿的特点是甲状腺肿和下列哪项
 A. 抗甲状腺抗体阳性
 B. 核素扫描为"热结节"
 C. 摄^{131}I率降低
 D. 甲状腺功能正常
 E. TSH降低

62. 以下哪项不符合甲亢的临床表现
 A. 易发生房性心律失常
 B. 可发生低钾性麻痹
 C. 老年患者可不出现高代谢症候群
 D. 可伴有肌病
 E. 活动时心率加快，休息则心律失常

63. 目前诊断甲状腺功能亢进症最可靠的检查方法是
 A. 基础代谢率测定
 B. 甲状腺吸^{131}I率测定

C. 甲状腺激素浓度测定

D. TSAb 测定

E. 抗甲状腺抗体测定

64. 甲状腺功能亢进症的甲状腺病变最常见的是

　A. 甲状腺腺瘤　　　　　　B. 甲状腺腺癌

　C. 亚急性甲状腺炎　　　　D. 弥漫性甲状腺肿

　E. 结节性甲状腺肿

65. 甲状腺大部切除术后 48 小时内，需注意最危急的并发症是

　A. 喉上神经内侧支损伤　　B. 喉返神经单侧损伤

　C. 呼吸困难和窒息　　　　D. 甲状腺危象

　E. 手足抽搐

66. 甲亢术前准备，脉率应降至每分钟

　A. 80 次以下　　　　　　B. 90 次以下

　C. 100 次以下　　　　　 D. 110 次以下

　E. 120 次以下

67. 手术治疗甲亢的长期治愈率达

　A. 90%　　　　　　　　　B. 80%

　C. 75%　　　　　　　　　D. 70%

　E. 65%

68. 甲亢术后呼吸困难多发生于

　A. 术后 12 小时内　　　　B. 术后 24 小时内

　C. 术后 36 小时内　　　　D. 术后 48 小时内

　E. 术后 72 小时内

69. 甲状腺滤泡状腺癌有患侧颈淋巴结转移应行

　A. 患侧腺叶次全切除＋峡部切除

　B. 全部甲状腺切除＋患侧颈清扫

　C. 双侧腺叶次全切除＋峡部切除

　D. 患侧腺叶全切除＋峡部切除

　E. 全部甲状腺切除＋双侧清扫

70. 甲状腺腺瘤恶变率约为

　A. 10%　　　　　　　　　B. 20%

　C. 30%　　　　　　　　　D. 40%

　E. 50%

71. 单纯性甲状腺肿最易发展为

　A. 原发性甲亢　　　　　　B. 亚急性甲状腺炎

　C. 高功能腺瘤　　　　　　D. 结节性甲状腺肿

　E. 甲状腺癌

72. 对甲亢的诊断，最具敏感性的含量测定是

　A. T_3　　　　　　　　　B. T_4

　C. FT_3　　　　　　　　D. FT_4

　E. TSH

73. 甲亢手术时一般需切除腺体的

　A. 40% ~50%　　　　　　B. 50% ~60%

C. 60% ~70%　　　　　　D. 70% ~80%

E. 80% ~90%

74. 甲状腺大部切除术的并发症中，最危急的是

　A. 术后呼吸困难和窒息　　B. 喉返神经损伤

　C. 手足抽搐　　　　　　　D. 喉上神经损伤

　E. 甲状腺危象

75. 甲状腺上、中静脉血液流入

　A. 颈内静脉　　　　　　　B. 颈外静脉

　C. 颈总静脉　　　　　　　D. 无名静脉

　E. 上腔静脉

76. 甲状腺内层被膜又称

　A. 甲状腺原有被膜　　　　B. 甲状腺固有被膜

　C. 甲状腺内科被膜　　　　D. 甲状腺外科被膜

　E. 甲状腺固有层

77. 甲状腺素对血中钙、磷浓度的作用表现为

　A. 降低血钙浓度，升高血磷浓度

　B. 降低血钙磷浓度

　C. 升高血钙浓度，降低血磷浓度

　D. 升高血钙磷浓度

　E. 升高血钙浓度，但不影响血磷浓度

78. 甲亢病人术前准备最重要的是

　A. 测定基础代谢率

　B. 心理护理

　C. 喉镜检查

　D. 抗甲状腺药物和碘剂的应用

　E. 钡餐和心电图检查

79. 诊断甲亢（Graves 病）最有价值的体征是

　A. 皮肤湿润多汗、手颤

　B. 阵发性心房纤颤

　C. 甲状腺肿大伴震颤和血管杂音

　D. 收缩压升高，舒张压降低，脉压增大

　E. 窦性心动过速

80. 甲状旁腺素主要靶器官是

　A. 甲状腺　　　　　　　　B. 脑胼胝体

　C. 甲状旁腺　　　　　　　D. 胃和肠

　E. 骨和肾

81. 中度甲亢基础代谢率为

　A. ＋10% ~ ＋20%　　　　B. ＋20% ~ ＋30%

　C. ＋10% ~ ＋30%　　　　D. ＋30% ~ ＋60%

　E. ＞ ＋60%

82. 甲状腺功能亢进症术前准备通常不包括

　A. T_3 与 T_4 测定　　　　B. 喉镜检查

　C. 控制心率　　　　　　　D. 给予氢化可的松

　E. 测基础代谢率

83. 下列甲状腺疾病中，不需采取特殊治疗的是
- A. 青春期甲状腺肿
- B. 甲状腺功能亢进症
- C. 桥本病
- D. 结节性甲状腺肿
- E. 甲状腺腺瘤

84. 甲亢病人术前准备时评估可以手术的基础代谢率，至少应降至
- A. +10% 以下
- B. +20% 以下
- C. +25% 以下
- D. +30% 以下
- E. +35% 以下

85. 关于甲状腺髓样癌，下列论述错误的是
- A. 甲状腺髓样癌起源于甲状腺滤泡上皮
- B. 髓样癌占甲状腺癌7%
- C. 甲状腺髓样癌的肿瘤标记物是降钙素
- D. 手术原则同乳头状腺癌
- E. 可兼有淋巴和血行转移

86. 甲状腺单发结节最应警惕恶性的年龄段为
- A. 儿童
- B. 青年男性
- C. 妊娠妇女
- D. 40 岁以下妇女
- E. 老年人

87. 在甲状腺髓样癌中，不可能出现的是
- A. 5 – 羟色胺增高
- B. 血清降钙素增高
- C. 血清钙降低
- D. ECT 检查示"热结节"
- E. 超声提示有沙砾样钙化

88. 单纯性甲状腺肿是指
- A. 甲状腺弥漫性肿大
- B. 甲状腺结节性肿大
- C. 吸^{131}I 率正常的甲状腺肿大
- D. 甲状腺功能正常的甲状腺肿大
- E. 慢性甲状腺炎引起的甲状腺肿大

89. 关于甲状腺滤泡状腺癌，正确的是
- A. 多见于儿童
- B. 生长慢，属低度恶性
- C. 来源于滤泡旁降钙素分泌细胞
- D. 有侵犯血管的倾向
- E. 预后优于甲状腺乳头状腺癌

90. 甲亢病人甲状腺素分泌增多，不会出现
- A. ATP 合成增多
- B. ATP 分解加快
- C. 耗氧量增多
- D. 呼吸加快
- E. 氧化磷酸化反应受抑制

91. 甲亢病人循环系统临床表现中，正确的是
- A. 脉搏慢而弱
- B. 第一心音减弱
- C. 心搏出量减少
- D. 周围血管收缩，脉压减小
- E. 休息时脉率大于 100 次/分

92. 甲亢病人术前准备中，下列不符合手术指标的是
- A. 情绪稳定，睡眠好转
- B. 体重增加
- C. 脉率 100 次/分
- D. 甲状腺变硬缩小
- E. BMR < +20%

93. 囊性甲状腺肿（Graves 病）的声像图特征是
- A. 甲状腺弥漫增大，内部呈低回声，血流较丰富
- B. 甲状腺弥漫增大，内部呈中 – 低回声，血流呈"火海征"
- C. 甲状腺弥漫增大，内部呈低回声，血流不丰富
- D. 甲状腺不对称性肿大，内部呈低回声，血流呈"火海征"
- E. 甲状腺正常大小，内部呈低回声，血流正常

【A2 型题】

1. 女性，70 岁，半个月来颈前部肿块迅速增大伴声哑、气急等症状。以下哪项诊断是错误的
- A. 甲状腺未分化癌
- B. 甲状腺囊肿
- C. 甲状腺乳头状腺癌
- D. 甲状腺滤泡腺癌
- E. 甲状腺髓样癌

2. 女性，45 岁，发现颈前偏右有一随吞咽移动肿块，手术切除病理证实甲状腺滤泡型腺癌，并做出下列的描述，哪项是不正确的
- A. 与乳头状癌一样，滤泡型腺癌均属分化良好的甲状腺癌
- B. 血行转移较乳头状癌更少见
- C. 腺体内多中心比乳头状癌更为少见
- D. 滤泡型腺癌预后与肿瘤侵犯血管程度有关
- E. 在同一瘤块中，同时可发现有部分乳头状癌存在

3. 女性，40 岁，右胸壁肿块，拟诊肋骨肿瘤，行根治性切除术。术后病理证实转移性甲状腺滤泡型腺癌。此时查甲状腺，发现右侧甲状腺内有一 3cm×3cm 质硬肿块。应考虑最适当的手术方式有
- A. 肿块局部切除
- B. 一侧腺叶部分切除
- C. 一侧腺叶全切除
- D. 全甲状腺切除
- E. 一侧腺叶 + 峡部切除

4. 女性，40 岁，主诉颈前肿块 3 个月，声哑 1 周。体格检查发现右侧甲状腺有一 3cm×3cm 肿块，边界不甚清楚，表面不平，质地坚硬，但仍可随吞咽上下移动。应考虑罹患下列哪一种疾病的可能性较大
- A. 结节性甲状腺肿
- B. 慢性淋巴细胞性甲状腺炎（Hashimoto 病）
- C. 甲状腺腺瘤
- D. 甲状腺腺癌

E. 纤维性甲状腺炎（Riedel 病）

5. 女性，25 岁，发现颈前肿块半年，但无任何症状。体格检查：右颈前扪及 3cm×2cm 肿块，质地偏硬，表面不光滑，但肿块可随吞咽上下移动，同时在右锁骨上区触及一个质硬淋巴结。首先应考虑患的是哪一种疾病

    A. 颈淋巴结核   B. 颈部淋巴结转移癌

    C. 甲状腺癌   D. 结节性甲状腺肿

    E. 慢性淋巴性甲状腺炎

6. 女性，50 岁，右颈前部肿块 1 年，近 1 个月来伴有腰痛。体格检查：右侧甲状腺内扪及肿块 3cm×3cm，肿块质硬、高低不平、活动度小。腰椎 X 线摄片提示 L_2 骨质破坏，考虑转移性癌。决定行甲状腺肿块活检。经冰冻病理切片证实系甲状腺滤泡型腺癌，最适当的治疗方案是

    A. 全甲状腺切除 + L_2 放射性碘内照射

    B. 全甲状腺切除 + 颈淋巴清除和 L_2 病灶清除

    C. 右侧甲状腺叶切除 + L_2 放射性碘内照射

    D. 右侧甲状腺叶切除 + 化学治疗

    E. 局部肿瘤切除 + 外放射治疗

7. 女性，20 岁，心悸、多汗，易激动伴失眠，甲状腺弥漫性 II 度肿大，BMR +20% ~ +30%。T_3、T_4 均增高，白血细胞计数 6×10^9/L。采用哪一种治疗较为合适

    A. 手术

    B. 碘剂

    C. 放射性 ^{131}I

    D. 抗甲状腺药（硫脲嘧啶类药）

    E. 盐酸普萘洛尔（心得安）

8. 女性，35 岁，2 周前作过口服胆囊造影，现因纳亢、消瘦、心悸和甲状腺肿大，拟诊甲状腺功能亢进症，需行甲状腺功能检查。下列哪项测定结果易受干扰

    A. BMR   B. TSH

    C. T_3、T_4 D. FT_3、FT_4

    E. 甲状腺摄取 ^{131}I 率

9. 女性，25 岁，颈部增粗，胃纳好，伴消瘦和心悸。首先采取的确诊方法是

    A. 测定血清甲状腺素

    B. 甲状腺摄取 ^{131}I 率测定

    C. 基础代谢

    D. 抗甲状腺药物试验性治疗

    E. 超声波检查

10. 女性，28 岁，患甲状腺功能亢进症，经抗甲状腺药治疗后症状得到控制，决定外科手术，但唯有心率不下降（105 次/分）。下列哪一种作为术前准备用药较合适

    A. 卢戈液

    B. 地西泮（安定）

    C. 盐酸普萘洛尔（心得安）+ 卢戈液

    D. 甲状腺素片

    E. 盐酸普萘洛尔

11. 女性，33 岁，甲亢术后痊愈出院，护士对其进行康复指导。下列哪项不妥

    A. 术后一个月恢复正常劳动

    B. 练习颈部活动

    C. 注意有无甲亢复发

    D. 注意有无甲状腺功能低下

    E. 定期复查

12. 一位中年妇女，甲状腺大部切除术后有怕冷、少汗、疲乏无力、精神不振，医生怀疑其有继发性甲状腺功能减退症，予以 BMR、T_3、T_4、PBI 和 TSH 等检查。下列哪项符合继发性甲状腺功能减退症的诊断

    A. BMR、T_3、T_4 和 PBI 均降低，TSH 升高

    B. BMR、T_3、T_4 和 PBI 及 TSH 均降低

    C. BMR、T_3、T_4 均降低，PBI 和 TSH 均升高

    D. BMR、T_3、T_4 均降低，PBI 升高，TSH 降低

    E. BMR、T_3、T_4 均升高，PBI 和 TSH 降低

13. 女性，26 岁，胃纳好，体重明显下降且有心悸、乏力。体检：脉搏 110 次/分，眼球突出，甲状腺弥漫性肿大，无杂音。符合下列哪一种疾病

    A. 结节性甲状腺肿继发功能亢进症

    B. 原发性甲状腺功能亢进症

    C. 高功能腺瘤

    D. 淋巴性甲状腺肿

    E. 甲状腺功能减退症

14. 女性，25 岁，近 1 个月来纳亢、消瘦、心悸、乏力、手抖。检查甲状腺肿大 II 度伴有杂音。下列哪项对诊断有意义

    A. 血清蛋白结合碘（PBI）>8μg%

    B. 血清 TSH 升高

    C. 血清 T_3、T_4 升高

    D. 血清 T_3、T_4 降低

    E. 血清 TSH 降低

15. 男性，35 岁，在厂医务室发现颈前偏左有一肿物，怀疑来自甲状腺，转来门诊。门诊医生检查后确诊，其依据下列哪一项

    A. 肿物质地   B. 肿物大小

    C. 表面光滑程度   D. 边界清楚与否

    E. 肿物能否随吞咽上下移动

16. 女性，38 岁，3 天来咽喉部疼痛波及右侧颈部及耳后，伴有发热。门诊检查：体温 38.4℃，右侧甲状腺

肿大，质地中等，有触痛，无结节。诊断为亚急性甲状腺炎，较为合适的治疗方案是

A. 抗生素 + 甲状腺素干制剂

B. 抗生素 + 肾上腺皮质激素

C. 抗生素 + 肾上腺皮质激素 + 甲状腺素干制剂

D. 肾上腺皮质激素 + 甲状腺素干制剂

E. 碘剂 + 肾上腺皮质激素 + 甲状腺素干制剂

17. 青年女性，甲状腺右叶发现 0.8cm 结节，右颈部可及多个肿大淋巴结，质稍硬，可活动，经冷冻病理证实为甲状腺乳头状腺癌。手术方案应是

A. 右侧甲状腺全切

B. 右侧甲状腺全切，对侧甲状腺大部切除

C. 右侧甲状腺全切，加峡部全切，对侧甲状腺大部切除及右侧颈淋巴结清除术

D. 双侧甲状腺全切除

E. 局部切除加放射治疗

18. 甲亢青年女性，心率 106 次/分，血压 108/72mmHg，应属于

A. 正常   B. 轻度甲亢

C. 中度甲亢   D. 重度甲亢

E. 甲状腺危象

19. 术中偶然发现一侧甲状腺内有 0.5cm 的癌灶，冷冻切片证实为乳头状腺癌，未浸润包膜。最适宜的治疗方案为

A. 病侧腺叶切除加同侧颈淋巴结清扫

B. 病侧腺叶大部切除

C. 病侧腺叶切除加峡部切除

D. 病侧腺叶切除加峡部切除加对侧腺叶大部切除

E. 双侧腺叶次全切除

20. 男性，40 岁，5 年前因甲亢手术治疗，近年肝硬化致腹胀，住院诊断为中度甲亢。其治疗应是

A. 抗甲状腺药物治疗   B. 同位素治疗

C. 保肝利尿治疗后手术   D. 手术治疗

E. 保肝利尿同时抗甲亢药治疗

21. 女，45 岁，颈前肿大，伴疼痛，1 周前有上呼吸道感染史。查体：双侧甲状腺肿大，质地韧，有压痛。化验：血沉快，T_3、T_4 升高，摄碘率下降。初步诊断为

A. 桥本甲状腺炎

B. 亚急性非化脓性甲状腺炎

C. 急性化脓性甲状腺炎

D. 慢性硬化性甲状腺炎

E. 结节性甲状腺肿

22. 女，38 岁，公共汽车售票员，半年前在工作中与乘客吵架后，出现多食、易饥饿，性情急躁，易激动，失眠，多汗、怕热，消瘦，心跳快，血压高达 170/

100mmHg。3 个月前开始出现眼睛发胀，大便溏泄，尿多。哪项检查最有诊断价值

A. 心电图

B. 基础代谢率

C. 核素扫描及 TSH、T_3、T_4 检查

D. 全血细胞计数

E. CT 或 BUS

23. 女，34 岁，因甲亢行手术治疗，手术后第 2 天患者突然出现面部及四肢抽搐。应给予的处理是

A. 给激素   B. 抗甲状腺药物

C. 镇静剂   D. 甲状腺素

E. 钙制剂

24. 女，28 岁，因甲亢行手术治疗，术后第 2 天突然出现面部及四肢抽搐。请给出诊断

A. 喉返神经损伤   B. 甲状腺功能低下

C. 甲状腺危象   D. 甲状旁腺损伤

E. 神经损伤

25. 女性，30 岁，左颈部肿物 1 年，声音嘶哑 2 周。检查左甲状腺上极有一约 3cm×2.5cm，质硬、边界不清、表面不光滑的肿物，可随吞咽上下移动，颈动脉搏动不易触及，左声带麻痹。可能诊断

A. 左甲状腺癌   B. 桥本氏病

C. 左甲状腺腺瘤囊性变   D. 甲状腺结核

E. 左颈恶性淋巴瘤

26. 男，45 岁，因结节性甲状腺肿行双侧甲状腺次全切除术，术后第 2 天出现声音嘶哑。考虑原因为

A. 喉返神经损伤   B. 甲状腺功能低下

C. 气管损伤   D. 交感神经损伤

E. 甲状腺危象

27. 男，35 岁，右侧甲状腺单发结节 3cm×2cm，术中病理报告为甲状腺乳头状癌。最合适的进一步处理应该是

A. 化学药物治疗

B. 术后放射性碘治疗

C. 缝合切口，结束手术

D. 右侧甲状腺全切、峡部切除和对侧大部切除

E. 双侧全切加颈部淋巴廓清术

28. 男，34 岁，因甲状腺 II 度肿大行手术治疗。术中病理：慢性淋巴细胞性甲状腺炎。应如何处理

A. 立即停止手术，缝合伤口，术后给予抗甲状腺药物治疗

B. 行双侧甲状腺部分切除术

C. 行双侧甲状腺次全切除术

D. 立即停止手术，缝合伤口，术后给予甲状腺素治疗

E. 立即停止手术，缝合伤口，术后给予放射治疗

29. 女性，42 岁，发现甲状腺肿物 1 周。检查发现肿物质硬，同侧有淋巴结肿大。患者有腹泻、心悸、颜面潮红等症状。最大可能是
    A. 甲状腺乳头状癌
    B. 甲状腺高功能腺瘤
    C. 甲状腺滤泡状癌
    D. 甲状腺未分化癌
    E. 甲状腺髓样癌

30. 28 岁女性，妊娠 5 个月合并甲亢，甲状腺较大，有轻度压迫症状。应选择下列哪种治疗方法
    A. 终止妊娠后手术治疗
    B. 手术切除大部分甲状腺
    C. 抗甲状腺药物治疗
    D. 终止妊娠后服抗甲状腺药物
    E. 放射性碘治疗

31. 女性，36 岁，发现颈前肿物 1 月，近 1 周肿物增长较快，无声嘶。查体：右叶甲状腺中部可及 3cm×3cm 肿物，光滑，随吞咽上下活动，质地中等硬；可触及肿大淋巴结。B 超检查为实性肿物，放射性核素扫描为"冷结节"。术中应如何处理
    A. 单纯肿物切除
    B. 甲状腺次全切除
    C. 右侧甲状腺大部切除
    D. 右侧甲状腺全切除
    E. 甲状腺次全切除送冰冻病理活检后再定手术方式

32. 女性，21 岁，主因"心慌伴乏力、消瘦"就诊。查体：心率 126 次/分，血压 125/60mmHg，双手细颤，双眼稍突，颈部明显增粗。双甲状腺 III 度肿大，光滑，未及结节，可随吞咽活动，听诊有血管杂音。明确诊断可选择以下哪项检查
    A. 颈部 CT
    B. 颈部 X 线平片
    C. 双甲状腺放射性核素扫描
    D. 颈部多普勒超声
    E. 选择性血管造影

33. 女性，36 岁，发现右颈前部肿物 2 年，突然增大伴局部疼痛 3 天，无发热。查体：右甲状腺下极圆形结节，直径 5cm，张力大，触痛。初步诊断是
    A. 急性化脓性甲状腺炎
    B. 亚急性甲状腺炎
    C. 慢性淋巴细胞性甲状腺炎
    D. 慢性纤维性甲状腺炎
    E. 甲状腺瘤囊内出血

34. 女性，40 岁，因右侧甲状腺单发肿物施行甲状腺肿物切除术，术中探查颈部淋巴结无肿大。病理报告为甲状腺乳头状癌。术后 5 天拆线，拆线后还应做哪种处理
    A. 口服碘剂
    B. 口服甲状腺片
    C. 再次手术清除患侧淋巴结
    D. 再次手术将患侧腺体连同峡部全切除后口服甲状腺素片
    E. 颈部放射治疗

35. 女性，20 岁，查体发现双侧甲状腺对称大，质地软，无结节，无不适。应选择的处理方式是
    A. 行双侧甲状腺部分切除术
    B. 行双侧甲状腺次全切除术
    C. 穿刺后决定治疗
    D. 可给予甲状腺素
    E. 放射性碘治疗

36. 女性，20 岁，甲状腺次全切除术后，饮水时出现呛咳，无声音嘶哑。初步诊断是
    A. 喉返神经损伤
    B. 交感神经损伤
    C. 气管损伤
    D. 食管损伤
    E. 喉上神经损伤

37. 男，43 岁，3 年前确诊为 Graves 病。间断用他巴唑、中药、针灸治疗 1 年多。近半年双眼睑红肿、怕光流泪、眼球突出。诊断为 Graves 病，甲亢，浸润性突眼。目前甲亢的治疗应选择
    A. 抗甲状腺药物
    B. 甲状腺次全切除术
    C. 放射性核素[131]I
    D. 复方碘溶液
    E. β 受体阻断剂

38. 女，35 岁，甲状腺大部切除术后 10 小时，病人突感呼吸困难，口唇发绀，颈部肿胀，切口敷料可见血液渗出。应采取的紧急措施是
    A. 建立静脉通道，推注钙剂
    B. 呼叫麻醉科气管插管给氧
    C. 请耳鼻喉科急症气管切开
    D. 拆开切口缝线，清除血肿
    E. 松解切口敷料，吸氧观察

39. 患者，女性，20 岁，甲状腺次全切除术后，出现声音嘶哑，饮水时无明显呛咳。可能的原因是
    A. 喉返神经损伤
    B. 交感神经损伤
    C. 气管损伤
    D. 食管损伤
    E. 喉上神经损伤

40. 女性，35 岁，甲亢患者，因腺体较大压迫气管影响呼吸，行甲状腺次全切除术后，音调降低。最可能是损伤了
    A. 喉上神经
    B. 喉返神经
    C. 迷走神经咽支
    D. 迷走神经颈心支
    E. 迷走神经气管支

41. 一妇女怀孕 3 个月，诉近来呼吸困难来诊。查体见甲状腺体较大，脉搏 105 次/分，两手颤动。则对该患

者治疗以下列哪项为宜

　　A. 无须特殊处理，观察病情发展

　　B. 口服治疗甲亢的药物如卡比马唑

　　C. 口服碘剂

　　D. 做术前准备，手术治疗

　　E. 放射治疗

42. 男，30岁，患甲状腺功能亢进症，突然出现双下肢不能动。检查：双下肢膝腱反射减退，无肌萎缩。血钾测定 2.3mmol/L。最可能是下列哪种情况

　　A. 慢性甲亢性肌病　　　B. 周期性瘫痪

　　C. 周围神经炎　　　　　D. 重症肌无力

　　E. 癔症

43. 女性，23岁，颈侧区单发肿块1个月，可排除下列哪种疾病

　　A. 甲状舌管囊肿　　　　B. 囊状淋巴管瘤

　　C. 颈动脉体瘤　　　　　D. 血管瘤

　　E. 胸腺咽管囊肿

44. 女，16岁，心慌、多汗、手颤2个月。无明显突眼，甲状腺Ⅰ度弥漫性肿大。血游离 T_3、T_4 增高，TSH 降低，肝、肾功能正常，血 WBC $6.8 \times 10^9/L$。诊断为甲亢。既往无甲亢病史。治疗选择

　　A. 放射性核素^{131}I 治疗

　　B. 甲状腺部分切除术

　　C. 抗甲状腺药物治疗

　　D. 抗甲状腺药物治疗后手术治疗

　　E. 抗甲状腺药物治疗后放射性核素^{131}I 治疗

45. 女性，34岁，因原发性甲亢行甲状腺双侧次全切除术。有关术中操作，正确的是

　　A. 结扎切断甲状腺上动脉要远离甲状腺上极

　　B. 结扎切断甲状腺下动脉要靠近甲状腺背面

　　C. 切除腺体的 70%～80%

　　D. 止血后不必放引流

　　E. 须保留腺体的背面部分

46. 女性，56岁，颈部增粗20年，甲状腺Ⅲ度肿大，多个结节，最大者直径5cm。诊断单纯结节性甲状腺肿。接受手术，术后处理应是

　　A. 不需用药，定期观察

　　B. 多食含碘丰富的食物

　　C. 忌用含碘食物或药物

　　D. 长期服用甲状腺素

　　E. 放射性核素 ^{131}I 治疗

47. 女性，26岁，患甲状腺功能亢进症，经抗甲状腺药治疗后症状得到控制，决定外科手术，但唯有心率不下降（105 次/分）。下列哪一种作为术前准备用药较合适

　　A. 卢戈液

　　B. 地西泮（安定）

　　C. 盐酸普萘洛尔（心得安）+ 卢戈液

　　D. 甲状腺素片

　　E. 盐酸普萘洛尔

48. 女性，25岁，心悸、甲状腺肿大，并伴有轻度呼吸不畅和心前区压迫感。首次妊娠2个月余，诊断为原发性甲亢。最有效的治疗方法是

　　A. ^{131}I 治疗　　　　　B. 抗甲状腺药物治疗

　　C. 终止妊娠　　　　　　D. 甲状腺大部切除术

　　E. 普萘洛尔（心得安）治疗

49. 女性，26岁，因甲状腺癌行甲状腺全切除术，术后当晚出现呼吸困难，伤口肿胀有血液渗出。最佳急救处理为

　　A. 气管切开　　　　　　B. 气管插管

　　C. 面罩吸氧　　　　　　D. 静注地塞米松

　　E. 拆除缝线，敞开手术创腔

50. 男性，20岁，间断心悸、出汗2个月余，体重减轻约3kg。查体：BP 126/68mmHg，无突眼，甲状腺Ⅱ度肿大，可闻及血管杂音，心率94 次/分，心律齐。诊断为甲状腺功能亢进症。首选的治疗是

　　A. 口服普萘洛尔

　　B. 放射性核素^{131}I 治疗

　　C. 口服复方碘溶液

　　D. 口服丙硫氧嘧啶

　　E. 甲状腺大部切除术

51. 女性，26岁，妊娠16周，心慌、怕热、多汗、易饿4周。查体：BP 130/60mmHg，中等体型，皮肤潮红，手有细颤，轻度突眼，甲状腺弥漫性Ⅱ度肿大，血管杂音（+），心率110 次/分。下列检查对确诊该患者为甲状腺功能亢进症最有意义的是

　　A. 血清 TT_3　　　　　　B. 血清 TT_4

　　C. 血清 rT_3　　　　　　D. 血清 FT_3

　　E. ^{131}I 摄取率

52. 女性，26岁，妊娠16周，心慌、怕热、多汗、易饥饿4周。查体：BP 130/60mmHg，中等体型，皮肤潮红，手有细颤，轻度突眼，甲状腺弥漫性Ⅱ度肿大，血管杂音（+），心率110 次/分。血 TSH 0.005（正常范围 0.27～4.20）μIU/ml，$FT_3$13.34（2.0～4.4）pg/ml，$FT_4$5.18（0.93～1.70）ng/dl。诊断为妊娠合并甲状腺功能亢进症。甲亢的治疗选用

　　A. 甲状腺大部切除术

　　B. 放射性核素^{131}I

　　C. 丙硫氧嘧啶

　　D. 大剂量心得安（普萘洛尔）

E. 复方碘溶液

53. 女，35 岁，发现左颈部前一无痛性肿块 1 年，约 1cm 大小，近 1 个月来出现声音嘶哑。查体：甲状腺左下极质硬结节，直径 1.5cm，随吞咽活动，颈部未触及肿大淋巴结。最可能的诊断是

A. 甲状腺囊肿　　　　B. 甲状舌管囊肿

C. 甲状腺癌　　　　　D. 甲状腺腺瘤

E. 结节性甲状腺肿

54. 女性，34 岁，甲状腺肿大，质硬、固定，同侧淋巴结肿大，并伴有腹泻和血钙降低等症状。最大可能是

A. 单纯性甲状腺肿　　B. 甲状腺腺瘤

C. 甲状腺滤泡状腺癌　D. 甲状腺髓样癌

E. 甲状腺乳头状腺癌

【A3/A4 型题】

(1~3 题共用题干)

女性，30 岁，发现右侧颈部淋巴结肿大 2 个月。体格检查：右侧胸锁乳突肌中下部外侧扪及肿大淋巴结，直径 1.5cm，质地坚硬；甲状腺不肿大，无明确结节扪及。右侧颈淋巴结活检病理证实淋巴结转移癌。考虑来源于甲状腺可能性较大。

1. 下列哪一种诊断可能性较大

A. 甲状腺滤泡状腺癌　B. 甲状腺髓样癌

C. 甲状腺隐灶癌　　　D. 甲状腺未分化癌

E. 鼻咽癌

2. 该病人选择哪一治疗方案比较合适

A. 右侧甲状腺叶切除 + 右颈淋巴清扫术

B. 甲状腺大部切除 + 右颈淋巴清扫术

C. 全甲状腺切除 + 右颈淋巴清扫术

D. 右侧颈淋巴清扫术

E. 右侧甲状腺部分切除 + 右颈淋巴清扫术

3. 手术后还应采取哪些治疗措施

A. 外照射　　　　　　B. 同位素内照射

C. 化学治疗　　　　　D. 甲状腺激素

E. 化学治疗 + 甲状腺激素

(4~6 题共用题干)

女性，25 岁，发现左颈肿块 1 个月，无不适。体格检查：左侧甲状腺扪及肿块，直径 3cm，质硬，表面不光滑。行肿块穿刺，找到恶性肿瘤细胞。

4. 采用哪种治疗方法较适宜

A. 放射性碘内照射　　B. 放射线外照射

C. 甲状腺激素　　　　D. 甲状腺切除术

E. 化学治疗

5. 如果是甲状腺乳头状癌，最适宜手术方式是

A. 肿瘤局部切除

B. 一侧腺叶部分切除

C. 甲状腺大部切除

D. 一侧腺叶切除 + 峡部切除

E. 全甲状腺切除术

6. 如果施行全甲状腺切除，病人最痛苦的并发症是

A. 一侧喉返神经损伤　B. 喉上神经外支损伤

C. 喉上神经内支损伤　D. 甲状旁腺损伤

E. 切口血肿

(7~8 题共用题干)

女性，35 岁，发现右侧颈部肿块 5 年余，自觉无任何不适，未曾就诊。近日来出现右颈部肿块疼痛，肿块较前增大。查体：右颈部扪及直径 3cm 肿块，质地较硬，边界清楚，随吞咽上下活动，局部轻度压痛，无红肿。B 超检查提示右甲状腺囊性占位性病变。

7. 最可能的诊断是

A. 甲状腺腺瘤囊性变并发囊内出血

B. 甲状腺腺瘤恶性变

C. 急性甲状腺炎

D. 亚急性甲状腺炎

E. 桥本甲状腺炎

8. 最佳治疗方案为

A. 止血治疗　　　　　B. 抗感染治疗

C. 理疗　　　　　　　D. 碘剂治疗

E. 手术治疗

(9~11 题共用题干)

女性，25 岁，半个月前开始性情急躁、失眠、怕热、出汗和心慌。血清甲状腺素增高。

9. 体格检查可能发现

A. 心脏扩大　　　　　B. 脉律不齐

C. 心前区闻及杂音　　D. 眼球明显突出

E. 甲状腺弥漫性肿大

10. 最合适的辅助检查是

A. 血清胆固醇　　　　B. 血糖

C. 血清甲状腺素　　　D. 血清蛋白结合碘

E. 蛋白电泳测定

11. 下列哪种检查能较好地评价甲状腺功能亢进

A. 基础代谢率

B. 甲状腺摄取 ^{131}I 测定

C. B 型超声波

D. CT

E. 甲状腺穿刺

(12~14 题共用题干)

女性，30 岁，患原发性甲状腺功能亢进症（Graves 病），甲状腺 Ⅱ~Ⅲ 度肿大，血清 T_3、T_4 均明显增高，

脉搏 110 次/分。

12. 目前首先采用的治疗方案为

    A. ^{131}I

    B. 抗甲状腺药（硫脲嘧啶类药）

    C. 复方碘化钾溶液

    D. 盐酸普萘洛尔（心得安）

    E. 手术

13. 目前治疗本病最有效的方法是

    A. ^{131}I

    B. 硫脲嘧啶类药

    C. 盐酸普萘洛尔（心得安）

    D. 碘剂

    E. 甲状腺大部切除

14. 甲状腺大部切除后发生手足抽搐，选用有效的治疗药物是

    A. 静脉注射 10% 葡萄糖酸钙

    B. 口服葡萄糖酸钙

    C. 维生素 D_2

    D. 地西泮（安定）

    E. 二氢速固醇

（15～18 题共用题干）

    女性，44 岁，发现颈部包块 2 年；近 2 个月肿块生长迅速，无痛，伴有轻度呼吸困难。查体：见甲状腺右叶有一 5cm×3cm 大小包块，质硬，表面不平，吞咽时活动度小。

15. 最有可能的疾病是

    A. 单纯性甲状腺肿   B. 甲状腺瘤

    C. 甲状腺癌   D. 甲状腺瘤囊内出血

    E. 亚急性甲状腺炎

16. 如穿刺细胞学检查为滤泡状腺癌，且有右颈部淋巴结转移，治疗应首选

    A. 患侧腺体连同峡部全部切除，对侧腺体大部切除加患侧淋巴结清扫

    B. 甲状腺全部切除加放射性碘治疗

    C. 放射治疗

    D. 患侧腺体连同峡部全部切除，对侧腺体大部切除

    E. 甲状腺全部切除

17. 如经上述治疗效果不佳，则应早期给予

    A. 碘剂   B. 硫氧嘧啶类药物

    C. 普萘洛尔   D. 足量甲状腺干制剂

    E. 大剂量激素

18. 如为未分化癌，首选治疗方案应是

    A. 用甲状腺干制剂   B. 放射性碘治疗

    C. 外放射治疗   D. 手术治疗

    E. 用口服碘剂

（19～21 题共用题干）

    女性，45 岁，甲状腺肿大数年。检查发现甲状腺弥漫性肿大，表面呈颗粒状，质中偏硬。

19. 下列哪一种检查有助于诊断

    A. 甲状腺放射性核素扫描   B. 甲状腺素测定

    C. B 型超声波   D. 基础代谢率测定

    E. 甲状腺穿刺

20. 下列哪一种药物可用作试验性治疗

    A. 醋酸泼尼松（强的松）   B. 卢戈液

    C. 丙硫氧嘧啶   D. 放射性核素

    E. 甲状腺素片

21. 假如病人出现呼吸困难时，选用哪一种治疗方法较好

    A. 气管切开   B. 鼻导管氧吸入

    C. 气管插管   D. 甲状腺峡部切除

    E. 两侧甲状腺大部切除

（22～23 题共用题干）

    女性，36 岁，发现颈前肿物 1 个月。近 1 周肿物增长较快，无声音嘶哑。查体：右叶甲状腺中部可扪及 3cm×3cm 肿物，光滑，随吞咽上下活动，质中等硬。周围未触及肿大淋巴结。

22. B 超检查为实性肿物，放射性核素扫描为"冷结节"。术中应如何处理

    A. 单纯肿物切除

    B. 甲状腺次全切除

    C. 右侧甲状腺大部切除

    D. 右侧甲状腺全切除

    E. 甲状腺次全切除送冰冻病理检查后再决定手术方式

23. 术后 13 小时，患者突然出现呼吸困难，此时最恰当的处理是

    A. 静滴止血药   B. 血肿穿刺抽血

    C. 局部加压包扎   D. 拆除缝线止血

    E. 请喉科行气管切开

（24～26 题共用题干）

    女性，24 岁，体检时发现甲状腺右叶内有一直径 1cm 大小的孤立结节，无任何自觉症状。

24. 该患者行手术时病理检查（冰冻切片）结果："甲状腺乳头状腺癌"为主，部分为"滤泡状腺癌"，有较完整的包膜，无腺体被膜侵犯，无肿大淋巴结。其手术治疗方案应是

    A. 肿瘤分化良好，有完整包膜，应行肿瘤摘除

    B. 肿瘤只限于右叶，又无被膜侵犯，应行甲状腺右叶全切除

    C. 有滤泡状腺癌成分，应行甲状腺全切除与双侧颈部淋巴结清扫术

D. 属分化良好型，应选用右叶与峡部全切除，左叶次全切除

E. 应行右叶全切除与右颈部淋巴结清扫术

25. 手术治疗 2 年后，患者右颈部出现一个 1cm 大小肿大淋巴结，应采取的治疗是

　　A. 再次行甲状腺全切除及双侧颈部淋巴结清扫术

　　B. 对右颈部淋巴结行局部放射治疗

　　C. 口服甲状腺素，使血中 TSH 下降至 "0"

　　D. 手术切除肿大淋巴结，同时探查同侧颈部有无肿大淋巴结，对可疑者行病理检查

　　E. 放射性 ^{131}I 治疗

26. 可以出现基础代谢率升高的甲状腺疾病是

　　A. 单纯性甲状腺肿　　　　B. 桥本甲状腺炎

　　C. 亚急性甲状腺炎　　　　D. 急性甲状腺炎

　　E. 原发性甲状旁腺功能亢进症

（27 ～ 28 题共用题干）

　　男性，68 岁，因甲状腺癌行根治性手术治疗，术后出现一侧眼睑下垂、瞳孔缩小、眼球内陷。

27. 结合上述表现，应首先考虑

　　A. 切除甲状腺组织过多，甲状腺功能减退

　　B. 甲状腺危象

　　C. Horner 综合征

　　D. 甲状旁腺损伤

　　E. 一侧面神经损伤

28. 原因可能是

　　A. 术前准备不充分　　　　B. 喉上神经损伤

　　C. 喉返神经损伤　　　　　D. 颈交感神经损伤

　　E. 颈丛神经损伤

（29 ～ 30 题共用题干）

　　男性，48 岁，因甲状腺癌行根治性手术治疗，术后出现一侧引流管内有乳白色液体流出。

29. 结合上述表现，应首先考虑

　　A. 颈丛神经损伤　　　　　B. 食管损伤

　　C. 气管损伤　　　　　　　D. 淋巴管损伤

　　E. 甲状旁腺损伤

30. 最恰当的处理是

　　A. 通畅引流，加压包扎

　　B. 二次手术，修补食管裂口

　　C. 二次手术，修补气管裂口

　　D. 气管插管

　　E. 二次手术，甲状旁腺创面修补

（31 ～ 32 题共用题干）

　　女性，23 岁，因甲亢行手术治疗，术后 24 小时突然出现脉快、烦躁、高热。

31. 其原因可能为

　　A. 甲状旁腺损伤　　　　　B. 甲状腺危象

　　C. 喉上神经损伤　　　　　D. 喉返神经损伤

　　E. 交感神经损伤

32. 以下处理中不正确的是

　　A. 镇静

　　B. 给予心得安（普萘洛尔）

　　C. 降温

　　D. 给予碘剂

　　E. 给予甲状腺素制剂

（33 ～ 34 题共用题干）

　　女性，38 岁，半年前因工作紧张出现多食、易饥饿，性情急躁，易激动，失眠，多汗、怕热，消瘦，心跳快。血压高达 170/100mmHg。3 个月来感到眼睛发胀，大便溏泄，尿多。

33. 哪项检查最有诊断价值

　　A. 全血细胞计数

　　B. 基础代谢率

　　C. 同位素、TSH、T_3、T_4 检查

　　D. 心电图

　　E. 颈部 CT 或 B 超

34. 病人的治疗首选

　　A. 服用碘剂

　　B. 服用抗甲状腺药物

　　C. 手术做甲状腺次全切除

　　D. 同位素放射治疗

　　E. 抗糖尿病药物治疗

（35 ～ 36 题共用题干）

　　女性，45 岁，颈前肿大伴疼痛 3 天，1 周前有上呼吸道感染史。查体：双侧甲状腺肿大，质地韧，有压痛。化验：血沉快，T_3、T_4 升高，甲状腺摄碘率下降。

35. 初步诊断是

　　A. 急性化脓性甲状腺炎

　　B. 亚急性非化脓性甲状腺炎

　　C. 桥本甲状腺炎

　　D. 慢性硬化性甲状腺炎

　　E. 结节性甲状腺肿

36. 处理方法是

　　A. 急诊手术　　　　　　　B. 大剂量抗生素

　　C. 激素治疗　　　　　　　D. 继续观察

　　E. 甲状腺素治疗

（37 ～ 38 题共用题干）

　　男性，33 岁，因"原发甲亢"施行甲状腺次全切除术。术后 6 小时，患者感呼吸困难、面色青紫，颈部敷料呈红色。

37. 下列并发症中，哪项可能性大
    A. 喉返神经损伤　　　B. 喉上神经损伤
    C. 切口内出血　　　　D. 甲状腺危象
    E. 甲状旁腺损伤

38. 下述处理方法最恰当的是
    A. 更换敷料，高流量吸氧
    B. 床旁打开切口，清除血肿
    C. 补液，降温治疗，同时静脉给予肾上腺皮质激素
    D. 抗甲状腺药物治疗，静脉给予碘剂
    E. 静脉推注葡萄糖酸钙

(39~40题共用题干)

男性，20岁，突然出现颈部肿大，伴发热1天，呼吸困难。查体：颈前区肿胀明显，呈对称性，明显触痛，张力大。

39. 初步诊断是
    A. 结节性甲状腺肿囊性变
    B. 急性化脓性甲状腺炎
    C. 甲状腺癌
    D. 急性淋巴结炎
    E. 甲状腺腺瘤囊内出血

40. 应做如何处理
    A. 急诊手术　　　　　B. 大剂量抗生素
    C. 激素治疗　　　　　D. 继续观察
    E. 甲状腺素治疗

(41~42题共用题干)

女性，40岁，烦躁、易怒、怕热、多汗、食欲亢进、消瘦半年。查体见甲状腺弥漫性肿大，清晨空腹测脉率111次/分，收缩压21.3kPa（160mmHg）/舒张压10.7kPa（80mmHg）。

41. 该病人的基础代谢率是
    A. -10%　　　　　　B. +10%
    C. +30%　　　　　　D. +60%
    E. +80%

42. 该病人属于
    A. 甲状腺功能减退症　B. 正常
    C. 轻度甲亢　　　　　D. 中度甲亢
    E. 重度甲亢

(43~44题共用题干)

女性，36岁，因"全身骨密度降低、多发肾结石"就诊。化验血钙升高。

43. 初步诊断是
    A. 甲状腺功能亢进症
    B. 甲状腺功能减退症
    C. 甲状旁腺功能亢进症
    D. 甲状旁腺功能减退症

    E. 高尿酸血症

44. 为明确诊断，最有必要的检查是
    A. 颈部B超　　　　　B. 颈部CT
    C. 化验 T_3、T_4　　D. 化验PTH
    E. 化验TSH

(45~48题共用题干)

女性，18岁，因颈部肿物1年就诊，无任何自觉症状。查体：脉搏88次/分，甲状腺双侧对称性肿大，质软，随吞咽活动。

45. 根据以上临床特点，可能性最大的诊断是
    A. 甲亢
    B. 慢性淋巴细胞性甲状腺炎
    C. 甲状舌管囊肿
    D. 单纯性甲状腺肿
    E. 甲状腺癌

46. 目前适宜的诊治措施是
    A. 立即手术
    B. 服用抗甲状腺药物
    C. 给予肾上腺皮质激素
    D. 给予小剂量甲状腺素
    E. 给予抗生素

47. 2年后病人再次就诊，述平卧时憋气，应建议患者接受何种治疗
    A. 加大甲状腺素量　　B. 手术治疗
    C. 可继续观察3个月　D. 加大激素量
    E. 加大抗甲状腺药物量

48. 甲状腺舌瘘管向上延伸到
    A. 扁桃体窝　　　　　B. 舟状窝
    C. 盲孔　　　　　　　D. 外耳道
    E. 气管软骨

(49~50题共用题干)

女性，45岁，颈部增粗，伴失眠、易激动、食欲亢进1年。查体：甲状腺弥漫性肿大，眼球突出，脉搏100次/分，血压130/80mmHg。CT示胸骨后甲状腺肿。

49. 为明确诊断，抽血测 T_3、T_4 和 TSH，预计下列哪项检查结果与病情最为相符
    A. T_3 略微增高，T_4 显著增高，TSH增高
    B. T_3 显著增高，T_4 略微增高，TSH增高
    C. T_3 略增高，T_4 显著增高，TSH降低
    D. T_3 显著增高，T_4 略微增高，TSH降低
    E. T_3、T_4 和 TSH 均显著增高

50. 该患者首选的治疗方法是
    A. ^{131}I 治疗　　　　B. 用普萘洛尔治疗
    C. 甲状腺大部切除术　D. 抗甲状腺药物治疗

E. 多吃含碘丰富的食物，如海带、紫菜

(51～53 题共用题干)

女性，30 岁，经检查诊断为甲状腺功能亢进症，未做进一步治疗，现欲行手术治疗。查体：心率 100 次/分，血压 120/76mmHg。

51. 目前应行的处理是

A. 用镇静药和安眠药

B. 服用硫氧嘧啶类药物

C. 应用普萘洛尔

D. 应用阿托品

E. 口服甲状腺素片

52. 该手术后与甲状腺激素过量释放有关的并发症是

A. 呼吸困难　　　　　B. 手足抽搐

C. 甲状腺危象　　　　D. 声音嘶哑

E. 饮水呛咳

53. 甲状腺术后因血管结扎线脱落出血导致呼吸困难，此时适当的处理是

A. 静脉点滴止血药

B. 请喉科会诊气管切开

C. 拆去缝线，立即送手术室止血

D. 血肿穿刺抽血

E. 局部加压包扎

(54～56 题共用题干)

女性，40 岁，发现颈前右侧肿块 5 天，无痛，质硬，表面不光滑，随吞咽活动。

54. 该病人最可能的诊断是

A. 颈淋巴结结核　　　B. 甲状腺腺瘤

C. 甲状腺癌　　　　　D. 甲状舌管囊肿

E. 桥本甲状腺炎

55. 该病人行甲状腺放射性核素扫描最可能出现的结果为

A. 热结节　　　　　　B. 冷结节

C. 温结节　　　　　　D. 冷结节，边缘清晰

E. 冷结节，边缘模糊

56. 进一步最有助于诊断的检查为

A. 基础代谢　　　　　B. 甲状腺素测定

C. 穿刺细胞学检查　　D. 甲状腺摄碘率的测定

E. 胸部 X 线透视

(57～58 题共用题干)

男性，50 岁，因"甲状腺功能亢进症"而行甲状腺大部切除术，手术经过顺利。术后第 2 天，病人诉手部阵发性针刺感，唇部也有类似感受。

57. 考虑该患者可能的并发症是

A. 喉上神经损伤　　　B. 喉返神经损伤

C. 手足抽搐　　　　　D. 颈部小神经受损

E. 甲状腺危象前兆

58. 正确的处理方法是

A. 口服一些营养神经的药物

B. 进行物理治疗

C. 口服碘剂，静脉滴注氢化可的松

D. 适当限制肉类、乳品及蛋类等食品的摄入并口服葡萄糖酸钙

E. 使用镇静剂

(59～60 题共用题干)

女性，56 岁，甲状腺弥漫性肿大，对称且表面光滑，质地较硬，基础代谢率降低。

59. 最可能的诊断是

A. 单纯性甲状腺肿

B. 亚急性甲状腺炎

C. 慢性淋巴细胞性甲状腺炎

D. 甲状腺腺瘤

E. 甲状腺腺癌

60. 首选的治疗是

A. 碘剂治疗

B. 手术治疗

C. 长期服用甲状腺干制剂

D. 服用甲巯咪唑

E. 食用含碘量高的食物

(61～63 题共用题干)

男性，45 岁，因"结节性甲亢"行甲状腺大部切除术后 10 小时，测体温 37.8℃，之后体温一直未降，反而上升至 39.2℃，脉搏 130 次/分且较弱，烦躁不安、谵妄。

61. 该患者可能并发了

A. 术后呼吸困难和窒息　　B. 喉返神经损伤

C. 手足抽搐　　　　　　　D. 甲状腺危象

E. 喉上神经损伤

62. 为预防上述并发症的发生，关键在于

A. 使基础代谢率降至正常范围才施行手术

B. 术中一定要滴注抗生素

C. 术前一定要预防性使用抗生素

D. 术前要消除病人的顾虑和恐惧心理

E. 术前心电图检查

63. 以下治疗措施中哪项不宜

A. 口服复方碘化钾溶液 3～5ml，紧急情况下可用 10% 碘化钠 5～10ml 加入 10% 葡萄糖溶液 500ml 中做静脉滴注

B. 氢化可的松每日 200～400mg，分次静脉滴注

C. 用半量冬眠合剂 2 号，肌内注射

D. 吸氧以减轻组织缺氧

E. 10%葡萄糖酸钙溶液静脉注射

（64～65题共用题干）

男性，32岁，继发性甲亢，行甲状腺大部切除术后，声音嘶哑。

64. 该病人最可能是损伤了

A. 喉上神经 　　　　　B. 喉返神经

C. 迷走神经咽支 　　　D. 迷走神经颈心支

E. 迷走神经气管支

65. 其临床表现可能与结扎哪根血管时损伤神经有关

A. 甲状腺上动脉 　　　B. 甲状腺中动脉

C. 甲状腺下动脉 　　　D. 甲状腺上静脉

E. 甲状腺下静脉

（66～68题共用题干）

男，48岁，颈增粗20年，近1年消瘦10kg，并有心悸。体检发现双侧甲状腺多个结节。基础代谢率+31%，2小时内甲状腺摄碘率29%。

66. 最可能的诊断是

A. 单纯性甲状腺肿 　　B. 结节性甲状腺肿

C. 原发性甲亢 　　　　D. 继发性甲亢

E. 甲状腺肿瘤

67. 甲状腺手术后1天，病人手足抽搐时处理方法是立即

A. 测定血清钙浓度

B. 口服钙剂

C. 口服二氢速固醇

D. 静脉注射10%葡萄糖酸钙10～20ml

E. 行甲状旁腺移植术

68. 最有效的治疗是

A. 长期抗甲状腺药物治疗

B. 手术治疗

C. 放射治疗

D. 甲状腺素治疗

E. 中医治疗

（69～71共用题干）

女，60岁，颈部肿块4个月，生长快，无疼痛。查体发现甲状腺右叶直径3cm的肿块，质硬，边界不清，吞咽时活动度小。

69. 以下体征中，对诊断最有意义的是

A. 心脏扩大 　　　　　B. 气管移位

C. 颈部淋巴结肿大 　　D. 心率快

E. 脉压增大

70. 如术中冰冻切片报告为良性肿瘤，而行患侧甲状腺大部切除，术后石蜡切片报告为甲状腺乳头状癌。下一步的治疗首选

A. 外放射治疗

B. 重新手术，行甲状腺患侧、峡部全切，对侧大部切除术

C. 放射性¹³¹I治疗

D. 口服甲状腺干制剂治疗

E. 化疗

71. 如细针穿刺细胞学检查诊断为甲状腺癌，治疗首选

A. 手术治疗

B. 外放射治疗

C. 放射性¹³¹I治疗

D. 口服甲状腺干制剂治疗

E. 化疗

（72～74题共用题干）

女性，30岁，在颈丛阻滞麻醉下施行了甲状腺腺瘤切除术，手术顺利。

72. 该病人返回病房后应采用的卧位是

A. 平卧6小时，改半卧位

B. 平卧12小时，改半卧位

C. 半卧位

D. 头低足高位

E. 下肢抬高15°～20°，头部抬高20°～30°

73. 术后病人出现饮水呛咳症状，最可能的原因是

A. 喉返神经损伤 　　　B. 喉上神经内支损伤

C. 喉上神经外支损伤 　D. 喉头水肿

E. 气管塌陷

74. 该病人的拆线时间为术后

A. 2～3天 　　　　　　B. 4～5天

C. 6～7天 　　　　　　D. 8～9天

E. 10～12天

（75～78题共用题干）

女，25岁，发现心悸、盗汗、易怒1年，伴有饮食量增加，消瘦。查体：BP 110/80mmHg，重度突眼，甲状腺弥漫性肿大，深入胸骨后上纵隔内，心率116次/分。测血T₃、T₄值高于正常参考值上限1倍。

75. 该患者诊断是

A. Graves病 　　　　　B. 高功能腺瘤

C. 结节性甲状腺肿 　　D. 亚急性甲状腺炎

E. 慢性淋巴细胞性甲状腺炎

76. 该患者应尽早手术治疗，其适应证是

A. TSH增高 　　　　　B. T₃、T₄值显著升高

C. 甲状腺弥漫性肿大 　D. 甲状腺位于胸骨后

E. 重度突眼

77. 该患者术前最适合的药物准备是

A. 丙硫氧嘧啶

B. 碘剂

146

C. 抗甲状腺药＋碘剂

D. 抗甲状腺药＋普萘洛尔

E. 普萘洛尔

78. 该患者行双侧甲状腺次全切除术，术后第二天发生四肢抽搐。有效的处理方法应是

A. 口服钙剂

B. 10% 葡萄糖酸钙静脉滴注

C. 口服镇静剂

D. 口服碘剂

E. 气管切开防窒息

(79～81 题共用题干)

女性，32 岁，颈前区肿大、饱满 2 个月。性情急躁，易激动，多汗，消瘦。检查：P 106 次/分，BP 140/80mmHg，双手颤动，甲状腺Ⅲ度弥漫性肿大，无结节和包块，周围无肿大淋巴结。FT_3、FT_4 增高。

79. 最有效的治疗方法是

A. 抗甲状腺药物

B. 增加含碘丰富的食品

C. 放射性 ^{131}I

D. 甲状腺大部切除术

E. 中药治疗

80. 如需要手术治疗，术前碘剂准备常规应用时间为

A. 3 天　　　　　　　　B. 5 天

C. 10 天　　　　　　　D. 14 天

E. 20 天

81. 术后 16 小时若出现呼吸困难，坐立不安。首选处理措施是

A. 吸氧　　　　　　　B. 应用镇静剂

C. 气管插管　　　　　D. 气管切开

E. 剪开缝线，敞开切口

【B 型题】

(1～2 题共用备选答案)

A. 甲状腺乳头状腺癌　　B. 甲状腺滤泡状腺癌

C. 甲状腺髓样癌　　　　D. 甲状腺未分化癌

E. 甲状腺腺瘤

1. 女性，18 岁，甲状腺上结节和颈淋巴结肿大。体格检查发现结节质地坚硬，表面不平。最可能的诊断是

2. 女性，45 岁，两侧甲状腺结节性肿大和颈淋巴结肿大多个。查血清降钙素浓度异常升高。最可能的诊断是

(3～4 题共用备选答案)

A. 甲状腺乳头状腺癌　　B. 甲状腺未分化癌

C. 甲状腺髓样癌　　　　D. 甲状腺滤泡状腺癌

E. 甲状腺隐灶癌

3. 男性，35 岁，发现右颈前肿块 2 年，无明显增大，近来发现颈右侧淋巴结肿大。门诊检查：右甲状腺上有一孤立质硬结节约 2.5cm，右胸锁乳突肌下外侧淋巴结肿大 2～3 个，质偏硬，血清降钙素 200ng/ml。最可能的诊断是

4. 女性，40 岁，左胸壁肿块半个月。X 线摄片发现左胸第 7 肋骨破坏。拟诊肋骨肿瘤，在胸外科病房做切除术，病理证实甲状腺癌转移。随后检查甲状腺，发现左侧甲状腺叶上有肿块约 2.5cm，质偏硬，而后行甲状腺切除，证实是癌肿。最可能的诊断是

(5～6 题共用备选答案)

A. Graves 病

B. 结节性甲状腺肿伴甲状腺功能亢进症

C. 碘甲状腺功能亢进症

D. T_3 型甲状腺功能亢进症

E. 甲状腺功能亢进性周期性麻痹

5. 女性，35 岁，长期生活在缺碘区，发现甲状腺弥漫性肿大，并有轻度突眼。门诊检查显示：TT_3 值升高，TT_4、FT_4 和 PBI 正常，甲状腺摄取 ^{131}I 率升高。最可能的诊断是

6. 男性，40 岁，突然行动不便，需由家人扶持行走。检查时下肢肌张力减低，膝反射消失。血清钾测定低于 3.5mmol/L，血糖升高，血清蛋白结合碘 10μg%；^{131}I 吸收率 3 小时 35%，24 小时 60%。最可能的诊断是

(7～8 题共用备选答案)

A. ^{131}I 摄取率　　　　　　B. BMR

C. TT_4　　　　　　　　　　D. FT_4

E. TSH

7. 上述甲状腺功能检查哪一种受血清甲状腺素结合球蛋白（TBG）浓度的影响

8. 上述检查哪一种与 Graves 病的病情严重程度有关

(9～10 题共用备选答案)

A. 甲状腺结节性肿大

B. 甲状腺弥漫性肿大

C. 甲状腺内单个质软结节

D. 甲状腺内单个质硬结节

E. 甲状腺内多个囊性结节

9. 男性，40 岁，发现右颈前肿块 3 个月，自觉咽部不适，无纳亢和消瘦。经门诊医生检查，认为甲状腺癌可能性大。该医生根据哪种情况判断

10. 女性，25 岁，左颈前肿块 2 个月，初起时肿块较大伴疼痛，服用抗生素后肿块缩小，疼痛缓解。放射性同位素扫描提示冷结节。B 型超声波示囊性肿块。医生检查后考虑是甲状腺瘤。最可能的甲状腺体征是

（11～12题共用备选答案）

 A. 碘 50μg
     B. 碘 100～150μg

 C. 碘 150～200μg
   D. 碘 200～250μg

 E. 碘 250μg

11. 正常人体每天需要碘摄入量为

12. 人群中平均每天排出尿碘低于多少即有发生地方性甲状腺肿流行的可能

（13～15题共用备选答案）

 A. 喉上神经外侧支损伤

 B. 喉上神经内侧支损伤

 C. 喉返神经前支损伤

 D. 喉返神经后支损伤

 E. 喉返神经全支损伤

13. 环甲肌瘫痪引起声调降低的原因是

14. 引起声带内收的原因是

15. 引起患者术后呛咳的原因是

（16～17题共用备选答案）

 A. 手足抽搐
     B. 窒息

 C. 声音嘶哑
    D. 音调低沉

 E. 高热、脉快

16. 甲状旁腺损伤可导致

17. 甲状腺危象表现为

（18～20题共用备选答案）

 A. 丙硫氧嘧啶
    B. 普萘洛尔

 C. 卢戈液
     D. 甲状腺素

 E. 氢化可的松

18. 能使甲状腺缩小、变硬的药物是

19. 可使甲状腺增大、充血的药物是

20. 常用于甲状腺高功能腺瘤术前准备的药物是

（21～23题共用备选答案）

 A. 碘缺乏
     B. 细菌感染

 C. 病毒感染
    D. 血钙降低

 E. 自身免疫性疾病

21. 继发性甲状旁腺功能亢进症常伴有

22. 甲状腺功能亢进症可能是由于

23. 与亚急性甲状腺炎有关的病因是

（24～26题共用备选答案）

 A. 原发性甲状腺功能亢进症

 B. 桥本甲状腺炎

 C. 结节性甲状腺肿

 D. 甲状腺高功能腺瘤

 E. 继发性甲状腺功能亢进症

24. 摄^{131}I率正常，基础代谢率降低的是

25. 易发生心肌损害的是

26. 常伴有胫前黏液性水肿的是

（27～28题共用备选答案）

 A. 甲状腺干制剂
   B. 外放射治疗

 C. 放射性^{131}I
    D. 手术

 E. 化疗

27. 甲状腺乳头状癌的治疗为

28. 甲状腺未分化癌的治疗为

（29～30题共用备选答案）

 A. 乳头状腺癌
    B. 滤泡状腺癌

 C. 腺瘤恶变
    D. 未分化癌

 E. 髓样癌

29. 临床上可表现出面色潮红、腹泻、心悸的甲状腺癌病理类型为

30. 甲状腺癌中不主张手术的病理类型为

（31～33题共用备选答案）

 A. 抗甲状腺药物治疗
  B. 手术治疗

 C. 放射性^{131}I治疗
  D. 甲状腺素治疗

 E. 观察

31. 单纯性甲状腺肿患者应采取

32. 青少年甲亢患者应采取

33. 老年伴急性心肌梗死的原发甲亢患者应采取

（34～35题共用备选答案）

 A. 病因不清
    B. 病毒感染

 C. 细菌感染
    D. 自身免疫性疾病

 E. 先天性疾病

34. 与亚急性非化脓性甲状腺炎有关的病因是

35. 慢性淋巴细胞性甲状腺炎的病理生理性质是

（36～37题共用备选答案）

 A. 治疗目的主要是解除气管压迫

 B. 激素治疗

 C. 抗生素治疗

 D. 甲状腺素治疗

 E. 抗甲状腺药物治疗

36. 慢性淋巴细胞性甲状腺炎应采取

37. 慢性纤维硬化性甲状腺炎应采取

（38～42题共用备选答案）

 A. 咯血
     B. 窒息

 C. 声音嘶哑
    D. 音调低沉

 E. 高热、脉快

38. 双侧喉返神经损伤可导致

39. 甲状腺危象常出现

40. 一侧喉返神经损伤可导致

41. 气管损伤可导致

42. 喉上神经损伤可导致

（43～46题共用备选答案）

 A. 患侧甲状腺及峡部全切加对侧次全切除术

B. 甲状腺局部切除术

C. 激素治疗

D. 放射治疗

E. 双侧甲状腺全切除术 + 放射性碘治疗

43. 甲状腺高功能腺瘤，应采取

44. 甲状腺未分化癌，应采取

45. 甲状腺乳头状腺癌，无淋巴结转移，应采取

46. 甲状腺滤泡状腺癌，伴肺转移，应采取

（47 ～ 48 题共用备选答案）

A. 血清甲状腺球蛋白升高

B. 血清降钙素升高

C. 血清甲状旁腺激素升高

D. 血清垂体促甲状腺激素升高

E. 血清 T_3、T_4 升高

47. 甲状腺滤泡状癌行甲状腺切除术后复发，实验室检查特征是

48. 甲状腺高功能腺瘤，实验室检查特征是

（49 ～ 53 题共用备选答案）

A. 硫氧嘧啶类药物
B. 卢戈溶液

C. 普萘洛尔
D. 苯巴比妥

E. 阿托品

49. 甲状腺术后如脉率过快、体温升高，可应用的药物是

50. 使甲状腺肿大和动脉性充血的药物是

51. 减少甲状腺肿大和动脉性充血的药物是

52. 应用后能控制甲亢症状，但并不降低患者体内甲状腺素水平的药物是

53. 为防止心动过速，术前应避免应用的药物是

（54 ～ 58 题共用备选答案）

A. 多食含碘丰富的海带、紫菜

B. 给予小量甲状腺素

C. 患侧甲状腺大部切除术

D. 患侧腺体连同峡部全部切除，对侧腺体大部切除术

E. 患侧甲状腺部分切除术

54. 男性，18 岁，弥漫性单纯性甲状腺肿，首选的治疗方法是

55. 妊娠期生理性甲状腺肿首选的治疗方法是

56. 甲状腺腺瘤首选的治疗方法是

57. 结节性甲状腺肿疑有恶变者首选的治疗方法是

58. 乳头状腺癌首选的治疗方法是

（59 ～ 60 题共用备选答案）

A. 手足抽搐
B. 发热

C. 声音嘶哑
D. 饮水呛咳

E. 窒息

59. 喉返神经损伤的主要临床表现是

60. 喉上神经损伤的主要临床表现是

【X 型题】

1. 导致单纯性甲状腺肿的原因

A. 青春期
B. 碘缺乏

C. 妊娠期妇女
D. 哺乳期

E. 绝经期

2. 常用检查甲状旁腺功能亢进症的方法

A. 测量血钙、血磷值

B. 测定血清甲状旁腺素的浓度

C. 测定尿中环磷酸腺苷的排出量

D. 肾小管磷回收试验

E. 骨骼 X 线片

3. 下述哪项是甲状腺手术必须注意的原则

A. 术中严格止血

B. 甲亢做好充分的术前准备

C. 双侧甲状腺次全切除要保留峡部

D. 保护喉返神经

E. 术毕根据情况置引流管

4. 关于慢性纤维性甲状腺炎恰当的是

A. 可有呼吸困难
B. 甲状腺坚硬

C. 甲亢
D. 颈部淋巴结肿大

E. 积极手术治疗

5. 放射性碘治疗的适应证

A. 手术后复发的甲亢

B. 年龄在 40 岁以上的原发性甲亢

C. 哺乳期甲亢妇女

D. 甲状腺高功能腺瘤伴心律不齐

E. 胸骨后甲状腺肿伴甲亢

6. 甲状腺功能亢进症经抗甲状腺药物治疗后，如疗效显著，可出现以下现象

A. 基础代谢率下降
B. 体重增加

C. 甲状腺体积缩小
D. 食欲减少

E. 突眼症状减轻

7. 甲状腺功能亢进手术的适应证

A. 继发性甲亢
B. 高功能腺瘤

C. 妊娠早期妇女
D. 妊娠中期妇女

E. 妊娠晚期妇女

8. 可引起促甲状腺激素升高的因素

A. 血中 T_4，T_3 增高
B. 血中 T_4，T_3 降低

C. 口服甲状腺素片
D. 手术切除部分甲状腺

E. 缺碘

9. 亚急性甲状腺炎的临床表现包括

A. 甲状腺摄碘量减少
B. 基础代谢率低

C. 可伴有发热和脉快
D. 甲状腺肿大

E. 基础代谢率高

10. 下列哪种甲状腺疾病禁忌手术

    A. 甲状腺未分化癌　　　　B. 甲状腺腺瘤

    C. 桥本甲状腺炎　　　　　D. 甲亢

    E. 结节性甲状腺肿

11. 甲亢患者导致脉压增大的原因为

    A. 精神紧张　　　　　　　B. 心率增快

    C. 周围血管收缩　　　　　D. 收缩压升高

    E. 舒张压降低

12. 甲状腺危象的处理哪些是错误的

    A. 大量补充葡萄糖溶液

    B. 大量肾上腺皮质激素

    C. 大剂量抗生素

    D. 大剂量复方碘溶液

    E. 应用水杨酸类药物

13. 下列各种疾患中，哪些是结节性甲状腺肿的手术适应证

    A. 胸骨后甲状腺

    B. 结节性甲状腺肿继发功能亢进者

    C. 20 岁前的弥漫性甲状腺肿

    D. 结节性甲状腺肿疑有恶变者

    E. 出现气管或食管压迫症状者

14. 甲状腺的主要功能是

    A. 分泌甲状腺素

    B. 合成促甲状腺素

    C. 合成甲状腺素

    D. 储存甲状腺素

    E. 合成促甲状腺激素释放激素

15. 下列关于结节性甲状腺肿继发甲状腺功能亢进症的描述中，正确的是

    A. 病人年龄多在 40 岁以上

    B. 双侧甲状腺肿大多不对称

    C. 可发生眼球突出

    D. 容易并发心肌损害

    E. 有手术治疗指征

16. 甲亢病人手术前准备，要求甲亢症状基本控制在

    A. 病人情绪稳定，睡眠良好

    B. 体重增加

    C. 脉率 <120 次/分以下

    D. 脉率 <90 次/分以下

    E. 基础代谢率 < +20%

17. 对颈部肿块的诊断分析，一般规律是

    A. 非甲状腺肿块多于甲状腺肿块

    B. 肿瘤性肿块多于非肿瘤性肿块

    C. 转移性肿瘤多于原发性肿瘤

    D. 锁骨上区转移灶多于锁骨下区

    E. 恶性肿瘤、甲状腺疾患及炎症、良性肿瘤和先天性疾病各占 1/3

18. 甲状腺多发性结节的手术指征是

    A. 基础代谢率增加大于 35%

    B. 压迫气管呼吸困难

    C. 压迫神经声音嘶哑

    D. 温度描记法出现温点，疑有恶变

    E. B 超示肿物有钙化，怀疑有恶变

19. 女性，40 岁，颈前正中区右侧肿块 1 年余，近 1 个月来肿块明显增大，但尚可随吞咽活动。甲状腺核素扫描为冷结节。可能的诊断为

    A. 结节性甲状腺肿

    B. 亚急性甲状腺炎

    C. 甲状腺腺瘤囊性变

    D. 甲状腺腺瘤恶变

    E. 慢性淋巴细胞性甲状腺炎

20. 甲状旁腺损伤后可出现

    A. Trousseau 征

    B. 血钙降低（ <8mg/dl）

    C. 血磷升高（ >6mg/dl）

    D. 尿钙增加

    E. 尿磷减少

21. 甲状腺次全切除术后患者取半卧位有利于

    A. 患者呼吸及吞咽　　　　B. 观察病情

    C. 切口内积液引流　　　　D. 减轻疼痛

    E. 防止压疮

参 考 答 案

【A1 型题】

1. C	2. A	3. D	4. C	5. C	6. C	7. C	8. A
9. C	10. D	11. E	12. D	13. B	14. A	15. E	16. A
17. D	18. D	19. E	20. E	21. B	22. D	23. A	24. D
25. D	26. C	27. B	28. C	29. A	30. B	31. D	32. D
33. B	34. A	35. A	36. B	37. C	38. E	39. C	40. A
41. C	42. C	43. C	44. D	45. D	46. D	47. D	48. A
49. D	50. D	51. C	52. D	53. C	54. C	55. C	56. C
57. C	58. B	59. C	60. C	61. D	62. D	63. C	64. D
65. C	66. B	67. C	68. D	69. D	70. A	71. D	72. C
73. E	74. C	75. A	76. D	77. C	78. D	79. C	80. E
81. D	82. D	83. A	84. B	85. A	86. A	87. D	88. D
89. D	90. E	91. E	92. C	93. B			

【A2 型题】

1. B	2. B	3. D	4. D	5. C	6. A	7. D	8. E

9. A　10. C　11. A　12. B　13. B　14. C　15. E　16. D
17. C　18. C　19. D　20. B　21. B　22. C　23. E　24. D
25. A　26. A　27. D　28. D　29. E　30. B　31. E　32. C
33. E　34. D　35. D　36. E　37. B　38. D　39. A　40. A
41. E　42. B　43. A　44. C　45. E　46. D　47. C　48. D
49. E　50. D　51. D　52. C　53. C　54. D

【A3/A4 型题】

1. C　2. C　3. D　4. D　5. D　6. D　7. A　8. E
9. E　10. C　11. B　12. B　13. E　14. E　15. C　16. B
17. D　18. C　19. E　20. E　21. D　22. E　23. D　24. D
25. D　26. C　27. C　28. D　29. D　30. A　31. B　32. E
33. C　34. B　35. B　36. C　37. C　38. B　39. B　40. A
41. E　42. E　43. C　44. D　45. D　46. D　47. B　48. C
49. D　50. C　51. B　52. C　53. C　54. C　55. E　56. C
57. C　58. D　59. C　60. C　61. D　62. A　63. E　64. B
65. C　66. D　67. D　68. B　69. C　70. B　71. A　72. C
73. B　74. B　75. A　76. D　77. C　78. B　79. D　80. D
81. C

【B 型题】

1. A　2. C　3. C　4. D　5. D　6. D　7. C　8. B
9. D　10. C　11. B　12. A　13. A　14. D　15. B　16. A
17. E　18. C　19. A　20. B　21. D　22. E　23. C　24. B
25. E　26. A　27. D　28. B　29. E　30. D　31. D　32. A
33. C　34. B　35. D　36. D　37. A　38. B　39. E　40. C
41. A　42. D　43. B　44. D　45. A　46. E　47. A　48. E
49. D　50. A　51. B　52. C　53. E　54. B　55. A　56. E
57. C　58. D　59. C　60. D

【X 型题】

1. ABCDE　2. ABCDE　3. ABD　4. AB　5. AB
6. ABD　7. ABCD　8. BDE　9. ACDE　10. AC
11. DE　12. CE　13. ABDE　14. ACD　15. ABDE
16. ABDE　17. ABCDE　18. ABCDE　19. CD　20. ABCE
21. AC

第十七章　乳房疾病

1. 下列哪项表现不属于 II 期乳腺癌
   - A. 癌瘤尚能推动
   - B. 同侧腋窝淋巴结有转移
   - C. 有橘皮样改变
   - D. 癌瘤直径不超过 3cm
   - E. 锁骨上淋巴结转移

2. 乳腺癌根治性手术中切除和清扫的范围不包括
   - A. 胸大肌
   - B. 胸小肌
   - C. 锁骨上淋巴结
   - D. 腋窝淋巴结
   - E. 乳腺

3. 急性乳腺炎产后发生时间常为
   - A. 1~2 天
   - B. 3~5 天
   - C. 7~10 天
   - D. 3~4 周
   - E. 6~8 周

4. 乳腺脓肿确诊后，最重要的治疗是
   - A. 全身应用抗生素
   - B. 局部温热敷
   - C. 沿乳管作放射状切开引流
   - D. 吸尽乳汁，停止哺乳
   - E. 局部应用抗生素

5. Paget 病是指
   - A. 导管内癌
   - B. 硬癌
   - C. 湿疹样乳腺癌
   - D. 炎性乳腺癌
   - E. 髓样癌

6. 关于乳腺癌描述中，哪项欠妥
   - A. 肿瘤侵犯 Cooper 韧带，则产生酒窝征
   - B. 右乳房下半部的癌，转移到肝脏的机会可能较多
   - C. 乳腺癌多发部位是乳腺外上象限，因为此处乳腺组织占大部分
   - D. 皮内皮下淋巴管被癌细胞阻塞，则产生橘皮样变
   - E. 乳腺癌是外科常见的癌症，彻底根治，手术可以治愈

7. 急性乳腺炎形成脓肿后切开引流，哪项是不恰当的
   - A. 必要时做对口引流
   - B. 切口应引流通畅
   - C. 切口应按放射方向
   - D. 不要分离脓肿隔膜，以防扩散
   - E. 乳房后脓肿可做弧形切口

8. 急性乳腺炎的最多见的原因是
   - A. 有乳腺囊性增生病病史
   - B. 先天乳头内陷
   - C. 初产妇
   - D. 全身抵抗力下降
   - E. 乳头皮肤破溃损伤

9. 乳腺癌钼靶 X 线的表现为
   - A. 密度均匀的肿物，边界较清晰、整齐
   - B. 密度均匀的肿物，可见圆圈及小斑片状钙化
   - C. 片状或结节状致密影，和周围腺体组织密度类似
   - D. 高密度影肿物，边缘呈毛刺状，可见小簇状、沙砾样钙化
   - E. 密度不均匀，边界不清楚

10. 乳房脓肿切开引流最常用的切口是
    - A. "+" 字形切口
    - B. "++" 字切口
    - C. 轮辐方向切口
    - D. 乳房下弧形切口
    - E. 平行肋骨斜切口

11. 乳腺癌改良根治术中损伤患者胸长神经，患侧会出现
    - A. 前锯肌瘫痪，翼状肩胛
    - B. 上臂后内侧皮肤麻木
    - C. 胸大肌外侧萎缩
    - D. 前臂内旋、外展无力
    - E. 胸小肌萎缩

12. 乳腺钼靶检查以下哪一项不是乳腺癌征象
    - A. 乳腺局部区域 3 个圆形钙化
    - B. 高密度影周围有透亮环
    - C. 乳腺内泥沙样钙化
    - D. 乳腺高密度毛刺影
    - E. 临近高密度影的皮肤增厚凹陷

13. 下列选项不属于乳腺癌内分泌治疗的是
    - A. 口服三苯氧胺
    - B. 切除肾上腺
    - C. 切除卵巢
    - D. 口服大剂量甲羟孕酮
    - E. 雌激素替代疗法

14. 下列是五位患者的乳腺癌雌孕激素受体结果，哪个患者对内分泌治疗的效果最佳
    - A. 雌激素受体（＋），孕激素受体（－）
    - B. 雌激素受体（＋），孕激素受体（＋）
    - C. 雌激素受体（－），孕激素受体（－）

D. 雌激素受体（-），孕激素受体（+）

E. 雌孕受体结果不明

15. 下列有关乳腺疾病的诊断和治疗不恰当的是

A. 慢性囊性乳腺病常为多发性病变

B. 乳管内乳头状瘤极少恶变

C. 乳房纤维腺瘤虽属良性也有恶变可能

D. 急性乳腺炎患者几乎都是产妇

E. 乳房内间质也可以发生恶性肿瘤

16. 下列有关乳腺癌叙述不恰当的是

A. 内分泌治疗是乳腺癌治疗的一个重要组成部分

B. 乳腺癌早期表现为无症状性乳房肿块

C. 乳腺癌的大小决定其预后

D. 乳腺癌最常见的远处转移为肺、骨、肝

E. 乳腺癌发病率与雌激素水平有明显关系

17. 右乳外下象限乳腺癌，其淋巴结转移最初多见于

A. 右腋窝中央组　　　　B. 右锁骨上

C. 右锁骨下　　　　　　D. 右腋窝胸肌组

E. 右胸骨旁

18. 有关乳腺囊性增生病，哪项是不恰当的

A. 与内分泌功能失调有关

B. 30～50 岁妇女多见

C. 常见于两侧乳房

D. 乳房疼痛多在月经前和月经期加重

E. 可见腺体组织的增生、萎缩、化生等病变

19. 有关乳腺的淋巴引流途径，哪项是不恰当的

A. 锁骨下淋巴结是最主要的引流区域

B. 两侧乳房间皮下有交通淋巴管

C. 乳房的深部淋巴网可引流到肝

D. 胸大小肌之间有引流的淋巴结

E. 两侧胸骨旁淋巴结之间没有直接的淋巴交通

20. 左乳腺外上象限发现一孤立无痛硬结，不移动，可能为

A. 乳腺囊性增生病

B. 左乳腺导管内乳头状瘤

C. 左乳房脓肿

D. 左乳腺癌

E. 左乳房结核

21. 乳腺癌扩大根治术后，护士观察到病人出现胸闷、呼吸困难，应考虑

A. 胸带加压包扎过紧　　B. 引流管堵塞

C. 手术损伤胸膜　　　　D. 痰液堵塞呼吸道

E. 伤口出血

22. 在乳房的物理检查中应避免

A. 按一定顺序检查乳房

B. 先检查健侧再检查患侧乳房

C. 用手抓捏乳房及肿物，以体会肿物情况

D. 用手指面轻按滑动检查腋窝淋巴结情况

E. 需观察乳头溢液量和色泽

23. 下列哪项不是晚期乳腺癌的临床表现

A. 肿块破溃

B. 患侧上肢淋巴水肿

C. 肿块固定

D. 同侧锁骨上淋巴结肿大

E. 肿块表面皮肤凹陷

24. 乳腺的检查方法中不常用的是

A. 视诊　　　　　　　　B. 触诊

C. 乳头溢液　　　　　　D. 活组织切片

E. CT

25. 乳腺癌 TNM 分期中 T_2 肿瘤直径不超过

A. 1cm　　　　　　　　B. 2cm

C. 3cm　　　　　　　　D. 4cm

E. 3cm

26. 乳腺癌患者仅发现腰椎转移，其转移途径是

A. 门静脉系统　　　　　B. 体循环

C. 肺循环　　　　　　　D. 椎旁静脉系统

E. 胸导管

27. 仍有月经的妇女乳房自我检查的时间应选择在

A. 每月的月初　　　　　B. 月经干净后

C. 月经后 2～3 天　　　 D. 月经后 5～16 天

E. 月经后 7～10 天

28. 乳腺癌出现"酒窝征"的机制是

A. 淋巴管癌栓阻塞　　　B. 癌肿压迫乳管

C. 癌肿侵犯 Cooper 韧带　　D. 合并感染

E. 周围组织粘连

29. 下列乳房肿块可能发生恶变的是

A. Paget 乳头病　　　　B. 乳房囊性增生病

C. 乳腺纤维腺瘤　　　　D. 乳管内乳头状瘤

E. 乳瘘

30. 下列哪项关于乳腺癌的叙述是错误的

A. 锁骨上淋巴结转移属远处转移

B. 乳腺癌保乳术后应接受放疗

C. 雌孕激素受体阳性的病例内分泌治疗效果好

D. 原位癌患者可以不行腋窝淋巴结清扫

E. Paget 病恶性程度较低

31. 影响乳腺癌预后的最主要因素

A. 病人年龄

B. 是否绝经

C. 手术切除范围

D. 癌肿本身生物学特性

E. 肿块大小

32. 乳腺癌当前疗效最为满意的疗法是
A. 放射治疗　　　　　B. 激素治疗
C. 化学治疗　　　　　D. 早期手术
E. 免疫疗法

33. 乳腺癌最常见的病理类型为
A. 导管癌　　　　　B. 小叶癌
C. 乳头状癌　　　　D. 髓样癌
E. 硬癌

34. 预防哺乳期乳腺炎，哪项是错误的
A. 纠正乳头内陷
B. 预防性应用抗生素
C. 积极哺乳，避免淤乳
D. 保护乳头皮肤，避免皮肤破损
E. 经常清洗乳头

35. 乳房脓肿临床治疗的主要方法是
A. 应用足量抗生素　　B. 局部理疗
C. 乳罩托起乳房　　　D. 停止哺乳
E. 切开引流

36. 乳腺癌最多发生的部位在乳房的
A. 外上象限　　　　　B. 内上象限
C. 外下象限　　　　　D. 内下象限
E. 乳晕区

37. 急性乳腺炎最常见的致病菌是
A. 溶血性链球菌　　　B. 肺炎球菌
C. 白色葡萄球菌　　　D. 厌氧菌
E. 金黄色葡萄球菌

38. 乳腺癌根治术，术前禁食时间是
A. 4 小时　　　　　B. 6 小时
C. 8 小时　　　　　D. 12 小时
E. 24 小时

39. 下列关于乳房的描述不正确的是
A. 位于胸大肌浅面
B. 约在第 2 和第 6 肋骨水平
C. 位于深筋膜和浅筋膜之间
D. 是多种内分泌激素的靶器官
E. 其淋巴网甚为丰富

40. 出现乳头溢液的疾病不包括
A. 乳腺囊性增生病
B. 乳腺乳管内乳头状瘤
C. 乳腺浆细胞性乳腺炎
D. 乳腺纤维腺瘤
E. 乳腺导管内癌

41. 乳腺囊性增生病的最常见临床表现为
A. 周期性乳房胀痛　　B. 表面光滑肿块
C. 皮肤红肿　　　　　D. 皮肤凹陷
E. 乳头溢液

42. 关于乳腺脓肿的治疗原则，下列哪项是错误的
A. 切开引流时应做放射状切口
B. 乳晕下脓肿应沿乳晕边缘做弧形切口
C. 切开引流时，应避免切开脓肿隔膜
D. 乳房后脓肿应沿乳房下缘做弧形切口
E. 乳房深部脓肿需先穿刺后切开

43. 不属于乳腺癌的常见 X 线表现的是
A. 密度增高肿块影　　B. 毛刺征
C. 粗大、散在钙化点　D. 泥沙样钙化点
E. 肿块边界不规则

44. 乳房乳晕下脓肿切开引流，应选择最佳切口为
A. 放射状切口　　　　B. 横切口
C. "十"字切口　　　　D. 沿乳晕弧形切口
E. 乳房下缘弧形切口

45. 乳腺囊性增生病的主要病因是
A. 雌、雄激素比例失调
B. 雌、孕激素比例失调
C. 乳汁淤积
D. 细菌入侵
E. 月经不规律

46. 乳头糜烂疑为湿疹样乳腺癌时，首选的检查方法是
A. 钼靶 X 线摄片
B. 乳腺 B 超
C. 红外线扫描
D. 细针穿刺细胞学检查
E. 糜烂部刮片细胞学检查

47. AJCC 发布的第 6 版《癌症分期手册》中，乳腺癌伴同侧锁骨上淋巴结转移，分期为
A. N_1　　　　　B. N_{2a}
C. N_{2b}　　　　D. N_3
E. M_1

48. 关于急性乳腺炎不正确的是
A. 是急性化脓性感染
B. 多发于产后哺乳的妇女
C. 多发于初产妇产前 2~3 周
D. 多因乳汁淤积发病
E. 常伴有寒战、高热等全身症状

49. 有关女性乳房解剖的描述，错误的是
A. 乳房位于胸大肌浅面，约在第 2 和第 6 肋骨水平之间

B. 乳房的腺体有 15～20 个腺叶

C. 每一腺小叶由 10～100 个腺泡组成

D. 乳管均以乳头为中心呈放射状排列

E. 副乳是乳腺发育过程中的一种正常表现

50. 乳腺癌经血液转移最常至的部位依次是

A. 肺→骨→脑 　　　　　B. 骨→肾→肺

C. 肝→肺→脑 　　　　　D. 肺→骨→肝

E. 肝→肾→肺

51. 下列不属于乳房淋巴液输出途径的是

A. 乳房→胸大肌外侧→腋窝→锁骨下

B. 乳房上部→胸大小肌间→锁骨下→锁骨上

C. 乳房内侧→肋间→胸骨旁→对侧乳房

D. 乳房→皮下交通淋巴管→对侧乳房

E. 乳房深部淋巴网→腹直肌鞘和肝镰状韧带→肝

52. 目前关于乳腺癌检出方法中，最有效的是

A. 近红外线扫描 　　　　B. B 超

C. 钼靶摄片 　　　　　　D. MRI

E. 普通 X 线片

53. 雌激素受体阳性的乳腺癌在根治术后最常用的激素治疗方法是

A. 卵巢切除 　　　　　　B. 口服三苯氧胺

C. 口服甲地孕酮 　　　　D. 肌注丙酸睾丸酮

E. 口服泼尼松

54. 乳房干板静电摄影技术最重要的优点是

A. 血管影特别清晰 　　　B. 肿块边缘更为清晰

C. 钙化影更为清晰 　　　D. 乳房腺叶更为清晰

E. 乳管影更为清晰

55. 急性乳腺炎的病因不包括

A. 乳头内陷 　　　　　　B. 乳汁过多

C. 乳管不通 　　　　　　D. 乳房淋巴管阻塞

E. 婴儿吸乳少

56. 与男性乳腺发育症发病无关的药物是

A. 洋地黄 　　　　　　　B. 异烟肼

C. 链霉素 　　　　　　　D. 安体舒通

E. 西咪替丁

57. 在哺乳期预防急性乳腺炎的措施不包括

A. 养成良好的哺乳习惯，定时哺乳

B. 保持乳头清洁

C. 防止婴儿含着乳头睡眠

D. 乳头有破损时，暂停哺乳

E. 预防性使用抗生素

58. 中年妇女乳头鲜红色血性溢液应首先考虑

A. 乳管内乳头状瘤 　　　B. 乳腺囊性增生病

C. 乳腺纤维腺瘤 　　　　D. 乳腺导管扩张症

E. 乳腺癌

59. 目前确定乳腺肿块性质最可靠的方法是

A. X 线检查 　　　　　　B. B 超

C. 近红外线扫描 　　　　D. 液晶热图像

E. 活组织病理检查

60. T₁ 乳腺癌其肿块最长径不超过

A. 1cm 　　　　　　　　B. 2cm

C. 3cm 　　　　　　　　D. 4cm

E. 5cm

61. 乳房后脓肿切开引流最好采用

A. 乳房表面放射状切口 　B. 乳房表面横切口

C. 乳晕下缘弧形切口 　　D. 乳房下缘弧形切口

E. 乳房外侧斜切口

62. 乳腺囊性增生病的临床表现最突出的特点是

A. 疼痛与月经周期有关

B. 肿块呈颗粒状或结节状

C. 肿块大小不一

D. 肿块质韧

E. 可有乳头溢液

63. 目前国内治疗 I、II 期乳腺癌最常用的手术方式是

A. 乳腺癌根治术 　　　　B. 乳腺癌扩大根治术

C. 乳腺癌改良根治术 　　D. 全乳房切除术

E. 保留乳房的乳腺癌切除术

64. 乳腺癌术后是否选择内分泌治疗的主要依据是

A. 是否绝经 　　　　　　B. 病理类型

C. 手术方式 　　　　　　D. ER、PR 表达

E. 患者的愿望

65. 乳腺癌术后必须辅以放疗、化疗的术式是

A. 乳腺癌根治术

B. 乳腺癌扩大根治术

C. 乳腺癌改良根治术

D. 保留乳房的乳腺癌切除术

E. 全乳房切除术

66. 恶性程度最高，预后最差的乳腺癌是

A. 乳头状癌

B. 炎性乳腺癌

C. 髓样癌（伴大量淋巴细胞浸润）

D. 髓样癌（不伴大量淋巴细胞浸润）

E. 乳头湿疹样乳腺癌

【A2 型题】

1. 女性，42 岁，发现右侧乳房无痛性包块 2 个月。查体：右乳外上象限皮肤呈橘皮样改变，该部位能扪及 2cm×3cm 大小包块。皮肤发生橘皮样改变表明

A. 癌肿浸润乳腺管

B. 癌细胞填塞皮内、皮下淋巴管

C. 癌肿侵犯 Cooper 韧带

D. 乳房充血水肿

E. 癌肿浸润乳腺小叶腺泡

2. 女性，32 岁，乳腺癌根治切除术后，雌激素受体阳性，月经周期正常。采用内分泌治疗宜选用
   A. 促肾上腺皮质激素
   B. 卵泡刺激素
   C. 芳香化酶抑制剂
   D. 己烯雌酚
   E. 他莫昔芬

3. 女，32 岁，发现右乳房肿物 3 个月，偶有胀痛，检查右乳内上象限可及 3cm×2cm 肿物，呈伞状，有结节，周围边界不清，质中等，活动可，同侧腋下未及肿大淋巴结。最可能的诊断为
   A. 乳腺纤维腺瘤
   B. 慢性囊性乳腺病
   C. 乳腺癌
   D. 乳管内乳头状瘤
   E. 乳腺结核

4. 女性，48 岁，发现右乳内上象限肿物 1 周。检查：局部可及 2cm 大小肿物，表面皮肤凹陷，肿物质硬，表面不光滑，活动。右腋下可及 1cm 大淋巴结，质较硬，既往患者有肺结核病史。最可能的诊断是
   A. 乳腺癌
   B. 乳腺纤维瘤
   C. 乳房结核
   D. 乳腺囊性增生病
   E. 乳腺内乳头状瘤

5. 女，62 岁，偶然发现右乳外上象限 1cm×2cm×2cm 肿块，质较硬，无压痛，与皮肤粘连，右腋下未及肿大淋巴结。最可能诊断是
   A. 乳腺囊性增生病
   B. 乳腺内乳头状瘤
   C. 乳腺癌
   D. 乳腺纤维瘤
   E. 乳腺结核

6. 患者，女性，38 岁，右侧血性乳头溢液，右侧乳晕区 1 点钟位近乳头处可触及小肿物，约黄豆大小，伴压痛，质中，界限不清，压迫时可见乳头溢出血性液体。最可能的诊断是
   A. 乳腺导管内增生
   B. 乳腺导管内乳头状瘤
   C. 乳腺囊性增生病
   D. Paget 病
   E. 乳腺脓肿

7. 女性，75 岁，患高血压、冠心病，行右乳腺癌改良根治术，分期为：$T_2N_0M_0$，雌、孕激素受体均为阴性。手术后 2 年发现右胸壁结节，经手术切除证实为乳腺癌复发。此时应选择哪种治疗
   A. 化学治疗
   B. 放射治疗
   C. 内分泌治疗

D. 扩大切除右胸壁复发结节范围

E. 不再继续治疗，临床密切观察

8. 女性，30 岁，月经前出现乳房胀痛，经后自行消退。应考虑为
   A. 乳腺肉瘤
   B. 乳房纤维腺瘤
   C. 乳腺癌
   D. 乳腺囊性增生病
   E. 乳管内乳头状瘤

9. 女性，26 岁，双侧乳房胀痛 1 年，并触及不规则乳房肿块，伴有触痛，月经后症状有好转。诊断为
   A. 乳腺纤维腺瘤
   B. 乳腺炎
   C. 乳腺癌
   D. 乳腺导管内乳头状瘤
   E. 乳腺囊性增生病

10. 女性，25 岁，无意中发现右乳腺上方无痛性肿物，诊断为乳腺纤维腺瘤。应采取的治疗方法是
    A. 限期手术
    B. 择期手术
    C. 中药治疗
    D. 立即手术
    E. 口服三苯氧胺治疗

11. 女，65 岁，右乳头瘙痒 1 年，逐渐加重为刺痛、烧灼感，乳头有碎屑脱皮、轻度糜烂。首先应考虑诊断
    A. Paget 病
    B. 乳腺囊性增生病
    C. 乳腺导管内乳头状瘤
    D. 乳腺炎
    E. 乳头皮肤鳞癌

12. 女，56 岁，主诉洗澡时无意扪及右侧乳房一肿块，无痛，时隔 10 个多月来诊，检查：在右乳外上象限见局限性皮肤凹陷，该部位能扪及 3cm×2cm 大小肿块。此处皮肤凹陷最可能由下列何种原因所致
    A. 癌肿浸润乳腺管
    B. 癌细胞填塞皮内、皮下淋巴管
    C. 癌肿侵犯 Cooper 韧带
    D. 乳房充血水肿
    E. 癌肿浸润乳腺小叶腺泡

13. 女，38 岁，左乳外上象限可扪及 3cm×2cm 肿块，与周围皮肤有粘连，左腋窝可扪及 1cm 大淋巴结，活动，未触及远处淋巴结，临床活检为左乳腺癌。TNM 分期应为
    A. $T_2N_2M_0$
    B. $T_2N_1M_0$
    C. $T_1N_1M_0$
    D. $T_3N_1M_0$
    E. $T_3N_2M_0$

14. 女性，45 岁，Ⅱ期乳腺癌行改良根治术，腋淋巴结（＋），ER（－），PR（－）。其术后主要的辅助治疗是
    A. 化疗
    B. 放疗

C. 口服三苯氧胺　　　　　　　D. 去势疗法

E. 免疫治疗

15. 女性，28 岁，左乳胀痛 5 天，可触及 4.5cm×4cm 肿块，体温 38.2℃。诊断为急性乳腺炎，对该病人的不适当处理为

A. 使用抗生素　　　　　　　　B. 手术切除

C. 穿刺检查　　　　　　　　　D. 超声检查

E. CT 检查

16. 患者，女性，65 岁，洗澡时发现右乳外上近乳头处有一肿物。既往体健。查体：右乳外上近乳头处 2cm×1.5cm 质硬肿物，肿物局部皮肤稍凹陷，无压痛，边界尚清，腋窝未触及明显肿大淋巴结。针吸病理证实为：浸润性导管癌。目前最恰当的术式是

A. 乳房单纯切除术

B. 肿块局部切除术

C. 乳腺癌根治术

D. 乳腺区段切除 + 腋窝淋巴结清扫术

E. 乳腺癌改良根治术

17. 女性，50 岁，发现右乳外上象限肿块 3 个月，约 3cm×2.5cm 大小，同侧腋窝触及肿大、质硬淋巴结。全身情况良好，为确诊肿块性质最好采用

A. 红外线摄影　　　　　　　　B. 钼靶 X 线摄影

C. B 超检查　　　　　　　　　D. 切除活检

E. 切取活检

18. 女性，25 岁，发现右乳单发肿块 2 年，清楚，表面光滑，肿块活动度大，近来肿块无明显增大。最可能的诊断是

A. 乳腺癌　　　　　　　　　　B. 乳腺囊性增生病

C. 乳腺脂肪坏死　　　　　　　D. 浆细胞性乳腺炎

E. 乳腺纤维腺瘤

19. 女性，45 岁，右侧乳腺癌最长径为 3cm，侵及表面皮肤，腋窝扪及肿大的孤立淋巴结，可推动；颈部及锁骨上区未扪及淋巴结，术前检查未见其他远处转移征象。该病的临床 TNM 分期是

A. $T_2N_1M_0$　　　　　　　　B. $T_3N_1M_0$

C. $T_4N_1M_0$　　　　　　　　D. $T_2N_2M_0$

E. $T_3N_2M_0$

20. 女性，46 岁，左乳头刺痒，伴乳晕发红、糜烂 3 月，查体双侧腋窝无肿大淋巴结，乳头分泌物涂片细胞学检查见癌细胞。该病人癌变的类型是

A. 乳头湿疹样癌　　　　　　　B. 髓样癌

C. 鳞状细胞癌　　　　　　　　D. 黏液细胞癌

E. 大汗腺样癌

21. 女性，38 岁，左乳房无痛性肿物 2 月余。查体：左乳外上象限有 1.5cm×1.0cm×1.0cm 肿块，表面不光滑，界限不清，活动度尚可。明确性质最确切的检查是

A. CT　　　　　　　　　　　　B. 乳腺 B 超

C. 钼靶 X 线检查　　　　　　　D. 红外线扫描

E. 肿物完整切除病理检查

22. 女，40 岁，近 10 天内发生 5 次乳头血性溢液，最可能的诊断是

A. 乳腺导管扩张　　　　　　　B. 乳腺囊性增生病

C. 乳腺癌　　　　　　　　　　D. 乳腺纤维腺瘤

E. 乳腺导管内乳头状瘤

23. 女性，45 岁，右乳 1.5cm×1.0cm 肿块，活动度大，穿刺细胞学诊断为：乳腺癌。右侧腋窝扪及多枚肿大、质硬、融合的淋巴结，锁骨上、颈部未扪及淋巴结，检查未发现远处转移征象。该病人的临床分期是

A. $T_1N_1M_0$　　　　　　　　B. $T_2N_1M_0$

C. $T_1N_2M_0$　　　　　　　　D. $T_2N_2M_0$

E. $T_1N_3M_0$

24. 女性，35 岁，右乳腺癌改良根治术后，腋窝淋巴结 20 枚中有 2 枚癌转移，浸润性导管癌，直径 1.5cm，ER 和 PR 检测均阴性。首选的辅助治疗方法是

A. 骨髓移植　　　　　　　　　B. 化疗

C. 口服三苯氧胺　　　　　　　D. 胸壁和腋窝放疗

E. 双侧卵巢切除术

25. 女性，46 岁，左侧乳腺癌最长径为 5.5cm，腋窝扪及肿大、质硬、融合的淋巴结，颈部及锁骨上区未扪及淋巴结，术前检查未见其他远处转移征象。该病的临床 TNM 分期是

A. $T_1N_1M_0$　　　　　　　　B. $T_2N_1M_0$

C. $T_3N_1M_0$　　　　　　　　D. $T_2N_2M_0$

E. $T_3N_2M_0$

26. 女，20 岁，左乳肿块 2 年，增长缓慢。查体：左乳外上象限扪及 2.5cm 分叶肿块，质硬，光滑，边界清楚，活动，无压痛，左侧腋窝未扪及肿大淋巴结。最可能的诊断是

A. 乳腺癌　　　　　　　　　　B. 乳房纤维腺瘤

C. 乳房内瘤　　　　　　　　　D. 乳腺囊性增生病

E. 乳管内乳头状瘤

27. 女性，45 岁，发现右乳腺外上象限约 5cm×4cm 包块 6 个月，包块质中，边界较清楚。粗针穿刺活检诊断为乳腺肉瘤。宜采取的治疗方法是

A. 化学治疗　　　　　　　　　B. 放射治疗

C. 内分泌治疗　　　　　　　　D. 单纯乳房切除术

E. 生物治疗

28. 女，35 岁，月经前双侧乳房胀痛半年，月经后减轻。查体：双乳对称，乳头无内陷，皮肤无异常，双乳散在片状肿块区，轻压痛，双侧腋窝未扪及淋巴结。最有可能的诊断是

A. 乳房内纤维腺瘤
B. 乳管内乳头状腺
C. 乳房内瘤
D. 乳腺囊性增生病
E. 乳腺瘤

29. 乳腺癌患者，发现同侧腋下及胸骨旁有淋巴结转移，但一般情况尚可，宜行

A. 乳腺癌扩大根治术
B. 单纯乳房切除术
C. 乳腺癌根治术
D. 改良根治术
E. 放疗加化疗

30. 女性，28 岁，周期性乳房胀痛，月经前加重，月经后减轻或消失。双乳可扪及弥漫性结节，最可能的诊断为

A. 乳腺纤维腺瘤
B. 乳管内乳头状瘤
C. 乳腺癌
D. 乳房肉瘤
E. 乳腺囊性增生病

31. 女性，48 岁，因乳腺癌行左侧改良乳腺癌根治术，放射治疗后欲行乳房再造。该患者右侧乳房较大且轻度下垂。下列哪种手术方案最容易达到术后双侧乳房的对称

A. 背阔肌肌皮瓣加乳房假体植入
B. 一期假体植入乳房再造
C. 二期假体植入乳房再造
D. 横行腹直肌肌皮瓣乳房再造
E. 臀大肌肌皮瓣乳房再造

32. 女性，28 岁，妊娠 3 个月，1 年前发现右乳肿块 2cm×1cm，表面光滑，易推动，近来发现肿块略增大。应行处理为

A. 观察
B. 手术切除肿块
C. 服用抗生素
D. 局部热敷
E. 皮下大部切除

33. 女性，31 岁，3 天前发现乳头溢液污染内衣，溢液为血性，无肿块，无自觉症状。最有可能的诊断为

A. 乳腺纤维腺瘤
B. 乳管内乳头状瘤
C. 乳腺癌
D. 浆细胞性乳腺炎
E. 乳腺囊性增生病

34. 女性，52 岁，1 周前发现左乳溢液，暗棕色，无痛。为明确诊断，首选检查是

A. 细针穿刺细胞学检查
B. 乳管造影
C. 切取部分乳腺组织活检
D. B 型超声
E. 干板照相

35. 女性，43 岁，2 个月前发现一无痛性乳房硬块，生长迅速。最可能的诊断是

A. 急性乳腺炎
B. 乳腺纤维腺瘤
C. 乳腺癌
D. 乳腺囊性增生病
E. 乳腺导管扩张

36. 女性，55 岁，5 天前左乳大部分皮肤发红、水肿、增厚，腋窝淋巴结不大，诊断为炎性乳腺癌。分期为

A. 0 期
B. Ⅰ 期
C. Ⅱ 期
D. Ⅲ 期
E. Ⅳ 期

37. 女性，27 岁，哺乳期，因患急性乳腺炎而形成深部脓肿。应行的处理是

A. 抗生素治疗
B. 放射状切口引流
C. 沿乳房下缘做弧形切口引流
D. 沿乳晕做弧形切口引流
E. 局部热敷

【A3/A4 型题】

（1~2 题共用题干）

女性，40 岁，乳晕旁直径 1cm 圆形肿物，可活动，边界清；挤压肿物，乳头溢出血性液体。

1. 最可能的诊断是

A. 乳腺囊性增生病
B. 乳腺导管内乳头状瘤
C. 乳腺癌早期
D. 乳腺纤维瘤
E. 乳腺局部感染

2. 最恰当的检查应为

A. 乳腺超声检查
B. 肿物穿刺活检
C. 乳腺钼靶检查
D. 乳头溢液细胞学检查
E. ^{32}P 放射性核素扫描

（3~4 题共用题干）

女性，65 岁，发现左乳肿块约 5cm×6cm，与皮肤有粘连，活动度好，左腋下触及肿大淋巴结。腰椎摄片发现 $L_{1~2}$ 有骨质破坏征象。

3. 病人首先应诊断为

A. 乳腺癌
B. 乳腺纤维瘤
C. 乳腺结核
D. 乳腺囊性增生病
E. 乳腺肉瘤

4. 手术治疗的方法宜选择

A. 改良乳腺癌根治术
B. 标准乳腺癌根治术
C. 扩大乳腺癌根治术
D. 单纯乳房切除术
E. 乳房肿物切除术

（5~10 题共用题干）

女性，42 岁，无意中发现右乳外上象限肿物，约

4cm ×5cm 大小，外上象限皮肤稍凹陷。右腋窝可及直径 1cm 淋巴结，质硬，活动度可。

5. 此病人应首先诊断

  A. 乳腺叶状囊肉瘤   B. 乳腺癌

  C. 浆细胞性乳腺癌   D. 乳腺囊性增生病

  E. 乳腺纤维腺瘤

6. 应选择哪种手段明确诊断

  A. 红外线   B. B 超

  C. 钼靶   D. PET

  E. 活检

7. 粗针穿刺活检证实为浸润性导管癌，患者有保乳愿望，目前最适宜的治疗是

  A. 手术   B. 内分泌治疗

  C. 放疗   D. 化疗

  E. 中药治疗

8. 经过术前辅助治疗，患者肿块缩小至 2cm，接受保乳手术后，必不可少的治疗是

  A. 放疗   B. 内分泌治疗

  C. 免疫治疗   D. 中药治疗

  E. 抗炎治疗

9. 术后病理免疫组化结果显示，雌激素受体阳性、孕激素受体阳性，后续治疗可选择

  A. 紫杉醇   B. 表阿霉素

  C. 氟尿嘧啶   D. 三苯氧胺（他莫昔芬）

  E. 赫赛汀（注射用曲妥珠单抗）

10. 以下哪项指标提示预后较差

  A. 雌激素受体阳性   B. cerbB－2 阳性

  C. PS_2 阳性   D. 腋窝淋巴结阴性

  E. 孕激素受体阳性

（11～13 题共用题干）

女性，22 岁，乳腺癌家族史。洗澡时发现左乳下方肿物，直径约 1cm，活动，光滑，与皮肤无粘连。2 个月来，肿物无明显增大，腋窝淋巴结阴性。

11. 较可能的诊断是

  A. 叶状囊肉瘤   B. 乳腺癌

  C. 浆细胞性乳腺癌   D. 乳腺囊性增生病

  E. 纤维腺瘤

12. 最适宜的检查是

  A. 红外线   B. B 超

  C. 钼靶   D. CT

  E. MRI

13. B 超示肿物质地不均，后壁衰减。钼靶示弥散沙砾样钙化，建议手术切除活检。病理证实为重度不典型增生，部分为小叶原位癌，部分为浸润性小叶癌。最适

宜的治疗是

  A. 乳腺局部切除 + 腋窝淋巴结清扫

  B. 乳腺区段切除 + 腋窝淋巴结清扫

  C. 改良根治术

  D. 乳房单纯切除

  E. 乳房单纯切除 + 术后放疗

（14～16 题共用题干）

女性，34 岁，自幼左侧乳头内陷，未哺乳。发现左乳肿物 2 周，肿物 3cm×3cm，界不清，与皮肤粘连。近 2 天出现肿物增大，伴局部红、肿、热、痛，无波动感。

14. 最可能的诊断是

  A. 乳腺癌

  B. 乳腺囊性增生病

  C. 浆细胞性乳腺癌合并感染

  D. 结核

  E. 纤维腺瘤

15. 目前最恰当的治疗方法是

  A. 切取活检   B. 切除活检

  C. 化疗   D. 放疗

  E. 抗炎

16. 经过初步治疗后，患者局部红、肿、热、痛加重，并出现波动感，发热 39℃。最不恰当的处理是

  A. 穿刺   B. 切开引流

  C. 乳房单纯切除   D. 大剂量抗生素

  E. B 超检查明确病变范围

（17～18 题共用题干）

女性，46 岁，发现左乳腺无痛性肿物 1 周。既往无乳头溢液史。查体：左乳中央区可触及直径 1.5cm 肿块，边界尚清，质地较硬；乳头略有内陷，无水肿。腋窝淋巴结未触及。

17. 患者最可能诊断为

  A. 乳腺纤维腺瘤   B. 乳管内乳头状瘤

  C. 乳腺癌   D. 乳腺囊性增生病

  E. 乳腺炎

18. 下列哪项检查可能确定诊断

  A. 乳腺钼靶检查

  B. 红外线扫描

  C. B 超

  D. 细针穿刺细胞学检查

  E. 磁共振

（19～21 题共用题干）

女性，70 岁，行右乳腺癌改良根治术，肿物直径 3cm，右腋下淋巴结可见癌转移 1/15，雌激素、孕激素受体均为阳性。X 线胸片、腹部 B 超、放射性核素骨扫描均未见异常。

19. 患者 TNM 分期为

    A. $T_1N_1M_0$ B. $T_1N_2M_0$

    C. $T_2N_1M_0$ D. $T_3N_1M_0$

    E. $T_2N_2M_0$

20. 患者的临床分期为

    A. 0 期   B. Ⅰ 期

    C. Ⅱ 期   D. Ⅲ 期

    E. Ⅳ 期

21. 给予患者口服三苯氧胺（他莫昔芬），属于以下何种治疗

    A. 放射治疗   B. 化学治疗

    C. 免疫治疗   D. 内分泌治疗

    E. 基因治疗

（22～23 题共用题干）

    女性，76 岁，因"乳腺癌"手术治疗。术后病理检查结果：浸润性导管癌，2cm×2cm 大小，淋巴结无转移，ER（++），PR（+）。

22. 该病人最佳的定性诊断方法是

    A. 粗针穿刺细胞学   B. 钼靶 X 线摄片

    C. 切取活检   D. 近红外线扫描

    E. 细针穿刺细胞学

23. 该病人若诊断为乳腺癌，手术方式应选择

    A. 乳腺癌根治术

    B. 乳腺癌扩大根治术

    C. 保留胸大肌、胸小肌的乳腺癌改良根治术

    D. 保留胸大肌、切除胸小肌的乳腺癌改良根治术

    E. 保留乳房的乳腺癌切除术

（24～26 题共用题干）

    患者，男，62 岁，发现左侧乳房较对侧明显增大 3 个月，轻微疼痛，无乳头溢液，无肿瘤病史。体检：双乳头无内陷。左侧乳房可触及直径约 4cm 的肿块，边界清，质不硬，位于乳头与乳晕后方。右乳未触及肿块。腋窝淋巴结不肿大。

24. 最可能的诊断是

    A. 乳腺脂肪瘤   B. 乳腺纤维腺瘤

    C. 乳腺癌   D. 男性乳腺发育症

    E. 副乳

25. 与男性乳腺发育症无关的病史是

    A. 有无心脏疾病

    B. 有无病毒性睾丸炎、创伤性睾丸萎缩及其他睾丸疾病

    C. 垂体、肾上腺、肺癌等肿瘤病史

    D. 有无内分泌疾病，如甲状腺功能亢进症

    E. 有无长期服用强心苷类、异烟肼、螺内酯、西咪替丁等药物史

26. 诊断为男性乳房发育症，经三苯氧胺（他莫昔芬）治疗 3 个月症状无改善。其最佳的治疗是

    A. 手术乳腺切除   B. 理疗

    C. 随诊，观察   D. 手术切除睾丸

    E. 口服甲基睾酮

（27～28 题共用题干）

    患者，女，46 岁，感左腋部有肿块 10 余年，发现肿块增大且有摩擦不适 6 个月。月经前肿块处有轻微疼痛，行经后消失，无发热表现，月经规律。母亲有乳腺癌病史。

27. 首先考虑的诊断是

    A. 左腋部淋巴结炎   B. 左侧乳腺癌

    C. 左腋窝部脂肪瘤   D. 左腋部副乳

    E. 左腋部淋巴管内皮瘤

28. 为明确诊断，最有价值的检查是

    A. B 超检查   B. X 线钼靶摄影

    C. 红外线检查   D. 热图像检查

    E. 血肿瘤标志物检查

（29～31 题共用题干）

    女性，46 岁，有隆乳史，无意中发现左乳包块。查体：左乳外上象限可扪及一 2cm×3cm 包块，质硬，边界欠清，尚可推动。超声检查：肿块形态不规则，边缘呈分叶状，未见明显包膜。彩色多普勒超声显示肿块内血流分布杂乱，可探及高阻力动脉血流信号。

29. 诊断首先要考虑

    A. 乳腺脓肿   B. 乳腺囊肿

    C. 乳腺纤维腺瘤   D. 乳腺癌

    E. 乳腺炎性假瘤

30. 诊断还应考虑

    A. 乳腺脓肿   B. 乳腺囊肿

    C. 乳腺纤维腺瘤   D. 乳腺癌

    E. 乳腺炎性假瘤

31. 乳腺良性与恶性肿瘤的超声检查鉴别要点不包括

    A. 边界是否光滑、完整

    B. 内部是否有钙化灶

    C. 后方是否有回声衰减

    D. 肿块纵径与横径比值 >1，支持恶性肿瘤诊断

    E. 低回声区域内血供高低

（32～33 题共用题干）

    女性，45 岁，查体发现右侧乳房有一肿块，质硬，固定，约 2cm×2cm×1cm，无压痛，乳头无溢液；左腋窝可触及多个肿大淋巴结。

32. 最可疑诊断为

    A. 乳腺纤维腺瘤   B. 乳腺脂肪瘤

    C. 乳腺癌   D. 乳腺囊性增生病

    E. 乳腺炎

33. 为明确诊断，最可靠的检查是
   A. CT
   B. X 线钼靶检查
   C. 血生化酶学检查
   D. 切除淋巴结病理检查
   E. 切除肿物病理检查

(34~37 题共用题干)

女性，45 岁，发现左乳房肿块 5 个月。近日发现左腋下淋巴结肿大而来就诊。查体：左乳房外上象限可扪及一 3cm×4cm×4cm 大小的肿块，质硬，无法推动，乳房皮肤表面呈"橘皮样"，左侧腋窝肿大淋巴结融合成块且固定。

34. 首先应考虑哪种疾病
   A. 乳腺纤维腺瘤   B. 乳腺囊性增生病
   C. 乳腺癌   D. 乳房结核
   E. Paget 病

35. 如根据其他检查结果确定上述诊断成立，则此病变为
   A. 0 期   B. Ⅰ 期
   C. Ⅱ 期   D. Ⅲ 期
   E. Ⅳ 期

36. 如诊断明确，准备行手术治疗，不宜做哪项术前准备
   A. 化验血、尿常规   B. 胸部 X 线片
   C. 肝、肾功能检查   D. 彩超检查
   E. MRI

37. 该病人应行哪项手术方案
   A. 单纯左乳房切除术
   B. 扩大乳腺癌根治切除术
   C. 乳腺癌根治切除术
   D. 改良乳腺癌根治切除术
   E. 姑息性手术 + 化学治疗 + 放射治疗

(38~39 题共用题干)

女性，38 岁，左侧乳头瘙痒，有烧灼感，伴乳头、乳晕糜烂 1 个月，形成溃疡。双乳未扪及肿块，腋窝未扪及肿大淋巴结。乳头分泌物涂片细胞学检查见癌细胞。

38. 诊断最可能为
   A. 乳头湿疹样癌   B. 髓样癌
   C. 浸润性导管癌   D. 黏液细胞癌
   E. 浸润性小叶癌

39. 该病人乳腺癌分期属于
   A. 0 期   B. Ⅰ 期
   C. Ⅱ 期   D. Ⅲ 期
   E. Ⅳ 期

(40~42 题共用题干)

患者，女，34 岁，1 年前发现右乳肿物，在当地诊断为"乳腺纤维腺瘤"。近 1 个月肿物增大迅速。触诊：右乳外上象限肿物，质硬，边界尚清，活动可；右腋下可触及 2 枚淋巴结，有融合，较大者直径为 2cm。钼靶 X 线征象：右侧乳腺直径 2 cm 高密度影，可见砂砾样钙化，BI-RADS 5 级。右乳肿物粗针穿刺示浸润性乳腺癌，非特殊型，Ⅲ 级，8 分。ER 阴性，PR 阴性，HER-2 (+++)。右腋窝淋巴结细针穿刺可见癌细胞。

40. 该患者分期诊断是
   A. $T_1N_1M_0$ B. $T_1N_2M_0$
   C. $T_2N_1M_0$ D. $T_2N_2M_0$
   E. $T_1N_3M_0$

41. 对于该患者，不属于高危复发风险的因素是
   A. 肿瘤大小   B. 病理组织学分级
   C. 激素受体状态   D. HER-2 过表达
   E. 年龄

42. 该患者的最佳综合治疗方法为
   A. 先手术，后化疗
   B. 先行新辅助化疗，再手术
   C. 先行新辅助化疗联合曲妥珠单抗治疗，再手术
   D. 先行新辅助化疗联合曲妥珠单抗治疗，再手术，继续完成化疗后行放疗
   E. 先行新辅助化疗联合曲妥珠单抗治疗，再手术，继续完成化疗后行放疗，之后辅以内分泌治疗

(43~45 题共用题干)

女性，45 岁，右乳房胀痛已 4 年余，月经前显著，行经后胀痛缓解。近期症状加重，月经前、后均感胀痛且自感触及肿块。

43. 如果该病人在右乳房扪及肿块，下列哪项辅助检查对诊断最有价值
   A. 乳房钼靶 X 线摄片   B. 红外线热图像检查
   C. 活组织切片检查   D. B 超检查
   E. 乳头溢液涂片检查

44. 确诊为乳腺癌后采用下列何种治疗方法
   A. 局部切除术   B. 根治性切除术
   C. 化学药物治疗   D. 放射治疗
   E. 激素治疗

45. 左乳房内上象限扪及 3cm×3cm 肿块，质地偏硬，边界不太清楚，与皮肤与胸肌无粘连；左腋下可扪及肿大淋巴结 3 个，质韧，约蚕豆大小，活动良好，病理证实乳腺癌淋巴结转移。按 TNM 分期应为
   A. $T_1N_1M_0$ B. $T_1N_2M_0$
   C. $T_{1-2}N_1M_0$ D. $T_{1-2}N_2M_0$
   E. $T_{1-3}N_1M_0$

(46~48 题共用题干)

女性，29 岁，哺乳期，右侧乳房胀痛 2 天，发热

39℃。体格检查：右乳房肿胀，内象限有压痛和波动感。

46. 首先应该考虑什么疾病

  A. 炎性乳腺癌　　　　B. 肋软骨炎

  C. 乳房皮肤感染　　　D. 乳腺囊性增生病

  E. 急性乳腺炎

47. 根据以上情况应该采取下列哪种措施

  A. 手术切除右乳房

  B. 预防性应用抗生素

  C. 切开皮肤引流

  D. 排空乳汁消除乳汁淤积

  E. 局部热敷加物理治疗

48. 1 周以后，右乳房疼痛范围扩大，伴发热 39℃ 以上，寒战。体格检查：右乳房红、肿、热、痛明显，压痛及波动感（+），穿刺出脓性液体。应施行什么治疗

  A. 切开引流　　　　　B. 单纯性右乳房切除

  C. 抗生素治疗　　　　D. 中药治疗

  E. 物理治疗

【B 型题】

（1～3 题共用备选答案）

  A. 病程较慢，乳房单个肿块，边界清楚，活动

  B. 病程短，乳房单个肿块，质硬，边界不清，同侧腋下淋巴结肿大

  C. 乳房内大小不等结节，质韧，边界不清，触痛

  D. 乳房内肿物，质软，边界清，挤压乳头有血性溢液

  E. 病程短，乳房内肿块，表面充血，热，胀痛

1. 乳腺囊性增生病的临床特征是

2. 乳腺癌的临床特征是

3. 乳腺纤维瘤的临床特征是

（4～6 题共用备选答案）

  A. 乳头血性溢液　　　B. 乳头脱屑

  C. 乳头脓性溢液　　　D. 乳头白色溢液

  E. 乳头淡黄色溢液

4. 乳腺导管内乳头状瘤的临床特征是

5. 乳腺导管内癌的临床特征是

6. 乳腺导管扩张症的临床特征是

（7～8 题共用备选答案）

  A. 乳腺单纯切除　　　B. 改良根治术

  C. 切开引流术　　　　D. 肿块切除术

  E. 保守治疗

7. 乳腺纤维腺瘤应采取

8. 乳腺脓肿应采取

（9～10 题共用备选答案）

  A. 乳腺内有多发胀痛、质韧之肿块

  B. 乳腺内有红肿触痛伴波动感的包块

  C. 乳腺内有单发、光滑、活动度大的肿物

  D. 乳腺内有单发、质硬、活动度差的肿物

  E. 乳腺内有单发囊性结节

9. 最可能为乳腺癌的是

10. 最可能为乳腺脓肿的是

（11～13 题共用备选答案）

  A. 乳腺癌改良根治术 + 三苯氧胺（他莫昔芬）治疗

  B. 肿块切除 + 放射治疗

  C. 乳腺单纯切除术

  D. 乳腺扩大根治术

  E. 术前放射治疗 + 全身化疗后，行乳腺单纯切除术并继续化疗

11. 女性，69 岁，右乳腺癌直径 1.5cm，腋淋巴结无癌转移，雌、孕激素受体阳性。治疗方案宜选择

12. 女性，33 岁，哺乳期发现炎性乳腺癌，乳腺皮肤"橘皮样"变，肿块侵及整个乳房。治疗方案宜选择

13. 女性，85 岁，左乳腺癌直径 1cm，雌、孕激素受体阴性。治疗方案宜选择

（14～15 题共用备选答案）

  A. 乳腺钼靶 X 线摄片

  B. 乳腺 B 超

  C. 乳腺红外线热图像检查

  D. 乳腺针吸细胞学检查

  E. 乳头溢液涂片

14. 鉴别乳腺囊、实性病变宜选择以上哪种检查

15. 临床发现乳头溢液而未触及肿物时应选择以上哪种检查

（16～17 题共用备选答案）

  A. 乳腺癌

  B. 乳腺纤维腺瘤

  C. 乳腺囊性增生病

  D. 乳管内乳头状瘤

  E. 乳腺肉瘤

16. 女，32 岁，主诉右乳房胀痛，与月经周期有关，检查乳房有多个结节状肿块，边界不清，可推动。诊断首先考虑

17. 女，25 岁，右乳房外上象限有一肿块，3cm × 3cm，质韧、光滑、边界清楚，易推动。诊断首先考虑

（18～20 题共用备选答案）

  A. 乳腺单纯切除术

  B. 乳腺癌局部切除 + 腋窝淋巴结清扫术

  C. 乳腺癌根治术

  D. 乳腺癌改良根治术

  E. 乳腺癌姑息切除术

18. 女性，60岁，半年前诊断为左侧乳腺癌，未积极治疗，现肿块侵及胸壁，破溃，恶臭。最宜采取的手术方式

19. 女性，30岁，左乳外上象限有一1cm×1cm肿块，质硬，细胞学检查见癌细胞。应采取的手术方式为

20. 切除患侧乳腺组织、胸大肌与胸小肌及腋窝淋巴结。此术式为

（21～23题共用备选答案）

    A. 急性乳腺炎   B. 乳腺纤维腺瘤

    C. 乳腺癌   D. 炎性乳腺癌

    E. 乳腺囊性增生病

21. 女性，40岁，双侧乳房胀痛1年余，月经前疼痛加重，月经来潮后疼痛缓解，双侧乳房可触及边界不明显的肿块且质韧；腋窝淋巴结不大。应考虑的诊断为

22. 女性，35岁，妊娠6个月，右乳肿痛半个月余，体温无明显升高。查体可见右乳大部分皮肤发红、水肿、增厚、粗糙，表面温度较高，无明显压痛；腋窝可触及2个肿大淋巴结，无明显压痛。曾用抗菌药1周，无好转。应考虑的诊断是

23. 女性，23岁，右乳肿块1年余，2cm×1cm大小，质韧，表面光滑，易于推动；腋窝未触及肿块。应考虑的诊断是

（24～25题共用备选答案）

    A. 乳头血性溢液

    B. 黄色溢液

    C. 黄绿色或棕色溢液

    D. 乳白色溢液

    E. 浆液性无色溢液

24. 乳管内乳头状瘤，乳房常见溢液为

25. 乳腺囊性增生病，乳房常见溢液为

（26～28题共用备选答案）

    A. 乳房肿胀疼痛甚至呈搏动性，患处出现有压痛的肿块，表面皮肤红热，同时可有体温升高

    B. 原发于大乳管内，渐移行至乳头，起初乳头刺痒、灼痛，接着出现湿疹样病变，乳头和乳晕的皮肤糜烂、潮湿，有时覆盖有黄褐色的鳞屑样痂皮

    C. 乳房胀痛呈周期性，发生于月经前期，肿块可局限于乳房的一部分，或分散于整个乳房，在经期后可能缩小，腋窝淋巴结不肿大

    D. 发生于大乳管近乳头的膨大部分，瘤体一般较小，带蒂且有绒毛，乳头易出现血性溢液

    E. 常为乳房单发肿块，好发于外上象限，质韧，边界清楚，表面光滑，易推动，月经周期对肿块大小无影响

26. 乳房纤维腺瘤的临床特征是

27. Paget病的临床特征是

28. 乳腺囊性增生病的临床特征是

（29～31题共用备选答案）

    A. 乳管内乳头状瘤

    B. 乳管阻塞的乳管内乳头状瘤

    C. 终止哺乳后

    D. 正常月经期，早期妊娠或乳腺囊性增生病

    E. 因上皮增生而有乳头状体形成的乳腺囊性增生病

29. 鲜红色血性溢液可见于

30. 乳汁样溢液可见于

31. 浆液性无色溢液可见于

（32～34题共用备选答案）

    A. 轮辐状切口   B. "十"字状切口

    C. 弧形切口   D. "Z"形切口

    E. 梭形切口

32. 外上象限的乳房脓肿，其切开引流的切口是

33. 乳房深部脓肿，其切开引流的切口是

34. 外上象限的乳腺癌，其手术切口是

（35～36题共用备选答案）

    A. 乳头"湿疹样"改变

    B. 乳房皮肤"橘皮样"改变

    C. 乳房皮肤凹陷

    D. 乳头血性溢液

    E. 乳头回缩

35. 乳腺癌累及乳房Cooper韧带，造成

36. 乳腺癌细胞堵塞乳房皮下淋巴管，引起淋巴回流障碍，导致

【X型题】

1. 乳腺癌病理分型，属于乳腺浸润性特殊癌的有

    A. 硬癌   B. 黏液腺癌

    C. 乳头状癌   D. 鳞状细胞癌

    E. 小叶原位癌

2. 有关HER-2的描述，正确的是

    A. HER-2高表达的乳腺癌患者预后好

    B. HER-2过表达指免疫组化检测HER-2（+++）或FISH/CISH阳性者

    C. HER-2是高复发风险预后因素之一

    D. HER-2是具有酪氨酸激酶活性的跨膜蛋白

    E. HER-2是乳腺癌靶向治疗的理想靶点

3. 乳腺癌的视诊表现有

    A. 乳房下垂

    B. 乳房皮肤呈"橘皮样"改变

    C. 乳房缩小

    D. 乳头抬高

    E. 乳房局部皮肤凹陷

4. 下述哪些现象是晚期乳腺癌的表现
   A. 患侧手臂水肿
   B. 乳房及周围有广泛的皮肤水肿
   C. 锁骨上淋巴结转移
   D. 患侧腋下多个淋巴结肿大
   E. 炎性癌

5. 乳腺癌的综合治疗包括
   A. 内分泌治疗　　　　B. 中医治疗
   C. 放射治疗　　　　　D. 化学治疗
   E. 手术治疗

6. 女，30 岁，发现左乳外上近腋窝处一 1cm 的肿物。经粗针穿刺行病理报告为浸润性导管癌，ER（+），PR（+）。宜进行以下哪些治疗
   A. 乳腺癌改良根治术
   B. 乳腺癌象限切除术 + 腋窝淋巴清扫术
   C. 术后放疗
   D. 术后化疗
   E. 术后内分泌治疗

7. 能影响正常乳房发育的激素有
   A. 催乳素　　　　　　B. 雌激素
   C. 促性腺激素　　　　D. 孕激素
   E. 促肾上腺皮质激素

8. 能获得乳腺肿瘤病理学诊断的检查方法为
   A. 钼靶下乳腺导管造影
   B. 钼靶下乳腺定位穿刺
   C. 乳腺肿物冷冻切片
   D. 乳腺肿物细针穿刺涂片
   E. 乳头溢液涂片

9. 能缓解乳腺癌骨转移疼痛的治疗是
   A. 手术切除骨转移灶
   B. 定期静脉注射帕米膦酸二钠
   C. 化疗
   D. 放疗
   E. 口服大剂量甲羟孕酮治疗

10. 下列哪些疾病可能发生乳头内陷
   A. 乳腺囊性增生
   B. 乳腺癌
   C. 乳腺脂肪坏死
   D. 浆细胞性乳腺炎
   E. 乳腺结核

11. 属于乳腺浸润性特殊癌的是
   A. 大量淋巴细胞浸润的髓样癌
   B. 乳头状癌
   C. 鳞状细胞癌
   D. 乳头湿疹样癌
   E. 炎性乳腺癌

12. 下列哪几种疾病可能发生乳头溢液
   A. 导管内乳头状瘤　　B. 浆细胞性乳腺炎
   C. 乳腺纤维腺瘤　　　D. 乳腺囊性增生
   E. 乳腺癌

13. 以下关于乳腺癌内分泌治疗的说法哪些是错误的
   A. 内分泌治疗是乳腺癌综合治疗的重要部分
   B. 所有的乳腺癌患者都能从内分泌治疗中获益
   C. 绝经后雌激素受体阳性患者不适用内分泌治疗
   D. 三苯氧胺术后应用 3～5 年
   E. 卵巢切除是内分泌治疗的手段之一

14. 以下关于乳腺癌治疗的说法哪些正确
   A. 手术、化疗、放疗、内分泌治疗均是乳腺癌综合治疗的重要部分
   B. 细针穿刺细胞涂片见到恶性细胞即可行术前化疗
   C. 手术范围越大，乳腺癌的治疗效果越好
   D. 术前化疗可以使肿瘤缩小，使更多的患者获得保乳机会
   E. 术前化疗可以帮助选择敏感化疗方案

参 考 答 案

【A1 型题】
1. E　2. C　3. D　4. C　5. C　6. E　7. D　8. E
9. D　10. C　11. A　12. A　13. E　14. B　15. B　16. C
17. D　18. E　19. D　20. D　21. C　22. C　23. E　24. C
25. E　26. D　27. E　28. C　29. D　30. A　31. D　32. D
33. A　34. B　35. E　36. A　37. E　38. D　39. C　40. D
41. E　42. C　43. C　44. C　45. B　46. E　47. C　48. E
49. E　50. D　51. C　52. C　53. B　54. B　55. D　56. C
57. E　58. C　59. E　60. E　61. D　62. A　63. C　64. D
65. D　66. B

【A2 型题】
1. B　2. E　3. B　4. A　5. C　6. B　7. B　8. D
9. E　10. E　11. C　12. C　13. E　14. A　15. E　16. E
17. D　18. E　19. A　20. A　21. E　22. E　23. C　24. B
25. E　26. A　27. D　28. E　29. A　30. E　31. B　32. C
33. B　34. B　35. C　36. D　37. C

【A3/A4 型题】
1. B　2. D　3. A　4. D　5. B　6. E　7. D　8. A
9. D　10. E　11. E　12. E　13. C　14. C　15. E　16. C
17. C　18. E　19. C　20. D　21. E　22. E　23. A　24. D
25. A　26. A　27. D　28. E　29. D　30. E　31. B　32. C
33. E　34. E　35. E　36. E　37. E　38. A　39. A　40. B

41. A　42. D　43. C　44. B　45. C　46. E　47. C　48. A

33. C　34. E　35. C　36. B

【B 型题】

1. C　2. B　3. A　4. A　5. A　6. E　7. D　8. C

9. D　10. B　11. A　12. E　13. B　14. B　15. E　16. C

17. B　18. E　19. D　20. C　21. E　22. D　23. B　24. A

25. C　26. E　27. B　28. C　29. A　30. C　31. D　32. A

【X 型题】

1. BCD　2. BCD　3. ABCDE　4. ABCE　5. ABCDE

6. BDE　7. ABCDE 8. BCDE　9. ABCDE 10. BCDE

11. ABC　12. ABDE 13. BC　14. ADE

第十八章　周围血管疾病

1. 有关血栓闭塞性脉管炎的治疗，下列哪项是错误的

A. 应用高压氧治疗，增加肢体供氧量

B. 可应用扩张血管的药物治疗

C. 腰交感神经切断术适合第一、二期病人

D. 腰交感神经切断术的目的是止痛

E. 旁路转流术适合于动脉局段性闭塞病人

2. 大隐静脉曲张患者，根据其解剖生理特点下列哪项是判断是否手术的关键

A. Pratt 试验
B. Trendelenburg 试验

C. Perthes 试验
D. Buerger 试验

E. 毛细血管充盈试验

3. 关于血栓闭塞性脉管炎，哪项是不恰当的

A. 病变一般自动脉开始

B. 早期主要是细菌感染引起

C. 主要侵袭四肢

D. 受累血管发硬而缩窄

E. 间歇性跛行是早期症状之一

4. 关于血栓性静脉炎与静脉血栓形成的区别，哪项是不恰当的

A. 前者局部炎症反应明显，后者局部症状不明显

B. 前者一般位于浅静脉，后者位于深静脉

C. 前者一般无静脉回流障碍，后者常伴有回流障碍

D. 前者治疗以局部对症治疗为主，后者以抗凝、溶栓为主

E. 前者易并发肺栓塞，后者常后遗深静脉功能不全

5. 急性动脉栓塞临床表现中不包括

A. 动脉搏动减弱，以至消失

B. 皮肤呈苍白色，皮肤温度下降

C. 往往最早出现疼痛，常伴有触痛

D. 患肢远端感觉异常，甚至丧失，并可出现运动受损

E. 疼痛、皮温下降及触觉障碍的平面与动脉栓塞平面均一致

6. Buerger 试验阳性的是

A. 下肢先抬高 45°后下垂，肤色由红变黄

B. 下肢先抬高 30°后下垂，肤色由黄变白

C. 下肢先抬高 45°后下垂，肤色由白变红

D. 下肢先抬高 30°后下垂，肤色由白变紫

E. 下肢先抬高 60°后下垂，肤色由黄变红

7. 关于动脉硬化性闭塞，下列哪种说法是不恰当的

A. 最常发生于冠状动脉

B. 管壁内常有钙质沉积

C. 病变多为节段型

D. 与高血脂有密切关系

E. 保守治疗主要是降低血脂，促进侧支循环形成

8. 测定下肢动脉有无供血不全的方法是

A. Rovsing 征
B. Murphy 征

C. Buerger 试验
D. Perthes 试验

E. Trendelenburg 试验

9. 对下肢静脉曲张并发溃疡的治疗，哪项是不恰当的

A. 溃疡愈合后做大隐静脉结扎及剥脱术

B. 3% 硼酸溶液湿敷

C. 抬高患肢

D. 溃疡不愈合者也可考虑手术

E. 大隐静脉结扎及剥脱术，溃疡切除并植皮

10. 临床中 Perthes 试验阳性主要是用于确诊哪项疾病

A. 动 – 静脉瘘

B. 单纯性大隐静脉曲张

C. 深静脉血栓形成

D. 原发性下肢深静脉瓣膜功能不全

E. 血栓闭塞性脉管炎

11. 判断血栓闭塞性脉管炎闭塞部位的准确方法是

A. 仔细检查肢体各动脉搏动情况

B. 静脉注射硫酸镁 10ml

C. 肢体位置试验

D. 行交感神经阻滞

E. 行动脉造影

12. 下述哪项不属于动脉硬化闭塞症的表现

A. 间歇性跛行
B. 患肢毛发稀疏

C. 静息痛
D. 足靴区色素沉着

E. 患肢发凉麻木

13. 下述有关下肢静脉曲张并发血栓性静脉炎的叙述中，哪一项是不恰当的

A. 血栓性静脉炎局部表现为红、肿、热、痛

B. 常由于外伤诱发曲张静脉产生血栓性静脉炎

C. 日常活动时，可穿弹力袜

D. 应用抗生素控制感染

E. 待炎症反应消退后，可行手术解决浅静脉曲张

14. 下肢静脉曲张并发溃疡的常见部位是
    A. 足趾
    B. 小腿下 1/3 外侧
    C. 足背
    D. 小腿下 1/3 内侧
    E. 小腿中 1/3 内侧

15. 关于动脉性溃疡，下列哪项正确
    A. 溃疡边界不规则，肉芽灰白色，不易出血，疼痛明显
    B. 溃疡底部湿润，肉芽鲜红，易出血，周边有色素沉着及静脉曲张
    C. 溃疡好发于受压迫处，肉芽新鲜，易出血，疼痛明显
    D. 慢性溃疡，长期流脓，X 线片骨质有破坏
    E. 慢性溃疡，溃疡周边组织活检见异型细胞

16. 下肢静脉曲张，根据哪项表现可以判断深浅静脉交通支瓣膜功能障碍
    A. 胫前外侧出现皮肤营养性变化
    B. 胫前内侧出现皮肤营养性变化
    C. 胫前出现皮肤营养性变化
    D. 足靴区出现皮肤营养性变化
    E. 踝部出现皮肤营养性变化

17. 下肢静脉的解剖特点不包括
    A. 下肢静脉瓣膜的作用是使血液由浅至深，由下至上流动
    B. 隐股静脉连接处均有隐股静脉瓣膜
    C. 静脉瓣膜和静脉壁离心越远，强度越差
    D. 在深浅静脉交通支中不存在静脉瓣膜
    E. 静脉瓣膜缺陷是静脉瓣膜功能不全的主要原因

18. 下肢静脉曲张晚期的临床表现中，最主要的是
    A. 小腿水肿
    B. 色素沉着
    C. 皮肤厚硬
    D. 小腿下 1/3 内侧溃疡
    E. 局部瘙痒

19. 下肢静脉曲张已 10 年，劳累后肢体肿胀、皮炎及溃疡经久不愈应行
    A. 局部药物治疗
    B. 抗感染治疗
    C. 手术治疗
    D. 弹性绷带包扎治疗
    E. 物理治疗

20. 下肢静脉曲张进展到晚期可能出现的并发症中，除外
    A. 急性出血
    B. 踝上足靴区皮肤湿疹
    C. 血栓性静脉炎
    D. 踝上足靴区皮肤发生溃疡
    E. 下肢淋巴水肿

21. 下肢静脉曲张的主要并发症是
    A. 小腿丹毒
    B. 深静脉瓣膜功能不全
    C. 小腿溃疡
    D. 深静脉血栓形成
    E. 足部溃疡

22. 血栓闭塞性脉管炎的保守治疗中，应除外
    A. 防止患肢外伤
    B. 局部保暖，但不宜过热
    C. 中西医扩张血管的药物治疗
    D. 步行锻炼，每日 3 次，每次 0.5km
    E. 绝对禁烟

23. 下肢动脉硬化闭塞症的外科治疗指征不包括
    A. 轻度间歇性跛行
    B. 静息痛
    C. 肢体坏疽
    D. 肢体溃疡
    E. 严重影响生活质量的跛行

24. 血管闭塞性脉管炎施行腰交感神经切除术时，应切除
    A. 病侧第 2、3、4 腰交感神经节及神经链
    B. 病侧及对侧第 2 腰交感神经节及神经链
    C. 病侧第 2 腰交感神经节及神经链
    D. 病侧第 3、4 腰交感神经节及神经链
    E. 病侧及对侧第 3、4 腰交感神经节及神经链

25. 血栓闭塞性脉管炎最突出的症状
    A. 患肢疼痛
    B. 患肢溃疡
    C. 游走性浅静脉炎
    D. 患肢皮肤色泽改变
    E. 患肢动脉搏动减弱

26. 血栓闭塞性脉管炎早期主要临床表现是
    A. 游走性血栓性静脉炎
    B. 足部及小腿酸痛
    C. 间歇性跛行
    D. 患肢萎缩
    E. 肢端青紫

27. 原发性深静脉血栓形成最多见于
    A. 右下肢
    B. 右上肢
    C. 左下肢
    D. 左上肢
    E. 头部

28. 确定下肢静脉曲张症能否手术治疗的关键性检查是
    A. 浅静脉瓣膜是否闭锁不全
    B. 深静脉是否通畅
    C. 深浅静脉交通支瓣膜功能是否健全
    D. 小隐静脉功能有无异常
    E. 曲张静脉是否出现并发症

29. 四肢血管损伤，直接结扎而不引起严重并发症的是
    A. 股浅动脉
    B. 腘动脉
    C. 肱动脉
    D. 锁骨下动脉
    E. 胫后动脉

30. 血栓闭塞性脉管炎营养障碍期的主要表现是
    A. 游走性静脉炎
    B. 间歇性跛行
    C. 肢端发黑，干性坏疽
    D. 静息痛
    E. 患肢末端经久不愈的溃疡

31. 对于 Buerger 病治疗的方法不恰当的是
    A. 严禁吸烟，防止受冷，并用局部热疗
    B. 血管扩张剂
    C. 腰交感神经切除
    D. 高压氧疗法
    E. 截肢术

32. 有关蔓状血管瘤的叙述哪项错误
    A. 由较粗的血管构成
    B. 范围较大
    C. 不会侵犯骨组织
    D. 有的可以听到血管杂音
    E. 动脉也可参与其构成

33. 血栓闭塞性脉管炎的主要病变部位是
    A. 四肢大血管
    B. 股动脉、腘动脉
    C. 腋动脉、肱动脉
    D. 四肢中小动静脉，以动脉为主
    E. 四肢中小动静脉，以静脉为主

34. 揭示组织已发生不可逆性坏死的是
    A. 局部皮肤发绀
    B. 局部皮温降低
    C. 局部缺血，远侧浅感觉丧失
    D. 手指重压皮肤，放开后肤色缓慢复原
    E. 发绀区指压后不出现色泽改变

35. 诊断原发性下肢深静脉瓣膜功能不全最可靠的检查方法
    A. 下肢静脉超声多普勒检查
    B. CT
    C. 静脉造影
    D. 深静脉通畅试验
    E. 深浅静脉交通支瓣膜功能试验

36. 对动－静脉瘘既可以明确诊断，又可以了解瘘口的部位、大小的检查手段是
    A. B超
    B. CT
    C. 动脉造影
    D. 指压瘘口测定
    E. 静脉血氧含量测定

37. 诊断下肢大隐静脉曲张最可靠的依据是
    A. 大隐静脉瓣膜功能试验
    B. 深静脉通畅试验
    C. 交通静脉瓣膜功能试验
    D. 下肢静脉造影
    E. 临床表现

38. 处理下肢大隐静脉曲张的根本办法是
    A. 穿弹力袜或用弹力绷带
    B. 硬化剂注射和压迫疗法
    C. 高位结扎和抽剥大隐静脉，并结扎功能不全的交通静脉
    D. 内科药物治疗
    E. 仅行静脉瓣膜修复术

39. 关于深静脉血栓形成的叙述正确的是
    A. 硬膜外麻醉后较全麻后更易发生
    B. 直肠癌低位前切除术后较甲状腺癌手术后更易发生
    C. 胆囊切除术后较全髋置换术后更易发生
    D. 术后活动过早
    E. 术后镇痛药物应用过多

40. 下肢静脉曲张行静脉造影显示静脉全程通畅呈直桶状，提示
    A. 单纯性下肢静脉曲张
    B. 动－静脉瘘
    C. 交通支瓣膜功能不全
    D. 下肢深静脉血栓形成后遗症
    E. 原发性下肢深静脉瓣膜功能不全

41. 广泛的下肢深静脉血栓形成最严重的并发症为
    A. 下肢溃疡
    B. 肺栓塞
    C. 下肢浅静脉曲张
    D. 伴动脉痉挛、肢体缺血
    E. 腔静脉阻塞

42. 下肢静脉曲张病人手术前应做的深静脉通畅试验，又称
    A. Trendelenburg 试验
    B. Perthes 试验
    C. Pratt 试验
    D. Buerger 试验
    E. Finkelstein 试验

43. 动脉瘤最典型的临床表现是
    A. 压迫症状
    B. 搏动性肿块
    C. 肢体远端缺血
    D. 破裂出血
    E. 体积增大伴疼痛、感染

44. 急性肢体动脉栓塞的临床表现"5P"，不包括
    A. 疼痛
    B. 感觉异常
    C. 麻痹
    D. 脉快
    E. 苍白

45. 下肢静脉曲张行高位结扎及剥脱术的禁忌证是

A. 浅静脉瓣膜功能不全

B. 交通支瓣膜功能不全

C. 深静脉阻塞

D. 小腿慢性溃疡

E. 皮肤色素沉着

46. 下列检查对诊断血栓闭塞性脉管炎的帮助最小的是

A. 肢体血流图　　B. X 线片

C. 皮肤温度测定　　D. 多普勒超声检查

E. 肢体抬高试验

47. 有关毛细血管瘤的叙述，下列哪项是错误的

A. 多见于婴儿

B. 女性多见

C. 大多数为错构瘤

D. 有些能够自行停止生长或消退

E. 只能通过手术治疗

48. 周围动脉瘤发生栓塞并发症，以下哪项不正确

A. 颈动脉瘤发生栓塞并发症，表现为缺血性脑卒中

B. 锁骨下动脉瘤发生栓塞并发症，表现为指端缺血，但整个上肢缺血少见

C. 腘动脉瘤发生栓塞并发症可表现为足趾坏死

D. 股动脉瘤发生栓塞并发症表现为下肢急性缺血

E. 锁骨下动脉瘤发生栓塞并发症不会发生一过性脑缺血

49. 髂股静脉血栓形成后，可发生的严重致命并发症是

A. 下腔静脉阻塞

B. 肺栓塞

C. 血栓性静脉炎

D. 下肢动脉闭塞，肢体缺血坏死

E. 下肢溃疡、感染致全身感染

50. 关于急性肢体动脉栓塞，下列说法正确的是

A. 突发肢体肿胀

B. 病人常伴有高血压

C. 通常可以采用溶栓药物进行非手术治疗

D. 患肢冰冷，发绀

E. 肢体已出现坏死平面，需立即手术取栓

51. 常见的动脉瘤不包括

A. 颈动脉瘤　　B. 锁骨下动脉瘤

C. 股动脉瘤　　D. 腘动脉瘤

E. 足背动脉瘤

【A2 型题】

1. 男，78 岁，左下肢深静脉血栓病。准备行非手术治疗，哪项措施是恰当的

A. 使用右旋糖酐、双嘧达莫等进行抗凝治疗

B. 抗凝治疗，使用肝素和华法林维持 2 个月左右

C. 卧床休息 1 周后，可给予尿激酶溶栓治疗

D. 卧床休息 10 天左右，抬高患肢

E. 起床活动时，穿弹力袜或用弹力绷带

2. 男，35 岁，稍长距离步行后感右小腿疼痛，肌肉抽搐而跛行，稍休息后症状消失，平时感右足发凉、怕冷、有麻木感。右足背动脉搏动减弱。应考虑

A. 血栓闭塞性脉管炎（营养障碍期）

B. 深静脉血栓形成

C. 血栓性静脉炎

D. 血栓闭塞性脉管炎（局部缺血期）

E. 动脉粥样硬化症

3. 男，26 岁，吸烟 12 年，出现右下肢麻木、发凉、怕冷，行走 1km 左右出现右下肢疼痛，休息后缓解。考虑诊断为

A. Buerger 病（局部缺血期）

B. 右下肢动脉粥样硬化

C. Buerger 病（坏疽期）

D. Buerger 病（营养障碍期）

E. 雷诺综合征

4. 男，56 岁，患冠心病多年，3 小时前突然出现双下肢剧烈疼痛，行走困难、局部皮肤苍白，查双下肢股动脉搏动消失，双股以下皮温低，肌力 4 级。诊断为

A. 动脉硬化性动脉闭塞症

B. 髂股动脉栓塞

C. 血栓闭塞性脉管炎

D. 糖尿病性动脉闭塞

E. 大动脉炎

5. 男性，35 岁，右下肢麻木、发凉、怕冷 2 年，每行走约 1km 需停下休息。查体：右下肢皮温较对侧低，色泽苍白，右足背动脉搏动弱。诊断考虑为

A. Buerger 病

B. Raynaud 综合征

C. 右下肢动脉硬化性闭塞

D. 右下肢深静脉血栓形成

E. 右下肢血栓性浅静脉炎

6. 女性，16 岁，连续上网 2 天，突发右小腿肿胀疼痛 2 小时就诊。查体：右小腿肿胀，胫前可凹性水肿。诊断考虑为

A. 大动脉炎

B. 右下肢动脉血栓形成

C. Raynaud 综合征

D. 右下肢深静脉血栓

E. Buerger 病

7. 男性，56 岁，右腹股沟疝修补术后第 5 天，卧床。既

往有脑血栓病史，体温 38℃。右下肢皮温升高，自股部以下较左下肢明显增粗，无明显触痛。最可能的诊断是

A. 切口感染　　　　　　　B. 右下肢深静脉血栓

C. 右下肢蜂窝织炎　　　　D. 右下肢丹毒

E. 右股动脉栓塞

8. 患者平卧下肢曲张静脉不充盈时，在腹股沟下方扎橡皮带阻断大隐静脉，然后让病人站立，放开橡皮带。见曲张静脉由上而下迅速充盈。诊断考虑为

A. 下肢深静脉瓣膜功能不全

B. 下肢深静脉阻塞

C. 股隐静脉瓣膜功能不全

D. 交通静脉瓣膜功能不全

E. 小隐静脉瓣膜功能不全

9. 男性，56 岁，突发右下肢疼痛无力 2 小时。查体：P 104 次/分，律绝对不齐，右下肢苍白，皮温发凉，动脉搏动未触及。首选治疗为

A. 导管造影溶栓

B. 经皮腔内血管成形术

C. 高压氧治疗

D. 经股动脉切开取栓术

E. 中医中药治疗

10. 女性，40 岁，教师，右下肢静脉迂曲扩张 15 年，长时间站立有酸胀感，近 2 年右小腿胫前皮肤颜色加深，可凹性水肿，Trendelenburg 试验（+），Perthes 试验（−）。诊断可能是

A. 单纯性下肢静脉曲张

B. 原发性下肢深静脉瓣膜功能不全

C. 下肢深静脉血栓形成

D. 动−静脉瘘

E. 血栓性浅静脉炎

11. 男性，58 岁，因右下肢剧烈疼痛伴麻木、发凉、苍白 6 小时就诊。既往有多年房颤病史。最可能的诊断是

A. 血管闭塞性脉管炎　　　B. 动脉硬化性闭塞症

C. 动脉栓塞　　　　　　　D. 雷诺氏病

E. 深静脉血栓形成

12. 男，42 岁，2 年前出现左下肢行走 10 余分钟后胀痛。休息片刻缓解，再行走后疼痛又出现。无吸烟史，发病前半年左足部外伤已治愈，体格检查：左下肢皮色较苍白，左足背动脉未触及。最可能的诊断是

A. 动脉粥样硬化性闭塞症

B. 血栓闭塞性脉管炎

C. 雷诺病

D. 多发性大动脉炎

E. 结节性动脉周围炎

13. 女性，45 岁，右足踝区溃疡 1 个月，周围伴有皮肤硬化和炎症，在其大隐静脉走行区有静脉曲张。诊断是

A. 糖尿病　　　　　　　　B. 硬皮病

C. 深静脉血栓　　　　　　D. 静脉淤滞性溃疡

E. 血栓闭塞性脉管炎

14. 男孩，9 岁，查体发现阴囊囊性肿块，站立时肿块明显增大，透光试验阳性，卧位时肿块缩小或消失，睾丸不能触及。最可能的诊断是

A. 睾丸鞘膜积液　　　　　B. 精索鞘膜积液

C. 交通性鞘膜积液　　　　D. 睾丸炎

E. 完全性腹股沟斜疝

15. 患者，男，54 岁，左下肢浅静脉曲张 10 年，突发左小腿内侧肿痛 1d。局部皮肤出现硬索条状物，红肿明显，不能碰触。查体：体温 37.2℃，左下肢可见曲张浅静脉，小腿内侧沿大隐静脉走行可触及硬条索，触痛（+），局部皮温略高，皮色略红，左下肢可凹性水肿（±）。结合患者症状、体征，考虑其诊断为

A. 丹毒

B. 左下肢深静脉血栓形成

C. 血栓性浅静脉炎

D. 血栓闭塞性脉管炎

E. 丝虫感染

16. 男性，38 岁，近 1 个月来，自感右下肢沉重、酸胀、乏力，内踝上方皮肤红肿发硬，触诊大隐静脉，发现曲张静脉。最可能的诊断是

A. 血栓性静脉炎　　　　　B. 下肢静脉曲张

C. 血栓闭塞性脉管炎　　　D. 动脉粥样硬化症

E. 深静脉血栓形成

17. 男性，43 岁，下肢静脉曲张 2 个月。患者取卧位，下肢抬高，检查者自踝部向上按摩患肢，使静脉空虚，用止血带压住近侧大腿部，然后让病人站立。当放开止血带，大隐静脉迅速自上而下逆行充盈。这提示

A. 小腿交通支静脉瓣膜关闭不全

B. 大隐静脉入股静脉处瓣膜闭锁不全

C. 大隐静脉瓣膜关闭不全

D. 下肢浅静脉瓣膜闭锁不全

E. 下肢深静脉阻塞

18. 盆腔手术后患者卧床第 8 天下床，觉左小腿后方疼痛，足部、踝部有水肿，用手压迫小腿肌肉两侧，同时将足部向背侧屈曲，引起腓肠肌疼痛。应考虑

A. 大隐静脉血栓性静脉炎

B. 小腿肌肉的静脉血栓形成

C. 髂静脉血栓形成

D. 血栓闭塞性脉管炎

E. 下肢静脉、动脉反应性痉挛

19. 男性，48岁，下肢静脉曲张10年，劳累后肢体肿胀，皮炎及溃疡经久不愈。首选的治疗是
    A. 弹性绷带包扎治疗
    B. 抗感染治疗
    C. 手术治疗
    D. 局部药物治疗
    E. 物理治疗

20. 男性，45岁，双下肢跛行2年，有吸烟史10余年。查体：双下肢皮肤苍白，皮温低，小腿肌萎缩，足背、胫后动脉搏动消失。诊断为血栓闭塞性脉管炎，因患者拒绝手术，改行其他治疗方法。下列哪项治疗效果最差
    A. 限制活动
    B. 戒烟
    C. 防止受冷、受潮
    D. 静注硫酸镁溶液
    E. 静注低分子右旋糖酐

21. 男性，30岁，2个月前左大腿根部被木棍击伤，近3日行走困难，发热，体检见左腹股沟区搏动性肿物，左髋关节不能伸直，皮肤升高，可触及震颤。应诊断为
    A. 髂窝脓肿
    B. 左腹股沟疝
    C. 左腹股沟脓肿
    D. 假性股动脉瘤
    E. 损伤性动-静脉瘘

22. 女性，28岁，单纯性下肢浅静脉曲张4年，妊娠5个月。既往患有先天性心脏病。一般情况较差。根据患者情况，处理宜采取
    A. 穿弹力袜压迫
    B. 大隐静脉高位结扎，剥脱主干，结扎交通支
    C. 硬化剂注射和压迫治疗
    D. 暂不作处理
    E. 嘱患者避免久站久坐

23. 男性，50岁，既往有脑血栓病史。右腹股沟疝修补术后第5天，体温38.0℃。查体：右下肢皮温明显升高，无触压痛，自股部以下较左下肢明显增粗。最可能的术后并发症是
    A. 切口感染
    B. 右下肢深静脉血栓
    C. 右下肢蜂窝织炎
    D. 右下肢丹毒
    E. 右股静脉栓塞

24. 男性，50岁，右侧下肢静脉曲张已10年。劳动后肢体肿胀，小腿下1/3皮炎及溃疡经久不愈1年。目前治疗最好采取
    A. 局部换药
    B. 抗感染治疗
    C. 积极治疗溃疡，愈合后手术治疗
    D. 弹性绷带包扎治疗
    E. 免除体力劳动

25. 男性，50岁，右下肢大隐静脉曲张6年。查体：血压150/100mmHg。右下肢自腹股沟至踝部可见明显静脉曲张团球，个别静脉壁变薄突出，右小腿下1/3及踝部皮肤有色素沉着，未扪及结节。浅静脉瓣膜功能、交通支瓣膜功能试验阳性，深静脉功能试验阴性。血胆固醇210mg/dl。目前，治疗宜采取
    A. 应用弹力绷带加压
    B. 大隐静脉高位结扎加静脉剥脱、切除术
    C. 大隐静脉高位结扎术
    D. 硬化剂局部注射
    E. 先内科治疗，再考虑手术

26. 男性，34岁，计算机工程师，近期感觉久坐后下肢沉重酸胀，容易疲劳。护士指导其在工作期间定时站立，活动下肢，以促进下肢血液循环，其原理是利用
    A. 小腿肌原收缩功能
    B. 胸腔吸气期负压
    C. 心脏舒张期负压
    D. 静脉瓣膜向心单向开放
    E. 地心对血柱的吸引力

【A3/A4型题】

(1~2题共用题干)

患者，男性，67岁，既往有冠心病、房颤病史。12小时前突发右下肢疼痛伴麻木、无力。查体：一般情况尚可，心律绝对不齐，右股中段以下发凉，右足色苍白，右股动脉可触及，右腘窝以下动脉搏动未触及。

1. 诊断应考虑为
    A. 动脉栓塞
    B. 动脉硬化闭塞症
    C. 急性动脉血栓形成
    D. 糖尿病足
    E. 下肢深静脉血栓形成

2. 目前应采取的治疗措施为
    A. 卧床抬高患肢
    B. 股动脉切开取栓术
    C. 溶栓治疗
    D. 高压氧疗法
    E. 抗血小板聚集治疗

(3~4题共用题干)

男性，32岁，既往健康，有烟酒嗜好。1年前发现左上肢"红线"，伴硬肿、压痛。5个月前感觉右下肢发凉、怕冷、麻木，行走200m出现小腿疼痛。近1个月症状加重，出现夜间疼痛。查体：右下肢发绀，皮温凉，右股动脉弹性好，足背胫后动脉搏动未触及。

3. 诊断应考虑为
    A. 右下肢血栓性浅静脉炎
    B. 下肢静脉曲张
    C. 动脉硬化闭塞症
    D. 血栓闭塞性脉管炎
    E. 下肢深静脉血栓

4. 目前临床分期为
    A. 第一期
    B. 第二期

C. 第三期　　　　　　　　D. 第四期

E. 第五期

（5～7题共用题干）

男性，50岁，因心脏病、房颤住院治疗后好转，准备出院。突然出现下肢苍白，患肢大腿下段皮温较对侧低，足背动脉搏动消失，右足发凉。

5. 为明确诊断，应首选下列哪项检查

A. 超声心动图　　　　　B. 下肢X线摄片

C. 下肢动脉造影　　　　D. 下肢静脉造影

E. 下肢动脉彩色多普勒检查

6. 估计此患者动脉栓塞的平面在

A. 股浅动脉上段　　　　B. 髂外动脉上段

C. 股浅动脉下段　　　　D. 股深动脉上段

E. 股深动脉下段

7. 此患者不应进行下列哪项处理

A. 用热水袋加温患肢

B. 镇静、止痛

C. 静滴低分子右旋糖酐

D. 紧急手术治疗（术中动脉栓塞血管内注入1%肝素溶液）

E. 使用解除血管痉挛的药物

（8～9题共用题干）

男性，46岁，左下肢酸胀沉重，出现小腿"蚯蚓状"团块4年。查体：血压130/90mmHg，右下肢正常，左小腿可见明显静脉曲张，内踝处皮肤增厚，有色素沉着，Trendelenburg试验和Pratt试验阳性。

8. 应考虑的诊断是

A. 大隐静脉瓣膜功能不全

B. 小隐静脉瓣膜功能不全

C. 大隐静脉瓣膜功能不全及深、浅静脉间交通支瓣膜功能不全

D. 深静脉瓣膜功能不全

E. 深、浅静脉间交通支瓣膜功能不全

9. 适宜的处理为

A. 高位结扎术

B. 股静脉瓣膜成型术

C. 高位结扎加静脉剥脱、交通静脉结扎术

D. 硬化剂局部注射

E. 弹性绷带包扎

（10～12题共用题干）

男性，35岁，吸烟史15年，出现右下肢凉、间歇性跛行8年。

10. 患者初次门诊，下列哪项措施尤为重要

A. 使用抗生素　　　　　B. 使用激素

C. 适用免疫抑制剂　　　D. 嘱患者防止受寒

E. 嘱患者戒烟

11. 患者病情进一步发展，出现持续性疼痛，夜间尤为剧烈，下肢肌肉萎缩，足背动脉搏动消失。诊断为血栓闭塞性脉管炎（营养障碍期）。此患者与下肢动脉硬化性闭塞症患者鉴别诊断的主要依据是

A. 患者发病年龄、病程长

B. 较长的吸烟史

C. 间歇性跛行

D. 静息痛，夜间尤为剧烈

E. 足背动脉搏动消失

12. 对此患者施行减张试验，患肢皮温明显升高，此患者目前最适宜的治疗为

A. 休息、戒烟、保暖　　B. 使用血管扩张剂

C. 腰交感神经切除术　　D. 动脉内膜剥除术

E. 截肢或截趾治疗

（13～14题共用题干）

男性，73岁，高血压病史20年，体检发现搏动性包块1周。

13. 明确诊断最可靠、最准确的方法是

A. B超　　　　　　　　B. CT

C. MRI　　　　　　　　D. 动脉造影

E. X线平片

14. 对患者进行随访，半年后CT显示腹主动脉直径从3.6cm增长到4.3cm，对病人的治疗建议是

A. 卧床休息　　　　　　B. 严格控制血压

C. 尽早手术治疗　　　　D. 避免重体力活动

E. 继续观察

（15～17题共用题干）

男性，50岁，左下肢静脉迂曲、扩张20年，伴下肢酸胀、水肿。近年左足靴区色素沉着。查体：左下肢大腿内侧、小腿后静脉迂曲、扩张。

15. 该病人最可能的诊断是

A. 下肢静脉逆流性疾病

B. 动-静脉瘘

C. 动脉瘤

D. 静脉瘤

E. 下肢静脉回流障碍性疾病

16. 为明确病因，首选的检查是

A. 左下肢静脉造影

B. 深静脉瓣膜功能试验

C. 下肢静脉压测定

D. 下肢多普勒血流检查

E. 下肢皮温测定

17. 该患者可能的常见并发症不包括

A. 曲张静脉破裂出血   B. 肢体坏死

C. 皮肤色素沉着   D. 血栓性浅静脉炎

E. 小腿溃疡

（18～19 题共用题干）

男性，50 岁，下肢浅静脉明显曲张 3 个月。查体：大腿根部绑扎一止血带，嘱病人快速用力屈伸膝关节 20 次，此时浅静脉曲张更加明显。

18. 上述征象提示该病人

A. 大隐静脉瓣膜闭锁不全

B. 小隐静脉瓣膜闭锁不全

C. 交通支静脉瓣膜闭锁不全

D. 下肢深静脉有阻塞

E. 下肢浅静脉瓣膜闭锁不全

19. 应行治疗不包括

A. 大隐静脉高位结扎术

B. 高位结扎加曲张静脉剥脱切除术

C. 5% 鱼肝油酸钠注射疗法

D. 高位结扎加筋膜下交通支结扎术

E. 静脉转流术

（20～21 题共用题干）

患者，男，66 岁，退休工人，双下肢间歇性跛行 5 年，伴发凉、麻木等不适 1 年，静息痛 1 个月。既往有长期高血压、高脂血症病史。查体：双下肢皮肤温度低，肤色略苍白，体毛稀疏脱落，趾甲增厚，双股、腘、胫前、胫后动脉搏动未触及。肢体抬高试验（Buerger 试验）阳性。

20. 病因诊断首先考虑是

A. 血栓闭塞性脉管炎   B. 大动脉炎

C. 动脉栓塞   D. 腰椎管狭窄症

E. 动脉硬化闭塞症

21. CTA 诊断双侧髂动脉闭塞，远端流出道良好。重要脏器功能大致正常。正确的治疗方案是

A. 腹主 – 双髂动脉人工血管旁路移植术

B. 冷敷

C. 解剖外途径人工血管转流术

D. 保守治疗

E. 双下肢骨髓干细胞移植

（22～25 题共用题干）

男性患者，75 岁，突发左下肢冷、痛、麻木 8 小时。有心房颤动病史。体检：左小腿中、下 1/3 以下皮温明显降低，足部发绀，患肢无肿胀。双侧股动脉搏动可扪及，左侧腘动脉、足背动脉、胫后动脉搏动均消失，右腘动脉、足背脉和胫后动脉搏动好。

22. 该病人的初步诊断是

A. 左下肢血栓闭塞性脉管炎

B. 左下肢静脉血栓形成

C. 左下肢动脉栓塞

D. 左下肢大隐静脉曲张

E. 雷诺综合征

23. 请初步判断该患者的病变平面

A. 足背动脉   B. 股动脉

C. 腹主动脉   D. 腘动脉

E. 胫前动脉

24. 明确诊断需行下列哪项检查

A. 下肢动脉造影   B. 下肢静脉 B 超

C. 下肢动脉 B 超   D. 下肢 X 线片

E. 下肢 CT

25. 应该进行何种处理方式

A. 肌筋膜间隔切开术   B. 截肢术

C. 导管溶栓术   D. 静脉取栓术

E. 动脉取栓术

【B 型题】

（1～2 题共用备选答案）

A. 肢体抬高试验（Buerger 试验）

B. 硫酸镁静脉滴注试验

C. 交感神经阻滞试验

D. 下肢动脉搏动试验

E. 动脉造影

1. 判断血管闭塞的程度应做

2. 判断血管有无痉挛应做

（3～4 题共用备选答案）

A. 高位结扎术或瓣膜环缩术

B. 高位结扎加静脉剥脱术

C. 筋膜下交通支结扎术

D. 局部注射硬化剂

E. 非手术治疗

3. 对下肢静脉曲张较有效且常用的术式是

4. 小范围静脉曲张或术后残余病变可做

（5～7 题共用备选答案）

A. Allen 试验   B. Buerger 试验

C. Adson 试验   D. Perthes 试验

E. Pratt 试验

5. 胸廓出口综合征时阳性的检查是

6. 了解深静脉是否通畅的试验是

7. 下肢静脉交通支瓣膜功能不全时阳性的检查是

（8～9 题共用备选答案）

A. 发冷、麻木   B. 间歇性跛行

C. 静息痛   D. 肢端坏疽

E. 5 "P" 征

8. Buerger 病（局部缺血期）的临床特征是

9. 急性动脉栓塞的临床特征是

（10~13 题共用备选答案）

  A. Trendelenburg 试验（＋）

  B. Perthes 试验（＋）

  C. Pratt 试验（＋）

  D. Buerger 试验（＋）

  E. Trendelenburg 试验（－）

10. 下肢大隐静脉瓣膜功能不全表现为

11. 下肢深静脉血栓阻塞表现为

12. 血栓闭塞性脉管炎表现为

13. 交通静脉功能不全表现为

（14~17 题共用备选答案）

  A. 上肢对称性皮肤颜色改变

  B. 下肢浅静脉红、肿、硬，有压痛，足背动脉搏动减弱

  C. 趾端坏死，血胆固醇增高

  D. 下肢静脉淤血、水肿，慢性溃疡形成

  E. 下肢变形粗肿，趾端慢性溃疡形成

14. 血管闭塞性脉管炎表现为

15. 指端小动脉痉挛症表现为

16. 闭塞性动脉硬化症表现为

17. 下肢静脉曲张表现为

（18~21 题共用备选答案）

  A. 间歇性跛行

  B. 营养障碍、色素沉着

  C. 患肢持续性疼痛

  D. 患肢麻木、发凉

  E. 组织坏死

18. 动脉硬化闭塞症 I 期的主要临床表现是

19. 动脉硬化闭塞症 II 期的主要临床表现是

20. 动脉硬化闭塞症 III 期的主要临床表现是

21. 动脉硬化闭塞症 IV 期的主要临床表现是

【X 型题】

1. 大隐静脉汇入深静脉前接受的属支包括

  A. 旋髂浅静脉　　　　　B. 腹壁浅静脉

  C. 腹壁下静脉　　　　　D. 阴部外浅静脉

  E. 股内侧和股外侧浅静脉

2. 血栓闭塞性脉管炎局部缺血期症状包括

  A. 患肢出现游走性浅静脉炎

  B. 间歇性跛行

  C. 患肢足背或胫后动脉搏动减弱

  D. 持续性静息痛

  E. 患肢肿胀

3. 下肢静脉的解剖特点包括

  A. 隐－股静脉连接处均有隐－股静脉瓣膜

  B. 静脉瓣膜和静脉壁离心越远，强度越差

  C. 下肢静脉瓣膜的作用是使血液由浅至深，由下至上流动

  D. 在深－浅静脉交通支中不存在静脉瓣膜

  E. 静脉瓣膜缺陷是静脉瓣膜功能不全的主要原因

4. 肢体动脉栓塞的表现包括

  A. Pain　　　　　　　　B. Pallor

  C. Perthes test（＋）　　D. Paresthesia

  E. Paralysis

5. 检查静脉交通支瓣膜功能的试验有

  A. Trendelenburg 试验 I

  B. Trendelenburg 试验 II

  C. Perthes 试验

  D. Pratt 试验

  E. Hoffmann 试验

6. 下列哪项与单纯性下肢静脉曲张的发病有关

  A. 静脉瓣膜功能不全　　B. 静脉壁薄弱

  C. 静脉内压力升高　　　D. 深静脉血栓形成

  E. 工作长久站立

7. 血栓闭塞性脉管炎的手术方法包括

  A. 血栓内膜剥脱术　　　B. 腰交感神经切除术

  C. 旁路转流术　　　　　D. 静脉瓣膜修复术

  E. 经皮腔内血管成形术

8. 周围血管疾病的常见症状包括

  A. 疼痛　　　　　　　　B. 肿胀

  C. 感觉异常　　　　　　D. 皮肤温度改变

  E. 皮肤色泽改变

9. 血栓闭塞性脉管炎的临床表现包括

  A. 患肢皮温降低，色泽苍白

  B. 患肢感觉异常、疼痛

  C. 营养障碍改变

  D. 患肢远侧动脉搏动感弱或消失

  E. 患肢缺血、坏死

10. 下肢广泛深静脉血栓形成的临床表现有

  A. 肢体肿胀　　　　　　B. 肢体疼痛

  C. 皮色发绀　　　　　　D. 浅静脉怒张

  E. 活动障碍

11. 间歇性跛行的常见病因包括

  A. 血栓闭塞性脉管炎　　B. 大隐静脉曲张

  C. 浅静脉炎　　　　　　D. 动脉硬化性闭塞症

  E. 下肢深静脉血栓性静脉炎

12. 血栓闭塞性脉管炎的健康指导是

  A. 绝对忌烟　　　　　　B. 指导肢体运动

C. 注意防寒保暖　　　　　　D. 患肢防创伤

E. 保肝治疗

25. E　26. A

参 考 答 案

【A1 型题】

1. D　2. C　3. B　4. E　5. E　6. C　7. A　8. C
9. E　10. C　11. E　12. D　13. D　14. D　15. A　16. D
17. D　18. D　19. C　20. E　21. C　22. D　23. A　24. A
25. A　26. C　27. C　28. B　29. E　30. D　31. A　32. C
33. D　34. E　35. C　36. C　37. D　38. C　39. B　40. E
41. B　42. B　43. B　44. D　45. C　46. B　47. E　48. E
49. B　50. D　51. E

【A2 型题】

1. C　2. D　3. A　4. B　5. A　6. D　7. B　8. C
9. B　10. A　11. C　12. B　13. D　14. C　15. C　16. B
17. C　18. B　19. C　20. D　21. D　22. A　23. B　24. C

【A3/A4 型题】

1. A　2. B　3. D　4. B　5. C　6. A　7. A　8. C
9. C　10. E　11. A　12. C　13. D　14. C　15. A　16. A
17. B　18. D　19. E　20. E　21. A　22. C　23. D　24. A
25. E

【B 型题】

1. E　2. C　3. B　4. D　5. C　6. D　7. E　8. B
9. E　10. A　11. B　12. D　13. C　14. B　15. A　16. C
17. D　18. D　19. A　20. C　21. E

【X 型题】

1. ABDE　2. ABC　3. ABCE　4. ABDE　5. BD
6. ABCE　7. ABC　8. ABCDE　9. ABCDE　10. ABCD
11. AD　　12. ABCD

第十九章　腹外疝

【A1 型题】

1. 鉴别腹股沟直疝与斜疝最有意义的检查是
   A. 发病年龄
   B. 疝内容物是否进入阴囊
   C. 是否易嵌顿
   D. 回纳疝内容物后，压住内环区，增加腹压，疝块是否脱出
   E. 疝块的形状

2. 股管的结构，下列哪项叙述是错误的
   A. 上口为股环
   B. 股管前界是腹股沟韧带
   C. 内界是耻骨梳韧带
   D. 外界为股静脉
   E. 下口为卵圆窝

3. 关于绞窄性疝，哪项是不恰当的
   A. 伴有急性机械性肠梗阻
   B. 被卡住的肠管呈深红色
   C. 疝囊内渗液转为血水性
   D. 引起疝外被盖组织蜂窝织炎
   E. 自行穿破引起粪瘘

4. 关于腹股沟斜疝的处理，哪项是不恰当的
   A. 婴幼儿斜疝需行疝囊高位结扎术
   B. 12 小时以内的嵌顿疝，可行手法复位
   C. 1 周岁以下的婴儿可应用保守治疗
   D. 疝修补术不适合绞窄性斜疝
   E. 手术的目的是消除腹腔内脏突出的空间，加强腹壁薄弱区

5. 关于滑动性疝的说法，哪项是不恰当的
   A. 属于难复性疝
   B. 滑动性疝是由腹腔后位脏器形成疝囊的一部分
   C. 右侧脏器最常见者为盲肠
   D. 大多见于女性
   E. 疝内容物不能完全回纳

6. 股环的内缘是
   A. 腹股沟韧带
   B. 股静脉
   C. 耻骨梳韧带
   D. 陷窝韧带
   E. 腹部深筋膜

7. 股管长度为
   A. 1.0cm
   B. 1.0 ~ 1.5cm
   C. 1.0cm 以下
   D. 2.0cm
   E. 2.0 ~ 2.5cm

8. 股疝临床表现中，哪项是不恰当的
   A. 疝内容物可还纳，但包块不能完全消失
   B. 卵圆窝处有一半球形突出物
   C. 站久局部胀痛，有可复性肿块
   D. 咳嗽冲击感明显
   E. 容易嵌顿

9. 腹股沟管外环位于以下哪层组织上
   A. 腹横筋膜
   B. 腹横肌
   C. 腹内斜肌
   D. 腹外斜肌腱膜
   E. 皮下浅筋膜

10. 腹股沟直疝的描述中，以下哪项最恰当
   A. 不易嵌顿
   B. 多见于壮年，肥胖人
   C. 基底近耻骨，易入阴囊
   D. 疝环较小
   E. 约占腹股沟疝的 20%

11. 腹股沟直疝和斜疝的共同点是
   A. 都不易嵌顿
   B. 都应手术治疗
   C. 疝环都位于腹壁下动脉的内侧
   D. 疝囊通过腹股沟管
   E. 腹股沟管的外环口均扩大

12. 腹外疝患者出现下列哪项时最应怀疑腹外疝绞窄
   A. 腹外疝不能还纳并常有腹部不适已达数年
   B. 疝嵌顿数小时后，疝包块局部压痛并略显红肿
   C. 腹痛
   D. 疝突出后，病人 2 小时未排气排便
   E. 疝嵌顿后，出现肠梗阻

13. 腹外疝最重要的发病原因是
   A. 排尿困难
   B. 长期便秘
   C. 慢性咳嗽
   D. 腹壁有薄弱点或腹壁缺损
   E. 经常从事导致腹腔内压增高的工作

14. 腹外疝最常见的疝内容物为
   A. 盲肠
   B. 小肠
   C. 大网膜
   D. 阑尾

E. 乙状结肠

15. 绞窄性肠梗阻的体征不包括

A. 全腹膨胀

B. 呕吐物为血性液

C. 腹部有孤立胀大的肠祥

D. 有腹膜刺激征或固定压痛

E. 疼痛为持续性，阵发加重

16. 绞窄性疝手术处理中，哪项是不恰当的

A. 病人情况差，可行肠外置术

B. 肠管坏死较广泛，应做肠切除、吻合术

C. 肠管坏死为局限性、小面积，可做局部坏死组织切除，褥式缝合

D. 局部有感染，应在切口内放置引流物，3 周以后行修补或切除术

E. 坏死的疝内容物为大网膜、卵巢、输卵管时，均应切除

17. 手术时发现腹壁下动脉在疝囊颈外侧为

A. 腹股沟直疝   B. 股疝

C. 脐疝   D. 腹股沟斜疝

E. 白线疝

18. 术前鉴别斜疝与直疝最主要的依据是

A. 疝块的外形

B. 疝门与腹壁动脉的关系

C. 疝块的大小

D. 压迫内环口疝块能否突出

E. 疝块是否容易还纳

19. 先天性腹股沟斜疝的发病因素主要是

A. 腹壁缺损   B. 腹壁强度降低

C. 腹内压过高   D. 腹膜鞘状突未闭

E. 先天性腹横肌和腹内斜肌发育不全

20. 有关腹股沟疝，哪项是不恰当的

A. 腹股沟管下壁为腹股沟韧带

B. 直疝疝囊在精索后内方

C. 直疝疝囊颈在腹壁下动脉外侧

D. 斜疝多见于儿童及青壮年

E. 斜疝嵌顿机会较多

21. 有关腹股沟管的解剖哪项是不恰当的

A. 下壁为腹股沟韧带和陷凹韧带

B. 上壁为腹外斜肌弓状缘

C. 内口即内环，是腹横筋膜的裂隙

D. 后壁是腹横筋膜及腹膜

E. 男性内有精索，女性有子宫圆韧带

22. 有关腹外疝，哪项是不恰当的

A. 婴、幼儿斜疝，只需行疝囊高位结扎术

B. 腹股沟斜疝经腹股沟管入阴囊

C. 股疝多见于中年妇女

D. 常用手术有加强腹股沟管前壁、后壁和成形术三类

E. 手术目的是消除腹腔内脏突出的空间，加强腹壁薄弱部分

23. 有关股疝，哪项是不恰当的

A. 股管后缘为耻骨梳韧带

B. 股管上口为股环，下口为卵圆窝

C. 股管内缘为陷窝韧带

D. 股管前缘为腹股沟韧带

E. 股管外缘为股动脉

24. 诊断腹外疝绞窄时，下列哪点最重要

A. 有无休克

B. 疝块有否压痛

C. 疝块不能回纳的时间长短

D. 疝内容物有无血循环障碍

E. 疝块局部是否发红

25. 有关直疝三角，哪项是不恰当的

A. 外侧边是腹壁下动脉

B. 底边是腹股沟韧带

C. 是直疝突出的部位

D. 内侧边是腹白线

E. 腹股沟斜疝的内环在其外侧

26. 有关脐疝，哪项是不恰当的

A. 多数是婴儿或中年经产妇女

B. 婴儿没闭的脐环，在 3 岁之后才能自行闭锁

C. 由脐环闭锁不全，脐瘢痕组织不坚强所致

D. 成人脐疝发生嵌顿或绞窄较多

E. 手术修补原则是切除疝囊

27. 下述各术式中，属于无张力疝修补术的是

A. 利用人工合成材料进行的疝修补术

B. Ferguson 法

C. McVay 法

D. Halsted 法

E. Bassini 法

28. 对老年复发性腹股沟疝，最好的手术方法是

A. Bassini 法   B. 内环修补法

C. McVay 法   D. Ferguson 法

E. 单纯疝囊高位结扎术

29. 嵌顿性疝与绞窄性疝的主要鉴别要点是

A. 疝块有否压痛

B. 疝块不能回纳的时间长短

C. 疝块是否增大

D. 有无肠梗阻表现

E. 疝内容物有无血循环障碍

30. 腹股沟斜疝与直疝在解剖上的区别，下列哪项是正确的

A. 斜疝与腹横筋膜薄弱有关，直疝与腹内斜肌薄弱有关

B. 斜疝自内环处发生，沿精索发展；直疝则由海氏三角处发生，不沿精索发展

C. 斜疝由腹壁下动脉内侧发生，直疝则由外侧发生

D. 斜疝疝囊在精索后方，直疝在前方

E. 斜疝的内环在凹间韧带内侧，直疝在外侧

31. 腹股沟管的内环位于

A. 陷窝韧带外侧 　　B. 陷窝韧带内侧

C. 腹壁下动脉内侧 　　D. 腹壁下动脉外侧

E. 股静脉内侧

32. 检查腹股沟疝时，压迫内环的部位应在

A. 腹股沟韧带中点 　　B. 耻骨结节外缘

C. 肿块隆起最明显处 　　D. 精索的前内方

E. 腹股沟韧带中点上方2cm

33. 腹股沟管的内环是

A. 腹横筋膜的卵圆形裂隙

B. 腹膜的卵圆形裂隙

C. 腹外斜肌腱膜的三角形裂隙

D. 联合肌腱下方的薄弱部分

E. 腹内斜肌腱膜的三角形裂隙

34. 腹股沟斜疝发生嵌顿的最主要原因是

A. 疝环小，疝内容物有粘连

B. 疝环小，腹内压骤然增高

C. 疝环大，致疝内容物脱出过多

D. 腹壁肌肉紧张收缩内环

E. 腹壁肌肉紧张收缩外环

35. 难复性疝是指

A. 疝内容物长期不能还纳但无血运障碍

B. Littre疝

C. 所有不能还纳的腹外疝

D. 疝内容物突然突出不能还纳但无血运障碍

E. 疝内容物突然突出不能还纳且有血运障碍

36. 疝容物为部分肠管壁者为

A. Richter疝 　　B. 闭孔疝

C. Littre疝 　　D. 滑动疝

E. 难复性疝

37. 有关滑动疝的概念，正确的是

A. 滑动疝是指肠管滑入了疝囊内

B. 滑动疝是指膀胱滑入了疝囊内

C. 滑动疝是指乙状结肠滑入了疝囊内

D. 通常是难复性疝

E. 滑动疝是指大网膜与疝囊粘连并成为疝囊壁的一部分

38. 腹外疝患者出现下列哪项时最应怀疑腹外疝绞窄

A. 腹痛

B. 疝嵌顿数小时后，疝包块局部压痛并略显红肿

C. 腹外疝不能还纳并时常有腹部不适已达数年

D. 疝突出后，病人2小时未排气、排便

E. 疝嵌顿后，出现肠梗阻

39. 关于腹外疝疝外被盖的组成，下列哪项是错误的

A. 皮肤 　　B. 皮下组织

C. 筋膜 　　D. 肌肉

E. 壁层腹膜

40. 有关左侧腹股沟滑动性疝的描述，下列哪项是错误的

A. 一般为难复性疝

B. 疝内容物不会是大网膜

C. 膀胱可成为疝囊的一部分

D. 可发生嵌顿

E. 乙状结肠可成为疝囊的一部分

41. 在各种常用的腹部切口中，最常发生切口疝的是

A. 经腹直肌切口 　　B. 腹部横切口

C. 沿肋缘斜切口 　　D. 正中切口

E. 旁正中切口

42. 在腹股沟内环处结扎鞘膜突的手术方式适用于

A. 睾丸鞘膜积液 　　B. 精索鞘膜积液

C. 鞘膜积血 　　D. 睾丸精索鞘膜积液

E. 交通性鞘膜积液

43. 疝容物为Meckel憩室者为

A. Richter疝 　　B. 闭孔疝

C. Littre疝 　　D. 滑动疝

E. 难复性疝

44. 最容易引起嵌顿的疝是

A. 切口疝 　　B. 股疝

C. 脐疝 　　D. 腹股沟直疝

E. 腹股沟斜疝

45. 切口疝发病因素中最重要的是

A. 切口过长 　　B. 腹横筋膜薄弱

C. 切口感染 　　D. 缝合技术欠妥

E. 腹膜鞘突上端未闭

46. 交通性鞘膜积液与腹股沟斜疝的主要鉴别要点

A. 交通性鞘膜积液透光试验阳性

B. 腹股沟斜疝压迫内环时内容物不复出

C. 交通性鞘膜积液立位时不易触及睾丸

D. 腹股沟斜疝卧位或立位可触及睾丸

E. 交通性鞘膜积液挤压时不像斜疝可骤然回复

D. Ferguson 法适用于无明显腹壁肌肉薄弱的儿童和青年人的小型斜疝

E. 嵌顿性疝手法复位失败者，应急诊手术

47. 直疝三角的三边是

A. 腹壁下动脉、联合肌腱和腹股沟韧带

B. 腹股沟韧带、腹外斜肌肌腱和腹壁下动脉

C. 联合肌腱、腹壁下动脉和腹直肌外缘

D. 腹壁下动脉、腹直肌外缘和腹股沟韧带

E. 联合肌腱、腹直肌外缘和陷窝韧带

48. 先天性腹股沟斜疝形成的解剖因素是

A. 腹膜鞘突上端未闭

B. 腹膜鞘突中端未闭

C. 腹膜鞘突下端未闭

D. 腹膜鞘突未下降到阴囊

E. 腹横筋膜薄弱

49. 下列绞窄性疝的手术治疗，不正确的是

A. 一定要妥善保护好切口

B. 肠管坏死较广泛，应做肠切除吻合术

C. 肠管坏死为局限性、小面积，可做局部坏死组织切除、褥式缝合

D. 切除坏死肠管，同时行疝修补术

E. 坏死的疝内容物为大网膜、卵巢、输卵管时，均应切除

50. 腹股沟直疝环的底边为

A. 腹股沟韧带　　　　B. 耻骨梳韧带

C. 陷窝韧带　　　　　D. 腹壁下动脉

E. 腹直肌外侧缘

51. 最常发生切口疝的切口是

A. 麦氏切口　　　　　B. 肋缘下切口

C. 经腹直肌切口　　　D. 正中切口

E. 旁正中切口

52. 最常见的腹外疝是

A. 股疝　　　　　　　B. 腹股沟斜疝

C. 腹股沟直疝　　　　D. 腹壁切口疝

E. 脐疝

53. 以下不属于切口疝形成的原因是

A. 切口严重感染　　　B. 术后切口裂开

C. 腹壁肌肉萎缩　　　D. 术后腹壁组织缺损

E. 腹内压增高

54. 腹股沟斜疝的手术治疗，下列不正确的是

A. McVay 法适用于腹壁肌肉薄弱的成人巨疝、老年人和复发性斜疝

B. Bassini 法将腹内斜肌和联合腱与腹股沟韧带缝合，精索置于皮下

C. 疝囊高位结扎术仅适用于婴幼儿

55. 腹股沟斜疝修补术最常见的并发症是

A. 髂腹下和髂腹股沟神经损伤

B. 精索损伤

C. 股动静脉损伤

D. 阴囊血肿

E. 疝复发

56. 腹股沟深环位于

A. 腹股沟中点上方 1cm

B. 腹股沟中点上方 2cm

C. 腹股沟中点

D. 腹股沟中点下方 1cm

E. 腹股沟中点下方 2cm

57. 嵌顿性疝与绞窄性疝的鉴别要点是

A. 深（内）环口的大小　　B. 有无休克

C. 不能还纳的时间　　　　D. 有无肠梗阻

E. 有无血循环障碍

58. 腹股沟斜疝患者疝还纳后，使肿物不再出现的压迫部位是

A. 海氏三角　　　　　B. 腹股沟韧带中点

C. 阴囊根部　　　　　D. 斜疝外环

E. 腹股沟韧带中点上方 1.5cm

59. 1 岁以内婴儿腹股沟疝暂不手术的理由是

A. 不会发生嵌顿

B. 部分有自愈可能

C. 啼哭容易复发

D. 腹壁太薄影响修补效果

E. 手术影响睾丸发育

60. 绞窄性腹股沟斜疝在行肠切除吻合术后应行

A. Ferguson 疝修补术　　B. Bassini 疝修补术

C. McVay 疝修补术　　　D. 疝囊高位结扎

E. Shouldice 修补术

61. 关于脐疝的临床特点，下列不正确的是

A. 多数是婴儿或中年经产妇女

B. 婴儿的脐环要在 3 岁之后才能自行闭锁

C. 由于脐环闭锁不全，脐瘢痕组织不坚强所致

D. 成人脐疝发生嵌顿或绞窄较多

E. 手术修补原则是切除疝囊

62. 穿过股管下口的结构是

A. 股动脉　　　　　　B. 股静脉

C. 股神经　　　　　　D. 大隐静脉

E. 子宫圆韧带或精索

63. 难复性疝不易回纳的内容物最多见的是
A. 乙状结肠 　　　　　B. 大网膜
C. 小肠 　　　　　D. 膀胱
E. 横结肠

64. 行滑动性斜疝修补术时，应特别注意切开疝囊，因为易误伤
A. 空肠 　　　　　B. 盲肠
C. 肠系膜血管 　　　　　D. 回肠
E. 大网膜血管

65. 切口疝表现为难复性疝的原因在于
A. 切口处有较硬的瘢痕
B. 腹壁神经损伤，腹肌萎缩无力
C. 常无壁层腹膜形成的疝囊，疝内容物常与腹壁粘连
D. 疝内容物为大网膜
E. 切口过长

【A2 型题】

1. 男性，53 岁，患者右腹股沟斜疝。在病史采集中必须询问以下有关内容，除了
A. 慢性咳嗽史 　　　　　B. 慢性便秘史
C. 慢性腹痛史 　　　　　D. 尿频、尿急史
E. 工作种类

2. 男性，39 岁，右腹股沟区可回复性肿块 2 年，渐增大，诊断为右腹股沟斜疝，决定手术治疗。疝囊高位结扎，手术中必须解剖出
A. 疝囊底 　　　　　B. 疝囊体
C. 疝囊颈 　　　　　D. 全部疝囊
E. 腹膜

3. 男性，57 岁，因右腹股斜疝行手术治疗。手术中发现疝囊壁的一部分由盲肠构成。此时的诊断是
A. Richter 疝 　　　　　B. Littre 疝
C. 滑动性疝 　　　　　D. 逆行性疝
E. 嵌顿性疝

4. 男性，62 岁，左腹股沟区可回复性肿块 3 年。体格检查时发现，左腹股沟区肿块在平卧时不能完全消失，以手按压亦难完全回纳，诊断为滑动性疝。估计手术时所见应是
A. 疝内容不可能有小肠
B. 疝内容一定有小肠
C. 疝不会嵌顿
D. 疝囊壁不可能是乙状结肠
E. 疝囊壁一部分是乙状结肠

5. 男性，42 岁，右腹股沟区可回复性肿块 1 年半，不可回纳 7 小时伴剧痛，行急诊手术。在判断嵌顿肠管是否发展成绞窄性疝时，下列哪项是错误的

A. 肠壁失去弹性 　　　　　B. 肠壁失去光泽
C. 肠壁失去完整性 　　　　　D. 肠壁失去蠕动
E. 肠系膜动脉搏动消失

6. 男性，68 岁，右腹股沟区可回复性肿块 3 年，不能回纳 7 小时，伴剧痛。诊断右腹股沟斜疝嵌顿，急诊手术。术中发现嵌顿段小肠色暗，无蠕动，行部分肠切除。此时如果在高位结扎疝囊的同时，行疝修补术，易导致修补失败。其主要原因是
A. 术前准备不充分
B. 术后患者过早起床活动
C. 患者年龄大，低蛋白血症影响伤口愈合
D. 术后易发生切口感染
E. 术后易发生上呼吸道感染

7. 男，40 岁，因腹股沟可复性肿物 3 年，突然脱出并伴剧痛 10 小时，无法还纳，而行急诊手术治疗。术中发现疝囊内肠管发黑，而行肠切除、吻合术后，对于疝治疗正确的是行
A. 单纯疝囊高位结扎术
B. Ferguson 法疝修补术
C. McVay 法疝修补术
D. Halsted 法疝修补术
E. Bassini 法疝修补术

8. 12 岁男孩，患右侧腹股沟斜疝 3 年。最恰当的手术方式为
A. 单纯疝囊高位结扎术
B. 巴西尼（Bassini）法疝修补术
C. 佛格逊（Ferguson）法疝修补术
D. 麦克凡（McVay）法疝修补术
E. 疝成形术

9. 患儿，男性，3 岁，右腹股沟部出现可复性包块 1 年余。此次因哭闹伴呕吐 6 小时就诊。查体：右侧阴囊内肿块，肿块呈蒂状延至腹股沟部，有触痛，不能回纳。此患儿诊断首先考虑
A. 腹股沟直疝 　　　　　B. 腹股沟斜疝嵌顿
C. 股疝 　　　　　D. 滑动性疝
E. 右侧睾丸扭转

10. 女性，55 岁，阵发性腹痛逐渐加重伴恶心、呕吐 3 天。查体：轻度腹胀、全腹轻压痛、肠鸣音亢进。左侧腹股沟韧带下方突起一直径 5cm 的半球型包块，压痛显著，不活动，表面尚光滑。X 线检查：腹部可见多个液气平面。最可能的诊断是
A. 寒性脓肿继发感染 　　　　　B. 急性淋巴结炎
C. 嵌顿性直疝 　　　　　D. 嵌顿性股疝
E. 圆韧带囊肿囊内出血

11. 男性，62 岁，发现左腹股沟可复性肿物 5 年。查体：

左腹股沟韧带上方可见半圆形肿物，左外环口不大。考虑诊断为

A. 左腹股沟斜疝
B. 左腹股沟直疝
C. 左腹股沟股疝
D. 左腹股沟脂肪瘤
E. 左腹股沟淋巴结肿大

12. 男性，65 岁，右腹股沟可复性球形肿块二年，逐渐增大。查体：站立时右耻骨结节外上方可见一球形肿物，未进入阴囊，平卧时可自行回纳，压迫腹股沟韧带中点上方 2cm 处站立时肿物复出。应诊断为

A. 右腹股沟斜疝
B. 右侧腹股沟直疝
C. 右侧股疝
D. 右侧精索鞘膜积液
E. 交通性鞘膜积液

13. 男性，35 岁，右侧阴囊内发现可复性肿物，透光试验阴性。最可能的诊断是

A. 睾丸鞘膜积液
B. 股疝
C. 腹股沟直疝
D. 腹股沟斜疝
E. 隐睾

14. 男性，72 岁，左腹股沟可复性疝 5 年，伴前列腺重度增生。检查：病人一般情况好。最适当的处理是

A. Bassini 修补法
B. McVay 修补法
C. Ferguson 修补法
D. 疝成形术
E. 暂不易手术

15. 男性，70 岁，腹股沟三角突出半球形包块，易还纳，未进入阴囊，不透光。主要考虑为

A. 鞘膜积液
B. 隐睾
C. 股疝
D. 斜疝
E. 直疝

16. 男，74 岁，左腹股沟可复性包块 10 年，不能回纳 8 小时，以左腹股沟斜疝嵌顿急诊手术，术中见部分嵌顿小肠肠管色暗，无蠕动，行部分肠切除。此时不宜行疝修补术的理由是

A. 术前准备不充分
B. 术后易出现腹胀
C. 患者年龄大，伤口愈合能力低
D. 术后易继发手术感染
E. 术后易发生上呼吸道感染

17. 70 岁老年男性病人，左侧腹股沟突出半球形包块，不降入阴囊，咳嗽冲击试验阴性，易还纳。应诊断为

A. 鞘膜积液
B. 隐睾
C. 股疝
D. 斜疝
E. 直疝

18. 男性，59 岁，因右腹股沟斜疝行手术治疗。术中发现疝囊壁的一部分由盲肠组成。此时的诊断为

A. Richter 疝
B. Littre 疝

C. 滑动性疝
D. 难复性疝
E. 易复性疝

19. 男性，26 岁，右侧腹股沟区发现可复性肿块 4 年，6 小时前患者发现肿块突然增大，剧烈疼痛。查体：右侧腹股沟区有 6cm×5cm 椭圆形肿块，触痛明显，腹部无压痛、反跳痛、腹肌紧张。首选的有效治疗是

A. 禁食、补液
B. 手法复位
C. 应用止痛或镇静剂
D. 急诊手术
E. 应用抗生素

20. 男，70 岁，右腹股沟区肿块 3 年，平卧消失。查体：右耻骨结节外上方有一半球形肿块，未进入阴囊，可用手回纳，压住腹股沟韧带中点上方咳嗽时仍可见肿块突出。最可能的诊断是

A. 股疝
B. 腹股沟斜疝
C. 腹股沟直疝
D. 精索鞘膜积液
E. 交通性鞘膜积液

21. 男性，36 岁，搬运工人。诊断为腹股沟斜疝。行疝修补术后，恢复工作的时间是

A. 术后至少 2 周
B. 拆线后至少 1 周
C. 术后体力恢复后
D. 术后至少 1 个月
E. 术后至少 3 个月

22. 男性，60 岁，因腹股沟直疝疝块嵌顿，行手法复位后，应重点观察的内容是

A. 生命体征
B. 是否有肠梗阻表现
C. 是否有肠破裂表现
D. 疝块是否再次脱出
E. 有无全身感染症状

23. 男，65 岁，15 小时前因咳嗽而突然右下腹剧烈疼痛，右侧阴囊亦肿胀疼痛，右侧阴囊亦肿胀疼痛。右侧腹股沟区呈梨形隆起，不能回纳。行急诊手术治疗，术中发现嵌顿的肠管已坏死。应采取的手术方法是：坏死肠段切除和

A. 无张力疝修补术
B. 疝囊高位结扎术
C. Bassini 修补术
D. 疝成型术
E. Ferguson 修补术

【A3/A4 型题】

(1～3 题共用题干)

男，50 岁，左阴囊突发肿物 20h，伴发热、呕吐，肛门停止排气、排便，阴囊红肿。

1. 在处理该病人时，关键是

A. 鉴别是腹股沟直疝还是斜疝
B. 判别疝内容物性质
C. 判断疝内容物活力
D. 补充血容量
E. 进行疝修补术

2. 术中鉴别直疝与斜疝最可靠的依据是
   A. 精索与疝囊的关系
   B. 疝囊颈与腹壁下动脉的关系
   C. 疝块与内环的关系
   D. 疝块是否进入阴囊
   E. 是否产生嵌顿

3. 术中探查发现为小肠绞窄，且已呈紫黑色，首选的术式是
   A. 坏死肠管外置术
   B. 剖腹行肠切除术
   C. 切开疝环，还纳肠管后 Halsted 法疝修补术
   D. 坏死肠管切除后，行 McVay 法疝修补术
   E. 坏死肠管切除及肠吻合，还纳后再行疝囊高位结扎术

（4~5题共用题干）

男性，64 岁，左腹股沟可复性肿物，坠入阴囊 5 年。病人吸烟史 40 年，偶有咳嗽及频繁夜尿。近 3 个月来夜尿次数 3~5 次，尿线细且滴沥。查体：病人一般情况好，左侧腹股沟韧带中点上方至阴囊有梨形肿物（6cm×8cm），平卧时可回纳腹腔，压迫内环口后站立不复出。肛诊前列腺增大，中间沟消失。X 线肺部摄片阴性。

4. 最可能的诊断为
   A. 左侧腹股沟斜疝，良性前列腺增生症
   B. 左侧腹股沟直疝，良性前列腺增生症
   C. 左侧股疝，良性前列腺增生症
   D. 左侧腹股沟 Littre 疝，良性前列腺增生症
   E. 左侧腹股沟 Richter 疝，良性前列腺增生症

5. 最适当的治疗方法是
   A. Bassini 法疝修补术
   B. McVay 法疝修补术
   C. 疝成形术
   D. Ferguson 法疝修补术
   E. 暂不宜手术

（6~7题共用题干）

男性，65 岁，发现右腹股沟部内侧有一球形肿块约 2 年左右。肿块逐渐增大，影响劳动，站立时立刻出现，平卧时自行消退。查体：右侧腹股沟部内侧及耻骨结节外上方一球形包块，未进入阴囊，可用手回纳，咳嗽时有膨胀性冲击感觉，压迫腹股沟韧带中点上方时仍可见肿块突出。

6. 最可能的诊断为
   A. 右侧腹股沟斜疝　　B. 右侧腹股沟直疝
   C. 右侧股疝　　D. 右侧精索鞘膜积液
   E. 交通性鞘膜积液

7. 治疗方法应选择

A. Bassini 法疝修补术
B. McVay 法疝修补术
C. Ferguson 法疝修补术
D. 单纯疝囊切除和高位结扎术
E. 棉线束带法

（8~9题共用题干）

男性，84 岁，右腹股沟部出现肿块。疼痛且不能还纳 4 小时，呕吐 3 次。6 年来右腹股沟部有一可复性肿块。检查：血压 200/120mmHg，神志清，右侧肢体瘫痪。腹部稍胀，右腹股沟扪及 8cm×5cm×3cm 大小椭圆形包块，无压痛及反跳痛，肠鸣音亢进。

8. 应考虑可能为
   A. 难复性腹股沟斜疝　　B. 腹股沟淋巴结炎
   C. 腹股沟斜疝嵌顿　　D. 腹股沟直疝
   E. 精索鞘膜积液

9. 以下何种治疗措施是不适宜的
   A. 胃肠减压
   B. 急诊手术治疗
   C. 积极手法复位紧急手术
   D. 密切观察腹部体征变化
   E. 暂保守以后行择期手术

（10~12题共用题干）

男性，70 岁，30 小时前因咳嗽而突发右下腹剧烈疼痛，以后持续胀痛，伴有恶心、呕吐，右侧阴囊肿胀伴疼痛。既往有右侧腹股沟可复性包块史。查体：腹胀明显，全腹轻压痛，无腹肌紧张，肠鸣音减弱。右侧腹股沟韧带中点上方至右侧阴囊可见包块，呈梨形，不能回纳，有轻压痛。

10. 最可能的诊断是
    A. 右侧睾丸鞘膜积液并发感染
    B. 右侧阴囊急性蜂窝织炎
    C. 睾丸恶性肿瘤并发内出血
    D. 肠扭转
    E. 嵌顿性右腹股沟斜疝

11. 手术应主要注意
    A. 预防休克发生
    B. 防止即将出现的腹膜炎
    C. 判断被嵌顿的组织的生命力
    D. 去除病灶
    E. 消除病因

12. 如手术发现肠管绞窄性坏死，应采取的治疗为
    A. 坏死肠段切除术
    B. 坏死肠段切除术加疝囊高位结扎术
    C. 坏死肠段切除术加疝修补术
    D. 坏死肠段切除术加高张力疝修补术

E. 坏死肠段切除术加填充式疝成形术

（13～15 题共用题干）

女性，56 岁，久站或咳嗽时左腹股沟区胀痛 1 年余，平卧时无不适。有慢性咳嗽病史。查体：体态肥胖、腹部无压痛，站立时左腹股沟下内侧突起半球形包块，咳嗽时无明显冲击感。

13. 应诊断为

A. 左侧腹股沟斜疝

B. 左腹股沟脂肪瘤

C. 左腹股沟肿大淋巴结

D. 大隐静脉曲张结节膨大

E. 左侧股疝

14. 手术方法应选择

A. Ferguson 法疝修补术

B. Bassini 法疝修补术

C. McVay 法疝修补术

D. 疝囊高位结扎术

E. 疝成形术

15. 手术后第四天，诉切口疼痛，体温上升至 39℃，切口明显红肿并有波动感。予以切开引流，与预后有关的问题是

A. 感染的菌种

B. 感染的时间长短

C. 感染的深度，是否涉及缝合的肌腱

D. 愈合后的瘢痕大小

E. 愈合后有无瘢痕疙瘩形成

（16～19 题共用题干）

男性，16 岁，洗澡时无意发现右腹股沟肿物，无疼痛，平卧可消失。查体：右腹股沟内侧肿物 2cm × 2cm，无触痛，腹壁无明显缺损。

16. 此病人诊断应首先考虑

A. 腹股沟淋巴结肿大　　　B. 腹股沟直疝

C. 腹股沟斜疝　　　　　　D. 睾丸鞘膜积液

E. 隐睾

17. 体检最重要的是

A. 肿物的形状

B. 肿物还纳后压迫内环是否复出

C. 透光试验

D. 腹部有压痛性肿物

E. 下肢有无感染性病灶

18. 该患者最适宜的治疗方法为

A. 抗炎治疗　　　　　　　B. 继续观察

C. 加强腹肌锻炼　　　　　D. 手术治疗

E. 避免重体力活动

19. 如果选择手术治疗，手术方式应选择

A. 疝成形术

B. Ferguson 法疝修补术

C. Bassini 法疝修补术

D. McVay 法疝修补术

E. 疝囊高位结扎术

（20～21 题共用题干）

男性，6 个月，每于哭闹时家长发现右腹股沟区肿物，拇指腹大小，可以还纳，表面无红肿、无触痛。

20. 最适宜的治疗方法为

A. 抗炎治疗

B. 观察，暂不处理

C. 棉线束带法或绷带压迫

D. 疝成形术

E. 单纯疝囊切除和高位结扎术

21. 2 年后，右腹股沟区肿物较前增大，长时间站立行走或哭闹时出现，平卧休息后可消失。最适宜的治疗方法为

A. 抗炎治疗

B. 观察，暂不处理

C. 棉线束带法或绷带压迫

D. 疝成形术

E. 单纯疝囊切除 + 高位结扎术

（22～24 题共用题干）

男性，55 岁，右腹股沟部内侧有一球形肿块约 2 年余。肿块逐渐增大，影响劳动，站立时即刻出现，平卧时自行消退。查体：右腹股沟部内侧及耻骨结节外上方有一球形包块，未进入阴囊，可用手回纳，咳嗽时有膨胀性冲击感，压腹股沟韧带中点上方时仍可见包块突出。

22. 应诊断为

A. 右腹股沟斜疝　　　　　B. 右侧腹股沟直疝

C. 右侧股疝　　　　　　　D. 右侧精索鞘膜积液

E. 交通性鞘膜积液

23. 治疗方法应选择

A. Bassini 法疝修补术

B. McVay 法疝修补术

C. Ferguson 法疝修补术

D. 单纯疝囊切除 + 高位结扎术

E. 棉线束带法

24. 手术后继续劳动，半年后复发，包块比第一次手术前更大、腹壁缺损范围扩大，应采用的手术方法为

A. 经腹腔疝囊高位结扎术

B. Bassini 法疝修补术

C. Ferguson 法疝修补术

D. 疝成形术

E. Halsted 法疝修补术

(25～26 题共用题干)

男性，30 岁，3 年来右腹股沟部出现可复性包块。突然右下腹痛伴呕吐 1 天，腹痛阵发性加重，发病后无排便、排气。检查：全腹不胀，无肠型，右下腹部压痛，无反跳痛，肠鸣音稍亢进，偶可闻及"气过水声"，右腹股沟可扪及 2cm×2cm×3cm 质韧、压痛性包块，局部皮肤正常，阴囊正常。

25. 最可能的诊断为
- A. 腹股沟部淋巴结炎
- B. 肠管壁疝
- C. 难复性腹股沟斜疝
- D. 精索鞘膜积液
- E. 单纯性阑尾炎

26. 应采取何种治疗手段
- A. 手术复位
- B. 观察，暂不处理
- C. 手法复位后择期手术
- D. 紧急手术
- E. 热敷，抗生素治疗

(27～28 题共用题干)

男性，16 岁，发现右腹股沟肿物 1 年，无疼痛。查体：右腹股沟内侧肿物 2cm×2cm，无触痛，平卧可消失；右侧外环口直径 2cm，松弛。

27. 此病人应首先考虑诊断
- A. 腹股沟淋巴结肿大
- B. 腹股沟直疝
- C. 腹股沟斜疝
- D. 睾丸鞘膜积液
- E. 隐睾

28. 最适宜的处理方法为
- A. 抗炎治疗
- B. 继续观察
- C. 加强腹肌锻炼
- D. 手术治疗
- E. 避免体育活动

(29～31 题共用题干)

男性，58 岁，发现右侧腹股沟斜疝 3 年。今晨排便后疝内容物更加突出，不能还纳，局部剧痛伴恶心、呕吐 6 小时。

29. 目前，首先需要明确的是
- A. 疝内容物的性质
- B. 有无肠梗阻
- C. 有无肠绞窄
- D. 有无肠鸣音
- E. 有无手法复位的可能性

30. 关于绞窄性疝，下列表现中不正确的是
- A. 疝囊内有血性渗液
- B. 有急性机械性肠梗阻表现
- C. 可引起疝外被盖组织发生蜂窝织炎
- D. 可坏死、穿孔
- E. 绞窄肠管血运障碍是先动脉后静脉

31. 急诊手术的方式应采取
- A. 坏死肠段切除术
- B. 坏死肠段切除加疝囊高位结扎术
- C. 坏死肠段切除加疝修补术
- D. 坏死肠段切除加引流术
- E. 坏死肠段切除加疝修补加引流术

(32～33 题共用题干)

男性，80 岁，右腹股沟部出现肿块，疼痛不能还纳 4 小时，呕吐 3 次。查体：腹部稍胀，右腹股沟扪及 8cm×5cm×3cm 大小椭圆形包块，无压痛及反跳痛，肠鸣音亢进。

32. 最可能的诊断是
- A. 难复性腹股沟斜疝
- B. 腹股沟淋巴结炎
- C. 腹股沟斜疝嵌顿
- D. 腹股沟直疝
- E. 精索鞘膜积液

33. 治疗措施不包括
- A. 胃肠减压
- B. 进食高蛋白、高热量饮食
- C. 积极试行手法复位
- D. 密切观察腹部体征变化
- E. 卧床休息

(34～36 题共用题干)

男性，18 岁，无意中发现右腹股沟肿物，无疼痛，平卧可消失。查体：右腹股沟内侧肿物 3cm×2cm 大小，无压痛。

34. 诊断首先考虑
- A. 腹股沟淋巴结肿大
- B. 腹股沟斜疝
- C. 腹股沟直疝
- D. 睾丸鞘膜积液
- E. 隐睾

35. 体检时应注意
- A. 肿物的形状
- B. 有无压痛
- C. 肿物界限
- D. 透光试验
- E. 肿物还纳后压迫内环是否复发

36. 最适宜的治疗为
- A. 手术治疗
- B. 加强腹肌锻炼
- C. 避免重体力劳动
- D. 卧床休息
- E. 腹带包扎

(37～39 题共用题干)

男性，48 岁，右腹股沟下方有肿物，突入阴囊，平卧时肿物缩小，站立时肿块复出且局部有肿胀感。

37. 该病人最可能的诊断是
- A. 腹股沟斜疝
- B. 脂肪瘤
- C. 腹股沟直疝
- D. 股疝
- E. 大隐静脉曲张结节样膨大

38. 该病人如果想加强腹股沟前壁，应采取的术式为

A. Bassini 修补术 　　　B. Halsted 修补术

C. Ferguson 修补术 　　D. McVay 修补术

E. 疝成形术

39. 如果患者发生小肠嵌顿，因疝环窄小，小肠回纳困难，此时应采取的措施是

A. 施加压力，强行使小肠回纳

B. 切断耻骨梳韧带，扩大疝环后回纳肠管

C. 行嵌顿小肠外置术，待水肿消退后行二期手术还纳肠管

D. 切断腹股沟韧带扩大疝环后回纳肠管

E. 切断陷窝韧带扩大疝环后回纳肠管

（40～41 题共用题干）

患者，女，60 岁，右股部突发肿物 2h，局部疼痛，直立疼痛加重，弯腰疼痛减轻，急诊就诊。查体：见右腹股沟韧带下方约 2cm×2cm 肿块，有触痛，平卧后肿块不能回纳。

40. 首先考虑诊断是

A. 腹股沟斜疝 　　　　B. 腹股沟直疝

C. 马鞍疝 　　　　　　D. 淋巴结炎

E. 嵌顿性股疝

41. 治疗应选择

A. 手法复位 　　　　　B. 急诊手术

C. 注射哌替啶 　　　　D. 局部热敷

E. 择期手术

（42～44 题共用题干）

男性，40 岁，右侧阴囊突发肿物 24 小时伴发热、呕吐，肛门停止排气、排便，右侧阴囊肿胀、发红。

42. 此患者手术治疗的关键主要在于

A. 鉴别是直疝还是斜疝

B. 弄清疝内容物是什么

C. 判断疝内容物的生命力

D. 迅速补充血容量

E. 进行疝修补术

43. 术中鉴别直疝和斜疝主要依靠

A. 精索与疝囊的关系

B. 疝囊颈与腹壁下动脉的关系

C. 疝块与内环的关系

D. 疝块是否进入阴囊

E. 是否产生嵌顿

44. 如果此患者术中探查发现肿物为嵌顿的小肠且肠管发黑，应选择的处理措施为

A. 坏死肠管外置术

B. 坏死肠段切除肠吻合，回纳后行疝囊高位结扎术

C. 切开疝环，回纳肠管后行 Bassini 修补术

D. 肠切除后行 McVay 修补术

E. 剖腹行肠切除＋肠吻合术

（45～48 题共用题干）

男性，58 岁，右侧腹股沟区肿块，站立过久肿块出现，平卧消失且无痛，有时肿块可入阴囊。检查：肿块直径 8cm 大小，可还纳，压迫内环腹压增加，肿物不出现，透光试验阴性。

45. 初步诊断是

A. 可复性腹股沟直疝

B. 可复性腹股沟斜疝

C. 难复性腹股沟直疝

D. 难复性腹股沟斜疝

E. 右侧睾丸鞘膜积液

46. 治疗的措施是

A. 疝成形术

B. 疝囊高位结扎术

C. 疝修补术

D. 疝囊高位结扎及疝修补术

E. 鞘膜切除反转术

47. 手术前嘱病人排尽尿液是为了

A. 防止尿在手术台上 　　B. 防止尿多病人躁动

C. 防止术后尿潴留 　　　D. 防止术中损伤膀胱

E. 例行公事

48. 出院时康复指导，下列哪项不妥

A. 出院后注意休息

B. 防止感冒

C. 多饮水、多吃蔬菜，防止便秘

D. 1 个月后可从事重体力劳动

E. 随诊

（49～51 题共用题干）

男性，60 岁，高血压病史 10 年。自诉近 1 个月来睡眠欠佳，体重下降，排尿困难，伴上腹部不适，右腹股沟肿物逐渐增大，并可进入阴囊，站立时明显，躺下消失。

49. 该病人最可能的病因是

A. 高血压病史 10 年 　　B. 睡眠欠佳

C. 体重下降 　　　　　　D. 排尿困难

E. 上腹部不适

50. 体检时可查到的体征是

A. 右腹股沟上方可查到半球形肿物

B. 阴囊透光试验阳性

C. 回纳肿块后，压住内环，增加腹内压不突出

D. 右腹股沟肿物随牵拉睾丸而上下活动

E. 肿物位于腹股沟韧带下方

51. 首选处理方法为
    A. 绷带局部加压
    B. 单纯疝囊高位结扎
    C. Bassini 法疝修补术
    D. 疝成形术
    E. 观察，暂不处理

【B 型题】

(1~3 题共用备选答案)
    A. 腹股沟斜疝
    B. 腹股沟直疝
    C. 股疝
    D. 睾丸鞘膜积液
    E. 交通性鞘膜积液

1. 青年男性，腹股沟区肿物，不突入阴囊，平卧后体积减小，透光试验阳性。可能是

2. 中年女性，腹股沟内下方肿物。可能是

3. 老年男性，腹股沟内侧半球形肿物，压住内环肿物仍可突出。可能是

(4~5 题共用备选答案)
    A. 可复性疝
    B. Littre 疝
    C. Richter 疝
    D. 绞窄性疝
    E. 滑动性疝

4. 左腹股沟疝数月，反复脱出，平卧即消失。诊断为

5. 右腹股沟疝数年，近几个月不能还纳，行手术治疗时发现膀胱随疝囊脱出。诊断为

(6~10 题共用备选答案)
    A. 腹部脏器自胸腹裂孔缺损疝入胸腔
    B. 腹部脏器自胸骨旁缺损疝入胸腔
    C. 腹部闭合性损伤，腹腔脏器经膈肌破裂处疝入胸腔
    D. 贲门和胃底经膈食管裂孔疝入纵隔
    E. 膈肌发育薄弱，腹腔脏器向胸腔膨出

6. 膈膨升的临床特征是

7. 外伤性膈疝的临床特征是

8. 先天性后外侧疝的临床特征是

9. 胸骨后疝的临床特征是

10. 食管裂孔疝的临床特征是

(11~13 题共用备选答案)
    A. 疝内容物为小肠憩室
    B. 疝内容物为大网膜
    C. 疝内容物为单个小肠肠袢
    D. 疝内容物为部分小肠肠壁
    E. 疝内容物为多个小肠肠袢

11. Littre 疝的特点是

12. Richter 疝的特点是

13. 逆行性嵌顿性疝的特点是

(14~15 题共用备选答案)
    A. 可复性疝
    B. 难复性疝
    C. 嵌顿性疝
    D. 绞窄性疝
    E. 滑动性疝

14. 男性，56 岁，左腹股沟肿物 10 年，行走时出现，平卧后消失。3 小时前突感肿物疼痛，用手压迫亦不能还纳，伴恶心，未呕吐，无发热。WBC $8 \times 10^9/L$。考虑为

15. 男性，60 岁，右腹股沟肿物 20 余年，近 5 年不能还纳，且逐渐增大。至今肿物如"胎头"大小，除觉下坠不适外，无其他症状，饮食如常。考虑为

(16~17 题共用备选答案)
    A. 腹股沟斜疝
    B. 腹股沟直疝
    C. 股疝
    D. 切口疝
    E. 交通性鞘膜积液

16. 呈梨形，站立时出现包块并坠入阴囊，平卧可消失的是

17. 随活动或夜间休息，腹股沟肿块可逐渐增大或缩小的是

(18~19 题共用备选答案)
    A. 腹股沟斜疝
    B. 腹股沟直疝
    C. 股疝
    D. 切口疝
    E. 交通性鞘膜积液

18. 中年经产妇易发，且易嵌顿的疝是

19. 手术后有切口感染或裂开病史者易发生

(20~21 题共用备选答案)
    A. Littre 疝
    B. 腹股沟直疝
    C. 股疝
    D. Richter 疝
    E. 腹股沟斜疝

20. 腹外疝易嵌顿发生肠梗阻，见于

21. 还纳疝块后压迫内环，疝块仍出现，见于

(22~23 题共用备选答案)
    A. 腹股沟韧带上方，腹壁下动脉外侧
    B. 腹股沟韧带上方，腹壁浅动脉外侧
    C. 腹股沟韧带下方，股静脉外侧
    D. 腹股沟韧带上方，腹壁浅动脉内侧
    E. 腹股沟韧带上方，腹壁下动脉内侧

22. 腹股沟直疝的疝囊颈位于

23. 腹股沟斜疝的疝囊颈位于

(24~25 题共用备选答案)
    A. 腹膜的卵圆形裂隙
    B. 腹横筋膜的卵圆形裂隙
    C. 腹外斜肌腱膜的三角形裂隙
    D. 腹横肌的卵圆形裂隙
    E. 腹股沟韧带下方的漏斗形间隙

24. 腹股沟管的内环是

25. 腹股沟管的外环是

(26~29 题共用备选答案)
    A. 易复性疝
    B. 难复性疝

C. 嵌顿性疝

D. 绞窄性疝

E. 膈疝

26. 嵌顿性疝伴血循环障碍者的是

27. 疝内容物可完全还纳腹腔内的是

28. 疝内容物不能完全还纳腹腔，局部包块不能完全消失的是

29. 腹内压突然增高，疝内容物被强行挤入狭小的疝环而被卡住，不能还纳腹腔的是

（30～31 题共用备选答案）

A. 未闭的鞘状突为一条细小管道

B. 鞘状突下段闭锁而上段未闭

C. 鞘状突两段闭锁而中段不闭

D. 右侧睾丸下降迟于左侧

E. 腹内斜肌弓状下缘发育不全或位置偏高

30. 腹股沟疝或复发疝的发病机制是

31. 交通性睾丸鞘膜积液的发病机制是

（32～34 题共用备选答案）

A. 易复性疝

B. 难复性疝

C. 嵌顿性疝

D. 绞窄性疝

E. 混合性疝

32. 滑动性疝属于

33. Littre 疝属于

34. 嵌顿性疝术中见腹腔内部分肠管发黑者属于

（35～38 题共用备选答案）

A. 腹内斜肌、腹横肌的弓状下缘

B. 腹外斜肌腱膜

C. 腹股沟韧带和腔隙韧带

D. 腹膜、腹横筋膜和联合肌腱

E. 腹内斜肌和联合肌腱

35. 构成腹股沟管前壁的是

36. 构成腹股沟管后壁的是

37. 构成腹股沟管上壁的是

38. 构成腹股沟管下壁的是

（39～43 题共用备选答案）

A. Ferguson 法

B. Bassini 法

C. McVay 法

D. 疝成形术

E. 疝囊高位结扎术

39. 巨大斜疝，腹股沟管后壁严重缺损，首选的手术方式是

40. 老年直疝首选的手术方式是

41. 股疝首选的手术方式是

42. 复发疝首选的手术方式是

43. 绞窄性斜疝局部有感染者首选的手术方式是

（44～46 题共用备选答案）

A. 嵌顿的小肠是小肠憩室

B. 大网膜

C. 乙状结肠和膀胱

D. 盲肠、阑尾和膀胱

E. 乙状结肠和盲肠

44. 难复性疝最常见的疝内容物是

45. Littre 疝的疝内容物是

46. 左侧滑动性疝的疝内容物是

【X 型题】

1. 造成腹股沟疝修补术后复发的因素包括

A. 用可吸收线做修补腹股沟管的缝合

B. 结扎疝囊不够高位

C. 术后发生血肿、切口感染

D. 慢性便秘

E. 慢性咳嗽

2. 腹外疝嵌顿的原因包括

A. 疝环小

B. 腹内压力突然升高

C. 粪便嵌顿

D. 腹壁肌肉紧张收缩内环

E. 疝内容物粘连

3. 可形成腹股沟滑动性疝的为

A. 盲肠

B. 回肠

C. 阑尾

D. 乙状结肠

E. 膀胱

4. 下列哪项需行急症手术

A. 易复性疝

B. 难复性疝

C. 嵌顿疝

D. 绞窄性疝

E. 滑动性疝

5. 关于腹股沟疝发病机制，下列哪几项是正确的

A. 内斜肌弓状下缘发育不全

B. 凹间韧带滑动过渡

C. 腹内斜肌弓状下缘位置偏高

D. 腹内斜肌弓状下缘与腹股沟韧带过分靠拢

E. 腹横筋膜层薄弱

6. 嵌顿疝试行手法复位的适应证是

A. 腹壁缺损大，疝环较松

B. 老年、体弱或伴有严重疾病，估计肠管无绞窄

C. 嵌顿时间在 4 小时内，局部压痛不明显，无腹膜刺激症状

D. 局部压痛不明显，但嵌顿时间大于 12 小时

E. 嵌顿时间 4 小时，局部压痛明显，伴腹膜刺激症状

7. 腹股沟疝有下列哪些情况时应暂缓手术

A. 腹水

B. 有严重前列腺肥大，伴排尿困难

C. 2 周前有过心绞痛发作

D. 不满 5 周岁

E. 凝血时间明显延长

8. 腹股沟直疝三角（Hesselbach 三角）是由下列哪些结构组成

A. 腹壁浅静脉　　　　　　　B. 腹壁下动脉

C. 腹直肌外缘　　　　　　　D. 腹白线

E. 腹股沟韧带

9. 腹外疝的发病原因包括

A. 腹壁神经损伤　　　　　　B. 慢性便秘

C. 手术切口愈合不良　　　　D. 排尿困难

E. 腹水

10. 典型的腹外疝的组成部分包括

A. 疝囊　　　　　　　　　　B. 疝环

C. 疝内容物　　　　　　　　D. 疝外被盖

E. 疝门

11. 嵌顿性疝临床表现有

A. 疝块突然增大

B. 用手推送不能使肿块回纳

C. 肿块紧张，发硬

D. 无明显腹痛

E. 肿物有明显触痛

12. 股疝多见于中年以上妇女，原因是

A. 骨盆较宽

B. 联合肌腱薄弱

C. 腔隙韧带薄弱

D. 肥胖

E. 皮肤松弛

13. 疝修补术后护理正确的是

A. 注意保暖，避免受凉

B. 术后平卧，膝下垫枕，使髋关节微屈

C. 术后不宜过早下床活动

D. 注意观察有无伤口渗血

E. 血压平稳后改半卧位

参 考 答 案

【A1 型题】

1. D	2. C	3. B	4. B	5. D	6. D	7. B	8. D
9. D	10. D	11. B	12. D	13. D	14. B	15. A	16. D
17. A	18. D	19. D	20. C	21. B	22. D	23. E	24. D
25. D	26. B	27. A	28. C	29. E	30. B	31. D	32. E
33. A	34. B	35. A	36. A	37. D	38. B	39. E	40. B
41. A	42. E	43. C	44. B	45. C	46. A	47. D	48. A
49. D	50. A	51. C	52. B	53. C	54. B	55. D	56. B
57. E	58. E	59. B	60. D	61. B	62. D	63. B	64. B
65. C							

【A2 型题】

1. C	2. C	3. C	4. E	5. C	6. D	7. A	8. C
9. B	10. D	11. B	12. D	13. D	14. E	15. E	16. D
17. E	18. D	19. D	20. C	21. E	22. C	23. B	

【A3/A4 型题】

1. C	2. B	3. E	4. A	5. E	6. B	7. B	8. C
9. B	10. E	11. C	12. D	13. D	14. C	15. C	16. B
17. D	18. D	19. C	20. D	21. E	22. B	23. B	24. D
25. D	26. D	27. C	28. D	29. C	30. E	31. B	32. C
33. B	34. D	35. E	36. A	37. D	38. C	39. E	40. D
41. D	42. C	43. B	44. B	45. B	46. D	47. C	48. D
49. D	50. C	51. C					

【B 型题】

1. E	2. C	3. B	4. A	5. E	6. E	7. C	8. A
9. B	10. D	11. A	12. D	13. E	14. C	15. B	16. A
17. E	18. C	19. D	20. C	21. B	22. E	23. A	24. B
25. C	26. D	27. A	28. B	29. D	30. E	31. B	32. B
33. C	34. D	35. B	36. C	37. A	38. C	39. D	40. C
41. C	42. C	43. E	44. B	45. A	46. C		

【X 型题】

1. ABCDE　2. ABC　3. ABCDE　4. CD　5. ACE

6. ABC　7. ABCE　8. BCE　9. ABCDE　10. ACD

11. ABCE　12. ABC　13. ABCD

第二十章　外科急腹症

【A1 型题】

1. 化脓性腹膜炎剖腹探查术后 1 周出现大便次数增多，首先要考虑
   A. 细菌性痢疾　　　　　B. 急性胃肠炎
   C. 泌尿系感染　　　　　D. 盆腔脓肿
   E. 直肠肿瘤

2. 外科急腹症最根本的治疗原则是
   A. 对症处理
   B. 纠正急腹症的病理改变
   C. 纠正水电解质、酸碱代谢紊乱
   D. 控制感染
   E. 维持重要脏器功能

3. 消化道穿孔的临床表现，下列不正确的是
   A. 突然剧烈腹痛，呕吐
   B. 必有胃、十二指肠溃疡病史
   C. 压痛、反跳痛、腹肌紧张
   D. 肠鸣音减弱或消失
   E. 多数立位 X 线检查可见膈下游离气体

4. 急性肠梗阻引起的水电解质紊乱为
   A. 代谢性酸中毒伴低钾、低钠
   B. 代谢性碱中毒伴低钾、低钠
   C. 代谢性酸中毒伴高钾、低钠
   D. 代谢性碱中毒伴低钾、高钠
   E. 代谢性碱中毒伴高钾、高钠

5. 外科急腹症不需与下列哪种妇科疾病进行鉴别诊断
   A. 卵巢囊肿蒂扭转
   B. 急性盆腔炎
   C. 慢性盆腔炎
   D. 异位妊娠或卵巢黄体破裂出血
   E. 急性化脓性输卵管炎

6. 急性阑尾炎继发局限性腹膜炎的处理方法下列哪一项不正确
   A. 应早期手术
   B. 术中尽量吸净腹腔内液体
   C. 用甲硝唑冲洗病灶
   D. 盲肠缝合不牢固时，可放置引流
   E. 引流管放置 7 ~ 10 天

7. 有关急性腹膜炎，下列哪项是错误的
   A. 需外科治疗的一般为继发性腹膜炎
   B. 胆汁性腹膜炎易并发厌氧菌感染
   C. 结肠病变造成的腹膜炎发生晚，但较轻
   D. 可由腹腔内组织器官的炎症和感染及消化道穿孔等原因造成
   E. 医源性原因也可导致腹膜炎

8. 急性阑尾炎时腰大肌试验阳性提示
   A. 化脓性阑尾炎　　　　B. 阑尾周围脓肿
   C. 盆位阑尾　　　　　　D. 盲肠内阑尾
   E. 盲肠后阑尾

9. 急性阑尾炎最常见的原因为
   A. 阑尾血运差　　　　　B. 异位阑尾
   C. 阑尾腔内梗阻　　　　D. 阑尾系膜过短
   E. 阑尾壁淋巴组织丰富

10. 下列外科急腹症的腹部 X 线平片影像学特征中，错误的是
    A. 肠管内 "液气平面"
    B. 膈下游离气体
    C. 肠壁间距增宽
    D. 肝顶部或胃底部与膈肌之间显示结肠袋影
    E. 空、回肠换位征

11. 阑尾炎的临床病理类型中，不包括
    A. 急性单纯性阑尾炎　　B. 急性化脓性阑尾炎
    C. 坏疽性阑尾炎　　　　D. 慢性阑尾炎
    E. 阑尾周围脓肿

12. 急性化脓性腹膜炎的手术指征中，下列哪项是错误的
    A. 弥漫性腹膜炎无局限趋势
    B. 观察 12 小时症状，体征加重
    C. 中毒症状明显，有休克表现
    D. 非手术治疗无效
    E. 原发性腹膜炎

13. 胆囊穿孔多见于胆囊颈部，其原因是
    A. 该部位张力低
    B. 局部血供差
    C. 该部位肌肉运动差
    D. 该部位黏膜抵抗力弱
    E. 该部位结石易嵌顿

14. 产生急性胰腺炎病理改变（水肿、出血、坏死）的基本始动因素
    A. 感染性炎症

B. 胰管内压升高的物理性损害

C. A + B

D. 胰腺缺血性坏死

E. 化学性炎症

15. 胆管结石伴发急性胆管炎出现的典型三联征是

A. 突发右上腹阵发性绞痛、畏寒发热、胆囊肿大

B. 突发上腹部束带状剧痛、轻度黄疸、低血压

C. 突发剑突下偏右阵发性绞痛、畏寒发热、黄疸

D. 寒战高热、肝区持续性闷胀痛、低血压

E. 腹痛、呕吐、发热

16. 下述腹痛性质与疾病对应关系的描述中，哪项是不恰当的

A. 持续性胀痛伴阵发性加重：胆总管结石

B. 剧烈刀割样痛：十二指肠溃疡穿孔

C. 阵发性钻顶痛：胆道蛔虫病

D. 阵发性绞痛：输尿管结石症

E. 持续性胀痛：实质性脏器发炎

17. 下列哪项不是急性阑尾炎的手术治疗适应证

A. 慢性阑尾炎急性发作

B. 阑尾炎性包块

C. 阑尾穿孔合并弥漫性腹膜炎

D. 化脓性或坏疽性阑尾炎

E. 青年、小儿、妊娠患者的急性阑尾炎

18. 常导致休克，且休克不易纠正的急腹症是

A. 阑尾炎穿孔

B. 溃疡病急性穿孔

C. 肠伤寒穿孔

D. 急性水肿性胰腺炎

E. 急性梗阻性化脓性胆管炎

19. 最常出现发冷、发热的外科急腹症是

A. 急性胰腺炎

B. 急性化脓性阑尾炎

C. 急性化脓性梗阻性胆管炎

D. 绞窄性肠梗阻

E. 溃疡病穿孔

【A2 型题】

1. 男性，60 岁，阑尾切除术后第 6 天起上腹隐痛，伴发热、寒战，体温高达 39.5℃，无腹泻。右下胸叩痛，呼吸音减弱，腹稍胀，右上腹压痛，腹肌软，未及肿块，肠鸣音不亢进。最可能的诊断是

A. 大叶性肺炎

B. 左侧肺不张

C. 膈下脓肿

D. 胃穿孔

E. 小肠梗阻

2. 男，30 岁，上腹疼痛 3 小时。其于晚餐后突发上腹剧痛，迅速波及全腹，伴恶心、呕吐。查：腹稍胀，全腹有肌紧张、压痛和反跳痛，以上腹为重。叩诊肝浊音界消失，听诊肠鸣音弱。化验：白细胞 15.2×10^9/L，中性粒细胞 85%，淋巴细胞 15%。最可能的诊断是

A. 阑尾炎穿孔，腹膜炎

B. 胆囊炎穿孔，腹膜炎

C. 急性出血性胰腺炎

D. 胃、十二指肠溃疡穿孔

E. 肠扭转

3. 男性，26 岁，突然上腹剧痛，不能直腰 1 小时就诊。查体：P 100 次/分，BP 110/80mmHg。急性痛苦面容。全腹压痛、反跳痛和肌紧张明显，以剑突下为甚，肝浊音界于右锁骨中线第 5 肋间消失，肠鸣音减弱。血常规检查：WBC 10.6×10^9/L，N 86%，Hb 91g/L。血、尿淀粉酶正常。对诊断有意义而又简单的检查方法首选

A. 腹部 CT

B. 立位腹部 X 线平片

C. 腹部 B 超

D. 腹腔灌洗

E. 腹部 MRI

4. 男，25 岁，突感上腹部剧痛。检查：血压 130/80mmHg，脉搏 110 次/分，"板样"腹，肠鸣音消失。血红蛋白 120g/L，血白细胞计数 8.0×10^9/L。以下提示病情危险的是

A. 恶心、呕吐

B. 体温持续升高伴有腹泻

C. 脉搏平稳，但体温上升

D. 腹痛加重，血压升高

E. 脉搏加快，血压下降

5. 男，68 岁，突发剧烈腹部绞痛 3 小时，伴频繁呕吐。查体：腹平坦，腹软，压痛不明显，肠鸣音活跃。既往病人有房颤病史 5 年。可能的诊断为

A. 肿瘤引起的肠梗阻

B. 上消化道穿孔

C. 肠系膜上动脉栓塞

D. 肠扭转

E. 输尿管结石

6. 男，13 岁，脐周痛 12 小时，伴恶心，无呕吐，转移至右下腹 4 小时。查体：体温 38℃，右下腹明显压痛、反跳痛。白细胞计数 18×10^9/L。首选治疗为

A. 物理降温

B. 给予镇痛剂

C. 给予抗生素，继续观察

D. 急诊手术

E. 口服肠道抗生素

7. 男，49 岁，肝硬化病史 10 余年。5 天前曾有上呼吸道感染，近 2 日感上腹部痛，为全腹痛，伴恶心、呕吐，排便次数增多，伴里急后重；发热，体温 38.5℃ ~ 39℃。查体：腹膨隆，全腹压痛、反跳痛，伴腹肌紧张，肠鸣音稍弱。化验：WBC 18×10^9/L，N 96%，大便潜血（−）。腹腔穿刺抽出稀薄、无味脓性液，革兰染色为阳性球菌。诊断应考虑

A. 上消化道穿孔　　　　　B. 急性阑尾炎穿孔

C. 原发性腹膜炎　　　　　D. 继发性腹膜炎

E. 肠间隙感染

8. 上腹部被汽车撞伤 4 小时，患者面色苍白、四肢厥冷，血压 60/40mmHg，心率 140 次/分，全腹轻压痛、反跳痛与肌紧张，肠鸣音减弱。考虑为

A. 胆囊破裂，胆汁性腹膜炎

B. 小肠破裂，弥漫性腹膜炎

C. 严重腹壁软组织损伤

D. 肝、脾破裂

E. 胰、十二指肠破裂，腹膜炎

9. 男性，42 岁，饱餐后上腹部剧痛 6 小时，伴恶心、呕吐，呕吐物为胃内容物，吐后腹痛更加剧，如刀割样。查体：体温 37.8℃，脉搏 124 次/分，血压 80/50mmHg，痛苦面容，腹胀，全腹肌紧张，压痛及反跳痛，上腹部为重，肠鸣音消失，肝浊音区存在。右下腹穿刺获得淡红色血性液体。白细胞 12×10^9/L，血淀粉酶 320 温氏单位，血钙 1.5mol/L。诊断应考虑

A. 溃疡病穿孔，弥漫性腹膜炎

B. 胆囊穿孔，弥漫性腹膜炎

C. 急性胃炎

D. 急性出血坏死型胰腺炎

E. 急性绞窄性肠梗阻

10. 男性，35 岁，饱食后突发中上腹持续性疼痛，扩散至全腹。体检：全腹部压痛、反跳痛、肌紧张。行腹部立位摄片发现膈下游离气体。推测该病人的诊断为

A. 急性胰腺炎

B. 绞窄性肠梗阻

C. 胃、十二指肠溃疡穿孔

D. 急性阑尾炎穿孔

E. 急性化脓性胆管炎

11. 男性，63 岁，突发右上腹部阵发性刀割样绞痛，向右后肩背部放射，伴呕吐，寒战、高热，黄疸 2 天。则可能诊断为

A. 急性胆管炎　　　　　B. 急性胰腺炎

C. 急性胆囊炎　　　　　D. 急性胃炎

E. 急性胆道蛔虫梗阻

12. 男性，35 岁，突发上腹刀割样剧痛 2 小时来诊。既往有十二指肠溃疡病史 5 年。查体：病人表情痛苦，腹式呼吸消失，腹肌紧张呈"板状腹"，全腹压痛并反跳痛，以右上腹最明显，听诊肠鸣音消失。首选检查是

A. 立位 X 线腹部透视　　B. 腹部 B 超

C. 腹部 CT　　　　　　 D. 急诊胃镜检查

E. 诊断性腹腔灌洗

13. 男性，38 岁，右上腹疼痛伴寒战、高热、黄疸 1 天。查体：体温 39.6℃，血压 83/60mmHg；皮肤、巩膜黄染，右上腹及剑突下压痛，可及肿大胆囊。血白细胞 26×10^9/L。诊断为

A. 急性化脓性胆囊炎

B. 胆囊穿孔

C. 急性出血坏死型胰腺炎

D. 急性梗阻性化脓性胆管炎

E. 肝内胆管结石继发胆道感染

【A3/A4 型题】

(1～2 题共用题干)

男性，38 岁，饱餐并饮酒后中上腹持续疼痛 9 小时，伴恶心、呕吐。既往体健。体格检查：体温 37.0℃，血压 16/10kPa（120/75mmHg），腹平软，中上腹压痛，无反跳痛及肌紧张，肠鸣音不亢进。

1. 此时患者最重要的辅助检查是

A. 血常规　　　　　　　B. 腹部 B 超

C. 血清淀粉酶　　　　　D. 尿淀粉酶

E. 血清脂肪酶

2. 急性胰腺炎被证实，下列哪项治疗措施是错误的

A. 大剂量广谱抗生素

B. 阿托品或山莨菪碱止痛

C. 补液，维持水、电解质平衡

D. 禁食及胃肠减压

E. 严密观察生命体征变化

(3～4 题共用题干)

患儿，女性，出生后 1 周出现腹胀、嗜睡并出现轻度黄疸，伴呕吐胆汁样物，腹泻且呈黏液血便。查体：腹胀明显，肠鸣音弱。诊断考虑：新生儿急性坏死性小肠炎。

3. 首先应做的检查是

A. 腹部 X 线平片　　　　B. 血常规化验

C. 腹部 B 超　　　　　　D. 腹腔穿刺

E. 腹部 CT

4. 腹部 X 线片出现哪种征象提示预后不良

A. 肠腔积气　　　　　　B. 气腹

C. 肠壁积气　　　　　　D. 门静脉积气

E. 阶梯状液气平面

(5～6 题共用题干)

男性，40 岁，饱餐后突发上腹刀割样疼痛 2 小时。腹痛初为剑突下，迅速波及全腹。查体：体温 38.5℃，板状腹。

5. 初步诊断是

A. 急性阑尾炎　　　　　B. 消化性溃疡穿孔

C. 急性胰腺炎　　　　　D. 急性胆管炎

E. 急性肠梗阻

6. 最适当的处理是

A. 急行胃镜检查

B. 急诊手术

C. 继续观察

D. 经皮肝穿刺胆管造影

E. CT 检查

(7～10 题共用题干)

男性，45 岁，酗酒后 2 小时发生上腹部持续性剧痛，并向左肩、腰部及背部放射，伴恶心、呕吐，吐后疼痛不缓解。8 小时后就诊。

7. 最有助于诊断的检查是

A. 血常规

B. 尿淀粉酶测定

C. 血清淀粉酶测定

D. 胸腹部 X 线检查

E. 放射性同位素扫描

8. 如病情进展，出现上腹压痛、反跳痛、肌紧张、移动性浊音（＋）。此时最有价值的检查是

A. 尿淀粉酶测定

B. 血清淀粉酶测定

C. 白细胞计数和分类

D. 腹穿液性状及淀粉酶测定

E. 血红蛋白和红细胞比值测定

9. 患者体温 38℃，血压 120/80mmHg，脉率 100 次/分，血白细胞 15×10⁹/L。最不恰当的处理是

A. 抗生素治疗

B. 禁食、胃肠减压

C. 急诊手术

D. 给予生长抑素

E. 给予抑肽酶

10. 最有意义的影像学检查为

A. 放射性同位素扫描

B. 上消化道造影

C. 腹部 X 线平片

D. 血管造影

E. CT

(11～12 题共用题干)

男性，54 岁，反复发作右上腹痛、发热、黄疸 4 年余。4 小时前突发高热，体温 39.8℃，巩膜黄染，神志不清，血压 68/45mmHg，脉搏 140 次/分。WBC 20×10⁹/L。

11. 该病人最可能的诊断是

A. 急性梗阻性化脓性胆管炎

B. 胆囊穿孔并发腹膜炎

C. 门静脉炎

D. 急性胆囊炎

E. 胆管囊肿并发感染

12. 如果该病人行手术治疗，首选的手术方式是

A. 胆囊造口

B. 胆总管探查＋T 型管引流

C. 胆总管 T 型管引流＋Oddi 括约肌成形术

D. 胆囊切除术＋胆总管探查

E. 单纯胆囊切除术

(13～15 题共用题干)

男性，32 岁，饱食后 2 小时起突发中上腹持续性腹痛，并逐渐加剧，向肩背部放射，伴恶心、呕吐，来院急诊。查体：病人呈急性病面容，表情痛苦，血压 90/65mmHg，脉搏 120 次/分。全腹压痛，尤以中上腹为著，并有肌紧张和反跳痛，肠鸣音微弱，肝区未扪及肿块。白细胞计数 15×10⁹/L，中性粒细胞百分比 0.81。

13. 患者最可能的诊断是

A. 急性胃肠炎

B. 急性绞窄性肠梗阻

C. 急性胰腺炎

D. 急性肾或输尿管结石梗阻

E. 胃、十二指肠溃疡穿孔

14. 下列哪项检查对明确诊断无意义

A. 血、尿淀粉酶的测定

B. 腹部 B 型超声波检查

C. 腹部 CT 检查

D. 静脉肾盂造影

E. 腹部 MRI 检查

15. 如因诊断困难而行腹腔穿刺，穿刺液为下列哪项时有利于急性胰腺炎的诊断

A. 穿刺液为不凝固血

B. 穿刺液为黄绿色脓汁

C. 穿刺液呈血性浑浊，有脂肪小滴

D. 穿刺液为透明的浆液

E. 穿刺液为淡黄绿色液体

(16～19 题共用题干)

男性，43 岁，十二指肠溃疡病史 7 年。今晨起突然腹痛难忍，呈刀割样，自上腹开始，很快扩散至全腹，压痛、反跳痛、肌紧张明显，面色苍白、肢体发冷。

16. 该患者最可能的诊断是

A. 急性阑尾炎

B. 急性腹膜炎

C. 十二指肠溃疡急性穿孔

D. 急性胆囊炎

E. 急性梗阻性化脓性胆管炎

17. 为进一步确诊首选检查是

A. 血常规

B. 立位腹部 X 线平片

C. 血清淀粉酶

D. 结肠充气试验

E. 腹部 B 超检查

18. 患者如拍摄立位腹部 X 线平片，最有利于诊断的征

象是

A. 胃结肠间距增宽

B. 左膈升高，胃受压左移

C. 腰大肌阴影消失

D. 见多数液气平面和胀气肠襻

E. 膈下见半月形游离气体影

19. 不正确的处理是

A. 胃肠减压　　　　B. 半卧位

C. 输液　　　　　　D. 应用抗生素

E. 止痛

（20～24题共用题干）

女性，56岁，饱食后出现上腹刀割样疼痛6小时，并向腰背部放射，伴发恶心、呕吐，体温39.8℃。WBC 15×10^9/L，血淀粉酶750U/L（Somogyi法）。

20. 该病人首选的检查方法是

A. MRI　　　　　　B. 腹腔穿刺

C. ERCP　　　　　 D. 腹部X线平片

E. 腹部B超

21. 该病人最可能的诊断是

A. 急性水肿型胰腺炎

B. 急性出血坏死型胰腺炎

C. 急性梗阻性化脓性胆管炎

D. 急性胃穿孔

E. 急性胆囊穿孔

22. 该病人腰部出现皮肤青紫色（Grey - Turner征），最可能的原因是

A. 血小板减少

B. 凝血因子减少

C. 毛细血管破裂出血

D. 胰液外漏

E. 腹腔严重感染

23. 该病人最可能出现的酸碱代谢紊乱是

A. 代谢性酸中毒　　　B. 代谢性碱中毒

C. 呼吸性酸中毒　　　D. 呼吸性碱中毒

E. 不确定

24. 如果治疗不及时，最可能的死因是

A. 出血　　　　　　B. 胰瘘

C. ARDS　　　　　 D. 肠瘘

E. 肝衰竭

（25～27题共用题干）

男性，70岁，4小时前饱食后突然出现腹痛，其间呕吐数次。查体：T 38.7℃，P 110次/分，R 24次/分，BP 90/55mmHg，神志尚清，精神差，腹膨隆，可见胃肠蠕动波，右上腹压痛、反跳痛明显，移动性浊音（+），听诊可闻及气过水声。

25. 该病人首选的检查手段为

A. 腹腔穿刺　　　　B. 腹部CT

C. 腹部超声　　　　D. 血管造影

E. 腹部MRI

26. 穿刺抽出血性液体，臭味重。则此病人最可能的诊断为

A. 重症胰腺炎

B. 急性阑尾炎穿孔

C. 胃、十二指肠溃疡并发急性穿孔

D. 绞窄性肠梗阻

E. 急性胆囊炎并发急性穿孔

27. 此时病人做立位腹部X线平片，最可能的结果为

A. 膈肌升高

B. 膈下游离气体

C. 阶梯状液气平面

D. 腹中部孤立扩大肠襻

E. 肋膈角模糊

（28～29题共用题干）

男性，21岁，因饱餐后活动，突感中腹部剧烈疼痛，阵发加重，伴呕吐，未排气、排便。查体：腹部隆起，压痛明显，肠鸣音亢进。

28. 最可能的诊断是

A. 消化性溃疡穿孔　　B. 急性胰腺炎

C. 急性胆囊炎　　　　D. 小肠扭转

E. 胆道蛔虫病

29. 下一步检查方法是

A. 血、尿淀粉酶检查　　B. 上消化道钡餐造影

C. 腹部立位X线平片　　D. B超检查

E. 血管造影

【B型题】

（1～2题共用备选答案）

A. 胆道蛔虫病

B. 急性梗阻性化脓性胆管炎

C. 肝脓肿

D. 急性水肿型胰腺炎

E. 急性化脓性胆囊炎

1. 胆囊结石最常见的并发症是

2. 最易引起休克的胆道疾病是

（3～4题共用备选答案）

A. 急性单纯性胆囊炎

B. 胆囊结石经常发作

C. 胆总管结石感染并发休克

D. 肝内结石局限于左叶

E. 胆总管扩张不明显，但并发胰腺炎

3. 胆总管探查及引流术适合于

4. 肝叶切除术适合于

（5～8题共用备选答案）

　　A. 突然上腹部持续性刀割样剧痛，伴有休克现象

　　B. 突然上腹部阵发性钻顶样剧痛，间歇期无痛

　　C. 突然上腹部绞痛，持续性腹痛阵发性加重，伴右肩部痛

　　D. 突然上腹部持续性剧烈疼痛，腰背部痛，伴有休克现象

　　E. 突然一侧腹部阵发性绞痛，放射至外阴部

5. 消化性溃疡穿孔的典型临床特点是

6. 急性出血坏死型胰腺炎的典型临床特点是

7. 胆总管结石嵌顿的典型临床特点是

8. 胆道蛔虫病的典型临床特点是

（9～10题共用备选答案）

　　A. 突发剑突下剧烈疼痛，阵发性钻顶感，间歇期不痛

　　B. 上腹部或右上腹部阵发性加剧的持续性疼痛

　　C. 上腹持续剧痛伴右肩、腰背部牵拉痛

　　D. 进食后上腹胀痛伴呕吐

　　E. 与饮食有关的慢性周期性节律性上腹痛

9. 急性胰腺炎可出现

10. 急性胆囊炎可出现

（11～13题共用备选答案）

　　A. 腹腔穿刺抽出液呈草绿色透明

　　B. 腹腔穿刺抽出液呈黄色、浑浊，含胆汁、无臭气

　　C. 腹腔穿刺抽出液为稀薄脓性，略带臭气

　　D. 腹腔穿刺抽出液为血性，胰腺淀粉酶含量高

　　E. 腹腔穿刺抽出液为血性，臭气重

11. 胃、十二指肠急性穿孔的腹穿液特点是

12. 急性阑尾炎穿孔的腹穿液特点是

13. 急性出血坏死型胰腺炎的腹穿液特点是

（14～17题共用备选答案）

　　A. 原发性腹膜炎　　　　B. 胃、十二指肠穿孔

　　C. 阑尾炎穿孔　　　　　D. 肝、脾破裂

　　E. 出血坏死型胰腺炎

14. 腹腔穿刺液有大量中性粒细胞与革兰阳性球菌。常见于

15. 腹腔穿刺液中有大量中性粒细胞，无细菌。常见于

16. 腹腔穿刺液中有大量中性粒细胞，细菌少。常见于

17. 腹腔穿刺液中有大量中性粒细胞与革兰阴性杆菌。常见于

【X型题】

1. 下列哪些类型的疝不必急诊手术

　　A. 易复性疝　　　　　B. 难复性疝

　　C. 股疝　　　　　　　D. 绞窄性疝

　　E. 滑动性疝

2. 急性胆囊炎时以下哪些情况应尽早手术

　　A. 单纯性胆囊炎　　　B. 化脓性胆囊炎

　　C. 胆囊穿孔　　　　　D. 有休克先兆

　　E. 寒战、发热

3. 急性胆囊炎行手术治疗时可采取的手术方式有

　　A. 胆囊切除

　　B. 胆囊造口引流

　　C. 胆总管－空肠吻合

　　D. 十二指肠乳头切开成形

　　E. 胆总管切开后置T管引流

参考答案

【A1型题】

1. D　2. B　3. B　4. A　5. C　6. C　7. C　8. E
9. C　10. D　11. D　12. E　13. E　14. C　15. C　16. A
17. B　18. E　19. C

【A2型题】

1. C　2. B　3. B　4. E　5. C　6. D　7. C　8. D
9. D　10. C　11. A　12. A　13. D

【A3/A4型题】

1. C　2. A　3. A　4. D　5. B　6. B　7. C　8. D
9. C　10. E　11. C　12. C　13. C　14. D　15. C　16. C
17. B　18. E　19. E　20. D　21. B　22. C　23. A　24. C
25. A　26. D　27. D　28. D　29. C

【B型题】

1. E　2. B　3. C　4. D　5. A　6. D　7. E　8. B
9. C　10. B　11. B　12. C　13. D　14. A　15. E　16. B
17. C

【X型题】

1. ABCE　2. BCD　3. ABE

第二十一章　腹部损伤

【A1 型题】

1. 闭合性腹部伤在临床观察期间，下列错误的做法是
  A. 不随意搬动患者
  B. 应用止痛剂，减轻疼痛
  C. 禁食
  D. 禁用泻剂
  E. 禁灌肠

2. 回肠小穿孔早期查无腹膜刺激症状，原因为
  A. 小穿孔已自愈
  B. 未进饮食，肠腔无内容物
  C. 机体防御能力强，反应迟钝
  D. 肠管痉挛，黏膜外翻，血凝块堵塞
  E. 肠麻痹，肠蠕动消失，肠内容物不外漏

3. 有关腹部伤的诊断方法，下列错误的是
  A. 一般情况好者，门诊随访
  B. 询问病史，细致查体
  C. 是否有腹痛、休克、呕吐、呕血等症状
  D. 是否出现腹膜刺激征等体征
  E. 必要的辅助检查

4. 腹部损伤的急救措施中，下列错误的是
  A. 保持呼吸道通畅，抗休克
  B. 闭合伤尽快明确有无腹内脏器损伤
  C. 开放伤包扎腹壁伤口，注意伤道是否与腹腔相通
  D. 肠管脱出及时送回腹腔
  E. 明确有腹内脏器损伤及时剖腹探查

5. 腹部损伤，X 线检查显示腹膜后积气，可能为
  A. 肾脏损伤　　　　　　B. 胃损伤
  C. 十二指肠水平部损伤　　D. 皮下气肿
  E. 结肠损伤

6. 在诊断闭合性腹部外伤合并内出血中以下哪项最重要
  A. 左季肋部挫伤合并肋骨骨折
  B. 血红蛋白 100g/L，红细胞 3.5×10^{12}/L
  C. 左上腹明显压痛及肌紧张
  D. 腹腔穿刺抽出不凝固血液
  E. 血压 80/60mmHg，脉搏 110 次/分

7. 关于腹部损伤的剖腹探查适应证，下列错误的是
  A. 腹部贯通伤或穿入腹膜的盲管伤，有小肠或大网膜脱出至腹壁伤口外者
  B. 腹膜刺激征、肛门指诊触及直肠穿孔或指套带血者

C. 诊断不明时既是一种诊断手段，又是一种治疗手段
  D. 抗休克血压不升或血压不稳定者
  E. 腹部 X 线检查膈下有游离气体、腹内脏器疝入胸腔者

8. 腹部闭合性损伤合并出血性休克时的处理原则是
  A. 立即手术探查
  B. 输血并给止血药
  C. 输血并给抗生素
  D. 积极抗休克，休克纠正后手术探查
  E. 积极抗休克的同时手术探查

9. 关于脾破裂，不恰当的是
  A. 可合并有肋骨骨折
  B. 可有左肩部疼痛
  C. 可出现休克
  D. 并非所有破裂均应行脾切除
  E. 合并慢性粒细胞性白血病的患者脾脏肿大、坚实，不易破裂

10. 关于肝外伤中腹腔穿刺术的描述中下列哪一项是不恰当的
  A. 闭合性肝损伤出血少，腹腔穿刺灌洗法有效
  B. 阳性率是 50%
  C. 安全简单的方法
  D. 灌洗液是澄清的说明腹腔没有出血
  E. 灌洗液红细胞 $> 100 \times 10^9$/L，胆红素 > 0.16mg/dl 说明有出血

11. 腹部损伤的死亡率与下列哪项因素无关
  A. 受伤及早期救治的时间
  B. 火器伤还是钝性伤
  C. 有无内脏损伤及合并伤
  D. 对创伤的耐受性
  E. 急救措施和治疗技术

12. 对腹部闭合性损伤伴休克，腹穿抽出粪样液体者应
  A. 立即手术治疗
  B. 胃肠减压，输液，抗感染治疗
  C. 需待休克好转后方能手术
  D. 积极治疗休克，如休克仍不好转，则在继续抗休克的同时进行手术探查
  E. 观察腹部情况 12 小时后，再考虑是否行手术治疗

13. 直肠下 1/3 锐器贯通伤的处理原则为

A. 清创缝合创口，直肠周围间隙引流

B. 尽早清创，一期缝合创口

C. 清创延期缝合创口，直肠周围间隙引流

D. 乙状结肠袢式造口，冲洗远端肠腔，修补损伤

E. 乙状结肠单腔造口，冲洗远端肠腔关闭，修补损伤，直肠周围间隙引流

14. 发生腹部损伤时下列哪项陈述不恰当

A. 需密切观察病人的生命体征变化

B. 重点检查腹部情况的同时，必要时应行直肠或阴道的指诊

C. 病人可有恶心，呕吐，便血，呕血，腹胀等症状

D. 脾破裂时检查病人会有严重的腹部压痛及反跳痛

E. 腹腔穿刺抽不到液体并不能完全排除内脏损伤的可能性

15. 腹部闭合性损伤造成胃、空肠、回肠穿孔、修补顺序是

A. 空肠、胃、回肠

B. 回肠、空肠、胃

C. 胃、空肠、回肠

D. 回肠、胃、空肠

E. 根据穿孔大小决定修补顺序

16. 空腔脏器破裂必须出现的症状或体征

A. 腹部出现移动性浊音　　B. 腹膜炎症状

C. 呕血或便血　　D. 肠鸣音消失

E. 肝浊音界消失

17. 下述哪项脾破裂的处理是不恰当的

A. 轻度脾破裂，可行脾修补术

B. 严重脾破裂，可行脾切除术

C. 脾破裂的腹腔内出血，可行自体输血

D. 待失血性休克纠正后再手术

E. 输血及补平衡液，补充血容量不足

18. 下述哪种类型的肝外伤不会引起肝内或腹腔脓肿

A. 开放型肝损伤　　B. 肝包膜下血肿

C. 肝真性破裂　　D. 肝中央破裂

E. 肝脏被膜挫裂

19. 下述有关肝外伤处理方法中，哪项是不恰当的

A. 肝包膜下血肿应打开探查，缝合裂口

B. 边缘整齐的裂伤可作间断缝合，缝合满意者可不放置引流

C. 肝脏表浅裂伤，已停止出血可不必缝合，适当引流

D. 严重肝裂伤作部分肝切除时，一般施行的是不规则切除

E. 对于急危重的肝脏损伤，可用纱布填塞止血，择期再行决定性手术

20. 下述指标中可判断为腹腔灌洗为阴性的是

A. 红细胞数 5000/μl

B. 白细胞数 1000/μl

C. 淀粉酶 200U（索氏）/100ml

D. 白细胞数 600/μl

E. 淀粉酶 300U（索氏）/100ml

21. 有关骨盆骨折引起腹膜后巨大血肿的处理，以下哪种方法最为恰当

A. 剖腹探查，清除血肿，彻底止血

B. 剖腹探查，结扎双侧髂内动脉

C. 抗生素治疗

D. 可采取保守治疗，严密观察生命体征

E. 局部穿刺抽血，固定骨盆骨折

22. 小肠损伤与结肠损伤的不同点是

A. 小肠损伤早期出现腹膜炎症状

B. 大肠损伤污染轻

C. 大肠损伤症状比较明显

D. 小肠损伤常产生膈下游离气体

E. 大肠有回盲瓣存在阻止肠内容物反流，故闭合伤时损伤机会大

23. 有关肝外伤的手术处理原则哪项是不恰当的

A. 清除坏死肝组织　　B. 确切止血

C. 阻止胆汁外溢　　D. 充分引流

E. 处理肝损伤后就结束手术

24. 有关脾破裂的叙述，哪项是不恰当的

A. 发病率占腹部损伤的 40% ~50%

B. 真性破裂占脾破裂的 85%

C. 脾破裂的治疗原则是紧急处理

D. 成人脾切除术后，暴发型感染的发病率一般不超过 1%

E. 脾切除术后暴发型感染以大肠埃希菌为主要病原菌

25. 空腔脏器破裂时最主要的体征是

A. 腹部出现移动性浊音　　B. 腹膜刺激征

C. 腹式呼吸消失　　D. 肠鸣音消失

E. 肝浊音界消失

26. 直肠息肉中，不会癌变的息肉为

A. 息肉病　　B. 儿童型息肉

C. 直肠腺瘤　　D. 炎症性息肉

E. 绒毛状腺瘤

27. 腹部损伤是一种特殊类型的急腹症——创伤性急腹症，其特点是

A. 车祸致伤多、伤后生命体征变化明显、伤情重和死亡率高

B. 坠落致伤多、伤后生命体征变化明显、伤型复杂
和死亡率高

C. 锐刺致伤多、伤后生命体征变化不明显、伤情轻、
伤型单一

D. 致伤因素多、伤后生命体征变化明显、伤情重、
伤型复杂和死亡率高

E. 挤压致伤多、伤后生命体征变化不明显、伤情轻

28. 肝破裂合并开放性气胸的处理原则首先是
- A. 补液
- B. 输血
- C. 应用抗生素
- D. 剖腹探查止血
- E. 处理气胸

29. 腹部损伤剖腹探查的麻醉选择，最适宜的是
- A. 硬膜外麻醉
- B. 蛛网膜下隙麻醉
- C. 气管插管全身麻醉
- D. 基础加局部麻醉
- E. 氯胺酮麻醉

30. 腹部闭合性损伤诊断的关键在于首先确定有无
- A. 腹痛
- B. 内脏损伤
- C. 腹壁损伤
- D. 恶心、呕吐
- E. 腹膜后血肿

31. 腹部钝性损伤后，下列哪一条不是剖腹探查的适应证
- A. 腹腔内有游离气体
- B. 腹腔穿刺抽出不凝血液
- C. 肠鸣音消失，轻度腹胀伴骨盆骨折
- D. 输血后休克又出现
- E. 有腹膜刺激征

32. 腹部闭合性损伤，实质脏器破裂和空腔脏器穿孔最好
的鉴别方法是
- A. 暴力作用的部位
- B. 腹膜刺激征的轻重
- C. 休克出现的早晚
- D. 腹腔诊断性穿刺
- E. 超声波检查

33. 腹部手术时，要求病人的手术体位应是
- A. 头低仰卧式
- B. 仰卧位
- C. 侧卧位
- D. 颈仰式
- E. 截石位

34. 腹部损伤行腹腔穿刺抽得不凝血，应首先考虑诊断为
- A. 空腔脏器破裂
- B. 实质脏器破裂
- C. 后腹膜血肿
- D. 前腹壁血肿
- E. 误穿入腹腔血管

35. 有关十二指肠损伤的特点，不包括下列哪一项
- A. 汽车方向盘突然撞击上腹部的致伤占较大比例
- B. 引起严重急性弥漫性腹膜炎
- C. 临床诊断困难，误、漏诊率高
- D. 饱餐后损伤机会多
- E. 术后并发症多，死亡率高

36. 关于腹部损伤的分类，下列不正确的是
- A. 根据伤道性质分为盲管伤、贯通伤
- B. 根据腹壁有无伤口分为开放伤、闭合伤
- C. 根据是否穿破腹膜分为贯通伤、非贯通伤
- D. 闭合伤分为单纯腹壁伤和腹腔脏器伤
- E. 根据膈肌是否破裂分为复合伤和多发伤

37. 下列情况禁用诊断性腹腔穿刺术的是
- A. 小儿及老人
- B. 精神状态不正常者
- C. 严重腹胀者
- D. 昏迷者
- E. 病史不清者

38. 腹部闭合伤，确诊有无内脏伤最简便，最可靠的诊断
方法为
- A. X线照片
- B. CT
- C. 白细胞计数
- D. B超
- E. 腹腔穿刺

39. 以下是慢性腹泻的病理生理类型，除了
- A. 渗透性腹泻
- B. 渗出性腹泻
- C. 分泌性腹泻
- D. 运动功能异常性腹泻
- E. 医源性腹泻

40. 关于闭合性腹部损伤，空腔脏器穿孔与实质脏器破裂
最好的鉴别方法是
- A. B超检查
- B. 暴力作用的部位
- C. 休克出现时间的早晚
- D. 腹腔诊断性穿刺
- E. 腹膜刺激征的程度

41. 腹部闭合性损伤时，不支持腹腔内脏损伤诊断的是
- A. 早期出现休克
- B. 腹膜刺激征
- C. 有气腹征
- D. 移动性浊音（+）
- E. 肠鸣音活跃

42. 腹部闭合性损伤病人，腹部X线平片发现腹膜后积
气，最可能的损伤部位是
- A. 横结肠
- B. 乙状结肠
- C. 直肠上端
- D. 十二指肠球部
- E. 十二指肠水平部

43. 诊断脾破裂最有价值的是
- A. 左上腹部有外伤史
- B. 有休克表现
- C. 有进行性贫血
- D. 腹部有压痛和反跳痛
- E. 腹腔穿刺抽出不凝血液

44. 诊断腹部外伤时应注意的问题不包括
- A. 穿透伤的入口或出口在胸、腰、会阴，但可能损
伤腹内脏器

B. 虽未穿透腹膜，但不排除腹内脏器损伤

C. 穿透伤出、入口应当呈直线

D. 伤口大小与损伤程度不一定成正比

E. 是否存在移动性浊音

45. 引起腹膜刺激征最轻的腹部损伤是

    A. 小肠破裂   B. 胃破裂

    C. 肠系膜血管损伤   D. 结肠损伤

    E. 肝损伤

46. 有关结肠破裂的描述，不正确的是

    A. 发病率较低

    B. 腹膜炎出现的较晚

    C. 部分易漏诊

    D. 局部和全身情况好时，均可行一期修补

    E. 常常导致严重腹膜后感染

【A2型题】

1. 男，42岁，因"车祸后下腹部疼痛伴少量肉眼血尿3h"来诊。置导尿管顺利。注水试验：进出水量差异极大。应考虑的诊断是

    A. 肾损伤   B. 输尿管损伤

    C. 膀胱损伤   D. 前尿道损伤

    E. 后尿道损伤

2. 男，35岁，司机因车祸挤压方向盘后3小时就诊。自觉上腹部疼痛，向右肩及腰部放射。X线平片示腹膜后花斑状改变。诊断考虑为

    A. 胰腺断裂   B. 十二指肠破裂

    C. 肝破裂   D. 右肾损伤

    E. 胆囊破裂

3. 男，30岁，左上腹外伤后4小时，神清、面色苍白，P 120次/分，BP 70/50mmHg。上腹部压痛、反跳痛。B超提示腹腔积液。腹腔穿刺抽出不凝血。最可能的诊断是

    A. 肝破裂   B. 胰腺损伤

    C. 脾破裂   D. 十二指肠破裂出血

    E. 肾破裂

4. 男，30岁，腹部刀伤2小时。剖腹探查发现肝部分破裂，胃、小肠破裂，横结肠破裂，膀胱破裂。首先应行

    A. 小肠破裂修补   B. 胃破裂修补

    C. 横结肠造瘘   D. 膀胱破裂修补

    E. 肝破裂修补术

5. 男，25岁，因突发头晕、心慌、面色苍白就诊。查体：神志清醒、面色苍白，P 120次/分，BP 70/50mmHg，上腹部压痛、反跳痛。B超提示腹腔积液，脾脏增大并呈不均质回声。腹腔穿刺抽出不凝血。9天前患者

不慎自4米高处坠落，左侧身体先落地，感左侧腹部疼痛，休息2天后继续工作。最可能的诊断是

    A. 肝破裂   B. 肝被膜下破裂

    C. 延迟性脾破裂   D. 胃、十二指肠破裂

    E. 上消化道出血

6. 男性，32岁，2天前因左季肋部外伤，当时局部疼痛，经休息后缓解。今晨起床后突然出现腹痛，心率108次/分，血压8/6kPa，全腹压痛。最有价值的检查是

    A. 腹部B超   B. 检查血常规

    C. 腹部CT   D. 立位腹平片

    E. 腹腔穿刺

7. 男性，17岁，被自行车撞伤左上腹5小时，伤后逐渐出现全腹疼痛。查体：血压95/60mmHg，神志清楚，左上腹压痛、反跳痛，移动性浊音（±），腹穿（－）。以下处理最不恰当的是

    A. 给予哌替啶止痛   B. 继续观察

    C. 静脉输液   D. 再次腹腔穿刺

    E. B超

8. 男性，35岁，右上腹部钝性损伤后1小时。面色苍白，脉快，血压9/6kPa（70/45mmHg），腹胀，有广泛压痛、肌紧张、反跳痛。Hb 80g/L。诊断首先应考虑

    A. 脾破裂   B. 肝破裂

    C. 十二指肠损伤   D. 胰腺损伤

    E. 小肠损伤

9. 男性，26岁，上腹部被石块击伤，腹痛伴有呕吐6小时。血压120/90mmHg，心率108次/分，体温37.8℃。全腹胀，压痛明显，尤以右中腹为重，腹肌紧张，肠鸣音消失。化验：血白细胞22×10⁹/L，中性粒细胞百分比80%。最可能的诊断为

    A. 肠管破裂   B. 腹膜后血肿

    C. 右肾挫裂   D. 肝破裂

    E. 腹壁挫伤

10. 男性，10岁，1天前上腹部被车撞伤，右上腹及背部疼痛，伴呕吐少量咖啡样液体。X线检查：膈下未见游离气体，腹膜后少量积气。最可能的诊断为

    A. 胃穿孔   B. 十二指肠损伤

    C. 肠系膜损伤   D. 横结肠穿孔

    E. 肝破裂或胆道损伤

11. 男性，46岁，左上腹撞伤，当时仅感局部疼痛，血压105/75mmHg。5天后因腹痛突然加剧就诊。左上腹压痛明显，血压11/6kPa（85/45mmHg）。血红蛋白80g/L。诊断最应考虑的是

    A. 胃破裂   B. 结肠迟发性坏死

    C. 左肾挫伤   D. 胰腺挫伤并发胰腺炎

    E. 脾破裂

12. 男性，30 岁，右上腹撞伤致剧烈腹痛半小时。检查：血压 11/6kPa（82/45mmHg），脉率 130 次/分，呼吸 25 次/分。神清，面色苍白，胸廓无畸形，呼吸音清，心律齐，无病理性杂音。腹膨隆，腹式呼吸减弱，全腹压痛，以右上腹为甚，伴肌紧张和反跳痛，肝区叩痛（＋），肝浊音界无缩小，肠鸣音减弱。腹穿见不凝固血。Hb 81g/L，WBC 10.5 × 10⁹/L，中性粒细胞百分比 0.81。该病人最可能的诊断是
    A. 脾破裂
    B. 胃、十二指肠穿孔
    C. 肝破裂
    D. 肾破裂
    E. 小肠破裂

13. 男性，35 岁，上腹部被撞击 2 小时，感觉右上腹及背部疼痛，呕吐物为血性。X 线检查示腹膜后积气。应考虑诊断为
    A. 肝破裂
    B. 胆囊破裂
    C. 十二指肠损伤
    D. 右半结肠损伤
    E. 右肾挫伤

14. 男性，40 岁，前胸部被撞伤。X 线检查可见左侧第 9～10 肋骨骨折。2 天后突发休克，最可能的原因是
    A. 气胸
    B. 肝破裂
    C. 脾破裂
    D. 胃破裂
    E. 结肠破裂

15. 男性，30 岁，腹部挤压伤后 6 小时。查体：体温 37.2℃，脉率 88 次/分，血压 110/80mmHg，腹部有压痛，无反跳痛，肠鸣音可闻及。以下处理措施中最不合理的一项是
    A. 腹部 B 超检查
    B. 腹部穿刺检查
    C. 密切观察腹部体征及生命体征变化
    D. 禁食及输液治疗
    E. 尽快剖腹探查，以防延误治疗

16. 女性，35 岁，车祸致腹部损伤 2 小时，诊断为腹部脏器闭合性损伤，血压 80/55mmHg。欲行剖腹探查，首先应探查的脏器是
    A. 胃
    B. 肝、脾
    C. 小肠
    D. 胰腺
    E. 肾

17. 女性，23 岁，腹部被砸伤 3 小时，诊断不明确。目前应进行的处理不包括
    A. 诊断性腹腔穿刺
    B. 监测生命体征
    C. 扩容、抗休克
    D. 止痛和镇静剂
    E. 应用抗生素

18. 男性，30 岁，2 天前骑自行车摔倒撞伤左上腹，伤后一般情况可，2 小时前活动时突然晕倒。查体：血压 60/40mmHg，脉搏 136 次/分，全腹压痛。腹腔穿刺

抽出不凝血。最可能的诊断是
    A. 胃出血
    B. 肝被膜下血肿
    C. 延迟性脾破裂
    D. 胰腺破裂
    E. 十二指肠破裂

19. 男性，32 岁，腹部受钝性暴力闭合性损伤。X 线检查膈下有游离气体，提示
    A. 肝破裂
    B. 脾破裂
    C. 胃肠道破裂
    D. 腹壁损伤
    E. 膀胱损伤

20. 男性，30 岁，2 天前左胸被汽车撞伤。X 线摄片见左侧第 8～9 肋骨骨折，余未见异常。今日活动后突然腹痛、面色苍白，急送医院。查体：血压 50/30mmHg，心率 140 次/分，弥漫性腹膜炎。腹穿抽出 1ml 不凝血。诊断可能是
    A. 上消化道出血
    B. 外伤后腹膜后血肿破裂
    C. 迟发性脾破裂
    D. 虚脱
    E. 肝被膜下血肿破裂

21. 男性，27 岁，车祸致左上腹外伤 4 小时，腹穿抽出不凝血。最可能的诊断是
    A. 脾破裂
    B. 肝破裂
    C. 胃破裂
    D. 肠破裂
    E. 胰腺破裂

22. 男，35 岁，3 周前上腹部被自行车把撞伤。近 5 天来上腹持续性胀痛，餐后加重，伴恶心、呕吐。查体：体温 38.5℃，上腹偏左明显膨隆，可扪及边界不清的痛性肿块，不活动。首选的检查应当是
    A. X 线胸腹部透视
    B. 胃肠道钡餐透视
    C. 纤维十二指肠镜检查
    D. 腹部 B 超检查
    E. 腹腔动脉造影

23. 男性，30 岁，由 5m 高处跌下 2 小时。腹痛，腹肌紧张，有压痛和反跳痛，肠鸣音弱。血压 104/70mmHg，脉率 120 次/分。血红蛋白 80g/L。X 线检查：右侧第 9～10 肋骨骨折，右侧膈肌升高。最可能的诊断是
    A. 肝破裂
    B. 胃破裂
    C. 脾破裂
    D. 横结肠破裂
    E. 胰腺断裂

24. 男性，25 岁，发生左侧腹部及左下胸部撞击伤 3 小时。检查：神志清，体温 37℃，血压 80/60mmHg，脉率 120 次/分。左侧腹部压痛，有轻度反跳痛及肌紧张。血白细胞 20 × 10⁹/L，尿镜检红细胞 20 个/HP。正确的急救处理是
    A. 大剂量抗感染药物治疗
    B. 输血、输液

C. 密切观察

D. 纠正休克的同时，考虑立即剖腹探查

E. 应用 25% 甘露醇静注，密切观察尿液的改变

25. 男性，34 岁，腹部砸伤 4 小时。查体见四肢湿冷，腹肌紧张，全腹压痛及反跳痛，移动性浊音（+），肠鸣音消失。该病人目前应进行的处理不包括

A. 诊断性腹腔穿刺

B. 密切监测基本生命征

C. 补充血容量，抗休克治疗

D. 给予止痛和镇静剂

E. 抗感染治疗

26. 男性，30 岁，腹部被自行车碾过，尚未明确诊断。观察期间错误的处理是

A. 禁饮禁食　　　　B. 注射吗啡止痛

C. 反复检查腹部　　D. 绝对卧床休息

E. 检测血压、脉搏

27. 男性，47 岁，从高处坠落后导致腹部闭合性损伤，疑有小肠破裂。提示病人病情恶化，需要手术的表现是

A. 肠道出血停止

B. 全身情况无恶化趋势

C. 腹痛和腹膜刺激征范围扩大

D. 肠鸣音正常，无减弱或消失

E. 经积极抗休克治疗情况好转

28. 女性，30 岁，被汽车撞伤左季肋部 1 小时来诊。查体：体温 37.5℃，脉搏 110 次/分，血压 90/60mmHg。腹平坦，左上腹肌略紧张，局部压痛，全腹有反跳痛，移动性浊音（+），听诊未闻及肠鸣音。首选的检查是

A. 平卧位 X 线腹部平片

B. 胸部 X 线检查

C. 腹部 CT

D. 上消化道钡餐透视

E. 诊断性腹腔穿刺

29. 男性，10 岁，因车祸来诊。查体：血压 90/60mmHg，心率 80 次/分，呼吸 22 次/分，左上腹轻度压痛。CT 示脾上极血肿，无其他损伤。最合适的处理措施是

A. 住院观察

B. 回家，1 周后复查

C. 剖腹探查，脾修补术

D. 剖腹探查，脾切除术

E. 血管造影，脾动脉栓塞治疗

30. 男，48 岁，左上腹部外伤 3 小时，急诊留观时出现口渴、烦躁、左上腹疼痛加剧。体温 39.1℃。复查血常

规提示白细胞计数明显升高。下一步治疗应选择

A. 大量补液　　　　B. 急诊剖腹探查

C. 皮下注射吗啡　　D. 腹部 CT 检查

E. 抗感染治疗后择期手术

31. 男，25 岁，与人打架时腹部受伤，出现下列哪种表现应及时剖腹探查

A. 第 7~8 肋骨骨折

B. 腹腔内有积液

C. 左上腹皮下淤血且疼痛

D. 肠鸣音减弱

E. 腹穿抽出浑浊液体，考虑含消化液

32. 男性，35 岁，上腹部剑突下被摩托车撞击致右腹痛，呕吐 1 小时。查体：P 120 次/分，BP 70/50mmHg。面色苍白，痛苦面容，被迫体位。腹胀，全腹压痛，肌紧张及反跳痛明显。实验室检查：WBC 10.5×10^9/L，N 81%，Hb 80g/L。根据患者情况，诊断首先要考虑

A. 胃破裂　　　　　B. 十二指肠破裂

C. 脾破裂　　　　　D. 胰腺破裂

E. 肝破裂

33. 男性，30 岁，腹部挤压伤 6 小时。查体：T 37.2℃，P 88 次/分，R 12 次/分，BP 110/80mmHg。一般情况尚好。腹部有压痛，无反跳痛，肠鸣音存在。目前不宜采取的处理措施是

A. 腹部 X 线及 B 超检查

B. 实验室检查血尿常规和淀粉酶，必要时行诊断性腹腔穿刺

C. 密切观察腹部体征及生命体征变化

D. 禁食、输液

E. 急诊施行剖腹探查术

34. 男性，22 岁，2 天前左季肋部被打伤，当时仅感伤部疼痛，仍可工作。次日伤部疼痛逐渐加重，仍勉强工作。今日下午突然出现腹部剧痛，晕倒在地。查体：P 120 次/分，BP 80/60mmHg。面色苍白，痛苦面容，被迫体位。全腹压痛、反跳痛明显，以左上腹为著。诊断首先要考虑

A. 急性脾破裂　　　B. 延迟性脾破裂

C. 肝破裂　　　　　D. 肠系膜血管破裂

E. 肾破裂

35. 男性，52 岁，驾车相撞时右上腹被方向盘顶伤 3 小时。查体：腹软，右中上腹部轻压痛，无反跳痛和肌紧张。X 线腹平片检查：膈下未见游离气体，腹膜后有少量积气。腹腔穿刺（-）。对该患者，诊断不能排除的是

A. 空肠损伤　　　　B. 胃损伤

C. 胆管损伤   D. 十二指肠损伤

E. 肾损伤

【A3/A4 型题】

(1~3题共用题干)

患者，女性，75岁，右大腿卵圆窝反复出现圆形肿块已多年。此次因便秘而致肿块突出并增大，用力还纳后右下腹持续疼痛，伴呕吐而就医。下腹压痛、反跳痛及肌紧张（＋）。叩诊：肝浊音界缩小，肠鸣音减弱。

1. 此时对诊断帮助最小的检查是
   A. 白细胞计数与分类
   B. 子宫及其附件 B 超检查
   C. 立位做腹部 X 线透视
   D. 直肠镜检查
   E. 肛门直肠指检

2. 该患者直肠右侧壁有触痛，子宫直肠陷窝有液性暗区。白细胞计数 $12 \times 10^9/L$，中性分叶核粒细胞百分比 80％。腹部 X 线透视可见左膈下有半月形少量游离气体影。镜检见直肠黏膜充血。应诊断为
   A. 消化性溃疡急性穿孔   B. 急性阑尾炎穿孔
   C. 卵巢囊肿蒂扭转   D. 外伤性肠破裂
   E. 急性盆腔炎

3. 对该患者不适当的处置是
   A. 禁饮、禁食，静脉输液
   B. 严密观察血压，如有下降再行手术治疗
   C. 半卧位
   D. 胃肠减压
   E. 使用抗生素

(4~5题共用题干)

男性，20岁，2个月前上腹部被车把撞伤，出现上腹部持续性胀痛，餐后加重，并放射至腰背部，伴恶心、呕吐。查体：体温 38℃，上腹部偏左侧明显膨隆，可扪及界限不清、固定、有触痛肿物，直径 6cm。

4. 应做下列哪项检查
   A. 腹部 X 线平片   B. 静脉胆道造影
   C. 腹部 B 超   D. 胃镜
   E. 静脉肾盂造影

5. 应考虑的诊断为
   A. 脾脏被膜下出血   B. 肾盂积水合并感染
   C. 胰腺假性囊肿   D. 横结肠系膜血肿
   E. 肝脏被膜下出血

(6~7题共用题干)

男性，28岁，不慎从高处坠落。入院时患者呈烦躁状态，查体不合作，腹肌紧张，BP 80/60mmHg。经 B 超证实为腹膜后血肿。

6. 腹膜后血肿最重要的并发症是
   A. 出血   B. 感染
   C. 肠麻痹   D. 血尿
   E. 里急后重

7. 如当时行腹腔穿刺，抽出不凝血液，应考虑为
   A. 实质脏器破裂   B. 空腔脏器破裂
   C. 前腹壁血肿   D. 腹膜后血肿
   E. 误入血管

(8~10题共用题干)

男性，18岁，因刀刺伤入院。急诊行 X 线检查，发现腹膜后积气。

8. 最可能的诊断是
   A. 胰腺损伤   B. 十二指肠破裂
   C. 小肠破裂   D. 结肠破裂
   E. 胃破裂

9. 十二指肠损伤较多见的部位是
   A. 球部＋水平部   B. 降部
   C. 水平部   D. 降部＋水平部
   E. 升部

10. 十二指肠损伤后，X 线检查的典型表现是
    A. 膈下积气   B. 胃受压右移
    C. 腹膜后积气   D. 左膈抬高
    E. 胃结肠间距增大

(11~13题共用题干)

男性，22岁，骑车摔倒时被自行车把顶伤左下胸壁。当时觉左上腹疼痛，半小时后被他人送到医院。查体：BP 110/70mmHg，P 90 次/分。左上腹局限性腹肌紧张，压痛（＋）。Hb 100g/L。腹腔穿刺出不凝固血液。

11. 该病人的诊断可能性最大的是
    A. 肝破裂   B. 脾破裂
    C. 结肠破裂   D. 小肠破裂
    E. 胰腺破裂

12. 为进一步明确出血部位，下列哪项检查既方便、经济又无创、有效
    A. CT   B. 放射性同位素扫描
    C. B 超   D. 腹部 X 线摄片
    E. 磁共振显像

13. 对于该患者的治疗，目前可以采取
    A. 止血药物   B. 脾动脉栓塞
    C. 剖腹探查   D. 补液、抗生素
    E. 严密监护下的综合性保守治疗

(14~15题共用题干)

男性，17岁，上腹部撞伤 7 小时，腹部剧烈疼痛 2 小时伴恶心、呕吐。查体：神清，血压 75/45mmHg，全

腹压痛，伴腹膜刺激征，肝区叩痛（＋），移动性浊音（＋）。

14. 首先应行

A. 选择性动脉造影 B. B超或CT检查

C. 诊断性腹腔穿刺 D. 纤维胃镜检查

E. 腹部X线平片

15. 可能的诊断为

A. 胃穿孔 B. 小肠破裂

C. 左肾破裂 D. 肝破裂

E. 后腹膜血肿

（16～18题共用题干）

男性，35岁，1小时前被刀刺伤右上腹，当即出血、疼痛、大汗淋漓、面色苍白、口渴、呼吸困难。查体：神志清，血压60/40mmHg，全腹压痛，伴腹膜刺激征，移动性浊音阳性。

16. 最有助于诊断的检查是

A. B超检查 B. 腹腔穿刺

C. 剖腹探查术 D. 腹部X线平片

E. 详细询问病史

17. 最可能的诊断为

A. 结肠破裂 B. 小肠破裂

C. 肝破裂 D. 脾破裂

E. 肠系膜破裂

18. 最恰当的治疗方法是

A. 清创并缝合伤口 B. 补液、输血

C. 应用抗生素 D. 剖腹探查术

E. 抗休克

（19～23题共用题干）

男性，43岁，从2楼高处摔下2天。出现肝区剧痛1小时，伴寒战、高热。查体：巩膜轻度黄染，肝区及右上腹有明显的压痛，腹肌紧张，有膈肌升高，血压80/65mmHg，脉搏98次/分。

19. 诊断应考虑为

A. 肝囊肿破裂 B. 肝破裂

C. 肝血管瘤破裂 D. 肝癌破裂

E. 肝包膜下破裂

20. 出现腹膜刺激征可能与下列哪项有关

A. 出血 B. 胆管破裂

C. 肠道有破裂 D. 腹肌的损伤

E. 肝包膜的损伤

21. 应马上进行的检查中，最简单且实用的是

A. 下胃管检查胃液 B. 腹部CT

C. 腹部细针穿刺 D. MRI

E. 肝动脉造影

22. 该病人手术处理中哪项是错误的

A. 肝叶切除 B. 单纯缝合

C. 清创缝合 D. 肝动脉结扎

E. 肝包膜缝合

23. 该病人手术后，下列哪项并发症不可能出现

A. 胆瘘 B. 肠瘘

C. 腹腔感染 D. 急性肾衰竭

E. 胆道出血

（24～26题共用题干）

男性，24岁，车祸撞伤腹部左侧3小时，伤后可自行站起，渐觉腹痛，恶心、呕吐1次。血压100/70mmHg，脉搏90次/分，神志清，精神可，面色苍白，四肢湿冷，心、肺无异常，腹平坦，全腹轻压痛，无反跳痛、肌紧张，肠鸣音正常。

24. 该病人应进行的检查不包括

A. 腹部X线平片 B. 腹部B超

C. 腹腔穿刺或灌洗 D. 腹部X线钡餐检查

E. 血尿常规

25. 18小时后，病人腹痛加剧、体温升高，出现腹膜炎征象，以左下腹为重。若行腹腔灌洗，流出液最可能是

A. 血性液体 B. 胆汁

C. 含胃肠内容物 D. 尿液

E. 脓液

26. 假如剖腹探查证实为降结肠破裂，裂口长3cm，干粪块堵塞裂口，腹腔少量渗液。在腹腔引流同时，应施行的术式是

A. 裂口缝合修补

B. 降结肠充分游离裂口处造瘘

C. 裂口缝合修补，横结肠造瘘

D. 裂口缝合修补，乙状结肠造瘘

E. 降结肠切除，横结肠-乙状结肠吻合

（27～28题共用题干）

男性，38岁，高空坠落摔伤2小时，左上腹疼痛伴轻度恶心，无呕吐，心慌、出冷汗。查体发现左上腹轻度压痛。反跳痛不明显，局限性腹肌紧张，移动性浊音（＋）。左腹抽出不凝血。血压65/50mmHg。

27. 该病人最可能的诊断是

A. 肝破裂 B. 脾破裂

C. 胃肠道破裂 D. 腹壁损伤

E. 膀胱损伤

28. 抢救措施中错误的是

A. 输血、输液、抗休克

B. 尽量在收缩压回升至90mmHg以上后行手术

C. 严密观察病情演变

D. 若抗休克治疗后血压不升，则详细检查以防止漏诊复合伤，待确诊后再手术

E. 进行必要的化验检查

（29～31题共用题干）

男性，38岁，高处坠落后1小时入院。查体：意识清楚，血压90/60mmHg，上腹部轻度压痛，无明显反跳痛、肌紧张，左、右下腹诊断性腹腔穿刺均阴性。腹部B超：少量腹水，上腹中央腹膜后积液。

29. 本患者应如何处理

A. 补液、输血，同时急诊手术探查

B. 补液、输血，预防应用抗生素

C. 保守治疗，定期复查腹部B超

D. 行MRI检查

E. 补液、输血，应用止血药物，留观

30. 如患者入院后第二天出现腹胀，腹痛明显，持续高热，排少量黑粪1次。继而出现烦躁、谵妄、少尿，对症处理无好转。第三天体温40.5℃，脉搏110次/分，血压67/37mmHg，呼吸急促，意识模糊，无尿，6小时后死亡。患者的直接死亡原因为

A. 失血性休克　　　　B. 感染中毒性休克

C. 应激性溃疡　　　　D. 肾功能衰竭

E. 神经源性休克

31. 其病因最可能是

A. 肝脏损伤　　　　　B. 脾脏损伤

C. 结肠损伤　　　　　D. 十二指肠损伤

E. 创伤性刺激

【B型题】

（1～2题共用备选答案）

A. 肝　　　　　　　　B. 脾

C. 肾　　　　　　　　D. 胃、小肠

E. 胰腺

1. 闭合性腹部损伤中，最易受损伤的脏器是

2. 腹部损伤中，可出现膈下游离气体的受损伤脏器是

（3～7题共用备选答案）

A. 可伴有失血性休克

B. 可有呕血、黑便

C. 可有腹膜后积气

D. 早期常只有局限性腹膜炎

E. 可出现膈下游离气体

3. 胃破裂的临床特征是

4. 十二指肠破裂的临床特征是

5. 外伤性胆道出血的临床特征是

6. 脾破裂的临床特征是

7. 结肠破裂的临床特征是

（8～9题共用备选答案）

A. 急性脾破裂

B. 急性腹膜后十二指肠破裂

C. 急性胃破裂

D. 急性结肠破裂

E. 急性肾挫裂伤

8. 腹腔穿刺可抽出食物残渣的是

9. 最常出现休克的是

（10～12题共用备选答案）

A. 肾　　　　　　　　B. 脾

C. 十二指肠降段　　　D. 空肠

E. 结肠

10. X线检查腹膜后花斑样改变的受损伤脏器是

11. 损伤后以腹腔出血为主要临床表现的受损伤脏器是

12. 损伤后通常先予手术造口，待情况好转时再手术回纳的受损伤脏器是

（13～14题共用备选答案）

A. 腹膜炎出现早

B. 腹膜炎严重，呈板状腹

C. 腹膜炎出现较晚，但较重

D. 腹膜炎出现较晚且较轻

E. 无腹膜刺激征

13. 结肠破裂的临床特征是

14. 胰腺损伤的临床特征是

【X型题】

1. 腹部闭合性损伤，未明确诊断时，可采取的措施是

A. X线检查　　　　　B. 腹腔穿刺术

C. B超检查　　　　　D. 上消化道造影

E. 钡灌肠

2. 腹部闭合伤剖腹探查的适应证是

A. 腹膜炎体征　　　　B. 创伤后出现休克

C. 有腹腔游离气体　　D. 消化道出血

E. 严重血尿

3. 腹部闭合性损伤后，腹痛、腹部局限压痛，轻度肌紧张，一般情况可。处理原则是

A. 腹平片检查

B. 必要时可行腹腔穿刺

C. 严密观察腹部体征及血尿便常规变化

D. 立即剖腹探查

E. 禁食

4. 肝脏闭合性损伤的特点

A. 可致胆道出血

B. 多见于肝脏膈面

C. 常合并其他脏器损伤

D. 常无腹膜刺激征

E. 极少引起低血容量性休克

5. 结肠损伤后多行肠外置或造口术的原因是
A. 肠内容物细菌多，术后感染发生率高
B. 肠内容物的化学刺激性强
C. 切除困难
D. 结肠血运较差
E. 常合并其他脏器损伤

6. 腹腔诊断性穿刺的要点有
A. 用于急腹症的诊断
B. 可根据受伤和病变部位决定在左侧或右侧腹部穿刺
C. 对腹胀明显的患者易穿破肠壁，应慎重
D. 吸出血液迅速凝固说明穿入血管或血肿
E. 吸不出液体能除外内脏损伤的可能

7. 经常伴有膈下游离气体的情况有
A. 阑尾穿孔
B. 腹部手术后 5 天内
C. 肠道外伤穿孔
D. 胃、十二指肠溃疡穿孔
E. 肝破裂

8. 腹部闭合性损伤时，考虑有内脏受损的主要依据是
A. 早期出现休克征象
B. 有明显的腹膜刺激征
C. 腹部出现移动性浊音
D. 呕血、便血或尿血
E. 肝浊音界消失

9. 腹部损伤常见症状包括
A. 腹痛
B. 恶心、呕吐
C. 腹胀
D. 呕血、便血、血尿
E. 肩部疼痛

10. 腹部闭合性损伤中易受损脏器是
A. 脾
B. 肾
C. 胰腺
D. 十二指肠
E. 直肠

11. 腹部损伤，下列哪些是实质性脏器损伤的表现
A. 出现口渴、烦躁
B. 脉搏 120 次/分，细速
C. 血压 80/40mmHg
D. 腹穿抽出不凝固血
E. 腹腔抽出混浊液体

12. 脾破裂常见部位是
A. 脾上极
B. 脾下极
C. 脾门
D. 膈面
E. 脾蒂

13. 腹部开放性损伤常见的体征

A. 伤口与瘀斑
B. 腹膜刺激征
C. 腹部移动性浊音
D. 肝浊音界改变
E. 肠鸣音减弱或消失

14. 关于腹部损伤，正确的有
A. 对诊断实质性脏器损伤，CT 优于 B 超
B. 肠管损伤，CT 平扫价值大
C. 腹胀明显者，B 超阳性率不如 CT 高
D. CT 增强可见造影剂外溢现象
E. MRI 对十二指肠壁间血肿诊断价值较大

15. 腹腔穿刺液是血性时，一般应考虑
A. 胃穿孔
B. 急性绞窄性肠梗阻
C. 癌性腹膜炎
D. 肠穿孔
E. 急性坏死性胰腺炎

16. 腹部闭合性损伤观察期间应做到
A. 注射止痛剂
B. 积极补液，防治休克
C. 应用抗生素
D. 胃肠减压
E. 禁食

17. 下列情况中，可能发生十二指肠残端破裂的有
A. 吻合口排空障碍
B. 空肠输入袢梗阻
C. 十二指肠残端血液循环不良
D. 空肠输出袢梗阻
E. 十二指肠残端缝合不严密，愈合不良

参 考 答 案

【A1 型题】
1. B　2. D　3. A　4. D　5. C　6. D　7. C　8. E
9. E　10. B　11. D　12. D　13. E　14. D　15. B　16.
17. D　18. E　19. B　20. A　21. D　22. A　23. E　24. E
25. B　26. C　27. C　28. E　29. C　30. B　31. C　32. D
33. B　34. E　35. D　36. E　37. C　38. E　39. E　40. D
41. E　42. E　43. E　44. C　45. C　46. E

【A2 型题】
1. C　2. B　3. A　4. E　5. C　6. E　7. A　8. B
9. A　10. B　11. E　12. C　13. C　14. C　15. E　16. B
17. D　18. C　19. E　20. B　21. A　22. E　23. A　24. D
25. B　26. E　27. C　28. E　29. A　30. B　31. E　32. E
33. E　34. B　35. D

【A3/A4 型题】
1. D　2. C　3. B　4. C　5. C　6. B　7. A　8. B

9. D　10. C　11. B　12. C　13. E　14. C　15. D　16. B
17. C　18. D　19. E　20. B　21. C　22. E　23. B　24. D
25. E　26. C　27. B　28. D　29. C　30. B　31. D

【B 型题】

1. B　2. D　3. E　4. C　5. B　6. A　7. D　8. C
9. A　10. C　11. B　12. E　13. C　14. D

【X 型题】

1. ABC　　2. ABCDE　　3. ABCE　　4. ABC　　5. AD
6. ABCD　　7. ABCD　　8. ABCDE　9. ABCDE　10. AB
11. ABCD　12. AD　　　13. ABCDE　14. ACDE　15. BCE
16. BCDE　17. BCE

第二十二章　腹膜、网膜和腹膜后间隙疾病

【A1 型题】

1. 下列哪项不是急性弥漫性腹膜炎的病理生理特点
- A. 均会引起以代谢性碱中毒为主的水电解质平衡紊乱
- B. 腹膜充血、水肿、渗出，引起稀释毒液，低蛋白血症
- C. 肠管浸泡，引起麻痹性肠梗阻，腹内压增高
- D. 毒素吸收引起中毒性休克
- E. 纤维蛋白沉积，利于损伤修复、粘连性肠梗阻

2. 下列哪项不是膈下脓肿的常见临床表现
- A. 上腹部胀满不适
- B. 胸痛、呃逆、咳嗽
- C. 肩背部或后腰部放射痛
- D. 肝区叩痛
- E. 移动性浊音阳性

3. 下列选项中关于腹膜叙述错误的是
- A. 腹膜分为壁腹膜和脏腹膜两部分
- B. 壁腹膜贴附于腹壁、横膈脏面和盆壁的内面
- C. 脏腹膜覆盖于内脏表面
- D. 腹膜是一层光滑的浆膜，有许多皱襞
- E. 所有腹腔内脏器表面均无腹膜覆盖

4. 关于膈下脓肿的治疗，下列不正确的是
- A. 全身支持治疗
- B. 多数患者需要手术引流
- C. 腹腔脓液不多，冲洗干净，可不安置引流管
- D. B 超引导下穿刺引流也是膈下脓肿的治疗方式之一
- E. 宜选择针对大肠埃希菌为主的广谱抗生素

5. 有关大网膜囊肿的临床特点，下列不正确的是
- A. 偶有腹部饱胀感
- B. 患者可自己发现包块
- C. 并发扭转时有剧烈疼痛
- D. 手术切除效果欠佳
- E. 偶可见钙化或者牙齿、骨骼等结构

6. 膈下脓肿的病因不包括
- A. 弥漫性腹膜炎
- B. 胃肠道手术后吻合口瘘
- C. 肝脓肿治疗不彻底
- D. 脾切除术后暴发性感染
- E. 胃穿孔术后冲洗不彻底

7. 下列选项中有关大网膜叙述错误的是

8. 关于腹膜后感染的临床特点，正确的是
- A. 腹膜后感染多以肺炎球菌为主，其次为葡萄球菌、大肠埃希菌、厌氧菌等
- B. 查体可有腹部压痛、反跳痛、肌紧张
- C. B 超检查或诊断性穿刺可定位
- D. 为避免腹膜后出血，脓肿不宜切开引流
- E. 实验室检查中白细胞数一般不高

9. 有关急性腹膜炎，下列哪项是错误的
- A. 需外科治疗的一般为继发性腹膜炎
- B. 胆汁性腹膜炎易并发厌氧菌感染
- C. 结肠病变造成之腹膜炎发生晚，但较轻
- D. 可由腹腔内组织器官的炎症和感染及消化道穿孔等原因造成
- E. 医源性原因也可导致腹膜炎

10. 继发性腹膜炎时，腹痛的特点是
- A. 阵发性腹痛，逐渐加重
- B. 进食后疼痛能缓解
- C. 持续性全腹痛，原发部位显著
- D. 发热后持续腹痛
- E. 阵发性腹痛，能自行缓解

11. 腹膜炎病人，其腹部体征最明显之处是
- A. 原发病灶所在部位
- B. 继发性病变所在部位
- C. 手术切口选择部位
- D. 感染所在部位
- E. 最可忽视的部位

12. 导致原发性腹膜炎的主要病原菌为
- A. 铜绿假单胞菌
- B. 溶血性链球菌及肺炎链球菌
- C. 克雷伯杆菌
- D. 葡萄球菌
- E. 肠球菌

13. 继发性腹膜炎最常见的病原菌是

- A. 大网膜是腹膜的一部分
- B. 大网膜有丰富的血液供应和大量的脂肪组织
- C. 大网膜完全固定，基本不能活动
- D. 大网膜能够移动到所及的病灶处将病灶包裹，使炎症局限
- E. 大网膜有修复病变和损伤的作用

A. 大肠埃希菌　　　　　　B. 粪链球菌

C. 金黄色葡萄球菌　　　　D. 肠球菌

E. 厌氧脆弱类杆菌

14. 关于原发性腹膜炎的叙述中哪项是不恰当的

A. 病原菌多为大肠埃希菌及厌氧菌的混合感染

B. 腹腔穿刺，脓液涂片检查有利鉴别原发性与继发性腹膜炎

C. 主要症状是突发急性腹痛，疼痛一般较剧烈

D. 肾炎及肝硬化腹腔积液病人发病率最高

E. 原发性腹膜炎治疗一般以非手术治疗为主

15. 下述哪项体征不是急性化脓性腹膜炎所必需的

A. 腹肌紧张

B. 腹式呼吸减弱

C. 全腹压痛及反跳痛

D. 肠鸣音减弱或消失

E. 右胸下肝浊音区缩小或消失

16. 腹股沟管后壁主要由下列哪项构成

A. 腹外斜肌腱膜　　　　　B. 腹横筋膜

C. 腹内斜肌　　　　　　　D. 腹横肌

E. 腹直肌

17. 有关急性腹膜炎的临床特点，下列错误的是

A. 绝大多数为继发性，腹内脏器病变、穿孔、感染和炎症、外伤、出血为主要病因

B. 可发展为弥漫性腹膜炎，形成腹腔脓肿，合并肠麻痹，造成体液代谢紊乱

C. 主要为阵发性腹痛，持续性腹胀，伴食欲缺乏

D. 腹膜刺激征可表现为全腹性和局部性，在原发病灶处尤甚

E. 可采取保守治疗和手术治疗，大多数需急诊手术

18. 有关腹膜假黏液瘤的临床特点，下列不正确的是

A. 发生在腹腔壁层、大网膜及肠壁浆膜面的低度恶性黏液性肿瘤

B. 病变起源于腹膜壁层，蔓延至大网膜及肠壁浆膜面，甚至卵巢、阑尾

C. 早期临床表现无特异性，后期腹水症状明显，穿刺可抽出黏性胶样物

D. 腹膨隆，有揉面感或硬橡皮感，CT 检查可了解黏液性物质分布情况

E. 手术应切除原发病灶，尽可能清除假黏液瘤和黏液状物

19. 急性弥漫性腹膜炎观察 2 小时后病情无缓解，腹胀加重，但病因仍难以肯定，适宜的处理措施不包括以下哪一项

A. 立即进行剖腹探查

B. 应用大剂量有效抗生素

C. 禁食、胃肠减压

D. 补液，纠正脱水、酸中毒

E. 解痉、止痛

20. 骨盆骨折合并腹膜后出血休克，经积极抢救未见好转时，可采取

A. DSA 栓塞髂外动脉

B. DSA 栓塞髂内动脉

C. DSA 栓塞髂总动脉

D. 髂内 DSA 栓塞髂外动脉

E. DSA 栓塞髂内髂外动脉与静脉

21. 急性腹膜炎的病因中不正确的是

A. 消化道穿孔，消化液进入腹腔

B. 腹内脏器急性炎症扩散到腹腔

C. 绞窄性肠梗阻，细菌通过坏死肠壁进入腹腔

D. 肺部的急性感染，细菌通过血流到达腹腔

E. 女性泌尿系统感染，含有细菌的尿液渗入腹腔

22. 判断急性化脓性腹膜炎的主要体征是

A. 压痛和反跳痛　　　　　B. 频繁呕吐

C. 腹胀加重　　　　　　　D. 肠鸣音减弱

E. 腹痛加重

23. 对继发性腹膜炎剖腹探查过程中，不正确的原则是

A. 先用吸引器吸全腹腔内的液体及脓液

B. 可用甲硝唑灌洗腹腔

C. 有高热时用 4℃～10℃生理盐水灌洗腹腔

D. 坏死组织未能切除者，关腹前置外引流管

E. 关腹前一般应在腹腔内置抗生素

24. 有关结核性腹膜炎临床表现的描述正确的是

A. 主要表现为腹痛、腹胀；结核中毒症状少见

B. 为局限的慢性化脓性腹膜炎

C. 青壮年多见，男女比例约 1∶2

D. 多数可触及腹部包块

E. 多数可伴有肝脾结核

25. 对于腹膜后肿瘤的治疗，说法错误的是

A. 采取手术为主的综合治疗

B. 放化疗效果并不令人满意

C. 肿瘤侵犯下腔静脉为其手术禁忌

D. 巨大嗜铬细胞瘤手术前需注意用药控制血压波动

E. 恶性程度不高的复发病例可多次行手术切除

26. 急性腹膜炎病人若无休克，应采取的体位是

A. 半卧位　　　　　　　　B. 平卧位

C. 侧卧位　　　　　　　　D. 头高脚低位

E. 坐位

27. 急性继发性腹膜炎最常见的病因是

A. 急性阑尾炎穿孔　　　　B. 急性胃穿孔

C. 急性胰腺炎　　　　　D. 急性胆囊穿孔

E. 急性十二指肠穿孔

28. 关于腹膜炎手术原则正确的是

A. 腹腔内渗液可由腹膜自行吸收，不用人为清除

B. 病灶因炎症造成炎性水肿或者粘连不易切除时，应当扩大手术范围切除

C. 一般情况下都应当做腹腔清洗

D. 手术应当仅限于处理原发病灶

E. 手术后尽量不放置引流以减少术后引流口感染的概率

29. 继发性腹膜炎术后的病人应采取的体位是

A. 俯卧位　　　　　B. 平卧位

C. 半坐半卧位　　　D. 立位

E. 坐位

30. 急性腹膜炎发生严重休克的主要原因是

A. 水和电解质紊乱

B. 血容量减少和吸收大量毒素

C. 发病年龄

D. 腹腔内有原发病灶

E. 腹膜有刺激征

31. 下列盆腔脓肿的治疗原则，不包括

A. 积极全身治疗

B. 给予有效抗生素

C. 尽早剖腹探查、脓肿引流

D. 已婚妇女可采用后穹隆穿刺引流

E. 湿热盐水灌肠

32. 腹膜炎的标志性体征是

A. 板状腹

B. 腹膜刺激症状

C. 感染中毒症状

D. 肝浊音界缩小或消失

E. 肠鸣音减弱或消失

33. 关于继发性急性腹膜炎的治疗正确的是

A. 以保守治疗为主的综合治疗

B. 以手术为主的综合治疗

C. 手术的目的是为了切除炎症部分以达到消除炎症的目的

D. 休克的病人应该马上手术

E. 术后不应该放置引流以免引流物造成二次感染

34. 对诊断困难的急性化脓性腹膜炎病例，应做哪项检查以协助明确诊断

A. 内镜检查　　　　　B. X线钡餐检查

C. 诊断性腹腔穿刺　　D. 选择性血管造影

E. 肝、胆、胰CT扫描

35. 有关结核性腹膜炎的治疗原则，下列错误的是

A. 卧床休息，营养支持

B. 联合应用抗结核药物

C. 因腹腔内粘连、包裹、束带压迫出现肠梗阻，按一般原则处理

D. 时常出现腹痛或腹痛频繁，为预防发生肠梗阻，应行手术治疗

E. 肠梗阻治疗数日，甚至一周以上仍不缓解，应行手术治疗

36. 急性弥漫性腹膜炎的临床表现中，下列哪项是错误的

A. 持续性剧烈全腹痛

B. 腹式呼吸减弱

C. 高热、大汗、口干、脉速、呼吸浅快

D. 肠鸣音亢进

E. 腹肌紧张

37. 急性化脓性腹膜炎的常见原因应除外

A. 腹腔内脏器穿孔

B. 损伤引起的腹壁或内脏破裂

C. 血源性感染

D. 手术污染

E. 吻合口瘘

38. 在急性继发性化脓性腹膜炎的病例中，导致感染性休克的重要原因是

A. 致病菌不能进入血液循环

B. 致病菌在血液内生长繁殖

C. 微小脓栓进入血液循环

D. 肠腔内大量毒素被吸收

E. 腹腔内大量毒素被吸收

39. 在多数情况下，继发性腹膜炎最主要的治疗方法是

A. 静脉注射抗生素　　B. 胃肠减压

C. 营养支持　　　　　D. 手术治疗

E. 腹腔灌洗

【A2 型题】

1. 男，16岁，因阑尾炎穿孔术后持续发热半个月。右上腹及右肋缘下疼痛，并向右肩部放射。X线摄片示右侧胸腔积液。考虑

A. 腹腔感染　　　　　B. 右膈下脓肿

C. 右肺部感染　　　　D. 阑尾残株炎

E. 肠间脓肿

2. 男孩，3岁，上腹部汽车撞伤2小时入院，腹腔诊断性穿刺（-）。诊断为腹壁挫伤。伤后8h腹部逐渐饱胀，腹部扣诊时哭闹，腹肌紧张，肠鸣音消失。应考虑

A. 胃破裂，弥漫性腹膜炎　B. 腹壁挫伤

C. 肝破裂　　　　　　　　D. 脾破裂

E. 胰腺破裂

3. 一腹部闭合性损伤病人，腹膜刺激征明显，在行手术治疗时，如未找到明确损伤时，应进行探查的顺序是

　A. 肝、脾等实质性器官→胃→十二指肠第一部→空肠→回肠→大肠及肠系膜→盆腔器官

　B. 肝、脾等实质性器官→十二指肠第一部→胃→回肠→空肠→大肠及肠系膜→盆腔器官

　C. 肝、脾等实质性器官→膈肌→胃→十二指肠第一部→空肠→回肠→大肠以及肠系膜→盆腔器官

　D. 胃→肝、脾等实质性器官→膈肌→十二指肠第一部→空肠→回肠→大肠以及肠系膜→盆腔器官

　E. 胃→膈肌→肝、脾等实质性器官→十二指肠第一部→空肠→回肠→大肠以及肠系膜→盆腔器官

4. 男性，43 岁，因胃溃疡急性穿孔造成急性腹膜炎，行胃肠减压，抗生素及补液治疗 6 小时后，症状无改善，但也无加重。此时正确的处理是

　A. 加大抗生素用量

　B. 立即行穿孔修补手术

　C. 立即行胃大部切除手术

　D. 行全胃切除术

　E. 继续保守治疗至 12 小时仍无改善则改行手术治疗

5. 6 岁女孩，全腹痛 6 小时。突然发热 1 小时。查体：T 39.5℃，腹胀，全腹压痛，腹肌紧张，反跳痛明显，腹腔穿刺抽出稀薄无臭味脓汁。诊断首先考虑

　A. 肠系膜淋巴结炎

　B. 急性化脓性阑尾炎穿孔

　C. 原发性腹膜炎

　D. 肠结核并发肠穿孔

　E. 梅克尔憩室感染

6. 女性，26 岁，3 个月来全腹胀，右上腹触及不易推动、边缘不整肿块，有压痛。近 1 个月低热，盗汗不明显。最大可能是

　A. 胆囊肿大，伴炎症　　　　B. 肝结核

　C. 结核性腹膜炎　　　　　　D. 肾结核

　E. 肾囊肿

7. 男，43 岁，肝炎肝硬化病史 5 年，出现腹水 1 年，1 周来低热伴轻度腹痛，腹水明显增多。腹水检查：淡黄色，比重 1.017，蛋白 26g/L，白细胞数 500 × 10^6/L，中性粒细胞百分比 0.80。最可能的诊断是肝硬化合并

　A. 结核性腹膜炎　　　　　　B. 自发性腹膜炎

　C. 原发性肝癌　　　　　　　D. 门静脉血栓形成

　E. 肝肾综合征

8. 女，37 岁，腹胀、腹泻与便秘交替半年，常有午后低热，夜间盗汗。体检：腹壁柔韧感，轻度压痛，肝、

脾未触及，腹水征（+）。腹水检验：比重 1.018，蛋白 25g/L。血常规：白细胞 0.7×10^9/L，中性粒细胞百分比 0.30，淋巴细胞百分比 0.70，红细胞 0.3×10^9/L。本例最可能诊断是

　A. 结核性腹膜炎　　　　　　B. 原发性腹膜炎

　C. 癌性腹膜炎　　　　　　　D. 巨大卵巢囊肿

　E. 肝静脉阻塞综合征

9. 中年妇女，剧咳后右大腿卵圆窝部肿物突然增大、变硬，疼痛难忍。1 天后用手法还纳后，出现剧烈的持续性下腹痛，并有明显的腹肌紧张、压痛与反跳痛。最可能的诊断为

　A. 难复性疝　　　　　　　　B. 嵌顿性疝

　C. 绞窄性疝　　　　　　　　D. 易复性疝

　E. 急性腹膜炎

10. 女，18 岁，低热、腹痛、腹泻伴腹胀 2 个月。查体：腹壁揉面感，腹部移动性浊音阳性。腹水为渗出液。为明确诊断，下列检查最有价值的是

　A. 血培养　　　　　　　　　B. 结核菌素试验

　C. 腹膜活检　　　　　　　　D. 腹水细菌培养

　E. 血沉

11. 女性，20 岁，因低热、腹痛，诊断为结核性腹膜炎。近日来呕吐、腹胀，未解大便。查体：肠鸣音亢进。最可能的并发症是

　A. 肠梗阻　　　　　　　　　B. 肠穿孔

　C. 中毒性肠麻痹　　　　　　D. 肠出血

　E. 腹腔脓肿

12. 女性，31 岁，腹胀 1 个月，伴低热、盗汗、关节痛。查体：腹部膨隆，柔韧感，全腹压痛和反跳痛，移动性浊音阳性。腹水为渗出液。最可能诊断为

　A. 肝硬化失代偿期　　　　　B. 结核性腹膜炎

　C. 腹膜间皮瘤　　　　　　　D. 腹腔转移癌

　E. 巨大卵巢囊肿

13. 男性，93 岁，于夜间 3 点左右突发腹痛，伴恶心、呕吐，急来就诊。既往有慢性支气管炎、肺气肿、冠心病病史。1 个月前曾住院治疗。查体：生命体征平稳。中上腹压痛，局限性肌紧张，轻度反跳痛。中腹部及下腹部平软，无压痛。腹部 X 线平片可见膈下游离气体。根据患者情况，目前处理宜采取

　A. 急诊胃镜检查

　B. 急诊剖腹探查

　C. 禁食，胃肠减压、保守治疗、严密观察病情变化

　D. 腹腔诊断性穿刺

　E. 采用腹腔镜微创治疗

14. 男性，50 岁，临床诊断十二指肠溃疡穿孔，急诊施行穿孔修补术后第 6 天。患者出现发热，排便次数增

多，解黏液便，里急后重。查体：T 38.0℃。腹胀，下腹压痛、轻度反跳痛，无肌紧张。最可能的术后并发症是

A. 切口感染   B. 膈下脓肿

C. 盆腔脓肿   D. 肠间隙脓肿

E. 小网膜囊积液

【A3／A4 型题】

（1～3 题共用题干）

女性，38 岁，下腹部隐痛不适 2 年，右下腹疼痛伴恶心、呕吐、发热 12 小时。查体：T 37.9℃。右下腹局限性压痛、反跳痛、肌紧张明显。血常规：WBC 16 × 10^9/L，N 88%。尿常规（－）。

1. 根据患者症状、体征，结合辅助检查，与急性盆腔炎进行鉴别。最具临床意义的是

A. 下腹部隐痛不适病史

B. 恶心、呕吐、发热

C. 右下腹局限性压痛、反跳痛、肌紧张

D. 白细胞计数及中性粒细胞百分比增高

E. 尿检阴性

2. 手术后第四天，患者出现下腹坠胀和里急后重症状。首先要考虑的术后并发症是

A. 急性肠炎   B. 阑尾残端瘘

C. 盆腔积液   D. 肠间隙脓肿

E. 盆腔脓肿

3. 经直肠和阴道指诊发现波动性肿块向阴道突出，有触痛。此时宜采取

A. 抗感染，热水坐浴，会阴部理疗

B. 经直肠穿刺引流

C. 经直肠切开引流

D. 经腹腔切开引流

E. 经阴道后穹窿切开引流

（4～6 题共用题干）

男性，27 岁，既往有消化性溃疡病史 4 年，突发上腹部刀割样疼痛，迅速蔓延至全腹，服用抗生素后不能缓解，症状加重，遂于 6 小时后于急诊求治。经 X 线诊断：消化道穿孔，腹膜炎。

4. 腹膜炎的主要标志是

A. 明显腹胀

B. 腹式呼吸减弱或消失

C. 肠鸣音消失

D. 压痛和反跳痛

E. 腹肌紧张

5. 引起继发性腹膜炎的细菌中，最多见的是

A. 链球菌   B. 大肠埃希菌

C. 变形杆菌   D. 厌氧类杆菌

E. 肺炎链球菌

6. 患者于入院半小时后出现烦躁表现，血压 70/40mmHg，发生这种状况的原因是

A. 脱水和电解质紊乱

B. 细菌毒力强

C. 心、肺功能障碍

D. 吸收大量毒素和血容量下降

E. 血浆蛋白降低

（7～8 题共用题干）

男性，40 岁，因"肺炎"于呼吸科求治，突发腹痛并呈弥漫性。经外科会诊，考虑为原发性腹膜炎。

7. 引起该病最多见的病因是

A. 溶血性链球菌   B. 变形杆菌

C. 大肠埃希菌   D. 厌氧类杆菌

E. 拟杆菌

8. 关于原发性腹膜炎的特点，不正确的是

A. 腹腔内无原发病灶   B. 多见于女性儿童

C. 病原菌经血运到达腹腔   D. 常采用非手术疗法

E. 应紧急手术

（9～11 题共用题干）

女孩，5 岁，突发腹痛 10 小时，以脐周痛为主，腹痛呈持续性且逐渐加重。发热 39.1℃，排正常大便 1 次。查体：患儿腹胀，全腹有明显压痛及肌紧张，移动性浊音（＋），肠鸣音消失。血常规：WBC 19×10^9/L，中性粒细胞百分比 0.90。

9. 此患儿应考虑为

A. 急性胆囊穿孔并发腹膜炎

B. 消化性溃疡穿孔并发腹膜炎

C. 急性阑尾炎穿孔并发腹膜炎

D. 原发性腹膜炎

E. 急性肠扭转并发腹膜炎

10. 为进一步明确诊断，下列哪项检查最有意义

A. 血生化检查   B. 腹部 X 线透视或摄片

C. B 超   D. CT

E. 腹腔穿刺

11. 此患儿最适当的处理应为

A. 胃肠减压   B. 补充血容量

C. 使用抗生素   D. 急行剖腹探查术

E. 观察 4～8 小时，病情不见好转再紧急手术

（12～14 题共用题干）

男性，57 岁，阑尾切除术后 2 周出现下腹痛，伴排便次数增加、里急后重感及排尿困难。

12. 此时首选的检查手段是

A. 直肠指诊　　　　　　　B. 腹腔穿刺

C. 腹部 B 超　　　　　　　D. 腹部 MRI

E. 选择性动脉造影

13. 病人最可能的诊断为

A. 阑尾周围脓肿　　　　　B. 阑尾残株炎

C. 急性前列腺炎　　　　　D. 盆腔脓肿

E. 弥漫性腹膜炎

14. 经证实，病变范围较小，此时应选择的治疗方法不包括

A. 剖腹探查，脓肿引流　　B. 温热水灌肠

C. 物理透热疗法　　　　　D. 抗生素治疗

E. 热水坐浴

(15～16 题共用题干)

老年男性，70 岁，既往有风心病病史，因突发全腹剧烈疼痛 5 小时来诊。查体：血压 100/60mmHg，心率 130～150 次/分，心律不齐，腹胀，无明显腹肌紧张。

15. 该病诊断的最确切检查为

A. 腹部 CT　　　　　　　B. 腹部 X 线

C. 腹部 B 超　　　　　　　D. DSA 检查

E. 腹部 MRI

16. 患者检查过程中出现意识淡漠，血压 95/55mmHg。此时的紧急治疗为

A. 抗凝治疗　　　　　　　B. 补液、抗休克

C. 治疗房颤　　　　　　　D. 急诊手术

E. 治疗心衰

【B 型题】

(1～4 题共用备选答案)

A. 原发性腹膜炎　　　　　B. 胃、十二指肠穿孔

C. 阑尾炎穿孔　　　　　　D. 肝、脾破裂

E. 出血坏死型胰腺炎

1. 腹腔穿刺液中有大量中性粒细胞，革兰染色阳性球菌，应诊断为

2. 腹腔穿刺液中有大量中性粒细胞，无细菌，应诊断为

3. 腹腔穿刺液中有大量中性粒细胞，细菌很少，应诊断为

4. 腹腔穿刺液中有大量中性粒细胞，革兰染色阴性杆菌，应诊断为

(5～7 题共用备选答案)

A. 原发性腹膜炎　　　　　B. 继发性腹膜炎

C. 局限性腹膜炎　　　　　D. 膈下脓肿

E. 盆腔脓肿

5. 男性，34 岁，突然上腹部疼痛 6 小时，呈刀割样，迅速波及全腹，伴恶心、呕吐。查体：腹肌紧张，呈板样硬，全腹有压痛和反跳痛，肠鸣音消失。最可能的诊断是

6. 不需手术治疗的是

7. 常发生于儿童呼吸道感染期间的是

(8～9 题共用备选答案)

A. 直肠、膀胱刺激症状

B. 发热、呃逆，肩颈部疼痛

C. 发热、腹痛、腹胀，腹部压痛并可扪及包块

D. 胃肠道功能紊乱

E. 食欲下降，消化不良

8. 肠间脓肿的主要临床表现为

9. 盆腔脓肿的主要临床表现为

(10～12 题共用备选答案)

A. 血行播散　　　　　　　B. 上行性感染

C. 直接扩散　　　　　　　D. 透壁性感染

E. 淋巴播散

10. 淋球菌性腹膜炎最常见的感染途径是

11. 婴儿和儿童的原发性腹膜炎最常见的感染途径是

12. 机体抵抗力降低时引起原发性腹膜炎最常见的感染途径是

(13～15 题共用备选答案)

A. 阑尾炎穿孔

B. 胃、十二指肠溃疡急性穿孔

C. 急性胆囊炎穿孔

D. 外伤

E. 腹内脏器炎症扩散

13. 造成腹膜炎最严重的是

14. 引起继发性腹膜炎最少见的是

15. 引起继发性腹膜炎最常见的是

(16～19 题共用备选答案)

A. 膈下脓肿　　　　　　　B. 盆腔脓肿

C. 肠间脓肿　　　　　　　D. 髂窝脓肿

E. 阑尾周围脓肿

16. 全身症状明显，局部症状隐匿的是

17. 全身症状不明显，局部症状较重的是

18. 可致髋关节屈曲挛缩的是

19. 易形成内瘘，脓液随大、小便排出的是

【X 型题】

1. 大网膜的作用及特性有

A. 活动度大

B. 可移动性

C. 可移动到病灶处

D. 有包裹、填塞病灶作用

E. 因有丰富血管，故可用作外科材料

2. 腹膜的生理作用包括以下哪几项

A. 防御作用　　　　　　　B. 吸收和渗出作用

C. 防止粘连作用　　　　　D. 修复作用

E. 润滑作用

3. 下列有关小儿原发性腹膜炎的病理生理描述，正确的有

    A 纤维蛋白沉积在肠壁间可引起粘连性肠梗阻

    B. 腹膜大量渗出液造成细胞外液减少引起脱水

    C. 严重的肠淤胀导致肠血运障碍，并发肠穿孔

    D 腹腔内大量毒素吸收引起中毒性休克

    E. 腹膜腔及肠腔内渗液导致电解质紊乱

4. 下列属于急性弥漫性腹膜炎感染途径的是

    A 病原菌由外界直接进入腹腔

    B. 腹腔器官感染直接蔓延

    C. 空腔脏器穿孔

    D 体内感染灶的血行播散

    E. 腹壁血栓性静脉炎

5. 腹膜炎结局的决定因素包括

    A 病人全身防御能力 B. 污染细菌的时间

    C. 污染细菌的数量 D. 病人局部防御能力

    E. 污染细菌的性质

6. 腹膜炎病人可能出现的主要病理生理改变有

    A 重度缺水 B. 代谢性酸中毒

    C. 代谢性碱中毒 D. 麻痹性肠梗阻

    E. 休克

7. 原发性腹膜炎的治疗方法有下列哪些

    A 选用对阳性球菌有效的或广谱抗生素

    B. 选用对阴性杆菌有效的或广谱抗生素

C. 首选手术治疗

D. 首选非手术治疗

E. 可做腹腔引流

参 考 答 案

【A1 型题】
1. A 2. E 3. E 4. C 5. D 6. D 7. C 8. C
9. C 10. C 11. A 12. B 13. A 14. A 15. E 16. B
17. C 18. B 19. A 20. B 21. E 22. A 23. E 24. C
25. C 26. A 27. A 28. D 29. C 30. B 31. C 32. B
33. B 34. C 35. D 36. D 37. C 38. E 39. D

【A2 型题】
1. B 2. A 3. C 4. E 5. C 6. C 7. B 8. A
9. E 10. C 11. A 12. B 13. C 14. C

【A3/A4 型题】
1. C 2. E 3. E 4. D 5. B 6. D 7. A 8. E
9. D 10. E 11. D 12. A 13. D 14. A 15. D 16. D

【B 型题】
1. A 2. E 3. B 4. C 5. B 6. A 7. A 8. E
9. A 10. B 11. A 12. D 13. C 14. E 15. A 16. A
17. B 18. D 19. C

【X 型题】
1. ABCDE 2. ABCDE 3. ABDE 4. ABCD 5. ABCDE
6. ABDE 7. ADE

第二十三章　胃、十二指肠疾病

1. 左锁骨上淋巴结转移癌的原发部位常见于

    A. 甲状腺　　　　　　　　B. 食管

    C. 乳腺　　　　　　　　　D. 胃

    E. 肝

2. 胃短动脉起源于

    A. 胃左动脉　　　　　　　B. 左膈下动脉

    C. 脾动脉及其分支　　　　D. 胃右动脉

    E. 胃、十二指肠动脉

3. 胃肠道液体分泌量每天达

    A. 5000～6000ml　　　　　B. 6000～7000ml

    C. 7000～8000ml　　　　　D. 8000～10000ml

    E. 大于 10000ml

4. 关于胃癌淋巴结转移，哪项是不恰当的

    A. 一般情况下，胃癌淋巴结转移按淋巴引流顺序进行

    B. 早期胃癌无淋巴结转移

    C. 淋巴结转移是胃癌主要转移途径

    D. 胃癌转移至左锁骨上淋巴结是通过胸导管转移的

    E. 胃癌通过肝圆韧带淋巴管转移至脐周

5. 关于胃空肠吻合术后输出袢梗阻的叙述中，哪项是不恰当的

    A. 主要是机械因素造成

    B. 临床表现特点是呕吐物含大量胆汁

    C. 治疗以非手术为主

    D. 持续时间一般在 7～10 天

    E. 手术探查的目的是解除机械性梗阻的原因

6. 放置三腔两囊管通常牵引压迫的重量是

    A. 1.0kg　　　　　　　　　B. 2.5kg

    C. 1.5kg　　　　　　　　　D. 0.25kg

    E. 0.5kg

7. 断流术优点不包括

    A. 肝功能要求不高

    B. 手术简便易推广

    C. 既能控制出血，又可保持向肝血流

    D. 术后肝性脑病发生率低

    E. 可明显降低门静脉压力

8. 断流术（贲门周围血管离断术）成败的关键是

    A. 冠状静脉食管支的离断

    B. 冠状静脉胃支的离断

    C. 胃后静脉和左膈下静脉的离断

    D. 冠状静脉高位食管支的离断

    E. 胃短静脉的离断

9. 对早期胃癌诊断最有价值的方法是

    A. 脱落细胞检查　　　　　B. 纤维胃镜检查

    C. X 线钡餐胃肠造影　　　D. 超声检查

    E. 血 CEA 检测

10. 十二指肠溃疡首选的手术方式是

    A. 胃大部切除术（毕 I 式）

    B. 高选择性迷走神经切断术

    C. 选择性迷走神经切断术

    D. 胃大部切除术（毕 II 式）

    E. 迷走神经干切断术附加胃窦切除术

11. 十二指肠溃疡手术适应证中，哪项是不恰当的

    A. 有穿孔史，溃疡呈活动性

    B. 病史长，发作频繁

    C. 反复多次大出血

    D. 胰源性溃疡

    E. 年龄在 45 岁以上，不能排除恶变

12. 十二指肠溃疡手术的目的不包括

    A. 切除溃疡病灶　　　　　B. 防止溃疡复发

    C. 促使溃疡愈合　　　　　D. 解除溃疡症状

    E. 治疗溃疡的并发症

13. 十二指肠球部前壁穿孔的临床表现不包括下列哪一项

    A. 上腹部阵发性绞痛

    B. 发病短期内病人处于虚脱状态

    C. 立即出现腹膜炎症状

    D. 腹肌呈板样紧张

    E. 立位 X 线摄片常有助于诊断

14. 胃癌的好发部位

    A. 胃窦部　　　　　　　　B. 胃体部

    C. 胃底部　　　　　　　　D. 胃小弯侧

    E. 贲门区

15. 胃、十二指肠溃疡大出血的原因

    A. 胃窦部黏膜糜烂渗血

    B. 胃酸作用使创面渗血不易凝固

    C. 反复溃疡使创面微血管渗出

    D. 溃疡侵犯胰腺引起大出血

    E. 溃疡基底动脉被侵袭破坏

16. 胃壁肌层的肌纤维方向为
    A. 内层为环行肌，中层为纵行肌，外层为斜行肌
    B. 内层为纵行肌，中层为环行肌，外层为斜行肌
    C. 内层为斜行肌，中层为纵行肌，外层为环行肌
    D. 内层为纵行肌，中层为斜行肌，外层为环行肌
    E. 内层为斜行肌，中层为环行肌，外层为纵行肌

17. 胃穿孔的典型 X 线检查所见为
    A. 胃泡扩张   B. 膈下游离气体
    C. 双侧横膈抬高   D. 肠管扩张
    E. 胃内有液平

18. 胃溃疡大出血的治疗选择
    A. 洛赛克静脉点滴   B. 胃大部切除
    C. 三腔两囊管压迫   D. 肝叶切除术
    E. 高选择性迷走神经切断

19. 胃和空肠吻合手术后吻合口溃疡最多见的部位是
    A. 吻合口边缘空肠侧   B. 吻合口部位
    C. 吻合口边缘胃侧   D. 吻合口对侧空肠壁
    E. 胃与空肠联合溃疡

20. 胃底食管静脉曲张破裂出血的止血选择
    A. 三腔两囊管压迫   B. 肝叶切除术
    C. 洛赛克静脉点滴   D. 胃大部切除
    E. 高选择性迷走神经切断

21. 胃大部切除术后吻合口排空障碍最常见的原因
    A. 吻合口水肿
    B. 吻合口开口过小
    C. 胃肠壁翻入过多
    D. 空肠逆行套叠堵塞吻合口
    E. 功能性梗阻

22. 胃大部切除术后并发症中，哪项切忌再次手术
    A. 急性完全性输入袢梗阻
    B. 胃肠吻合口破裂
    C. 胃吻合口排空障碍
    D. 十二指肠残端破裂
    E. 输出袢梗阻

23. 胃、十二指肠溃疡病，下列哪种情况不需外科手术治疗
    A. 胃、十二指肠瘢痕性幽门梗阻
    B. 胃、十二指肠溃疡急性穿孔，腹腔污染严重
    C. 溃疡恶变
    D. 36 岁的男性病人，因十二指肠溃疡引起严重腹痛
    E. 复合溃疡，经正规内科治疗无效

24. 胃幽门部幽门括约肌的组成
    A. 由胃壁肌层外层的斜行肌增厚组成
    B. 由胃壁肌层中层的环行肌增厚组成
    C. 由胃壁肌层内层的斜行肌增厚组成
    D. 由胃壁肌层内层的斜行肌及中层的环行肌增厚组成
    E. 由胃壁肌层内层的斜行肌及外层的纵行肌增厚组成

25. 下列有关胃肠道类癌的叙述中，哪一项是不恰当的
    A. 胃肠道类癌的良恶性不取决于细胞的形态，而是以有无转移作为判断标准
    B. 阑尾类癌很少发生转移，常无临床症状
    C. 胃肠道类癌可转移至肠系膜淋巴结及肝脏
    D. 类癌综合征的发生与原发肿瘤大小有关
    E. 类癌是一种 APUD 瘤

26. 幽门梗阻患者，手术治疗解除梗阻，错误的是
    A. 皆采用胃大部切除术
    B. 对年老体弱患者行胃空肠吻合术
    C. 对胃酸低的患者行胃空肠吻合术
    D. 一般采用胃大部切除术
    E. 对青年患者可行迷走神经切断加胃引流术

27. 有关胃癌扩散转移途径，哪项是不正确的
    A. 可血行转移到肝脏
    B. 可转移到脐周淋巴结
    C. 可转移到左侧锁骨上淋巴结
    D. 可种植到盆底
    E. 不会转移到卵巢

28. 正常情况下，胃内钡剂的排空时间为
    A. 6 小时   B. 4 小时
    C. <2 小时   D. 16 小时
    E. 24 小时

29. 胃大部切除术，行胃空肠吻合，吻合口大小宜为
    A. 1～2cm   B. 2～3cm
    C. 3～4cm   D. 4～5cm
    E. 5～6cm

30. 消化道穿孔的临床特点中不包括哪一项
    A. 突然剧烈腹痛，呕吐
    B. 必有胃、十二指肠溃疡病史
    C. 板样腹，压痛、反跳痛、肌紧张
    D. 肠鸣音减弱或消失
    E. 多数患者立位 X 线检查可见膈下游离气体

31. 放置三腔两囊管时为防止食管下段或胃底黏膜因受压时间太长而发生溃疡坏死，甚至穿孔，应定时放松气囊，一般间隔时间应为
    A. 每隔 4 小时   B. 每隔 8 小时
    C. 每隔 12 小时   D. 每隔 9 小时
    E. 每隔 24 小时

32. 外科治疗消化性溃疡的目的是

    A. 防治消化道出血   B. 去除溃疡病灶

    C. 防止溃疡发生恶变   D. 彻底治愈溃疡

    E. 治愈溃疡，消除症状，防止复发

33. 残胃癌多发生在距离第一次手术约

    A. 小于 5 年   B. 5～10 年

    C. 10～15 年   D. 15～20 年

    E. 20～25 年

34. 对胃酸低，全身情况差的老年人，诊断为瘢痕性幽门梗阻，应采取的治疗方式是

    A. 输血，输液，加强营养

    B. 迷走神经切断术

    C. 迷走神经切断术加幽门成形术

    D. 胃空肠吻合术

    E. 高选择性迷走神经切断术

35. 胃溃疡的类型中，最多见的是

    A. 小弯溃疡   B. 高位溃疡

    C. 后壁溃疡   D. 复合溃疡

    E. 幽门前溃疡

36. 胃、十二指肠溃疡穿孔最重要的临床表现是

    A. 恶心、呕吐   B. 突发的剧烈腹痛

    C. 腹式呼吸减弱   D. 肠鸣音消失

    E. 发热

37. 胃大部切除术后并发症中，哪项切忌再次手术

    A. 十二指肠残端破裂

    B. 胃肠吻合口破裂

    C. 胃吻合口排空障碍

    D. 急性完全性输入袢梗阻

    E. 输出袢梗阻

38. 恶性度较高的胃癌发生跳跃式转移，最常见的部位是

    A. 腹腔淋巴结

    B. 腹主动脉旁淋巴结

    C. 左侧锁骨上淋巴结

    D. 脾门淋巴结

    E. 肝十二指肠韧带淋巴结

39. 胃癌患者出现以下哪一项临床表现应考虑发生了远处转移

    A. 贫血   B. 腹水

    C. 上腹部触及肿块   D. 消瘦

    E. 直肠指诊触及盆腔肿块

40. 胃窦部癌，6cm×4cm×4cm 大小，已累及浆膜层，CT 检查左肝外叶有 3cm 大小转移灶，胰腺正常，此病人的治疗最应选择

    A. 已无法手术，行全身化学疗法

    B. 根治性胃大部切除术

    C. 根治性胃大部切除＋左肝动脉栓塞术

    D. 根治性胃大部切除＋左肝外叶切除术

    E. 胃空肠吻合术

41. 有关胃、十二指肠溃疡出血的手术指征，以下哪种情况是错误的

    A. 出血甚剧，短期出现休克

    B. 不久前曾发生过大出血

    C. 正在进行药物治疗中出现大出血

    D. 60 岁以上老年人

    E. 十二指肠溃疡出血，上腹痛剧者

42. 溃疡型胃癌与胃溃疡的鉴别中以下哪一项是最正确的

    A. 胃癌病人病史较溃疡病长

    B. 胃癌病人粪便隐血阳性较胃溃疡持续

    C. 胃癌病人胃酸较胃溃疡者明显低

    D. 胃癌病人食欲一般较胃溃疡者好

    E. 胃癌病人钡餐造影龛影一般较溃疡病人深

43. 胃溃疡最少见的并发症是

    A. 癌变   B. 呕血

    C. 幽门梗阻   D. 穿孔

    E. 黑便

44. 十二指肠球部前壁溃疡最常发生的并发症是

    A. 穿孔   B. 幽门梗阻

    C. 胆囊炎   D. 胰腺炎

    E. 出血

45. 胃的区域淋巴结分为

    A. 3 站 16 组   B. 3 站 12 组

    C. 3 站 9 组   D. 2 站 16 组

    E. 2 站 12 组

46. 胃癌致幽门梗阻最突出的临床表现是

    A. 呕吐   B. 腹胀

    C. 消瘦   D. 贫血

    E. 脱水

47. 胃癌最主要的转移途径是

    A. 直接蔓延   B. 淋巴转移

    C. 血行转移   D. 腹腔内种植

    E. 医源性转移

48. 胃大部分切除患者出现贫血，其主要原因是

    A. HCl 减少   B. 黏液减少

    C. 内因子减少   D. HCO_3^- 减少

    E. 胃蛋白酶活性减弱

49. 残胃癌发生在胃良性病变施行胃大部切除术后至少

    A. 1 年   B. 2 年

    C. 3 年   D. 4 年

E. 5 年

50. 胃、十二指肠溃疡外科手术的绝对适应证是
  A. 溃疡病穿孔
  B. 应激性溃疡
  C. 瘢痕性幽门梗阻
  D. 胃后壁溃疡
  E. 溃疡病出血

51. 胃大部切除术后出现贫血主要是由于减少了
  A. 主细胞
  B. 壁细胞
  C. 黏液细胞
  D. G 细胞
  E. 嗜银细胞

52. 溃疡病外科治疗的理论基础最终在于
  A. 消除分泌胃蛋白酶原的主细胞
  E. 消除分泌胃酸的壁细胞
  C. 消除分泌胃泌素的 G 细胞
  D. 切除溃疡病灶
  E. 阻断神经和体液对胃酸的调节

53. 下列情况中，不能行胃癌根治手术的是
  A. 子宫直肠窝转移
  B. 肝十二指肠韧带内淋巴结转移
  C. 脾门部淋巴结转移
  D. 癌组织浸润胰尾部时
  E. 癌组织浸润横结肠时

54. 胃肠癌病人
  A. 血酸性磷酸酶升高
  B. 血酸性糖蛋白升高
  C. 血 CEA 升高
  D. 血 AFP 升高
  E. 血 VCA – IgA 抗体升高

55. 十二指肠大乳头位于十二指肠
  A. 水平部前壁
  B. 升部前壁
  C. 降部后内侧壁
  D. 降部后外侧壁
  E. 水平部后壁

56. 哪项是毕 I 式胃大部切除术的优点
  A. 适用于各种情况的胃、十二指肠溃疡
  3. 吻合口张力较小
  C. 即使十二指肠溃疡未能切除，术后也能愈合
  D. 术后胃肠道功能紊乱较少
  E. 术后溃疡复发率较低

57. 胃大部切除术后早期并发症是
  A. 吻合口溃疡
  B. 胃排空延迟
  C. 贫血
  D. 碱性反流性胃炎
  E. 残胃癌

58. 符合十二指肠球后溃疡的临床特征的是
  A. 多发生在十二指肠球部后壁
  B. 易导致幽门梗阻
  C. 易并发出血
  D. 易发生癌变

E. 临床症状多不明显

59. 胃癌淋巴结转移的常见部位是
  A. 右锁骨上
  B. 左锁骨上
  C. 右颈部
  D. 左颈部
  E. 左颌下

60. 胃酸分泌增多较明显的疾病是
  A. 慢性浅表性胃炎
  B. 十二指肠溃疡
  C. 慢性萎缩性胃炎
  D. 反流性食管炎
  E. 胃溃疡

61. 消化性溃疡并发急性肠穿孔时，不可能出现
  A. 板状腹
  B. 全腹压痛，反跳痛
  C. 肝浊音界扩大
  D. 肠鸣音减弱或消失
  E. 膈下游离气体

62. 诊断消化性溃疡并发幽门梗阻最有价值的临床表现是
  A. 进餐后上腹部饱胀不适
  B. 呕吐物量大
  C. 呕吐物内含大量宿食
  D. 呕吐物内无胆汁
  E. 呕吐后症状可暂时缓解

63. 诊断消化性溃疡急性穿孔最有价值的临床表现是
  A. 溃疡病史
  B. 严重上腹部疼痛
  C. 腹胀，尿少
  D. 上腹部疼痛
  E. 肝浊音区消失

64. 十二指肠溃疡的典型症状是
  A. 进食后呕吐
  B. 疼痛与进食脂肪有关
  C. 进食后疼痛可缓解
  D. 左上腹部钝痛
  E. 右上腹痉挛性疼痛

65. 消化性溃疡最主要的症状是
  A. 嗳气反酸
  B. 恶心呕吐
  C. 节律性上腹痛
  D. 无规律性上腹部痛
  E. 粪便黑色

66. 溃疡病行胃大部切除的绝对手术适应证是
  A. 单纯穿孔
  B. 第一次出血
  C. 疤痕性幽门梗阻
  D. 胰源性溃疡
  E. 反复门诊治疗无效的溃疡

67. 大多数可以经非手术治疗的是
  A. 瘢痕性幽门梗阻
  B. 胃、十二指肠溃疡大出血
  C. 胃、十二指肠溃疡急性穿孔
  D. 十二指肠溃疡并球部变形
  E. 穿透性十二指肠溃疡

68. 溃疡病活动期患者不宜服用

A. 胶体铋　　　　　　　B. 前列腺素制剂

C. 痢特灵　　　　　　　D. 硫糖铝

E. 布洛芬

69. 有关胃良性溃疡和恶性溃疡的鉴别中，正确的是

A. 良性溃疡粪便潜血持续阳性

B. 恶性溃疡胃酸正常或升高

C. 胃肠钡餐检查良性溃疡位于胃腔轮廓之内

D. 恶性溃疡多见于青中年患者

E. 恶性溃疡组织僵硬，质脆，易出血

70. 关于胃溃疡的叙述错误的是

A. 多发生于慢性萎缩性胃炎病人

B. 好发胃体大弯侧

C. 与口服非甾体抗炎药有密切关系

D. 根除幽门螺杆菌可降低复发率

E. 可发生癌变

71. 胃、十二指肠溃疡手术适应证不包括

A. 溃疡反复发作，病史较长

B. 溃疡急性穿孔、大出血

C. 溃疡面积较大，但内科治疗可以控制，为预防并发症应行手术治疗

D. 机械性幽门梗阻

E. 溃疡有恶变可能

72. 胃、十二指肠溃疡穿孔最重要的临床表现是

A. 发热　　　　　　　　B. 肠鸣音消失

C. 腹式呼吸减弱　　　　D. 突发的剧烈腹痛

E. 恶心、呕吐

73. 胃溃疡患者出现呕血症状，则短时间内出血量达

A. 30ml　　　　　　　　B. 50ml

C. 70ml　　　　　　　　D. 100ml～200ml

E. 250ml～300ml

74. 提高早期胃癌诊断率的三项关键性手段是

A. 纤维胃镜检查，胃液细胞学检查，X线钡餐检查

B. 纤维胃镜检查，胃液酸碱度检查，X线钡餐检查

C. 胃液细胞学检查，粪便隐血试验，X线钡餐检查

D. 胃液细胞学检查，粪便隐血试验，纤维胃镜检查

E. 纤维胃镜检查，粪便隐血试验，X线钡餐检查

75. 关于术后急性胃扩张，错误的说法是

A. 一经确诊，尽早手术治疗能减少其引起的并发症，改善预后

B. 保守治疗时应行胃肠减压

C. 保守治疗期间应多变换卧位姿势，尽量采用俯卧位

D. 静脉补液应根据出入量及血生化结果

E. 胃管清洗胃腔注意不要过快过量

76. Billroth I 式吻合术的优点不包括

A. 方法简单，符合生理

B. 对难以切除的十二指肠溃疡可行 Bancroft 溃疡旷置术

C. 减少了胆汁、胰液反流

D. 减少了残胃癌发生率

E. 减少了术后胆囊炎发病率

77. 治疗十二指肠血管压迫综合征最有效的手术方式为

A. 胃部分切除术

B. 胃空肠吻合术

C. 肠系膜上动脉处切断十二指肠并重新吻合于动脉前

D. 切断十二指肠空肠悬韧带

E. 十二指肠空肠吻合术

78. 下列疾病中，最不易和胃、十二指肠溃疡穿孔鉴别的是

A. 急性阑尾炎　　　　　B. 急性胰腺炎

C. 急性胆囊炎　　　　　D. 急性输卵管炎

E. 胃癌穿孔

【A2 型题】

1. 男，45 岁，上腹部间断性疼痛 5 年，胃镜检查诊断为慢性萎缩性胃炎，有重度不典型增生。最恰当的治疗为

A. 手术治疗　　　　　　B. 甲氰咪胍

C. 多潘立酮　　　　　　D. 甲硝唑 + 法莫替丁

E. 奥美拉唑

2. 男，35 岁，因十二指肠球部溃疡行胃大部切除术后 6 年，出现上腹部不适、反酸。可以除外下列哪项诊断

A. 溃疡复发　　　　　　B. 反流性胃炎

C. 应激性溃疡　　　　　D. 残胃慢性胃炎

E. 残胃癌

3. 男，32 岁，有十二指肠球部溃疡病史多年。近期疼痛加重，今晨突然晕倒急诊就诊。体检：血压 9.6/6.5kPa，脉搏 130 次/分。应首选下列哪项治疗措施

A. 胃镜检查　　　　　　B. 静脉应用止血药

C. 冰盐水洗胃　　　　　D. 口服去甲肾上腺素

E. 补充血容量

4. 女，48 岁，手术发现胃窦癌 3cm×2cm，周围无明显转移。手术切缘距肿瘤的距离应为

A. 肿瘤远端切除范围 5cm，近端距肿瘤边缘 5cm

B. 肿瘤远端切除范围 2cm，近端距肿瘤边缘 5cm

C. 肿瘤远端切除范围 2cm，近端距肿瘤边缘 6cm

D. 切除幽门远侧 3cm，近端切缘距肿瘤边缘 3cm

E. 切除幽门远侧 3cm，近端切缘距肿瘤边缘至少 5cm 以上

5. 女，45 岁，有十二指肠球部溃疡病史 5 年，近半月来上腹胀，间断呕吐。查体：上腹部膨隆，有振水音。宜选择下列哪项治疗

　　A. 补液，洗胃

　　E. 补液，胃肠减压，留观

　　C. 急诊胃大部切除

　　D. 胃肠减压，补液，洗胃，择期行胃大部切除术

　　E. 胃肠减压，补液，洗胃，择期胃空肠吻合术

6. 女，40 岁，十二指肠球部溃疡多年。近 2 个月来，进食后上腹胀满，呕吐，吐宿食。查体：消瘦，脱水征，上腹稍膨隆，偶见胃型，有振水音。治疗应首先选择

　　A. 急诊胃大部切除术

　　B. 胃肠减压，补液，温盐水洗胃后行胃大部切除术

　　C. 使用抗酸，解痉药治疗

　　D. 选择性迷走神经切除 + 幽门成形术

　　E. 补液，洗胃继续观察

7. 男，68 岁，上腹不适腹胀 1 个月。胃镜检查为胃癌。术中检查发现胃窦部 5cm × 5cm × 6cm 肿块，与胰腺浸润固定。肝脏左外叶可及单个转移结节。恰当的处理为

　　A. 胃癌根治术加左肝外叶切除

　　B. 胃癌扩大根治术

　　C. 肿瘤局部切除

　　D. 关腹后化疗

　　E. 胃空肠吻合后化疗

8. 男，52 岁，5 小时前右上腹部挤压伤。查体：中上腹及背部压痛。尿常规检查正常。X 线检查：脊柱正常，膈下未见游离气体，腹膜后有少量积气。可能的诊断为

　　A. 小肠损伤、穿孔　　　B. 十二指肠穿孔

　　C. 胃挫伤　　　　　　　D. 胆道损伤

　　E. 横结肠损伤、穿孔

9. 男，51 岁，上腹部隐痛不适 1 年，近 2 个月来加剧。入院查体：腹平坦，上腹有轻压痛，未触及肿物。大便潜血试验（＋）。上消化道造影检查显示胃窦部小弯侧黏膜纹理紊乱，胃壁僵硬，未见明显充盈缺损。该患者首先应考虑

　　A. 慢性窦炎　　　　　　B. 胃溃疡

　　C. 胃癌　　　　　　　　D. 胃黏膜脱垂

　　E. 萎缩性胃炎

10. 男，50 岁，上腹隐痛 10 余年，5 年前上消化道造影示胃溃疡，近 1 个月疼痛规律性发生改变。最有价值的检查是

　　　A. 生化和免疫学检查　　B. 胃液酸度测定

　　　C. 复查上消化道造影　　D. 四环素荧光试验

　　E. 纤维胃镜及活检

11. 男，42 岁，因门静脉高压症食管胃底静脉曲张出血行脾切除、贲门周围血管离断术后 1 年，排黑便 2 日，3 次/天，每次约 200ml。血红蛋白 80g/L，血压 12/8kPa（90/60mmHg）。应首先考虑做何种检查

　　A. 先止血待病人情况好转后再做胃镜检查

　　B. 急诊胃镜检查

　　C. 急诊胃肠钡餐检查

　　D. 选择性动脉造影检查

　　E. 经皮肝穿刺行门静脉造影，冠状静脉栓塞治疗

12. 男，42 岁，上腹部不适 3 年。胃镜检查为胃窦癌。术中探查为胃窦癌，约 4cm × 4cm，可活动，左肝外叶有一转移结节约 2cm。最恰当的手术方法

　　A. 胃、空肠吻合术

　　B. 不做任何处理，关腹

　　C. 姑息性胃大部切除，腹腔放置化疗药物

　　D. 姑息性胃大部切除，胃网膜行动脉置管化疗

　　E. 姑息性胃大部切除，左肝外叶局部切除

13. 男，39 岁，行毕 II 式胃大部切除术（输入段对小弯侧术式）后 2 周，出现上腹部胀痛的症状，多出现在进食后半小时左右，伴有恶心和呕吐，呕吐物为胆汁样液体，不含食物；吐后症状明显减轻。查体：患者消瘦，轻度脱水表现，上腹部轻压痛，未闻及振水音。引起上述症状最可能的原因是

　　A. 吻合口梗阻　　　　　B. 输出袢梗阻

　　C. 输入袢梗阻　　　　　D. 倾倒综合征

　　E. 输入段综合征

14. 男，38 岁，因胃溃疡行毕 II 式胃大部切除术后第 3 天，突感右上腹剧烈疼痛。查体：右上腹压痛（＋），全腹肌紧张。最可能的诊断

　　A. 急性胆囊炎　　　　　B. 急性胰腺炎

　　C. 胃肠吻合口破裂　　　D. 十二指肠残端破裂

　　B. 腹内疝形成

15. 男，26 岁，突然腹部剧痛、不能直腰，于发作后 30 分钟来诊。查体：BP 110/80mmHg，P 100 次/分，痛苦面容。全腹压痛、反跳痛和肌紧张，以剑突下为著，肝浊音界位于右锁骨中线第 6 肋间，肠鸣音消失。血 Hb 91g/L，WBC $7.0 × 10^9$/L，尿淀粉酶 128U/L。进一步有意义的首选检查方法是

　　A. 腹部 CT　　　　　　　B. 腹立位平片

　　C. 腹部 B 超　　　　　　D. 腹腔灌洗

　　E. 生化检查

16. 8 个月男婴，阵发性哭啼、呕吐，烦躁不安 48 小时，36 小时前排鲜红色便 30ml 后未再解大便。查体：体温 39℃，脉搏 130 次/分，右中上腹部压痛、反跳痛、

肌紧张，可扪及 **4cm × 2cm** 大小肿物。其治疗方案应是

    A. 胃肠减压，氧气驱虫

    B. 胃肠减压，胃管注入植物油 60ml

    C. 空气灌肠复位

    D. 盐水灌肠，注射解痉药物

    E. 剖腹探查

17. **62 岁男性**，患胃溃疡多年。近年来上腹痛发作频繁，逐渐无规律，伴体重减轻、营养不良。胃钡餐透视见有龛影。该病人最需要进行的检查为

    A. 腹部 B 超　　　　　　B. 胃酸测定

    C. 胃镜和细胞学检查　　　D. 粪便潜血实验

    E. ERCP

18. **男性，35 岁**，间断上腹部疼痛伴反酸，剑突下烧灼感半年余，夜间及空腹时明显，进食后可缓解。突发恶心、呕吐 12 小时，呕吐物为咖啡渣样物，伴黑便。查体：轻度贫血貌，上腹部轻压痛，余检查（－）。腹平片未见异常，考虑最可能的诊断为

    A. 消化性溃疡出血

    B. 胃癌出血

    C. 食管静脉曲张破裂出血

    D. 胆道出血

    E. 应激性溃疡出血

19. **男性，43 岁**，上腹部疼痛 10 余天，近日加重，内镜和钡餐透视证实为十二指肠后壁溃疡，行手术治疗的恰当术式应是

    A. 胃肠吻合术

    B. 毕Ⅰ式胃大部切除术

    C. 毕Ⅱ式胃大部切除术

    D. 幽门成形术

    E. 溃疡切除术

20. **男性，34 岁**，有溃疡病史多年，近来反复出现夜间呕吐，呕吐物量大，呈酸臭味，无胆汁，吐后腹胀减轻。最可能的诊断是

    A. 急性胃扩张　　　　　　B. 十二指肠淤滞症

    C. 幽门梗阻　　　　　　　D. 胃窦癌

    E. 十二指肠球部溃疡

21. **男性，30 岁**，上腹疼痛伴反酸 3 年，昨日始呕血，黑便总量约 400ml。最大可能的出血原因是

    A. 食管胃底静脉曲张破裂出血

    B. 胃、十二指肠溃疡出血

    C. 胆道出血

    D. 胃癌出血

    E. 应激性溃疡出血

22. **女性，40 岁**，患十二指肠球部溃疡多年。近 2 个月来，进食后上腹胀满，呕吐，吐宿食。查体：消瘦，脱水征，上腹稍膨隆，偶见胃型，有振水音。治疗应首先选择

    A. 使用抗酸，解痉药治疗

    B. 胃肠减压，补液，温盐水洗胃后行胃大部切除术

    C. 急诊胃大部切除术

    D. 选择性迷走神经切除＋幽门成形术

    E. 补液，洗胃继续观察

23. **男性，28 岁**，无明显诱因突发呕血 6 小时，呈暗红色，量约 400ml。既往无肝炎病史。查体：生命体征平稳，上腹部轻压痛。血红蛋白 **100g/L**。最有助于诊断的急诊检查方法为

    A. 上消化道造影　　　　　B. 血管造影

    C. 腹部 B 超　　　　　　D. 胃镜

    E. 腹部 CT

24. **男性，45 岁**，呕血伴黑便 3 天，2 年前曾诊断为胃溃疡，一直接受药物治疗。胃镜检查结果提示胃窦部溃疡，直径约 **2cm**。此患者的最佳治疗方案为

    A. 继续加强内科药物保守治疗，等待溃疡愈合

    B. 胃镜下硬化剂及止血药物注射治疗

    C. 毕Ⅰ式胃大部切除术

    D. 毕Ⅱ式胃大部切除术

    E. 全胃切除术

25. **男性，48 岁**，既往无胃病史，半年来自觉乏力，食欲减退，间断出现黑便，无呕血，体重下降约 **10kg**。查体：上腹部膨隆，轻压痛，肝脾未触及，移动性浊音（－）。大便潜血（＋）。此患者首先怀疑诊断为

    A. 食管静脉曲张破裂出血

    B. 胃癌

    C. 慢性萎缩性胃炎

    D. 应激性溃疡出血

    E. 消化性溃疡出血

26. **男性，7 岁**，发热 1 天余，开始体温达 **39℃**。随后出现右下腹痛，腹泻 3～4 次／日。查体：脐周压痛，腹软，反跳痛阴性。首先考虑

    A. 节段性肠炎　　　　　　B. 急性痢疾

    C. 急性肠炎　　　　　　　D. 肠系膜淋巴结炎

    E. 急性阑尾炎

27. **男性，61 岁**，上腹痛半年，疼痛无规律，服泰胃美（西咪替丁）无效，3 天前排黑便一次。半年来体重下降 **6kg**。为确诊应首选何种检查方法

    A. 上消化道造影　　　　　B. 胃镜

    C. CT　　　　　　　　　D. B 超

    E. 便潜血试验

28. **男性，75 岁**，胃癌根治术后 7 天，剧烈咳嗽时，突然

出现切口疼痛，并流出少量淡红色液体。病人最可能是出现了

A. 切口内癌细胞种植   B. 切口感染

C. 切口裂开   D. 切口血肿

E. 切口脂肪液化

29. 男，55 岁，胃溃疡病史 5 年。近 1 个月来症状加重，2 小时前餐后突发上腹部剧痛，并扩散至全腹。诊断为胃溃疡穿孔。最佳的治疗方法是

A. 非手术治疗   B. 穿孔修补术

C. 全胃切除术   D. 胃大部切除术

E. 穿孔修补加选择性迷走神经切断术

30. 男性，68 岁，无规律上腹饱胀及轻度隐痛 3 个月，疼痛最长可持续 3~4 小时，餐后明显。无呕吐、发热、黄疸等。查体：上腹部压痛，Murphy 征阴性。否认高血压、心脏病史。首选的检查是

A. 心电图   B. 腹部 CT

C. 胃镜   D. 腹部 X 线平片

E. 结肠镜

31. 女性，35 岁，2 年来均于 10 月底发生上腹痛。近 1 周来又出现类似症状，表现为空腹及夜间痛，进食可缓解，伴反酸、嗳气。最可能的诊断是

A. 胃溃疡   B. 十二指肠溃疡

C. 胃癌   D. 慢性胆囊炎

E. 慢性胰腺炎

32. 女性，40 岁，反复呕吐 2 天，因消化性溃疡致幽门梗阻入院，测得血钾为 3.2mmol/L，血钠为 130mmol/L，血氯为 70mmol/L。最可能的情况是

A. 低钾、高钠、低氯、碱中毒

B. 低钾、低钠、低氯、酸中毒

C. 低钾、低钠、高氯、碱中毒

D. 低钾、低钠、低氯、碱中毒

E. 低钾、高钠、高氯、酸中毒

33. 男，50 岁，胃窦癌行根治性胃大部切除术后 2 年，因上腹疼痛不适，进食后饱胀，消瘦、贫血入院。钡餐检查：胃空肠吻合口处有充盈缺损和狭窄。最可能的诊断是

A. 残胃癌   B. 胃癌复发

C. 碱性反流性胃炎   D. 吻合口消化性溃疡

E. 吻合口炎症水肿

34. 男，56 岁，反复上腹痛 10 余年，加重 3 个月，伴乏力。查体：结膜苍白，上腹部轻压痛。下列检查中，对明确诊断及指导治疗最有价值的是

A. X 线上消化道造影   B. 胃镜及活检

C. 腹部 B 型超声   D. 腹部 CT

E. 血清肿瘤标志物

35. 女，31 岁，2 年前因胃出血行胃大部切除术。近 1 年半来头晕、乏力，面色逐渐苍白，平时月经量稍多。检查：Hb 76g/L，RBC 3.1×10^{12}/L，WBC 5.3×10^9/L，网织红细胞 0.015。在进行体格检查时，不可能出现的体征是

A. 皮肤干燥，毛发干燥易脱落

B. 行走不稳，深感觉减退

C. 口腔炎，舌乳头萎缩

D. 指甲变脆、变平或呈"匙状甲"

E. 心尖部收缩期吹风样杂音

36. 男，36 岁，患十二指肠溃疡 3 年。运动后头晕、出冷汗，吐鲜血数口。查体：呼吸浅促，脉搏细速，血压降为 80/60mmHg。估计其出血量至少大于

A. 200ml   B. 300ml

C. 500ml   D. 600ml

E. 800ml

37. 一男性患者 40 岁，6 小时前发生十二指肠壶腹（球部）溃疡前壁穿孔。以下症状及体征中，不应出现的是

A. 全腹压痛及肌紧张

B. 肠鸣音亢进

C. 肝浊音界消失

D. 呼吸浅快，腹肌呈板样

E. 发热及白细胞计数上升

38. 男，52 岁，上腹部疼痛反复发作 5 年，近 7 天出现腹胀、呕吐。经 X 线钡餐检查诊断十二指肠溃疡伴幽门梗阻。最适宜的手术方式是

A. 毕 I 式胃大部切除术

B. 毕 II 式胃大部切除术

C. 胃空肠吻合术

D. 迷走神经干切断术

E. 选择性胃迷走神经切断术

39. 男性，25 岁，因十二指肠溃疡急性穿孔行胃大部切除术，术后顺利恢复进食。第 8 天，在进半流食鸡蛋时，突然出现频繁呕吐。下列治疗中，错误的是

A. 禁食、胃肠减压   B. 输液

C. 应用糖皮质激素   D. 肌注新斯的明

E. 紧急手术治疗

40. 男性，58 岁，进餐后突发性上腹刀割样剧痛 2 小时。全腹压痛，板状腹，肝浊音界及肠鸣音消失。X 线显示膈下新月形游离气体。既往有胃溃疡史 25 年。下列治疗中，最佳的手术方式是

A. 胃大部切除术

B. 大网膜覆盖、穿孔缝合术

C. 迷走神经切断加胃窦切除术

D. 高选择性迷走神经切断术

E. 缝合穿孔后行迷走神经切断加胃空肠吻合术

41. 女，34 岁，上腹部疼痛 3 天，右下腹疼痛 12 小时，体温 37.8℃。既往有溃疡病史。拟诊急性阑尾炎行手术探查。术中发现右髂窝内有较多淡黄色浑浊液体，阑尾外观无异常。应考虑的原发病为

A. 急性盆腔炎

B. 原发性腹膜炎

C. 单纯性阑尾炎

D. 右侧输尿管结石伴感染

E. 十二指肠壶腹部（球部）溃疡穿孔

42. 男，30 岁，突发上腹剧痛 3 小时，怀疑消化道溃疡穿孔，无休克表现。为进一步明确诊断，首选的检查方法是

A. 腹腔诊断性穿刺　　　　B. 立位腹部 X 线平片

C. CT 检查　　　　　　　D. B 超检查

E. X 线胃肠钡餐检查

43. 男性，40 岁，顽固性十二指肠溃疡病史 2 年，拟行手术治疗。该病人可选择的手术方式不包括

A. 毕 I 式胃大部切除术

B. 毕 II 式胃大部切除术

C. 迷走神经干切断术

D. 选择性迷走神经切断术

E. 高选择性迷走神经切断术

44. 女性，32 岁，阵发性上腹痛 2 年，夜间加重，疼痛有季节性，冬季明显，有反酸。为进一步确诊，首选的检查方法是

A. X 线钡餐检查　　　　　B. CT 检查

C. 胃液细胞学检查　　　　D. 胃液分析

E. B 超

45. 男，65 岁，上腹部无规律性隐痛 2 个月，因饮酒后呕吐咖啡样物 150ml，柏油便 300ml 来诊，无肝病史。查体：血压 90/60mmHg，脉搏 100 次/分，上腹部轻度压痛，肝、脾肋下未触及。血红蛋白 90g/L。其止血措施最好选择

A. 维生素 K_1 静滴　　　B. 奥美拉唑静注

C. 6 - 氨基己酸静滴　　　D. 三腔两囊管压迫

E. 垂体后叶素静滴

46. 男，25 岁，反复上腹部疼痛 5 年，反酸、嗳气。最具诊断意义的检查项目是

A. 腹部 B 超　　　　　　B. 消化道钡餐

C. 胃镜检查　　　　　　D. 大便隐血试验

E. 胃液分析

47. 男，38 岁，上腹疼痛 6 年，餐前痛，伴反酸。近日疼痛加重，且呈持续性并向腰背部放射，有时低热。胃肠钡餐示：十二指肠球部变形。血白细胞 11 × 10^9/L，中性粒细胞百分比 0.780。诊断首先考虑为

A. 慢性胃炎

B. 胃溃疡

C. 胃癌

D. 十二指肠穿透性溃疡

E. 胃黏膜脱垂

48. 男，56 岁，突发性右侧肢体无力，伴头痛、呕吐，排黑便 2 次。有高血压和糖尿病史 5 年。黑便原因很可能是

A. 食管癌　　　　　　　B. 胃癌

C. 胃溃疡　　　　　　　D. 急性胃黏膜病变

E. 食管胃底静脉曲张破裂出血

49. 男性，50 岁，胃溃疡病史 25 年，饭后突发上腹剧痛 1 小时。为进一步明确诊断，首选的检查方法是

A. 腹腔诊断性穿刺　　　　B. 立位腹部 X 线平片

C. CT 检查　　　　　　　D. B 超检查

E. X 线胃肠钡餐检查

50. 男性，23 岁，上腹痛 2 年，常空腹及夜间发生，进食后可缓解。半小时前餐后突感上腹部持续性剧痛。查体：腹式呼吸消失，上腹肌紧张，有压痛、反跳痛，肝浊音界消失，肠鸣音消失。考虑最可能的诊断是

A. 急性肠梗阻　　　　　　B. 急性胆囊炎

C. 急性胰腺炎　　　　　　D. 十二指肠溃疡穿孔

E. 胃溃疡穿孔

51. 女性，75 岁，因进食后腹胀，伴呕吐 2 个月，呕吐物为胃内容，含血液，无胆汁。入院诊断为胃癌。查体发现锁骨上淋巴结肿大，活检病理证实为锁骨上淋巴结转移。该病人应采取的治疗措施是

A. 营养支持以提高其生存质量

B. 标准胃癌根治以充分切除原发癌灶

C. 扩大根治以充分切除原发癌

D. 化疗

E. 姑息手术以减轻癌负荷，解除病人症状

52. 女性，33 岁，查体时钡餐发现胃内息肉样肿块。胃镜示幽门有 3 处直径分别约 3cm、3cm、1.5cm 多发肿块。病理检查为胃平滑肌瘤。适宜选择的治疗是

A. 无需治疗，观察随访

B. 内镜下肌瘤切除术

C. 远侧胃部分切除术

D. 全胃切除术

E. 全胃切除加淋巴结清扫术

53. 患者，女性，18 岁，反复呕吐 2 个月余，常于餐后 2 小时出现，呕吐物为含胆汁的胃内容物，常有上腹饱

胀感伴腹痛；体位改变可以减轻症状。诊断为十二指肠血管压迫综合征。关于其影像学 X 线钡餐检查，不可能出现的是

A. 近端十二指肠扩张、拉长或有胃扩张

B. 有明显的十二指肠逆蠕动，甚至逆流入胃

C. 孤立胀大的肠袢，位置固定，不随时间而改变

D. 远端十二指肠通过延迟，在 2～4 小时内不能从十二指肠排空

E. 钡剂在十二指肠横部远侧脊柱中线处中断，呈整齐的斜行切迹

54. 女性，38 岁，有胃溃疡、胆囊炎病史 6 年。晚饭后，突发上腹绞痛，并迅速蔓延至全腹。查体：强迫半坐位，全腹压痛、反跳痛，板状腹。最可能的诊断是

A. 急性化脓性胆囊炎　　　B. 胆囊穿孔

C. 急性胆管炎　　　D. 胃穿孔

E. 急性重症胰腺炎

55. 女性，54 岁，因胃癌行根治术。术后病理示癌肿为隆起型，深及黏膜下层，直径约 5cm，淋巴结转移为 N_2。该病人属于

A. 早期胃癌（Ⅰ型）

B. 早期胃癌（Ⅱ型）

C. 进展期胃癌（Ⅰ型）

D. 进展期胃癌（Ⅱ型）

E. 进展期胃癌（Ⅲ型）

56. 男性，47 岁，胃大部切除手术后第 3 天拔出胃引流管后进食流质饮食，饱食后出现溢出性呕吐，量逐渐加大。查体：腹膨隆，闻及振水音，肠鸣音减弱。最可能的诊断为

A. 急性胃扩张　　　B. 急性输入袢梗阻

C. 吻合口梗阻　　　D. 十二指肠残端破裂

E. 吻合口瘘

57. 男性，72 岁，食后呕吐，全身情况差。检查提示瘢痕性幽门梗阻。该病例宜采取的处理措施是

A. 迷走神经切断术

B. 胃次全切除术

C. 胃空肠吻合术

D. 加强营养，改善全身情况

E. 迷走神经切断加幽门成形术

58. 男性，45 岁，1 个月前因胃溃疡行胃大部切除术，近 1 周内出现进食后头晕、出汗、面色苍白，同时伴腹泻。其最可能出现的情况是

A. 碱性反流性胃炎　　　B. 低血糖综合征

C. 倾倒综合征　　　D. 吻合口溃疡

E. 残胃癌

59. 女性，48 岁，胃大部切除术后第 7 天由流质饮食改为

半流质饮食，进食后出现上腹部膨胀感和溢出性呕吐，胃肠减压引出大量液体后症状缓解。引起此症状可能的原因不包括

A. 胃肠吻合口开口过小

B. 逆行套叠堵塞吻合口

C. 吻合时胃肠壁翻入过多

D. 胃切除范围不够

E. 胃肠黏膜水肿较重

60. 男性，42 岁，因十二指肠溃疡采用抑酸药物及抗 Hp 正规治疗 1 个疗程后，症状无明显缓解。此时应当采取

A. 行胃大部切除术

B. 继续原方案保守治疗

C. 停药观察

D. 改用中药治疗

E. 行迷走神经切断术

61. 男性，56 岁，反复发作的上腹部钝痛 5 年余，进食不能缓解。查体：上腹部中线偏左压痛。纤维胃镜示胃小弯近贲门处直径约 2.0cm 圆形溃疡面，基底尚平坦，周围黏膜水肿、充血。该病人此时最可能的诊断为

A. 糜烂性胃炎　　　B. 胃溃疡

C. 胃癌　　　D. 胃穿孔

E. 胃平滑肌瘤

62. 男性，42 岁，毕Ⅱ式胃大部切除术后 2 年，上腹部有烧灼痛，抗酸剂治疗无效，有时呕吐，内含胆汁，吐后腹痛无缓解，体重减轻。胃镜下黏膜充血、水肿、易出血。最可能的诊断是

A. 输入段综合征　　　B. 输出袢梗阻

C. 碱性反流性胃炎　　　D. 吻合口梗阻

E. 吻合口溃疡

63. 男性，46 岁，胃镜检查发现胃小弯侧 1.2cm×1.0cm 浅表溃疡，病理诊断为腺癌。手术切除标本病理示病变累及黏膜层及黏膜下层，小弯侧有 2 枚淋巴结转移。应诊断为

A. 小胃癌　　　B. 早期胃癌

C. 中期胃癌　　　D. 进展期胃癌

E. 晚期胃癌

64. 女性，39 岁，胃窦部巨大溃疡直径 2cm，经内科治疗 6 周无效，拟行手术。首选手术方式为

A. 胃大部切除术，毕Ⅰ式

B. 胃大部切除术，毕Ⅱ式

C. 高选择性迷走神经切断术

D. 全胃切除术

E. 胃楔形切除术

65. 男性，65岁，胃大部切除手术后第3天肠蠕动恢复。术后第7天时突然出现腹痛、腹胀，并呕吐一次，听诊肠鸣音亢进。病人首选的处理措施是
    A. 胃肠减压   B. 镇静、止痛
    C. 静脉补液   D. 抗生素治疗
    E. 剖腹探查

66. 患者，女性，50岁，因胃溃疡行胃大部切除术，术后切口血肿，但尚未化脓，则该病人的切口应记录为
    A. Ⅰ类切口（丙级愈合）
    B. Ⅱ类切口（乙级愈合）
    C. Ⅱ类切口（丙级愈合）
    D. Ⅲ类切口（乙级愈合）
    E. Ⅲ类切口（丙级愈合）

【A3/A4 型题】

（1~2题共用题干）

患者，男性，43岁，间断呕血、黑便2年入院，无发热，无黄染。患者既往患肝炎后肝硬化6年。入院体检：一般情况佳，腹稍膨隆、质软，肝、脾未及，移动性浊音阴性，肠鸣音正常。入院检查CT报告：肝硬化，脾大。上消化道造影：重度食管胃底静脉曲张。肝功能：胆红素正常，白蛋白36g/L。入院后行门－奇断流术＋脾切除术。术后5天拔除胃管后患者出现发热，体温38℃~39℃。腹腔引流出深色污浊的液体约200ml，伴轻度上腹疼痛。查体：上腹压痛，无明显反跳痛和肌紧张，伤口未见异常。

1. 患者可能诊断为
    A. 胃穿孔、胃瘘   B. 腹腔感染
    C. 肺部感染   D. 伤口感染
    E. 食管胃底静脉曲张破裂出血

2. 下列哪项检查可以明确诊断
    A. 血常规、肝功能和乙肝五项
    B. CT 检查
    C. 口服亚甲蓝后注意腹腔引流管是否流出
    D. 胃镜检查
    E. 腹部 X 线平片

（3~4题共用题干）

胃溃疡行毕Ⅱ式胃大部切除术后5天，出现上腹膨胀感和呕吐，呕吐物含大量胆汁。

3. 可能的原因是
    A. 术后胃滞留
    B. 术后胃肠吻合口梗阻
    C. 术后输出袢梗阻
    D. 术后胃肠吻合口－输入袢梗阻
    E. 术后麻痹性肠梗阻

4. 常见的处理办法是

    A. 禁食、胃肠减压、静脉补充营养
    B. 胃镜下球囊扩张术
    C. 立即手术探查
    D. 观察1周，如症状不缓解，手术探查
    E. 观察4~6周，如症状不缓解，再手术探查

（5~8题共用题干）

男性，32岁，近5年来上腹部疼痛，尤以饱食后明显。今日右上腹剧痛5小时就诊。检查：一般情况尚好，板状腹，全腹压痛及反跳痛。

5. 最可能的诊断是
    A. 胃溃疡穿孔
    B. 十二指肠溃疡穿孔
    C. 输尿管结石
    D. 急性出血坏死型胰腺炎
    E. 阑尾炎穿孔

6. 恰当的治疗方法为
    A. 胃肠减压，抗生素输液治疗
    B. 胃大部切除术
    C. 穿孔修补，高选择性迷走神经切断术
    D. 穿孔修补，腹腔引流
    E. 腹腔引流

7. 手术后早期的并发症为
    A. 吻合口出血   B. 低血糖综合征
    C. 早期倾倒综合征   D. 贫血
    E. 术后腹泻

8. 术后2个月，病人常常在餐后3小时左右出现心悸、出汗、眩晕，可能的原因是
    A. 早期倾倒综合征   B. 低血糖综合征
    C. 贫血   D. 反流性胃炎
    E. 营养不良

（9~10题共用题干）

男性，65岁，体检发现左锁骨上淋巴结肿大，活检为转移性腺癌。

9. 有确诊意义的检查为
    A. 上消化道造影   B. 便潜血检查
    C. 粪便脱落细胞检查   D. 纤维胃镜检查
    E. 腹部 B 超

10. 检查确诊为胃小弯侧腺癌，该病人的治疗原则是
    A. 全身化疗
    B. 姑息性胃肠吻合术
    C. 放射治疗
    D. 根治性胃大部切除，左锁骨上淋巴结清除术
    E. 全胃切除术

（11~13题共用题干）

男，45岁，患"胃溃疡"10余年，突然全腹剧烈疼

痛 6h。体温 38.5℃，脉搏 110 次/分，血压 13.3/8.0kPa（100/60mmHg）。腹式呼吸减弱，腹肌紧张，全腹压痛及反跳痛，尤以上腹部为重。白细胞计数 $10.1 \times 10^9/L$，腹部立位 X 线平片可见膈下游离气体。

11. 正确的诊断是

A. 肠梗阻   B. 胃出血

C. 急性胃肠炎   D. 胆囊炎

E. 胃穿孔

12. 病人经非手术治疗症状加重，保守治疗时间一般不超过

A. 2h   B. 4h

C. 6h   D. 12h

E. 24h

13. 发病后 4h 决定手术，应采取的手术方式是

A. 胃大部切除术   B. 单纯修补术

C. 腹腔灌洗术   D. 腹腔引流术

E. 全胃切除术

(14～16 题共用题干)

男性，30 岁，工人，餐后 1 小时突发上腹部剧痛，很快扩散至右下腹，疼痛呈持续性，无放射，伴有恶心、呕吐。发病 3 小时后来院就诊。体检：血压 16/9kPa（120/70mmHg），腹平坦，全腹压痛、反跳痛、肌紧张，以右上腹及中上腹为甚，肝浊音界不清，肠鸣音微弱。

14. 患者行立位腹部 X 线平片检查：未见膈下游离气体。应考虑的诊断是

A. 胆囊穿孔   B. 乙状结肠穿孔

C. 肝破裂   D. 结肠肝曲肿瘤破裂

E. 胃、十二指肠溃疡穿孔

15. 腹痛原因是

A. 细菌性腹膜炎   B. 化学性腹膜炎

C. 肠道梗阻   D. 消化性溃疡

E. 肠麻痹

16. 首选治疗方案为

A. 镇静，止痛

B. 支持治疗

C. 穿刺引流

D. 胃肠减压，补液观察

E. 即行剖腹探查术

(17～18 题共用题干)

男性，32 岁，上腹痛 2 年，多在餐后半小时开始，有时进食后疼痛加重，服抗酸药物无效。检查：上腹部剑突下偏左有压痛，无其他阳性体征。

17. 应诊断为

A. 胃癌   B. 胃溃疡恶性变

C. 慢性胃炎   D. 胃溃疡

E. 胃息肉

18. 合理的治疗方案是

A. 药物治疗

B. 胃肠吻合术

C. 胃大部切除术

D. 高选择性迷走神经切断术

E. 迷走神经切断加半胃切除术

(19～20 题共用题干)

男性，57 岁，上腹隐痛、食欲不振、体重减轻 4 个月，排黑便 3 次。查体：腹部无阳性体征。

19. 诊断为

A. 慢性胃炎   B. 十二指肠溃疡

C. 胃溃疡   D. 胃癌

E. 胃憩室

20. 合理的治疗方法是

A. 内科药物治疗   B. 行胃空肠吻合术

C. 根治性胃大部切除术   D. 全胃切除术

E. 化学治疗

(21～24 题共用题干)

男性，22 岁，进食后突发上腹痛，呈撕裂样，迅速波及全腹。3 小时后于急诊求治。既往有溃疡病史。腹肌紧张，全腹压痛，肠鸣音弱。WBC $10.1 \times 10^9/L$。

21. 最可能的诊断是

A. 胃、十二指肠溃疡穿孔

B. 急性胃肠炎

C. 急性胆囊炎

D. 肠道蛔虫病

E. 急性胰腺炎

22. 此时最有意义的检查是

A. 腹部 B 超   B. 腹部 CT

C. 腹部叩诊   D. 立位腹平片

E. 血常规和生化检查

23. 目前最适宜的处置方式是

A. 胃肠减压，抗炎、抑酸、补液治疗

B. 胃大部切除术

C. 单纯修补病灶

D. 迷走神经切断术

E. 高选择性迷走神经切断术

24. 如为空腹发病，最适宜的处置方式是

A. 胃肠减压，抗炎、抑酸、补液治疗

B. 胃大部切除术

C. 单纯修补病灶

D. 迷走神经切断术

E. 高选择性迷走神经切断术

（25～27 题共用题干）

男性，33 岁，因十二指肠溃疡穿孔行胃大部切除术（毕Ⅱ式）。术后第二天突发上腹痛，呈持续性。腹腔穿刺液中证实有胆汁及胰液。

25. 最可能的诊断是
    A. 胃肠吻合口破裂　　　　B. 十二指肠残端破裂
    C. 碱性反流性胃炎　　　　D. 重症胰腺炎
    E. 术中胆总管损伤

26. 最可能的原因是
    A. 缝线脱落
    B. 缝线过紧，组织坏死
    C. 吻合口 – 输入袢梗阻，十二指肠腔内压力升高
    D. 溃疡切除不够，形成穿孔
    E. 吻合口 – 输出袢梗阻

27. 此时最适当的处理方式是
    A. 抗炎、抑酸、补液治疗
    B. 立即行十二指肠残端缝合，引流手术
    C. 改行胃十二指肠吻合
    D. 先行保守治疗，待一般情况好转后二次手术
    E. 立即手术，重新行胃空肠吻合

（28～31 题共用题干）

男性，62 岁，胃溃疡病史 3 年。1 年来上腹痛发作频繁，无规律，体重减轻。

28. 该病人最有意义的检查为
    A. 粪便隐血试验　　　　　B. 胃酸测定
    C. 胃镜检查　　　　　　　D. 腹部 B 超
    E. 血癌胚抗原测定

29. 患者粪便隐血试验（＋），胃酸 pH 6.0。腹部 B 超示：肝脏实质均匀。胃镜示：胃窦部直径 3cm 溃疡，边缘隆起。最适宜的治疗为
    A. 胃癌根治术　　　　　　B. 胃大部切除术
    C. 腹腔动脉栓塞化疗　　　D. 胃空肠吻合术
    E. 全身静脉化疗

30. 患者拒绝手术治疗，自行回家，6 个月后出现呕吐，吐宿食，不含胆汁。CT 检查示：肝内多个圆形低密度灶。此时的 TNM 分期为
    A. Ⅱ期　　　　　　　　　B. Ⅲa 期
    C. Ⅲb 期　　　　　　　　D. Ⅳ期
    E. Ⅰb 期

31. 此时最适宜的治疗为
    A. 胃癌根治术
    B. 胃大部切除术 + 肝转移癌切除术
    C. 姑息性手术
    D. 大剂量化疗
    E. 放疗

（32～34 题共用题干）

男性，65 岁，反复发作左上腹痛 10 年。多为夜间、饥饿时发作，上腹胀痛伴呕吐 1 天，吐后症状缓解。查体：左上腹压痛，振水音阳性。

32. 可能的诊断
    A. 慢性胆囊炎急性发作
    B. 消化性溃疡穿孔
    C. 急性肠炎
    D. 消化性溃疡并发幽门梗阻
    E. 慢性胰腺炎

33. 以下紧急处理中错误的是
    A. 腹穿　　　　　　　　　B. 胃肠减压
    C. 补液　　　　　　　　　D. 禁食
    E. 急诊行胃镜检查

34. 进一步的处理是
    A. 尽早手术治疗　　　　　B. 定期胃镜复查
    C. 抗生素治疗　　　　　　D. 长期静脉营养
    E. 长期禁食

（35～37 题共用题干）

男性，38 岁，胃大部切除术后 3 年，感上腹部持续性烧灼痛半年，进食后加重，服用西咪替丁无效，有时呕吐，呕吐物含胆汁，吐后疼痛不减轻；多潘立酮（吗丁啉）治疗无效。

35. 该病人可能罹患的疾病是
    A. 残胃癌　　　　　　　　B. 吻合口梗阻
    C. 倾倒综合征　　　　　　D. 碱性反流性胃炎
    E. 吻合口溃疡

36. 进一步检查最可能的结果是
    A. 胃液中游离胃酸升高　　B. 胃排空加快
    C. 低血糖　　　　　　　　D. 慢性萎缩性胃炎
    E. 血淀粉酶升高

37. 治疗应采取
    A. 继续内科治疗
    B. 残胃部分切除
    C. 全胃切除
    D. 改毕Ⅰ式术为毕Ⅱ式术
    E. 毕Ⅱ式术改为胃空肠 Roux – en – Y 吻合加迷走神经干切除术

（38～40 题共用题干）

女，30 岁，反复上腹痛 3 年，常于秋、冬换季时发病，饥饿时出现，餐后可缓解。

38. 最可能的诊断是
    A. 胃溃疡　　　　　　　　B. 十二指肠球部溃疡
    C. 慢性浅表性胃炎　　　　D. 慢性萎缩性胃炎
    E. 胃癌

39. 该患者1小时前进餐后上腹部剧烈疼痛，难以忍受。查体板状腹。最可能的并发症是
 - A. 贲门黏膜撕裂
 - B. 胃出血
 - C. 幽门梗阻
 - D. 消化性溃疡穿孔
 - E. 急性胰腺炎

40. 为明确诊断应首选的检查是
 - A. 胃镜
 - B. 腹部超声
 - C. 立位腹部X线平片
 - D. 卧位腹部X线平片
 - E. 腹部CT

(41~43题共用题干)

男性，50岁，"胃痛"史15年。近年来消瘦、乏力，持续性呕吐宿食，胃痛规律改变，伴腰背痛。

41. 最可能的诊断是
 - A. 胃窦癌
 - B. 多发性溃疡
 - C. 瘢痕性幽门梗阻
 - D. 萎缩性胃炎
 - E. 胃后壁溃疡浸润至胰腺

42. 对诊断最有价值的检查方法是
 - A. 胃液测定酸度
 - B. 查胃液脱落细胞
 - C. 纤维胃镜检查
 - D. 四环素荧光试验
 - E. CT检查

43. 最可能出现的电解质紊乱及酸碱失衡是
 - A. 高氯、高钾性酸中毒
 - B. 高氯、高钾性碱中毒
 - C. 低氯、低钾性酸中毒
 - D. 低氯、低钾性碱中毒
 - E. 高氯、低钾性碱中毒

(44~46题共用题干)

男婴，2个月，出生后7天开始呕吐，进行性加重，呈喷射样，不含胆汁。近2天尿少，未排大便。查体有中度脱水征。

44. 最可能的诊断是
 - A. 先天性肥厚性幽门狭窄
 - B. 先天性幽门闭锁
 - C. 幽门痉挛
 - D. 胃食管反流病
 - E. 胃扭转

45. 应首先进行的检查是
 - A. 钡餐检查
 - B. 腹部触诊
 - C. B超检查
 - D. 钡灌肠检查
 - E. CT检查

46. 应首先采取的治疗是
 - A. 立即行幽门环形肌切开术
 - B. 补液以纠正脱水
 - C. 应用抗生素
 - D. 继续喂养观察
 - E. 置胃管减压

(47~49题共用题干)

男性，25岁，平素体健，生活及饮食有规则，进食冷热适当，定时、定量，无烟、酒嗜好。无胃痛、反酸等症状。近2年因工作关系，饮食不能按时和定量，冷热又失当，并开始嗜烟酒，患者出现饥饿或半夜痛醒史。进食物或服用碱性药物可使症状缓解。昨晚突然出现上腹部剧烈疼痛，并迅速出现全腹部疼痛，伴恶心、呕吐。查体发现"板状腹"。

47. 该病人首选的检查手段应为
 - A. 尿常规
 - B. 血常规
 - C. 腹部立位X线平片
 - D. 腹部超声
 - E. 腹部CT

48. 根据病史首先考虑的诊断是
 - A. 胃溃疡并发穿孔
 - B. 胃窦炎
 - C. 胃癌
 - D. 十二指肠球部溃疡并发穿孔
 - E. 十二指肠球炎

49. 首选治疗方案应是
 - A. 解痉，止痛，5-氟尿嘧啶（5-Fu）滴注+抗生素治疗
 - B. 放置胃管，胃肠减压，补液，观察
 - C. 放置胃管，胃肠减压，准备手术
 - D. 放置胃管，胃肠减压，静脉滴注西咪替丁（甲氰咪胍），观察
 - E. 解痉，止痛，静脉滴注西咪替丁（甲氰咪胍），观察

(50~53题共用题干)

男性，36岁，反复发作胃溃疡病史6年余，近期频繁发作，6小时前突然出现剧烈腹痛。查体：T 37.5℃，P 110次/分，急性面容，腹肌紧张，全腹部压痛，叩诊移动性浊音（+）。

50. 为进一步明确诊断，该病人首选的检查方法是
 - A. 血常规
 - B. 尿常规
 - C. 立位腹部X线平片
 - D. 腹部超声
 - E. 腹部CT

51. 诊断结果阳性，此时最可能的诊断为
 - A. 急性阑尾炎
 - B. 急性胆囊炎
 - C. 急性胰腺炎
 - D. 胃溃疡穿孔
 - E. 胃癌穿孔

52. 此时首选的治疗方法是
 - A. 继续非手术治疗
 - B. 单纯修补穿孔
 - C. 穿孔修补加迷走神经切断术
 - D. 腹腔镜下补片修补术

E. 全胃切除术

53. 该病人如行手术治疗，术后常见的并发症不包括
    A. 胃液潴留
    B. 吞咽困难
    C. 胃出血
    D. 胃小弯缺血性坏死
    E. 腹泻

(54～56题共用题干)

某住院医生接诊一胃大部切除术后18年，近半年来上腹胀痛、消瘦且出血的病人。

54. 该医生首先想到的诊断应是
    A. 碱性反流性胃炎
    B. 倾倒综合征
    C. 吻合口溃疡
    D. 慢性胆囊炎
    E. 残胃癌

55. 为明确诊断，应给予该病人的检查是
    A. 胰岛素试验
    B. 大便潜血试验
    C. 胃镜检查
    D. 钡灌肠
    E. ECT

56. 如术中见残胃有一"鸡蛋"大小肿物，质硬，且导致吻合口梗阻，手术已不能切除。应建议的术式为
    A. 胃近端切除
    B. 空肠造口
    C. 迷走神经切除
    D. 胃空肠吻合
    E. 结肠造口

(57～59题共用题干)

男性，43岁，近5年来上腹部疼痛，尤以饱食后明显。5小时前饱食后突感右上腹部剧痛，迅速转移到右下腹和下腹部，伴恶心，呕吐不能减轻腹痛。体检：血压90/60mmHg，脉搏110次/分，全腹肌紧张、压痛、反跳痛，以上腹和右上腹部为著，肠鸣音消失，肝浊音界存在。白细胞 16×10^9/L，中性粒细胞百分比85%。

57. 最可能的诊断是
    A. 肠扭转
    B. 胃溃疡急性穿孔
    C. 急性胆囊炎伴穿孔
    D. 急性胰腺炎
    E. 阑尾炎穿孔致腹膜炎

58. 为明确诊断，首先要进行
    A. 血清淀粉酶测定
    B. 急诊钡餐造影
    C. 急性静脉胆道造影
    D. 摄腹部立位X线平片
    E. 腹腔穿刺

59. 手术后早期的并发症为
    A. 吻合口出血
    B. 低血糖综合征
    C. 倾倒综合征
    D. 贫血
    E. 术后腹泻

(60～62题共用题干)

女性，48岁，胃溃疡病史10年。近1年症状加剧，胃纳不佳。胃镜示胃角部溃疡。检查幽门螺杆菌阳性。

60. 最有诊断价值的病史是
    A. 上腹无规律性疼痛
    B. 饥饿痛为主，进食缓解
    C. 午夜痛为主
    D. 发作性剧痛
    E. 腹痛发生于饭后0.5～1小时，近期疼痛加重且无规律

61. 鉴别胃良性与恶性溃疡的主要根据是
    A. 疼痛程度
    B. 全身情况
    C. 大便潜血持续阳性
    D. 胃镜与钡透检查
    E. 内科治疗无效

62. 目前最佳治疗方案是
    A. 羟氨苄西林＋甲硝唑
    B. 多潘立酮（吗丁啉）＋羟氨苄西林
    C. 手术切除
    D. 铋剂＋羟氨苄西林，必要时手术切除
    E. 生胃酮

(63～65题共用题干)

男性，55岁，上腹部隐痛半年。体重下降5kg，服药效果不明显。钡餐检查示胃窦部一龛影。初步诊断为胃癌。

63. 为明确诊断，应行哪项检查
    A. B超
    B. CT
    C. MRI
    D. 胃镜取病理活检
    E. 血常规

64. 胃癌的主要转移方式是
    A. 淋巴转移
    B. 直接蔓延
    C. 血行转移
    D. 腹腔种植
    E. 沿神经周围转移

65. 术后病理证实为早期胃癌。早期胃癌是指
    A. 无远处转移
    B. 直径小于1cm
    C. 局限于黏膜或黏膜下层
    D. 未穿破浆膜层
    E. 未穿破肌层

(66～68题共用题干)

男性，58岁，上腹部不适3个月，进食后饱胀、嗳气。纤维胃镜发现大弯侧胃壁上直径1cm大小块状肿物，与周围组织界限不清。病理报告为恶性。

66. 该肿瘤Borrmann分型是
    A. Ⅰ型
    B. Ⅱ型
    C. Ⅲ型
    D. Ⅳ型
    E. Ⅴ型

67. 如行根治手术，可以保留的淋巴结为

A. 胃小弯淋巴结

B. 肝总动脉旁淋巴结

C. 幽门下淋巴结

D. 腹主动脉旁淋巴结

E. 贲门左淋巴结

68. 该疾病治疗最关键的是

A. 彻底清除淋巴结

B. 切除范围距肿瘤边缘 6～8cm

C. 术后坚持化疗

D. 早诊早治

E. 设法保留部分胃底

（69～72 题共用题干）

男性，35 岁，反复发作的上腹部钝痛 5 年余，进食后加重。查体：上腹部中线偏左压痛。

69. 该病人此时最可能的诊断为

A. 胃癌　　　　　　　　B. 胃溃疡

C. 十二指肠溃疡　　　　D. 食管癌

E. 肝癌

70. 为明确诊断，此时最有诊断意义的检查为

A. X 线钡餐　　　　　　B. 胃十二指肠镜

C. 腹部超声　　　　　　D. 腹部 CT

E. 腹部 MRI

71. 胃镜检查示胃窦部直径约 1.5cm 椭圆形溃疡面，基底尚平坦，周围黏膜水肿、充血。则病人此时首选的治疗是

A. 饮食调理，规律生活，门诊随访

B. 抗酸及抗 Hp 正规治疗至少 3 个疗程

C. 胃大部切除术

D. 全胃切除术

E. 全胃切除加淋巴结清扫术

72. 治愈后半年病人再次出现上述症状，此时应首选

A. 饮食调理，规律生活，门诊随访

B. 抗酸及抗 Hp 正规治疗至少 3 个疗程

C. 胃大部切除术

D. 全胃切除术

E. 全胃切除加淋巴结清扫术

（73～76 题共用题干）

男性，45 岁，十二指肠溃疡病史 10 余年，近日疼痛发作频繁，今日突然疼痛加剧，呈刀割样，从上腹开始波及全腹。检查时面色苍白、四肢湿冷、大汗淋漓，血压 110/80mmHg，脉搏 95 次/分，全腹压痛、反跳痛、肌紧张明显。

73. 该患者考虑诊断为

A. 急性阑尾炎　　　　　B. 急性胆囊炎

C. 急性胰腺炎　　　　　D. 十二指肠溃疡穿孔

E. 急性肠梗阻

74. 为确诊，需做哪项检查

A. 血常规　　　　　　　B. 血、尿淀粉酶

C. 腹部 B 超　　　　　　D. 立位腹部 X 线平片

E. 腹腔诊断性穿刺

75. 如拍摄腹部立位 X 线平片，出现哪项表现更有助于前述诊断

A. 膈下见半月形游离气体影

B. 见多个液气平面和胀气肠袢

C. 见密度增高的结石影

D. 腰大肌阴影消失

E. 无明显异常

76. 上述诊断成立，应采取哪项措施不包括

A. 注意生命体征变化

B. 补液以维持水、电解质平衡

C. 输注大剂量抗生素

D. 胃肠减压

E. 镇静、止痛

（77～81 题共用题干）

男，37 岁，中上腹饥饿性隐痛反复发作 7 年，伴反酸、嗳气，进食和服用抑酸剂可缓解。

77. 该患者最可能的疾病是

A. 胃癌　　　　　　　　B. 胃食管反流病

C. 消化性溃疡　　　　　D. 慢性胆囊炎

E. 慢性胰腺炎

78. 下列哪种病原体与慢性胃炎和消化性溃疡有密切关系

A. 空肠弯曲菌　　　　　B. 幽门螺杆菌

C. 胎儿弯曲菌　　　　　D. 鼠伤寒沙门菌

E. 副溶血性弧菌

79. 患者 4 小时前突然出现中上腹剧痛且腹痛持续存在，该患者可能发生的并发症是

A. 急性胰腺炎并发出血、坏死

B. 食管穿孔

C. 胃癌并发幽门梗阻

D. 消化性溃疡并发急性穿孔

E. 急性胆囊炎并发胆汁性腹膜炎

80. 如进行腹部检查，最具诊断价值的体征是

A. 腹肌紧张

B. 腹壁柔韧感

C. 肠鸣音亢进

D. 肝浊音界消失或缩小

E. Murphy 征阳性

81. 为确诊，应选择的检查手段是

A. 血清淀粉酶测定　　　B. 癌胚抗原测定

C. 胃镜检查　　　　　　　D. 腹部 X 线平片
E. 中腹部 B 超

(82～84 题共用题干)

男性，55 岁，胃溃疡病史 6 年。近 1 个月腹胀，食欲减退，消瘦明显。大便潜血阳性。应用抗酸剂治疗胃痛无效。

82. 首选的检查是
A. CT 检查　　　　　　　B. B 超
C. MRI 检查　　　　　　　D. 腹部 X 线检查
E. 纤维胃镜检查

83. 该病人最可能的诊断是
A. 复合性溃疡　　　　　　B. 穿透性胃溃疡
C. 顽固性溃疡　　　　　　D. 胃泌素瘤
E. 胃溃疡恶变

84. 首选治疗方法是
A. 胃大部切除术　　　　　B. 胃癌根治术
C. 全胃切除术　　　　　　D. 迷走神经切断术
E. 继续内科治疗

(85～89 题共用题干)

男，43 岁，有慢性胃痛史。因头晕半天、排黑便 3 次急诊就诊。患者面色苍白，伴冷汗。查体：BP 80/50mmHg，P 124 次/分。

85. 首先考虑的诊断是
A. 急性肠炎　　　　　　　B. 急性胃穿孔
C. 心绞痛　　　　　　　　D. 心肌梗死
E. 上消化道出血

86. 根据目前状况判断患者
A. 不处于休克状态　　　B. 处于轻度休克状态
C. 处于中度休克状态　　D. 处于中度休克状态
E. 失血量估计可达 1600ml 以上

87. 急救措施首选
A. 抗炎、补液治疗　　　　B. 开腹探查
C. 含服硝酸甘油　　　　　D. 溶栓治疗
E. 输血、补液，纠正休克

88. 最能尽快明确诊断的检查是
A. 超声心动图　　　　　　B. 胃镜
C. 血生化、心肌酶　　　　D. X 线胸片
E. CT

89. 急诊胃镜检查应在上消化道出血后
A. 1 周内进行　　　　　　B. 5 天内进行
C. 4 天内进行　　　　　　D. 3 天内进行
E. 1～2 天内进行

(90～93 题共用题干)

某住院医生为一慢性胃溃疡病人行手术治疗。

90. 他应向上级医生建议的首选术式是
A. 胃窦部切除术
B. 全胃切除术
C. 迷走神经切除术
D. 高选择性迷走神经切除术
E. 胃大部切除术

91. 术中见溃疡直径 2.5cm，该医生处理应是
A. 继续行胃大部切除术
B. 将毕Ⅱ式手术改为毕Ⅰ式手术
C. 胃窦切除＋迷走神经切断
D. 溃疡活检行冰冻病理，再决定术式
E. 行溃疡旷置术

92. 术后病人应取的体位是
A. 仰卧位　　　　　　　　B. 平卧位
C. 半卧位　　　　　　　　D. 头低足高位
E. 无特殊要求

93. 术后 3d 进流质饮食，7d 病人出现呕吐，该医生处理应是
A. 让病人减少进食量
B. 改为半流质饮食
C. 再次手术
D. 行胃镜检查
E. 禁饮食，静脉营养支持

(94～96 题共用题干)

男，30 岁，上腹痛 7 天，餐后突然加剧 6 小时，并很快波及全腹。既往有胃病史。当时查体：全腹压痛、反跳痛、肌紧张，肝浊音界消失，肠鸣音减弱。

94. 入院后最可能的诊断是
A. 急性阑尾炎穿孔
B. 胃十二指肠溃疡穿孔
C. 绞窄性肠梗阻
D. 急性胆囊炎穿孔
E. 急性出血坏死型胰腺炎

95. 以下哪项检查最有助于诊断
A. 腹腔穿刺　　　　　　　B. 直肠指检
C. 腹部 B 超　　　　　　　D. 腹部 CT
E. 立位腹部 X 线平片

96. 该病人进行手术治疗的主要目的是
A. 明确诊断　　　　　　　B. 去除病因
C. 清洗腹腔　　　　　　　D. 腹腔引流
E. 预防腹腔脓肿形成

(97～99 题共用题干)

男，38 岁，腹痛、反酸 9 年。1 周来症状加重，并出现夜间痛，进食能部分缓解。

97. 诊断首先考虑

A. 胃癌　　　　　　B. 肠易激综合征

C. 慢性胃炎　　　　D. 十二指肠球部溃疡

E. 胃溃疡合并幽门梗阻

98. 最有助于明确诊断的检查是

A. 胃液分析　　　　B. 胃肠钡餐

C. 胃镜　　　　　　D. 结肠镜

E. 腹部 B 超

99. 最佳的治疗方案是

A. 手术治疗

B. 胃黏膜保护剂 + 抗生素

C. 胃黏膜保护剂 + 铋剂

D. 质子泵抑制剂 + 抗生素 + 铋剂

E. 质子泵抑制剂

【B 型题】

(1 ~ 3 题共用备选答案)

A. 溃疡呈椭圆形龛影，边缘光滑

B. 胃黏膜呈"鹅卵石样"改变

C. 胃内可见形状规则、边缘整齐的半圆形充盈缺损阴影

D. 胃内可见边缘整齐的圆形充盈缺损，中心可出现"脐样"溃疡龛影

E. 龛影不规则，有半月征

1. 胃溃疡钡剂造影检查可见

2. 胃癌钡剂造影检查可见

3. 胃平滑肌瘤钡剂造影检查可见

(4 ~ 5 题共用备选答案)

A. 血行转移　　　　B. 直接蔓延

C. 淋巴转移　　　　D. 种植转移

E. 胃肠道腔内转移

4. 胃癌转移至盆腔腹膜属于

5. 结肠癌肝转移属于

(6 ~ 8 题共用备选答案)

A. 吻合口梗阻

B. 输出袢梗阻

C. 输入袢慢性不完全梗阻

D. 输入袢急性完全梗阻

E. 碱性反流性胃炎

毕 Ⅱ 氏胃大部切除术后，出现下列情况的可能诊断为

6. 餐后呕吐大量不含食物的胆汁

7. 术后呕吐物含食物及大量胆汁

8. 右上腹剧烈疼痛，呕吐频繁、量少，不含胆汁

(9 ~ 11 题共用备选答案)

A. 分泌胃蛋白酶原和凝乳酶原

B. 分泌盐酸和抗贫血因子

C. 分泌碱性黏液，保护胃黏膜

D. 分泌胃泌素

E. 分泌降钙素

9. 胃腺黏液细胞可

10. 胃腺壁细胞可

11. 胃腺胃窦部细胞可

(12 ~ 13 题共用备选答案)

A. 幽门痉挛或水肿

B. 肿瘤性幽门梗阻

C. 瘢痕性幽门梗阻

D. 十二指肠球部以下梗阻

E. 胃内异物

12. 消化性溃疡病史 5 年，呕吐，上腹痛，无胃扩张，一般情况尚好。引起梗阻最可能的原因是

13. 男，50 岁，近 2 个月来呕吐，呕吐物有胆汁，胃轻度扩张，无明显上腹痛。引起梗阻最可能的原因是

(14 ~ 16 题共用备选答案)

A. 胃大弯　　　　　B. 胃小弯

C. 胃窦　　　　　　D. 十二指肠前壁

E. 十二指肠后壁

14. 胃癌多见于

15. 胃溃疡多见于

16. 十二指肠溃疡穿孔多见于

(17 ~ 18 题共用备选答案)

A. 早期倾倒综合征　　　B. 输出袢梗阻

C. 低血糖综合征　　　　D. 碱性反流性胃炎

E. 慢性不完全性输入袢梗阻

17. 早期胃大部切除术后病人，进食后 20 分钟，出现心悸、乏力、出汗、头晕。可能诊断为

18. 胃大部切除术后 3 个月，出现上腹部及胸骨后烧灼样疼痛，进食后加重，呕吐胆汁样液。可能诊断为

(19 ~ 20 题共用备选答案)

A. 无明显规律性　　　B. 疼痛—排便—加重

C. 进食—疼痛—缓解　　D. 疼痛—进食—缓解

E. 疼痛—便意—缓解

19. 胃溃疡的腹痛规律是

20. 十二指肠球部溃疡的腹痛规律是

(21 ~ 22 题共用备选答案)

A. 胃恶性淋巴瘤　　　B. 胃平滑肌肉瘤

C. 胃黏液肉瘤　　　　D. 胃纤维肉瘤

E. 胃血管肉瘤

21. 可能与 Hp 感染有关的恶性肿瘤是

22. 胃肉瘤发生率中占第二位的是

(23 ~ 24 题共用备选答案)

A. 早期胃癌　　　　　B. 小胃癌

C. 微小胃癌
D. 进展期胃癌
E. 晚期胃癌

23. 癌灶直径≤5mm 的胃癌是

24. 局限于黏膜或黏膜下层的胃癌是

（25～28 题共用备选答案）

A. 常表现为呕血为主，单纯便血少见
B. 以呕血为主，也可以便血为主
C. 出血量少，以便血为主，很少引起休克
D. 表现为胆绞痛、梗阻性黄疸，呈周期性发作
E. 失血性休克

25. 食管胃底静脉曲张破裂出血的主要临床表现是

26. 胃、十二指肠溃疡出血的主要临床表现是

27. 十二指肠球部以下出血的主要临床表现是

28. 血管损伤的主要临床表现是

（29～31 题共用备选答案）

A. X 线钡餐
B. B 超
C. 胃镜
D. 选择性血管造影
E. 十二指肠镜

29. 能对十二指肠憩室部位、大小、形态做出准确判断的主要检查手段是

30. 胃癌的主要确诊手段为

31. 十二指肠血管性压迫综合征的首选诊断方法为

（32～33 题共用备选答案）

A. 贲门癌
B. 幽门部胃癌
C. 十二指肠血管性压迫综合征
D. 胃十二指肠溃疡并发瘢痕性幽门梗阻
E. 食管肿瘤

32. 呕吐物中含胆汁的是

33. 呕吐量大且多为隔夜食物的是

【X 型题】

1. 乙状结肠扭转的临床特征包括

A. 常见于有便秘史的老年男性
B. 腹部持续胀痛
C. 腹部为不对称隆起
D. 腹部平片可见马蹄状巨大双腔充气肠袢
E. 钡灌肠发现尖端呈"鸟嘴形"

2. 贲门周围血管包括

A. 胃短静脉
B. 冠状静脉
C. 胃后静脉
D. 左膈下静脉
E. 脾静脉

3. 胃、十二指肠溃疡大出血常见于

A. 胃小弯
B. 十二指肠前壁
C. 胃大弯
D. 十二指肠后壁
E. 胃底部

4. 胃大部切除术后远期并发症包括

A. 倾倒综合征
B. 低血糖综合征
C. 贫血
D. 吻合口空肠溃疡
E. 残胃癌

5. 胃底、食管静脉曲张破裂出血的临床特点为

A. 呕吐鲜红色血，量一般较多
B. 出血不易停止
C. 容易导致肝性脑病
D. 50% 的患者 1～2 年内可再次发生大出血
E. 患者一般既往有肝病史

6. 胃窦癌第二站淋巴结包括

A. 贲门右淋巴结
B. 脾动脉旁淋巴结
C. 胃左动脉旁淋巴结
D. 肝总动脉旁淋巴结
E. 腹腔动脉周围淋巴结

7. 患者，男性，52 岁，间断呕血、黑便 1 个月，无腹痛，无发热，无黄染。患者否认肝病史。入院体检：一般情况可，巩膜无黄染，腹稍膨隆、软，肝脾未及，移动性浊音阳性，肠鸣音正常。患者最可能诊断为

A. 门脉高压症导致食管胃底静脉曲张破裂
B. 胃、十二指肠溃疡
C. 胆道出血
D. 胃癌
E. 应激性溃疡

8. 属于胃癌的癌前病变的是

A. 胃息肉
B. 胃溃疡
C. 慢性萎缩性胃炎
D. 胃酸缺乏症
E. 慢性残表性胃炎

9. 良性十二指肠淤滞的特点是

A. 多发于瘦长体型的青中年妇女
B. 长期发作的餐后上腹绞痛
C. 呕吐常发生于餐后 2～3 小时
D. 患者喜仰卧位
E. 呕吐物为胃内容物，不含胆汁

10. 下列哪些情况应考虑外科手术治疗

A. 胃、十二指肠溃疡在内科保守治疗期间发生大出血
B. 胃溃疡恶变
C. 胃、十二指肠溃疡急性穿孔
D. 肝功能 Child 分级为 C 级的食管静脉曲张破裂出血
E. 胃、十二指肠溃疡瘢痕性幽门梗阻

11. 关于胃癌新辅助化疗，叙述正确的是

A. 主要用于局部晚期病例
B. 目的在于降低分期、提高手术切除率
C. 对早期胃癌同样适用

D. 疗效判断的主要手段是内镜超声和 CT 检查

E. 是否能够延长生存还有争议

12. 下列有关 Oddi 括约肌的阐述，正确的有

A. 调控胆汁分泌

B. 调控胰液分泌

C. 调控十二指肠液分泌

D. 围绕胆总管十二指肠壁内段和壶腹外层

E. 防止十二指肠液反流

13. 下列选项中属于早期胃癌的有

A. 癌灶直径为 8mm 的小胃癌，局限于黏膜层

B. 癌细胞已侵袭浆膜，尚无淋巴结转移

C. 癌灶为直径仅 3mm 的微小胃癌，局限于黏膜层

D. 原位癌

E. 癌灶深达黏膜下层，并有第二站淋巴结转移

14. 胃溃疡的手术适应证是

A. 内科治疗 4~6 周无效或愈合后复发

B. 年龄已超过 45 岁

C. 经 X 线或胃镜证实为较大溃疡或高位溃疡

D. 不能排除有恶变者

E. 既往有过急性穿孔或大出血者

15. 胃癌的危险因素包括

A. 亚硝基化合物

B. 多环芳香烃

C. 幽门螺杆菌

D. 胃的慢性疾患如慢性萎缩性胃炎、黏膜上皮异型增生

E. 浅表性胃炎

16. 胃、十二指肠溃疡急性穿孔选择穿孔修补术的适应证包括

A. 一般情况差　　　　B. 重要脏器严重疾病

C. 穿孔时间超过 12 小时　　D. 腹腔内炎症较重

E. 胃十二指肠严重水肿

17. 贲门失弛缓症的表现包括

A. 青年人多见　　　　B. 老年人多见

C. 吞咽困难　　　　　D. 反逆性呕吐

E. 吸入性呼吸道感染

18. 胃、十二指肠溃疡瘢痕性幽门梗阻需要鉴别的疾病包括

A. 食管肿瘤

E. 胃癌

C. 肠系膜上动脉压迫综合征

D. 痉挛性和水肿性幽门梗阻

E. 急性胆囊炎

19. 与胃部分切除术后倾倒综合征有关的因素包括

A. 胃容积减少

B. 幽门括约肌功能下降

C. 食物的性质

D. 食物快速从胃排入肠道内

E. 吻合口过大

20. 十二指肠溃疡的临床特点是

A. 餐后延迟痛

B. 抗酸剂无效

C. 有明显的规律性

D. 可并发大出血和穿孔

E. 恶变率比胃溃疡低

21. 关于胃部分切除治疗十二指肠溃疡手术方式的说法中，正确的是

A. 吻合口过小会引起胃排空障碍，过大会引起倾倒综合征

B. 切除范围小于 2/3~3/4 时，原则上认为手术是无效的

C. 原则上空肠输入袢应尽可能短

D. Billroth Ⅰ式较 Billroth Ⅱ式更符合人体生理，所以应尽量选用 Billroth Ⅰ式吻合

E. 溃疡不适宜切除时应选择溃疡旷置

22. 先天性肥厚性幽门狭窄的临床表现有

A. 生后 2~3 周出现呕吐　　B. 喷射样呕吐

C. 呕吐物含胆汁　　　　　D. 摸到橄榄样包块

E. 有胃蠕动波

参 考 答 案

【A1 型题】

1. D	2. C	3. C	4. B	5. D	6. E	7. E	8. D
9. B	10. B	11. E	12. A	13. A	14. A	15. E	16. E
17. B	18. B	19. D	20. E	21. E	22. C	23. D	24. B
25. D	26. A	27. E	28. B	29. C	30. B	31. C	32. E
33. E	34. D	35. A	36. B	37. C	38. C	39. E	40. D
41. E	42. B	43. A	44. A	45. A	46. A	47. B	48. C
49. E	50. C	51. B	52. E	53. A	54. C	55. C	56. D
57. E	58. C	59. B	60. B	61. C	62. C	63. E	64. C
65. C	66. D	67. B	68. E	69. D	70. B	71. C	72. C
73. E	74. A	75. A	76. B	77. E	78. E		

【A2 型题】

1. A	2. C	3. E	4. E	5. D	6. B	7. E	8. B
9. C	10. E	11. B	12. E	13. E	14. E	15. B	16. E
17. C	18. A	19. C	20. C	21. B	22. B	23. D	24. C
25. B	26. C	27. E	28. C	29. D	30. E	31. B	32. D
33. B	34. B	35. B	36. B	37. B	38. B	39. E	40. A
41. E	42. B	43. A	44. A	45. B	46. C	47. D	48. D

49. B　50. D　51. E　52. C　53. C　54. D　55. A　56. A
57. C　58. C　59. D　60. B　61. B　62. C　63. B　64. A
65. A　66. B

【A3/A4 型题】

1. A　2. C　3. C　4. E　5. A　6. B　7. A　8. B
9. D　10. A　11. E　12. D　13. A　14. E　15. B　16. E
17. D　18. C　19. D　20. C　21. A　22. D　23. C　24. B
25. B　26. C　27. B　28. C　29. A　30. D　31. C　32. D
33. A　34. A　35. D　36. D　37. E　38. B　39. D　40. C
41. A　42. C　43. D　44. A　45. B　46. B　47. C　48. D
49. C　50. C　51. D　52. C　53. C　54. E　55. C　56. D
57. B　58. D　59. A　60. E　61. D　62. D　63. D　64. A
65. C　66. A　67. D　68. D　69. B　70. B　71. B　72. C
73. D　74. D　75. A　76. E　77. C　78. B　79. D　80. D
81. D　82. E　83. E　84. B　85. E　86. C　87. E　88. D
89. E　90. E　91. D　92. C　93. E　94. B　95. E　96. B
97. D　98. C　99. D

【B 型题】

1. A　2. E　3. C　4. D　5. A　6. C　7. B　8. D
9. C　10. B　11. D　12. A　13. D　14. C　15. B　16. D
17. A　18. D　19. C　20. D　21. A　22. B　23. C　24. A
25. A　26. B　27. C　28. E　29. E　30. C　31. A　32. C
33. D

【X 型题】

1. ABCDE　2. ABCD　3. AD　4. ABCDE　5. ABCDE
6. ACDE　7. ABD　8. ABCD　9. ABC　10. ABCE
11. ABDE　12. ABDE　13. ACDE　14. ABCDE　15. ABCD
16. ABCDE　17. ACDE　18. BCD　19. ABCDE　20. ACDE
21. ACE　22. ABDE

第二十四章 阑尾疾病

【A1 型题】

1. 阑尾与盲肠位置关系中，最常见的是

  A 阑尾位于盲肠顶端

  B. 阑尾位于盲肠的前外侧

  C. 阑尾位于盲肠的后内侧

  D 阑尾位于盲肠的前内侧

  E. 阑尾位于盲肠的后外侧

2. 急性阑尾炎最常见的原因为

  A 阑尾血运差   B. 异位阑尾

  C. 阑尾腔内梗阻   D. 阑尾系膜过短

  E. 阑尾壁淋巴组织丰富

3. 急性阑尾炎临床症状发生的顺序一般为

  A. 先低热，后上腹部痛，再右下腹疼痛

  B. 先恶心，后上腹部痛，再右下腹疼痛

  C. 先上腹部痛，后恶心或呕吐，再右下腹痛

  D. 先发热，后恶心呕吐，再右下腹疼痛

  E. 无明确的顺序

4. 下列妊娠期急性阑尾炎的特点，错误的是

  A. 随着妊娠发展，子宫增大，阑尾位置开始时向上，后向外改变

  B. 妊娠最初 3 个月，急性阑尾炎的临床表现与一般急性阑尾炎相同

  C. 妊娠中晚期阑尾位置发生改变，触痛点随之升高

  D. 妊娠晚期阑尾居于腹腔深处，触痛点常位于右腰部

  E. 妊娠晚期阑尾穿孔较易局限

5. 急性阑尾炎容易发生阑尾坏死、穿孔的主要原因是

  A. 阑尾淋巴丰富

  B. 阑尾系膜短易屈曲扭转

  C. 阑尾开口较小

  D. 阑尾蠕动较缓而弱

  E. 阑尾动脉系终末支，易致血运障碍

6. 急性阑尾炎病人的非手术治疗的适应证为

  A. 化脓性或坏疽性阑尾炎

  B. 阑尾穿孔并弥漫性腹膜炎

  C. 小儿的急性阑尾炎

  D. 慢性阑尾炎急性发作

  E. 阑尾炎性包块

7. 急性阑尾炎时查体腰大肌试验阳性提示

  A. 证实阑尾炎的诊断   B. 阑尾位置低

  C. 阑尾位置偏后   D. 阑尾位置高

  E. 阑尾偏前

8. 急性阑尾炎最常见的并发症为

  A. 化脓性门静脉炎   B. 局限性腹膜炎

  C. 弥漫性腹膜炎   D. 肝脓肿

  E. 脓毒血症

9. 阑尾动脉来源于

  A. 右结肠动脉   B. 中结肠动脉

  C. 肠系膜下动脉   D. 肠系膜上动脉

  E. 回结肠动脉

10. 阑尾炎手术后可以出现以下并发症，除了

  A. 腹腔出血   B. 粪瘘

  C. 肠梗阻   D. 阑尾残株炎

  E. 阑尾腺癌

11. 阑尾炎的临床病理类型中，不包括

  A. 急性单纯性阑尾炎   B. 急性化脓性阑尾炎

  C. 坏疽性阑尾炎   D. 慢性阑尾炎

  E. 阑尾周围脓肿

12. 施行阑尾切除术寻找阑尾的基本方法中，不恰当的是

  A. 用纱布垫将小肠向内上方推开，显露清楚右髂窝

  B. 找到盲肠，沿结肠带向下寻找阑尾根部，找出全部阑尾

  C. 寻找阑尾困难时，应想到活动盲肠，立即扩大切口

  D. 沿回肠末端追踪盲肠，找到阑尾

  E. 过长的乙状结肠位于右下腹，不要误以为是盲肠

13. 下列有关阑尾假黏液瘤的说法中哪一项是不恰当的

  A. 切除阑尾假黏液瘤时，最主要的是要完整切除

  B. 假黏液瘤可转移到肝脏

  C. 阑尾假黏液瘤为真性肿瘤，可种植腹腔

  D. 广泛腹膜假黏液瘤应尽量切除，减小肿瘤体积

  E. 腹腔化疗对假黏液瘤疗效不确切

14. 盆腔位阑尾急性炎症时主要症状为

  A. 腹胀   B. 腹痛

  C. 肠麻痹   D. 发热

  E. 里急后重

15. 胃肠道类癌中，最好发的部位是

  A. 小肠   B. 十二指肠

C. 阑尾

D. 结肠

E. 直肠

16. 下列哪项是急性阑尾炎的最典型症状

A. 恶心、呕吐

B. 乏力、头痛

C. 腹肌紧张

D. 转移性右下腹痛

E. 白细胞数升高

17. 阑尾易发生坏死，是因为

A. 阑尾远端为盲管

B. 阑尾系膜短易卷曲

C. 阑尾含有丰富的淋巴组织

D. 阑尾动脉为终末动脉，易发生血运障碍

E. 阑尾开口小

18. 阑尾炎时，阑尾穿孔是因为

A. 管腔梗阻合并管壁坏死

B. 细菌入侵

C. 血运障碍

D. 淋巴结坏死

E. 管壁肌肉收缩

19. 下列哪项不是急性阑尾炎的手术治疗适应证

A. 化脓性或坏疽性阑尾炎

B. 阑尾穿孔并弥漫性腹膜炎

C. 青年、小儿、妊娠患者的急性阑尾炎

D. 慢性阑尾炎急性发作

E. 阑尾炎性包块

20. 诊断急性阑尾炎最有意义的体征是

A. 右下腹固定压痛

B. 结肠充气试验

C. 腰大肌试验

D. 闭孔内肌试验

E. 肛门指检

21. 上腹部疼痛 10 小时后转移至右下腹疼，恶心不吐，4 天后发现右下腹有一界限不清，不活动，压痛性包块，发热 38℃。WBC $14 \times 10^9/L$，最恰当的处理是

A. 作钡剂灌肠检查

B. 剖腹探查包块切除

C. 手术腹部引流

D. 纤维结肠镜检查

E. 抗感染治疗

22. 急性阑尾炎早期腹痛多位于上腹部和脐周，是因为

A. 内脏功能紊乱

B. 腹膜炎刺激

C. 内脏神经反射

D. 胃肠道反射痉挛

E. 合并急性胃肠炎

23. 阑尾炎切除术后最常见的并发症是

A. 切口感染

B. 腹膜炎，腹腔脓肿

C. 粪瘘

D. 阑尾残株炎

E. 粘连性肠梗阻

24. 小儿阑尾炎的临床特点是

A. 穿孔率可达 80%

B. 早期出现高热，呕吐

C. 局部明显压痛

D. 局部肌紧张

E. 胃肠道症状明显

25. 急性化脓性阑尾炎的主要病理变化是

A. 炎症侵及黏膜及黏膜下层

B. 炎症侵及肌层和浆膜层

C. 阑尾管壁各层有小脓肿形成

D. 阑尾管壁坏死

E. 腹腔内脓性液体

26. 异位阑尾的类型中，错误的是

A. 不转位畸形，阑尾异位于左下腹

B. 旋转不完全，阑尾异位于旋转途中的某部位，如左上腹或肝下后者也称高位阑尾

C. 升结肠固定不全，阑尾位置多变

D. 反向转位，阑尾异位于中位

E. 全逆向转位，阑尾异位于腹膜后

27. 急性阑尾炎直肠指诊，直肠前壁有触痛，并有波动感，提示

A. 盲肠后位阑尾

B. 盆腔位阑尾

C. 合并内痔

D. 并发盆腔脓肿

E. 合并前列腺炎

28. 急性阑尾炎的并发症不包括

A. 腹腔脓肿

B. 内外瘘形成

C. 细菌性肝脓肿

D. 粘连性肠梗阻

E. 门静脉炎

29. 对于阑尾炎诊断有意义的体格检查不包括

A. Obturator sign

B. Rovsing sign

C. Psoas sign

D. Blumberg sign

E. 直肠指诊

30. 消化道类癌最常见于

A. 阑尾

B. 结肠

C. 小肠

D. 胃

E. 食管

31. 小儿急性阑尾炎特点中不包括

A. 早期出现高热、呕吐症状

B. 病情发展较快且重

C. 炎症易被大网膜包裹局限

D. 右下腹体征不明显，但局部压痛肌紧张明显

E. 穿孔发生早，发生率高

32. 关于阑尾解剖的说法中，错误的是

A. 阑尾静脉最终汇入门静脉

B. 阑尾系膜短于阑尾本身，所以阑尾卷曲

C. 阑尾动脉来自回结肠动脉，是无侧支的终末动脉

D. McBurney 点为阑尾基底部的体表投影

E. 阑尾的神经来自于脊髓节段的第 8～9 胸节，所以

阑尾炎发病表现为脐周痛

33. 阑尾炎最常见的病因是

A. 淋巴滤泡明显增生　　B. 粪石阻塞

C. 肿瘤压迫　　D. 异物梗阻

E. 食物残渣阻塞

34. 关于急性阑尾炎手术治疗原则不正确的是

A. 脓液不多且未穿孔的不宜行腹腔冲洗

B. 阑尾脓肿不应行急症手术治疗

C. 阑尾炎手术可行一期缝合

D. 急性阑尾炎原则上一经确诊尽早行阑尾切除手术

E. AIDS 和 HIV 感染为禁忌证

35. 下列急性阑尾炎手术操作中，错误的是

A. 顺结肠带向盲肠顶端追踪寻找阑尾

B. 只能先结扎阑尾系膜，然后再处理阑尾根部

C. 荷包线包裹阑尾残端时不应将阑尾系膜缝入

D. 盲肠水肿时不宜荷包埋入，可行"8"字缝合并将系膜一并结扎

E. 阑尾断端用碘酒、酒精涂擦处理

36. 阑尾的解剖位置中最常见的是

A. 回肠前位　　B. 回肠后位

C. 盲肠下位　　D. 盲肠后位

E. 盲肠外侧位

37. 阑尾类癌的临床特点中，错误的是

A. 胃肠道类癌中最常见的一种，主要位于阑尾黏膜下层，70% ~90% 的阑尾类癌小于 1cm

B. 主要在阑尾黏膜下层生长，不会发生转移

C. 临床多无明显症状，多数在急性阑尾炎术中或术后发现，预后较其他部位类癌好

D. 起源于 Lieberkuhn 隐窝的 Kultschitzky 细胞的低度恶性肿瘤，这种细胞内的颗粒对银有很强亲和力，又称嗜银细胞，能分泌 5 - 羟色胺

E. 大多数为良性，病理切片见肿瘤仅限于黏膜下层，无浆膜转移，恶性者直径均大于 2cm

38. 处理阑尾断端不宜采用的是

A. 单纯结扎

B. 结扎加荷包缝合包埋

C. 单纯荷包缝合包埋

D. 包埋加系膜脂肪覆盖

E. 断端直接用石炭酸烧灼

39. 老年急性阑尾炎的临床特点是

A. 阑尾容易缺血、坏死　　B. 腹痛、恶心明显

C. 常有寒战、高热　　D. 右下腹压痛明显

E. 显著腹肌紧张

40. 关于小儿急性阑尾炎，错误的是

A. 病情发展快且重

B. 右下腹体征明显

C. 穿孔率达 30%

D. 并发症及死亡率较高

E. 宜早期手术

41. 急性阑尾炎右下腹固定性压痛是最常见和最重要的体征，压痛部位取决于阑尾尖端的位置，因而变化较多，常见的压痛部位除麦氏点外，还有 Lanz 点，其位置是

A. 右髂前上棘与脐连线的中、内 1/3 处

B. 左右髂前上棘连线的右、中 1/3 交点处

C. 右髂前上棘与脐连线的中、外 1/3 处

D. 右髂前上棘与脐连线和腹直肌外缘交汇点

E. 右髂前上棘与脐连线的中点处

42. 下列可协助诊断急性阑尾炎的体征中，哪项不正确

A. 右下腹固定压痛是阑尾炎的主要体征

B. 右下腹腹膜刺激征提示阑尾炎症已不是早期阶段

C. 腰大肌试验阳性提示阑尾位置较深

D. 闭孔内肌试验阳性提示阑尾位置较低

E. 结肠充气试验阴性可排除阑尾炎诊断

43. 阑尾手术放置腹腔引流的适应证中，不包括

A. 阑尾病变虽然轻，但有渗出者

B. 阑尾炎症较重，粘连广泛，阑尾切除后局部仍有少量渗血者

C. 阑尾附近有较多脓性渗出者

D. 阑尾位置较深，或盲肠后位阑尾，阑尾坏疽，切除不顺利者

E. 阑尾周围脓肿切开引流者

44. 阑尾周围脓肿非手术治疗治愈，择期行阑尾切除的时间是治愈后

A. 1 周　　B. 2 周

C. 1 个月　　D. 2 个月

E. 3 个月

45. 诊断慢性阑尾炎，钡剂灌肠后仍有钡剂在阑尾腔内残留的时间至少是

A. 12 小时　　B. 24 小时

C. 36 小时　　D. 48 小时

E. 72 小时

46. 关于急性阑尾炎临床表现描述正确的是

A. 都有转移性腹痛

B. 肝下区阑尾炎可刺激泌尿系统引起血尿

C. 坏疽性阑尾炎呈持续性腹痛

D. 阑尾穿孔后腹痛可暂时减轻，体温下降

E. 出现轻度黄疸表明同时合并胆管结石

47. 阑尾最常发生的肿瘤是

  A. 淋巴瘤   B. 平滑肌瘤

  C. 类癌   D. 腺癌

  E. 纤维肉瘤

【A2 型题】

1. 女，50 岁，中腹部疼痛 12 小时，扩散至全腹 2 小时。查体：右下腹部有压痛、反跳痛及肌紧张。X 线腹透（－）。化验：WBC $21.0 \times 10^9/L$，N 87%，尿中红细胞 2~4 个/高倍视野。最应考虑哪一种疾病

  A. 急性胰腺炎

  B. 右侧输卵管妊娠破裂

  C. 急性胆囊炎

  D. 右侧输尿管结石

  E. 急性阑尾炎穿孔

2. 女，30 岁，近 20 天来一直应用皮质类固醇激素治疗，拟在近 3~5 天内做阑尾切除术。对于激素应采取的治疗方案是

  A. 逐渐减量

  B. 减半给药

  C. 立刻停药

  D. 术前 3 天开始每日给 50mg，肌内注射，手术日给 100mg，肌内注射

  E. 术前 3 天开始每日给 100mg，肌内注射，手术日给 200mg，肌内注射

3. 女，28 岁，2 小时前出现上腹部疼痛，伴恶心，无呕吐。在诊断急性阑尾炎上具有重要意义的是

  A. 白细胞升高

  B. 发热

  C. 脐周有压痛

  D. 压痛固定在右下腹

  E. 脐周与右下腹均有压痛

4. 男，18 岁，因右下腹疼痛 5 天，伴发热 3 天就诊。查体：右下腹压痛，可触及 3cm×3cm 包块。白细胞 $15 \times 10^9/L$。初步诊断是

  A. 盲肠癌   B. 急性肠梗阻

  C. 回盲部结核   D. 阑尾周围脓肿

  E. 克罗恩病

5. 男性，13 岁，脐周痛 12 小时，伴恶心，无呕吐，转移至右下腹 4 小时。查体：体温 38℃，右下腹明显压痛、反跳痛。白细胞计数 $18 \times 10^9/L$。首选治疗为

  A. 给予抗生素，继续观察   B. 给予镇痛剂

  C. 物理降温   D. 急诊手术

  E. 口服肠道抗生素

6. 女，28 岁，转移性右下腹疼痛 5 天，体温 37℃，右下腹肌稍紧张，可触及 8cm×5cm 包块伴压痛。下列哪项处理是不合适的

  A. 抗生素应用   B. 可食流质饮食

  C. 中药辅助治疗   D. 行阑尾切除术

  E. 针灸或理疗

7. 男性，22 岁，阵发性上腹痛 1 日，次日转为右下腹痛，伴持续性恶心，未呕吐。查体：T 38.5℃，腹平软，右下腹麦氏点及周围明显压痛，无包块。WBC $15.6 \times 10^9/L$，中性粒细胞百分比 86%。尿镜检 RBC 1~3 个/HP，WBC 2~3 个/HP。首先应考虑

  A. 急性胆囊炎

  B. 胃、十二指肠溃疡急性穿孔

  C. 急性化脓性阑尾炎

  D. 右侧输尿管结石

  E. 急性肠系膜淋巴结炎

8. 女性，45 岁，转移性右下腹痛 5 天入院。查体：T 39.2℃，巩膜轻度黄染，腹肌略紧张，剑突下及右下腹麦氏点均压痛明显，Murphy 征（－）。WBC $15.4 \times 10^9/L$。腹部超声示阑尾肿大并发周围脓肿。该病人此时最应选择的治疗是

  A. 观察   B. 镇静止痛

  C. 大剂量抗生素治疗   D. 切开引流

  E. 急症阑尾切除术

9. 男性，33 岁，腹痛 1 天来诊。查体：腹膨隆，腹壁略紧张，右下腹压痛及反跳痛明显，移动性浊音（－）。B 型超声示右下腹局限性脓肿。此时其治疗不包括

  A. 半卧位

  B. 禁食、胃肠减压

  C. 抗生素

  D. 纠正水、电解质紊乱及营养支持

  E. 急症阑尾切除术

10. 男性，29 岁，因阑尾炎穿孔造成弥漫性腹膜炎行手术治疗。手术中见阑尾周围炎症粘连严重，不易分离，周围组织水肿明显。则关于其处理，下列错误的是

  A. 吸引器吸净脓液

  B. 生理盐水冲洗腹腔

  C. 放置腹腔引流管

  D. 无法切除病灶，可仅行穿孔修补

  E. 术后抗生素使用不超过 2 天

11. 男性，30 岁，持续右下腹疼痛 5 天，伴恶心、呕吐。查体：体温 38℃，轻度脱水，右下腹触及一个约 3cm×5cm 的包块，质硬，边界不清，表面欠光滑，活动度差，有压痛。血白细胞 $20 \times 10^9/L$。初步诊断是

  A. 急性肠梗阻   B. 盲肠癌

C. 阑尾周围脓肿 D. 回盲部结核

E. 克罗恩病

12. 女性，25 岁，妊娠 5 个月，因转移性右下腹痛 2 小时就诊。诊断为急性阑尾炎，不宜采用的治疗措施是

　　A. 行阑尾切除术

　　B. 围手术期加用黄体酮

　　C. 手术切口应偏低

　　D. 尽量不用腹腔引流

　　E. 可应用广谱抗生素

13. 成人阑尾切除术后 1 天出现烦躁，剧烈腹痛，心率 112 次/分，血压 90/60mmHg，腹胀，全腹压痛，肠鸣音弱。为除外腹腔内出血，首要的检查是

　　A. B 超 B. CT

　　C. MRI D. 腹腔穿刺

　　E. 立位腹平片

14. 女性，54 岁，诊断为急性坏疽性阑尾炎伴弥漫性腹膜炎入院，行阑尾切除术。术后第 5 天腹胀、腹痛、发热，体温 39℃，排便 4~6 次/日，呈水样。肛门有下坠感，腹部有轻压痛，未触及肿块。首先应考虑的并发症是

　　A. 急性肠炎 B. 阑尾残株炎

　　C. 门静脉炎 D. 肠间隙脓肿

　　E. 盆腔脓肿

15. 男性，35 岁，因急性阑尾炎穿孔，行阑尾切除手术后 5 天，仍有腹胀、腹痛，体温 38.5℃，排便 4~6 次/天，肛门有下坠感。首选的检查是

　　A. 查看切口 B. 腹部 B 超

　　C. 粪便常规检查 D. 直肠指检

　　E. 血常规检查

【A3/A4 型题】

(1~2 题共用题干)

　　女性，15 岁，晨起时觉腹部隐痛不适，不思饮食，但仍坚持上学，放学回家后渐觉右下腹痛伴恶心。遂去医院检查示右下腹压痛，体温 37.8℃，脉搏 80 次/分。白细胞 $10 \times 10^9/L$。

1. 最大可能的诊断是

　　A. Meckel 憩室炎 B. 输尿管结石

　　C. 阑尾炎 D. 输卵管炎

　　E. 肠系膜淋巴结炎

2. 如病情已超过 3 天，体温升高至 38.5℃ 以上。查体：右下腹可触及一 4cm×5cm 压痛性包块。如下措施哪项不适当

　　A. 抗感染治疗 B. 手术治疗

　　C. B 超检查 D. 复查血常规

　　E. 适当制动休息

(3~5 题共用题干)

　　男性，30 岁，上腹部痛 7 小时后转移到右下腹。3 天后右下腹可触及一界限不清、不活动、压痛性包块。体温 38.2℃。WBC $16 \times 10^9/L$。

3. 最可能的诊断是

　　A. 急性化脓性阑尾炎 B. 结肠癌

　　C. 阑尾周围脓肿 D. 阑尾穿孔

　　E. 肠系膜根部淋巴结炎

4. 目前合理的处理方式是

　　A. 抗生素保守治疗 B. 阑尾切除术

　　C. B 超引导下穿刺引流 D. 手术切开引流

　　E. 急诊手术切除肿物

5. 如病情继续发展，包块不能局限，患者发冷、发热。此时的处理方式应该是

　　A. 大剂量抗生素联合应用 B. 单纯阑尾切除术

　　C. B 超引导下穿刺引流 D. 手术切开引流

　　E. 手术切除肿物

(6~8 题共用题干)

　　妊娠 38 周孕妇，右上腹痛 1 周。查体：右上腹轻度压痛，无反跳痛。WBC $12 \times 10^9/L$。腹部 B 超未见明确异常。

6. 此时可能的诊断是

　　A. 急性胆囊炎 B. 泌尿系统结石

　　C. 急性胃肠炎 D. 急性阑尾炎

　　E. 急性胰腺炎

7. 合理的处置方式是

　　A. 尽快手术 B. 抗炎保守治疗

　　C. 保胎，保守治疗 D. 终止妊娠

　　E. 立即行剖宫产术

8. 如病情发生在临产期，且全身感染症状重，如何处理最为合理

　　A. 在抗炎的基础上，引产

　　B. 经腹剖宫术，同时切除病灶

　　C. 先切除病灶，再行引产

　　D. 先行引产，然后考虑手术切除病灶

　　E. 按正常分娩程序生产，以后择期手术

(9~11 题共用题干)

　　男性，16 岁，突发腹痛 1 天。腹痛初位于剑突下，后转至脐周，最后固定于右下腹。查体：体温 37℃，腹部柔软，右下腹压痛，无包块。血白细胞 $8.8 \times 10^9/L$。

9. 初步诊断应是

　　A. 急性化脓性阑尾炎 B. 急性单纯性阑尾炎

　　C. 急性坏疽性阑尾炎 D. 阑尾周围脓肿

　　E. 消化性溃疡穿孔

10. 临床症状发生的顺序一般是

A. 先恶心，后低热，再右下腹痛

B. 先低热，几小时后右下腹痛，伴呕吐

C. 先呕吐，随即发热、腹痛

D. 先上腹痛，然后恶心或呕吐，再右下腹痛

E. 没有明确的顺序

11. 如进一步检查发现闭孔内肌试验阳性，提示病灶位于

A. 腰大肌前方　　　　B. 盲肠后位

C. 靠近闭孔内肌　　　D. 回肠后位

E. 盆腔内

（12～13 题共用题干）

女性，32 岁，因"腹痛"3 天就诊。起初为脐周痛，伴恶心而未吐；次日起下腹痛伴呕吐 2 次，排稀便 2 次，排尿终末下腹痛加重，行走、咳嗽时腹痛加剧。查体：右侧腹部较广泛的压痛，右下腹最著，肌紧张以右下腹最明显。体温 36.9℃，白细胞计数 14.6×10^9/L，中性粒细胞百分比 81%。2 年前有类似腹痛发作 1 次，予禁食，肌注庆大霉素，3 日后缓解。

12. 下列各项疾病诊断，哪一种诊断可能性最大

A. 慢性胆囊炎急性发作

B. 胃、十二指肠溃疡穿孔

C. 慢性阑尾炎急性发作

D. 急性胃肠炎

E. 卵巢囊肿扭转

13. 以下体征中，对于做出诊断意义最大的是

A. 局部皮肤痛觉过敏

B. 局限于右下腹的压痛

C. 腰大肌试验阳性

D. 直肠指诊时，右侧壁触痛

E. 右下腹反跳痛

（14～17 题共用题干）

男性，35 岁，暴饮暴食后，心窝部突然疼痛，伴恶心、呕吐，呕吐物为胃内容物，吐后疼痛不缓解。体温 38.3℃，脉搏 96 次/分，脐周压痛、反跳痛，肌紧张不明显，无移动性浊音，肠鸣音减弱。血 WBC 12.0×10^9/L，中性粒细胞百分比 88%。

14. 初步诊断应考虑

A. 急性胰腺炎　　　　B. 急性胃肠炎

C. 急性胆囊炎　　　　D. 急性单纯性肠梗阻

E. 急性阑尾炎

15. 为进一步明确诊断，需进行以下哪项检查

A. 腹部立位 X 线平片

B. 肝胆胰脾 B 型超声检查

C. 血、尿淀粉酶测定

D. 心电图

E. 动脉造影

16. 该患者应采取以下哪项治疗方法

A. 流食，中医治疗

B. 半流食，针刺疗法

C. 禁食水，抗生素注射，补液，解痉止痛

D. 禁食水，解痉止痛

E. 抗生素，补液治疗

17. 该患者最可能发生以下哪种并发症

A. 胰腺假性囊肿　　　　B. 肠梗阻

C. 肠出血　　　　　　　D. 肠瘘

E. 腹腔脓肿

（18～22 题共用题干）

男性，25 岁，4 小时前大量进食后出现上腹部疼痛，并逐渐转移至脐周。入院前曾呕吐 1 次，呕吐物为胃内容物。入院查体：T 38℃，腹部压痛不显著，双肾区无叩痛。腹部 X 线平片见盲肠扩张并有液气平面。

18. 该病人最可能的诊断是

A. 急性阑尾炎

B. 急性肠梗阻

C. 输尿管结石

D. 胃、十二指肠溃疡穿孔

E. 急性胆囊炎

19. 为进一步确诊，应进行的检查不包括

A. 血常规　　　　　　B. 尿常规

C. 腹部 B 超　　　　　D. 直肠指诊

E. 血管造影

20. 经过检查后，诊断仍不明确，此时应采取的治疗方法是

A. 观察随诊

B. 对症给予止吐及止痛药物

C. 抗生素并补液治疗

D. 应用生长抑素

E. 剖腹探查

21. 入院 4 小时后，腹痛转移至右下腹，并出现右下腹麦氏点压痛征。此时首选的治疗手段是

A. 继续观察　　　　　　B. 抗生素保守治疗

C. 对症处理　　　　　　D. 切开冲洗引流

E. 手术切除

22. 该疾病最严重的并发症为

A. 大出血　　　　　　　B. 腹腔脓肿

C. 粘连性肠梗阻　　　　D. 门静脉炎

E. 肾衰竭

（23～27 题共用题干）

女性，28 岁，右下腹疼痛 6 小时来诊。查体：腹肌

紧张,右下腹压痛、反跳痛明显,双肾区无叩痛。

23. 对诊断最有帮助的病史是

    A. 既往史   B. 个人史

    C. 月经婚育史   D. 家族史

    E. 预防接种史

24. 为鉴别诊断,应进行的检查不包括

    A. 尿常规   B. 血β-HCG

    C. 血清淀粉酶及脂肪酶   D. X线钡餐

    E. 腹部B超

25. 若病人诊断为急性阑尾炎,有助于其定位诊断的是

    A. 腰大肌试验

    B. 结肠充气试验

    C. 右下腹压痛反跳痛

    D. 直肠指诊触及痛性包块

    E. 右下腹肿块

26. 此种疾病最常见的转归不包括

    A. 炎症消退   B. 炎症局限

    C. 慢性阑尾炎   D. 结肠-小肠炎

    E. 弥漫性腹膜炎

27. 如转变成慢性阑尾炎,首选的治疗是

    A. 抗生素治疗

    B. 不需治疗,发作时行对症处理

    C. 暂观察,急性发作时再行手术处理

    D. 注意饮食调理,待其自然恢复

    E. 手术切除阑尾

(28~32题共用题干)

女性,35岁,转移性右下腹痛8小时,伴恶心、呕吐、发热。体温38℃,脉搏90次/分,右下腹压痛、反跳痛、肌紧张。血白细胞$12×10^9$/L,尿白细胞1~2个/HP。

28. 最可能的诊断是

    A. 急性胰腺炎   B. 急性胆囊炎

    C. 急性化脓性阑尾炎 D. 急性肠梗阻

    E. 消化性溃疡穿孔

29. 最有诊断意义的表现是

    A. 转移性右下腹痛

    B. 闭孔内肌试验阳性

    C. 腰大肌试验阳性

    D. 直肠指诊右前方触痛

    E. 发热及白细胞增高

30. 该患者最佳治疗方法是

    A. 观察   B. 补液、抗炎

    C. 急诊手术治疗 D. 对症治疗

    E. 中药治疗

31. 该患者可能出现的最严重并发症是

    A. 肠梗阻   B. 腹腔脓肿

    C. 化脓性腹膜炎 D. 门静脉炎

    E. 水、电解质紊乱

32. 术后最常见的并发症是

    A. 肠粘连   B. 肠瘘

    C. 腹腔出血   D. 腹腔残余脓肿

    E. 切口感染

(33~35题共用题干)

女性,25岁,下午起脐周隐痛,至晚上逐渐转移并固定于右下腹部,腹痛持续性加重而来诊。查体:T 38℃,BP 150/100mmHg,体胖,右下腹麦氏点压痛明显,伴肌紧张且有反跳痛。

33. 应考虑为

    A. 克罗恩病   B. 肠结核

    C. 阑尾炎   D. 结肠癌

    E. 盆腔炎

34. 于是行阑尾切除术,术中经过较顺利。术后第三天患者诉切口搏动性疼痛。查体:T 38.0℃,打开纱布,切口局部发红、肿胀,有淡黄色液体渗出。估计是并发了

    A. 切口感染   B. 腹膜炎

    C. 粪瘘   D. 阑尾残株炎

    E. 粘连性肠梗阻

35. 处置方法不正确的是

    A. 剪去缝线,扩大切口,排出脓液

    B. 清除异物并充分引流

    C. 全身应用抗生素

    D. 加强营养

    E. 继续观察

(36~39题共用题干)

男性,18岁,因"转移性右下腹痛12小时"入院。诊断为"急性阑尾炎"。当晚行阑尾切除术,病理诊断为坏疽性阑尾炎。自术后次晨起,患者表现为腹痛、烦躁不安、未解小便。查体:面色较苍白,皮肤湿冷,心率110次/分,脉搏较弱,血压80/60mmHg,腹稍胀,全腹压痛伴轻度肌紧张,肠鸣音减弱。

36. 根据该患者目前情况,应考虑为何种可能

    A. 机械性肠梗阻 B. 术后疼痛所致

    C. 术后尿潴留   D. 术后腹腔内出血

    E. 术后肠麻痹

37. 为明确诊断,最好选择采取以下哪种措施

    A. 继续观察病情变化 B. 腹部X线透视

    C. 腹部B超   D. 诊断性腹腔穿刺

    E. 导尿

38. 诊断明确后，应采取何种治疗方法

A. 镇静、止痛治疗   B. 留置导尿管

C. 输液、输血治疗   D. 持续胃肠减压

E. 剖腹探查术

39. 术后切口 7 天拆线，无红肿及硬结。其愈合属于

A. Ⅰ（甲）   B. Ⅱ（甲）

C. Ⅲ（甲）   D. Ⅱ（乙）

E. Ⅲ（乙）

（40～41 题共用题干）

男性，29 岁，转移性右下腹痛伴发热 36 小时入院，诊断为急性阑尾炎。

40. 医生查体时，让病人仰卧，使右髋和右大腿屈曲，然后医生向内旋其下肢，引起病人右下腹疼痛。提示其阑尾位置

A. 位于右上腹部

B. 在右下腹麦氏点深面

C. 靠近闭孔内肌

D. 位于腰大肌前方

E. 靠近脐部

41. 入院后腹痛加重，伴有寒战，体温 40℃，巩膜轻度黄染，剑突下压痛，右下腹肌紧张，右下腹明显压痛、反跳痛。最可能的诊断是

A. 急性阑尾穿孔   B. 阑尾炎合并胃穿孔

C. 腹膜炎引起溶血性黄疸   D. 门静脉炎

E. 阑尾与结肠形成内瘘

【B 型题】

（1～2 题共用备选答案）

A. 阑尾壁厚，黏膜面有小溃疡

B. 阑尾肿胀，黏膜面溃烂，管壁小脓肿

C. 阑尾暗红，点状变黑

D. 浆膜面无明显改变，管腔变窄

E. 表面光泽，管腔无异常

1. 急性化脓性阑尾炎的大体病理特征是

2. 急性单纯性阑尾炎的大体病理特征是

（3～4 题共用备选答案）

A. 急性阑尾炎时阑尾位置较深

B. 急性阑尾炎时阑尾位置较低

C. 急性阑尾炎时阑尾炎症严重

D. 急性阑尾炎时阑尾位置偏后

E. 慢性阑尾炎的存在

3. 结肠充气试验阳性提示

4. 闭孔内肌试验阳性提示

（5～6 题共用备选答案）

A. 右下腹压痛阳性，反跳痛阴性

B. 右下腹固定性压痛阳性，反跳痛阳性

C. 腰大肌试验阳性，右下腹压痛阳性

D. 结肠充气试验阳性

E. 闭孔内肌试验阳性

5. 对诊断化脓性阑尾炎最有意义的体征是

6. 对诊断盲肠后位阑尾炎最有意义的体征是

（7～9 题共用备选答案）

A. 新生儿阑尾炎   B. 小儿阑尾炎

C. 妊娠期阑尾炎   D. 老年人阑尾炎

E. 异位阑尾炎

7. 临床表现呈非特异性，穿孔率达 80% 的是

8. 临床表现和病理变化常不一致的是

9. 大网膜发育不全，穿孔率可达 30% 的是

（10～14 题共用备选答案）

A. 腹腔脓肿   B. 内、外瘘形成

C. 门静脉炎   D. 粘连性肠梗阻

E. 阑尾残株炎

10. 阑尾炎手术后最严重的并发症为

11. 阑尾炎手术后最常见的远期并发症为

12. 阑尾切断处距阑尾根部大于 1cm 者易并发

13. 阑尾炎未经及时治疗者易并发

14. 阑尾周围脓肿未及时引流者易并发

（15～17 题共用备选答案）

A. 急性阑尾炎

B. 胃、十二指肠溃疡穿孔

C. 右侧输尿管结石

D. 急性肠系膜淋巴结炎

E. 急性胆囊炎

15. 膈下有游离气体见于

16. 儿童急性阑尾炎常需与何种疾病鉴别

17. 转移性右下腹痛多见于

（18～20 题共用备选答案）

A. 急性单纯性阑尾炎   B. 急性化脓性阑尾炎

C. 坏疽性及穿孔性阑尾炎   D. 阑尾周围脓肿

E. 慢性阑尾炎

18. 以上最严重的阑尾炎病理类型是

19. 阑尾肿胀明显，镜下见阑尾黏膜溃疡面深达肌层及浆膜层，管壁有小脓肿形成的阑尾炎病理类型是

20. 通常不选择手术治疗的阑尾炎病理类型是

（21～24 题共用备选答案）

A. 新生儿急性阑尾炎   B. 小儿急性阑尾炎

C. 妊娠期急性阑尾炎   D. 老年急性阑尾炎

E. AIDS/HIV 感染病人阑尾炎

21. 临床表现轻而病理改变很重的阑尾炎病理类型是

22. 病情发展快且较重，右下腹体征不典型，但有局部压

痛和肌紧张，穿孔发生早且发生率高。以上特点多见于

23. 本征不明显，腹膜炎不易局限者多见于

24. 症状不典型，白细胞不升高者多见于

（25～27 题共用备选答案）

　　A. 血压升高，黏膜和黏膜下层出现感染性炎症，渐向肌层和浆膜扩散

　　B. 阑尾各层均有水肿和中性粒细胞浸润，黏膜表面有小溃疡和出血点

　　C. 阑尾肿胀明显，浆膜高度充血，有脓性渗出物附着

　　D. 大网膜移至右下腹部，将阑尾包裹并形成粘连，出现炎性肿块

　　E. 阑尾管壁坏死或部分坏死，呈暗紫色或黑色

25. 急性化脓性阑尾炎的病理生理特征是

26. 阑尾周围脓肿的病理生理特征是

27. 坏疽性及穿孔性阑尾炎的病理生理特征是

【X 型题】

1. 急性阑尾炎处理不当可引起的并发症包括
　　A. 阑尾周围脓肿　　　　　B. 弥漫性腹膜炎
　　C. 化脓性门静脉炎　　　　D. 肝脓肿
　　E. 肠瘘

2. 急性阑尾炎的手术选择是
　　A. 单纯性阑尾炎行阑尾切除术，切口一期缝合
　　B. 化脓性或坏疽性阑尾炎，行阑尾切除术
　　C. 阑尾周围脓肿，无局限，行切开引流术
　　D. 阑尾周围脓肿，已局限，病情平稳，给予抗生素加支持疗法
　　E. 已发生阑尾脓肿，术中必须切除阑尾

3. 妊娠期急性阑尾炎的特点是
　　A. 大网膜难以包裹炎症的阑尾
　　B. 肌紧张不明显
　　C. 穿孔率高
　　D. 炎症不易局限
　　E. 压痛位置常较高

4. 妊娠合并阑尾炎的特点及处理原则是
　　A. 疼痛位置不典型
　　B. 以保守治疗为主
　　C. 炎症易扩散
　　D. 可导致流产
　　E. 腹膜刺激征不明显

5. 小儿急性阑尾炎的特点是
　　A. 病史不典型
　　B. 胃肠道症状显著
　　C. 腹肌紧张，查体较难
　　D. 易穿孔，腹膜炎不易局限

　　E. 病情发展较重且较快

6. 阑尾炎患者观察期间发现腹痛突然减轻提示
　　A. 病情好转　　　　　　　B. 并发门静脉炎
　　C. 阑尾穿孔　　　　　　　D. 形成阑尾周围脓肿
　　E. 并发腹腔脓肿

7. 急性阑尾炎并发穿孔性腹膜炎多见于
　　A. 老年性急性阑尾炎
　　B. 青壮年急性阑尾炎
　　C. 小儿急性阑尾炎
　　D. 妊娠期阑尾炎
　　E. 新生儿急性阑尾炎

8. 下列属于阑尾炎并发症的是
　　A. 出血　　　　　　　　　B. 切口感染
　　C. 粘连性肠梗阻　　　　　D. 阑尾残株炎
　　E. 粪瘘

9. 关于急性阑尾炎手术切口选择，正确的是
　　A. 急性化脓性或坏疽性阑尾炎宜选择麦氏切口或经腹直肌切口
　　B. 急性化脓性或坏疽性阑尾炎也可选择腹腔镜阑尾切除并引流术
　　C. 急性单纯性阑尾炎宜选择麦氏切口
　　D. 急性穿孔性阑尾炎宜选择右下腹经腹直肌切口
　　E. 有条件的急性单纯性阑尾炎可选择腹腔镜手术

10. 阑尾肿瘤常见病理类型包括
　　A. 阑尾类癌　　　　　　　B. 阑尾腺癌
　　C. 阑尾囊性肿瘤　　　　　D. 阑尾肉瘤
　　E. 阑尾鳞癌

11. 诊断急性阑尾炎，需要鉴别的疾病包括
　　A. 右侧胸膜炎　　　　　　B. 铅中毒
　　C. 急性肠系膜淋巴结炎　　D. 变应性紫癜
　　E. 急性胃肠炎

12. 急性阑尾炎需要鉴别诊断的疾病包括
　　A. 胃、十二指肠溃疡穿孔
　　B. 宫外孕、卵巢滤泡或黄体囊肿破裂
　　C. 右侧输尿管结石
　　D. 急性肠系膜淋巴结炎
　　E. 急性胆囊炎

参 考 答 案

【A1 型题】

1. C　2. C　3. C　4. E　5. E　6. E　7. C　8. B
9. E　10. E　11. D　12. C　13. B　14. E　15. C　16. D
17. D　18. A　19. E　20. A　21. E　22. C　23. A　24. B
25. C　26. E　27. D　28. D　29. D　30. A　31. C　32. E

33. A 34. E 35. B 36. D 37. B 38. E 39. A 40. B

41. B 42. E 43. A 44. E 45. E 46. C 47. C

41. D

【A2 型题】

1. E 2. D 3. D 4. D 5. D 6. D 7. C 8. C

9. E 10. E 11. C 12. C 13. D 14. E 15. D

【B 型题】

1. B 2. A 3. D 4. B 5. B 6. C 7. A 8. D

9. B 10. C 11. D 12. E 13. A 14. B 15. B 16. D

17. A 18. C 19. B 20. D 21. D 22. B 23. C 24. E

25. C 26. D 27. E

【A3／A4 型题】

1. C 2. B 3. C 4. A 5. D 6. D 7. A 8. B

9. B 10. D 11. C 12. C 13. B 14. A 15. C 16. C

17. A 18. A 19. E 20. C 21. E 22. D 23. C 24. D

25. A 26. D 27. E 28. C 29. A 30. C 31. D 32. E

33. C 34. A 35. E 36. D 37. D 38. C 39. C 40. C

【X 型题】

1. ABCDE 2. ABCD 3. ABDE 4. ACDE 5. ABCDE

6. AC 7. ACE 8. ABCDE 9. ACDE 10. ABC

11. BCDE 12. ABCDE

第二十五章　小肠、结肠疾病

1. 急性肠系膜上动脉出口处栓塞、坏死的肠段包括
- A. 远端小肠及右半结肠
- B. 全部小肠
- C. 屈氏韧带以下的小肠
- D. 右半结肠
- E. 屈氏韧带以下的小肠及右半结肠

2. 急性肠系膜上静脉血栓形成的相关因素中以下哪项是不恰当的
- A. 门脉高压症
- B. 腹腔内感染
- C. 真性红细胞增多症
- D. 口服避孕药
- E. 心房纤颤

3. 关于 Meckel 憩室以下哪项是恰当的
- A. Meckel 憩室是后天获得性的真性憩室
- B. Meckel 憩室大都有症状，如出血、梗阻等
- C. Meckel 憩室最常见的并发症为肠梗阻，其次为出血
- D. Meckel 憩室出血多是由于异位胰腺而产生消化性溃疡
- E. 疾病行剖腹探查时发现的无症状 Meckel 憩室，只要病人条件允许，应将憩室切除

4. 关于家族性息肉病，以下哪项是不恰当的
- A. 是一种常染色体隐性遗传性疾病
- B. 腺瘤终将癌变，癌变率100%
- C. 病理上腺瘤具有多发性、多形性的特点
- D. 表现为整个大肠布满大小不一的腺瘤
- E. 可以同时合并肠道外表现如 Gardner 综合征

5. Meckel 憩室位于
- A. 空肠下段
- B. 空肠上段
- C. 十二指肠
- D. 回肠上段
- E. 回肠末段

6. 闭袢性肠梗阻的特点是
- A. 疼痛为阵发性剧痛
- B. 呕吐频繁
- C. 肠鸣音高亢时，有高调金属音
- D. 可排出黏液血样便
- E. 腹部有不对称隆起

7. 关于急性出血性坏死型小肠炎的临床特点，下列错误的是
- A. 以空肠或回肠广泛出血及坏死为特征的急性炎症，多见于儿童及青少年
- B. 与食物中毒、病毒感染有关
- C. 腹痛呈持续性疼痛伴阵发性加重；腹泻，初为水样便，继而为腥臭血便
- D. 发热、冷汗、乏力、口唇青紫，可发展为感染中毒性休克
- E. 内镜检查、X 线钡剂造影、大便培养有助诊断

8. 成人十二指肠乳头在十二指肠降部后内侧壁约距幽门
- A. 9cm
- B. 8cm
- C. 7cm
- D. 10cm
- E. 11cm

9. 分析一名 80 岁老年人发生机械性肠梗阻的梗阻病因时，首先应想到的是
- A. 嵌顿性腹外疝
- B. 肠粘连所致
- C. 蛔虫团阻塞
- D. 肠道肿瘤
- E. 肠系膜血管栓塞症

10. 结肠癌最早出现的症状是
- A. 贫血
- B. 腹部肿块
- C. 腹部隐痛
- D. 排便习惯改变
- E. 肠梗阻症状

11. 临床上最常见的肠套叠类型是
- A. 盲肠套入回肠
- B. 回肠套入回肠
- C. 回肠套入结肠
- D. 空肠套入回肠
- E. 结肠套入结肠

12. 麻痹性肠梗阻不常见的临床症状是
- A. 阵发性绞痛
- B. 排便排气停止
- C. 腹胀
- D. 呕吐
- E. 肠鸣音减弱

13. 胃肠钡餐检查发现回盲部有钡影跳跃征，应考虑的诊断
- A. 溃疡性结肠炎
- B. 克罗恩（Crohn）病
- C. 肠结核
- D. 慢性阑尾炎
- E. 回盲部肿瘤

14. 下列有关家族性息肉病的叙述中，哪一项是不恰当的
- A. 本病只累及大肠不累及小肠
- B. 息肉大都从幼儿时期出现
- C. 是一种遗传性大肠息肉病
- D. 本病迟早会发展为大肠癌
- E. 癌变多见于直肠和乙状结肠

15. 下列有关肠梗阻时呕吐症状的描述中，哪项是恰当的

A. 高位小肠梗阻呕吐出现迟，呕吐物为粪样物

B. 低位小肠梗阻呕吐出现早而频繁

C. 单纯机械性肠梗阻的呕吐物常为血性

D. 麻痹性肠梗阻呈溢出性呕吐

E. 绞窄性肠梗阻很晚才出现呕吐

16. 下述导致肠梗阻的原因中，除了哪一项之外均应考虑立即手术治疗

A. 小肠扭转

B. 小肠粘连

C. 成年人肠套叠

D. 急性肠系膜上动脉血管闭塞

E. 回盲部肿瘤

17. 下述检查中，对鉴别单纯性肠梗阻与绞窄性肠梗阻最有帮助的是

A. 血白细胞明显升高，分类中性粒细胞超过 90%

B. 腹平片可见多个液气平面

C. 腹腔穿刺抽出血性物

D. 血气分析示血氧分压降低

E. 血生化检查示电解质紊乱

18. 下述哪支动脉不起源于肠系膜上动脉

A. 结肠中动脉　　　　B. 胰十二指肠上动脉

C. 胰十二指肠下动脉　D. 结肠右动脉

E. 回结肠动脉

19. 下述哪种原因引起的肠梗阻不属机械性梗阻

A. 炎症性狭窄　　　　B. 急性肠炎

C. 肿瘤　　　　　　　D. 肠扭转

E. 腹腔内脓肿

20. 下述哪种因素不是引起新生儿坏死性小肠炎的因素

A. 缺乏免疫抗体

B. 肠管先天性缺乏性损害

C. 过量液体输入

D. 脐静脉压力的改变影响肠血流

E. 小肠发育不良

21. 小肠肿瘤的诊断主要依靠是

A. 纤维内镜检查

B. 选择性动脉造影

C. X 线钡餐检查

D. 临床表现和 X 线钡餐检查

E. 临床表现和选择性动脉造影

22. 在术中判断肠管的生机十分重要，下列除哪项外均说明肠管已无生机

A. 肠管麻痹、扩大，对刺激无收缩反应

B. 肠壁已失去张力和蠕动能力

C. 肠壁已呈黑色

D. 相应的肠系膜终末小动脉无搏动

E. 用等渗盐水纱布热敷及 0.5% 普鲁卡因作肠系膜根部封闭后肠管恢复蠕动，由暗红转为淡红色

23. 新生儿坏死性小肠炎不易受累的部位为

A. 十二指肠　　　　　B. 空肠

C. 结肠　　　　　　　D. 回肠末端

E. 盲肠

24. 关于小儿肠套叠的描述中，下列哪项是错误的

A. 小儿常表现为阵发性哭闹

B. 常发生于 2 岁以内小儿

C. 多有果酱样大便

D. 绝大多数与肠管本身病变有关

E. 腹部多可扪及腊肠型、光滑、压痛肿块

25. 以下不属于 Dukes C 期结肠癌的是

A. 结肠壁淋巴结转移

B. 结肠旁淋巴结转移

C. 结肠系膜根部淋巴结转移

D. 锁骨上淋巴结转移

E. 结肠系膜淋巴结转移

26. 下列哪项不符合绞窄性肠梗阻的临床表现

A. 早期出现休克

B. 腹部不对称

C. 腹部绞痛为持续性

D. 肠鸣音亢进，气过水声

E. 腹部压痛明显伴肌紧张

27. 下列哪项不符合左半结肠癌的临床表现

A. 常发生低位急性肠梗阻

B. 肠刺激症状发生较早

C. 常伴有明显贫血

D. 腹部可扪及肿块

E. 常便血

28. 肠梗阻非手术治疗期间梗阻解除的标志是

A. 胃肠减压后腹痛减轻

B. 呕吐后腹胀减轻

C. 轻度压痛，无肌紧张

D. 肛门排便、排气

E. 肠鸣音亢进转为消失

29. 结合相应病史和下列 X 线表现，可以诊断为肠梗阻，除了

A. 空肠黏膜环状皱襞显示"鱼肋骨刺"状

B. 立位腹平片显示多数气液平面及积气肠袢

C. 腹中部"阶梯状"排列的扩张肠袢

D. 3 岁以下幼儿的小肠内有气体

E. 孤立、突出胀大肠袢不因时间而改变位置

30. 下列情况均提示可能发生了麻痹性肠梗阻，除了
A. 腹膜内严重感染　　　B. 腹膜后血肿
C. 腹部大手术　　　　　D. 低血钾、低血镁
E. 肠道肿瘤

31. 下列哪项检查有助于小肠类癌的诊断
A. 腹部平片
B. 腹部 B 超
C. 大便常规
D. 尿 5 – 羟吲哚乙酸测定
E. CEA 测定

32. 婴儿肠套叠一般有三大典型表现，即
A. 腹痛、肿物、哭闹　　　B. 腹痛、呕吐、肿物
C. 腹痛、血便、肿物　　　D. 腹痛、呕吐、血便
E. 腹痛、面色苍白、哭闹

33. 高位小肠梗阻极有意义的早期临床表现是
A. 胃肠减压的胃液量极少
B. 频繁呕吐，腹胀不明显
C. 明显的失水及酸中毒症状
D. 体温升高
E. 腹胀明显

34. 导致粘连性肠梗阻最常见的病因是
A. 腹腔内炎症　　　　　B. 腹腔内出血
C. 腹腔内异物　　　　　D. 腹腔内创伤
E. 腹腔内手术

35. 降结肠癌并发急性肠梗阻患者，拟行急诊手术，其术式应首先考虑
A. 局部肠段切除术
B. 一期左半结肠切除术
C. 胃肠减压解除梗阻后行左半结肠切除术
D. 癌肿上、下肠道侧侧吻合术
E. 先行横结肠或盲肠造口术，再限期行左半结肠切除术

36. 诊断明确的家族性腺瘤息肉病，最佳方案是
A. 回肠造瘘　　　　　　B. 腹会阴联合切除
C. 次全结肠切除　　　　D. 全结肠切除
E. 横结肠造瘘

37. 小儿肠套叠，可采用空气灌肠复位，但其时间限制在起病后不超过
A. 8 小时　　　　　　　B. 12 小时
C. 24 小时　　　　　　D. 36 小时
E. 48 小时

38. 绞窄性肠梗阻最易发生的酸碱失衡类型是
A. 呼吸性碱中毒　　　　B. 代谢性酸中毒
C. 代谢性碱中毒　　　　D. 呼吸性酸中毒

E. 呼吸性酸中毒和代谢性碱中毒

39. 下列哪个选项属于机械性肠梗阻
A. 由于肠系膜血管栓塞引起的肠梗阻
B. 由于慢性铅中毒肠痉挛引起的肠梗阻
C. 先天性肠道闭锁引起的肠梗阻
D. 肠道功能紊乱引起的肠梗阻
E. 由于急性弥漫性腹膜炎而引起的肠梗阻

40. 急性肠梗阻不会出现哪个变化
A. 肠腔因气体和液体的积聚而膨胀
B. 肠壁变薄
C. 肠腔压力升高
D. 肠壁代偿性肥厚
E. 肠壁血运障碍

41. 幼儿发生腹部绞痛、呕吐和便血，并扪及腹部包块，最可能是
A. 先天性幽门肥厚　　　B. 肠蛔虫症
C. 肠套叠　　　　　　　D. 肠系膜淋巴结炎
E. 阑尾脓肿

42. 关于结肠癌下列哪项判断是错误的
A. 结肠癌淋巴转移首先转移至结肠旁淋巴结
B. 结肠癌的血行转移，多转移到肝
C. 左半结肠癌以全身中毒症状为主
D. 根据肿瘤大体形态可分为菜花型、缩窄型和溃疡型
E. 盲肠癌可伴有贫血及发热

43. 有关结肠癌的描述中，下列哪项是正确的
A. 结肠癌是胃肠道常见的恶性肿瘤
B. 结肠癌大多数为鳞状上皮癌
C. 结肠癌以血运转移为主
D. 右半结肠癌在临床常出现梗阻症状
E. 左半结肠癌在临床上常出现贫血

44. 我国成人肠梗阻最常见的原因是
A. 肠粘连　　　　　　　B. 腹内疝
C. 肠扭转　　　　　　　D. 肠套叠
E. 肠肿瘤

45. 单纯性机械性肠梗阻痛的原因是
A. 梗阻部位以上肠管强烈蠕动
B. 梗阻部位肠管坏死
C. 梗阻部分以下肠管痉挛
D. 炎症渗液刺激腹膜
E. 腹腔内脏神经受到刺激

46. Meckel 憩室的并发症中最多见的一种是
A. 出血　　　　　　　　B. 肠梗阻
C. 憩室炎　　　　　　　D. 穿孔
E. 憩室扭转

47. 结肠憩室的好发部位是
    A. 升结肠
    B. 横结肠
    C. 降结肠
    D. 乙状结肠
    E. 直肠

48. 结肠癌的好发部位，最多见为
    A. 盲肠
    B. 升结肠
    C. 横结肠
    D. 降结肠
    E. 乙状结肠

49. Meckel 憩室出血多是由于异位组织导致溃疡，最常见的异位组织是
    A. 异位胃黏膜
    B. 异位胰腺
    C. 异位十二指肠黏膜
    D. 异位结肠黏膜
    E. 异位甲状腺

50. 结肠息肉中，癌变倾向最大的是
    A. 管状腺瘤
    B. 绒毛状腺瘤
    C. 炎性息肉
    D. 幼年性息肉
    E. 血吸虫卵性息肉

51. 绒毛状腺瘤最多发的部位是
    A. 小肠
    B. 升结肠
    C. 盲肠
    D. 横结肠
    E. 乙状结肠和直肠

52. 有关溃疡性结肠炎，以下哪项是错误的
    A. 病变呈连续性蔓延
    B. 90% 以上直肠均被累及
    C. 病变累及肠壁全层
    D. 急性溃疡性结肠炎可合并中毒性巨结肠
    E. 病理上无肉芽肿形成

53. 有关克罗恩病以下哪项是错误的
    A. 病变呈跳跃性
    B. 很少合并肛周肛管感染
    C. 病变以回肠末端多见
    D. 常合并肠腔狭窄，肠梗阻
    E. X 线钡灌肠可见"鹅卵石"征

54. 有关急性肠系膜上动脉栓塞，以下哪项是错误的
    A. 多有冠心病或房颤史
    B. 腹痛剧烈，但药物常可以缓解
    C. 早期即表现出明显的腹膜刺激征
    D. 频繁呕吐
    E. 早期可出现休克现象

55. 有关小肠扭转，以下哪项是错误的
    A. 多见于青壮年
    B. 多发生于饱餐剧烈活动后
    C. 起病急剧，腹痛剧烈
    D. 呕吐不明显

    E. 可出现早期休克

56. 有关乙状结肠扭转，下列哪项是错误的
    A. 多见于青壮年
    B. 多有便秘习惯
    C. 主要表现为持续性腹痛
    D. 钡灌肠可见"鸟嘴"样改变
    E. 早期可行肛管置入减压以复位

57. 肠梗阻的非手术治疗中，下列观察项目哪项最主要
    A. 腹膜刺激征
    B. 脉搏增快
    C. 腹胀较前明显
    D. 肠鸣音较前减弱
    E. 腹痛加重

58. 有关麻痹性肠梗阻，以下哪种说法不正确
    A. 腹痛为持续性胀痛
    B. 腹胀显著
    C. 呕吐较重
    D. 肠鸣音减弱或消失
    E. X 线可见大肠和小肠均充气扩张

59. 粘连导致肠梗阻的机理，不正确的是
    A. 肠管因粘连牵扯成锐角
    B. 粘连带压迫肠管
    C. 肠袢套入粘连带构成的环空
    D. 肠袢以粘连处为支点发生扭转
    E. 粘连使肠管的位置不易移动

60. 高位小肠梗阻除腹痛外，主要症状是
    A. 呕吐
    B. 血便
    C. 腹胀
    D. 腹部包块
    E. 停止排便、排气

61. 低位肠梗阻与高位肠梗阻不同之处主要是
    A. 以呕吐为主
    B. 以腹胀为主
    C. 有无排气、排便
    D. 有无血便
    E. 有无腹膜炎

62. 以下描述中除哪一项外均应考虑有绞窄性肠梗阻发生的可能
    A. 膨胀突出的孤立肠袢不改变位置
    B. 扩张肠段呈阶梯性排列
    C. 腹痛由阵发性发展为持续性
    D. 血性呕吐物或血便
    E. 有明显腹膜刺激征

63. 关于肠梗阻的全身病理生理变化，下列哪一项是错误的
    A. 大量呕吐，丢失胃液易产生酸中毒
    B. 血液浓缩
    C. 血容量减少
    D. 失水后失盐，混合性缺水，代谢酸中毒
    E. 毒素吸收致毒血症，全身中毒性休克

64. 有关肠梗阻的腹痛描述，以下哪项不正确
    A. 机械性肠梗阻表现为阵发性绞痛

B. 麻痹性肠梗阻为胀痛

C. 绞窄性肠梗阻为持续性腹痛

D. 血运性肠梗阻为剧烈的腹部绞痛，哌替啶可缓解

E. 结肠梗阻表现为胀痛

65. 对肠系膜血管缺血性疾病最具诊断价值的检查方法是

    A. 腹部 B 超

    E. 腹部平片

    C. 腹部 CT

    D. 选择性肠系膜上动脉造影

    E. 腹腔穿刺

66. 盲肠癌病人最少见的并发症是

    A. 缺铁性贫血   B. 大肠梗阻

    C. 右下腹包块   D. 急性阑尾炎

    E. 原因不明的低热和消瘦

67. 下述哪项不是溃疡性结肠炎的常见并发症

    A. 中毒性巨结肠   B. 直肠结肠出血

    C. 癌变   D. 多发性瘘管

    E. 急性肠穿孔

68. 急性持续性腹痛，阵发性加剧并伴休克情况下，最可能是

    A. 输尿管结石肾绞痛

    B. 单纯性机械性肠梗阻

    C. 急性阑尾炎

    D. 绞窄性肠梗阻

    E. 胆道蛔虫病

69. 下列肠套叠的 X 线表现，错误的是

    A. 腹部造影与平片可见软组织块影

    B. 钡灌肠套叠头部呈充盈缺损阴影

    C. 钡剂排出后，附着于黏膜皱襞的钡剂显示为螺旋弹簧状

    D. 肠套叠也可有不全肠梗阻或完全肠梗阻的表现

    E. 空气灌肠检查时，套叠头部呈充盈缺损阴影

70. 对肠结核最有诊断价值的检查是

    A. X 线钡餐检查发现肠腔狭窄

    B. 结肠镜检查示回盲部炎症

    C. 结肠镜下活检找到干酪性上皮样肉芽肿

    D. 结核菌素试验强阳性

    E. 大便中查到结核杆菌

71. 阑尾残株炎所致的肠梗阻是

    A. 动力性肠梗阻   B. 粘连性肠梗阻

    C. 单纯性肠梗阻   D. 肠扭转

    E. 粪石梗阻

72. 对 Crohn 病最有诊断意义的病理改变是

    A. 肠腺隐窝脓肿

B. 炎性息肉

C. 肠瘘形成

D. 肠壁非干酪性上皮样肉芽肿

E. 肠系膜淋巴结肿大

73. 结肠癌最早出现的临床症状是

    A. 腹部肿块

    B. 全身症状如贫血、消瘦、低热等

    C. 肠梗阻症状

    D. 排便习惯和粪便性状的改变

    E. 阵发性绞痛

74. 肠易激综合征的症状特点是

    A. 腹痛腹胀等症状与排便无关

    B. 病史较长者会出现营养不良

    C. 精神紧张者可使症状加重

    D. 常有便失禁

    E. 夜间入睡后仍会出现腹泻

75. 典型溃疡性结肠炎患者大便的特点是

    A. 稀水样便   B. 黏液便

    C. 蛋花汤样   D. 糊状便

    E. 黏液脓血便

76. 降结肠癌最常见的临床表现是

    A. 贫血、黏液水肿   B. 恶心、呕吐

    C. 大量频繁腹泻   D. 排便习惯改变

    E. 左腹部触及肿块

77. 不能作为克罗恩病长期维持治疗的药物是

    A. 糖皮质激素   B. 5－氨基水杨酸

    C. 柳氮磺吡啶   D. 奥沙拉嗪

    E. 巴柳氮

78. 有肠绞窄的机械性肠梗阻临床征象表现为

    A. 剧烈的阵发性腹痛，肠鸣音亢进

    B. 腹部明显隆起，对称

    C. 呕吐物、胃肠减压液内有胆汁

    D. 腹部 X 线检查见孤立、突出的胀大肠袢，随时间而改变位置

    E. 有明显腹膜刺激征

79. 机械性肠梗阻时，发生阵发性绞痛的原因是

    A. 肠腔堵塞   B. 肠壁受压

    C. 肠壁病变   D. 肠壁缺血

    E. 梗阻部位以上肠管强烈蠕动

80. 临床最常见的肠梗阻的原因是

    A. 粘连及束带压迫   B. 神经抑制

    C. 毒素刺激   D. 血运障碍

    E. 遗传性疾病

81. 钡灌肠"鸟嘴征"见于

A. 结肠癌　　　　　　　　B. 结肠扭转
C. 结肠憩室　　　　　　　D. 结肠克罗恩病
E. 溃疡性结肠炎

82. 乙状结肠扭转最具特征的表现是

A. 多发于 2 岁以下的儿童
B. 经常有腹泻及便秘交替
C. 腹部 X 线平片见马蹄状巨大的双腔充气肠袢
D. 低压灌肠，往往灌注 1000ml，而无法排出
E. 钡剂灌肠见扭转部位钡剂受阻，呈"杯口"状

83. 克罗恩病的手术指征不包括

A. 肠内瘘　　　　　　　　B. 慢性肠穿孔
C. 发热、腹痛、体重下降　D. 肠管狭窄
E. 持续出血

84. 增殖型肠结核患者不经常出现的临床表现是

A. 腹泻　　　　　　　　　B. 便秘
C. 腹痛　　　　　　　　　D. 腹部包块
E. 发热

85. 各类急性肠梗阻共同的症状不包括

A. 腹痛
B. 腹胀
C. 呕吐
D. 肛门停止排气、排便
E. 呕血

86. 关于右半结肠切除术，下列错误的是

A. 适用于盲肠、升结肠及结肠肝曲部的癌肿
B. 切除范围为回肠末端 5～10cm、盲肠、升结肠及横
　　结肠的右半部
C. 肝曲的癌肿尚需切除横结肠大部及清扫胃网膜右
　　动脉组的淋巴结
D. 做回、结肠端端吻合或端侧吻合
E. 清扫所属肠系膜及淋巴结

87. 低位小肠梗阻除腹痛外，主要症状是

A. 呕吐　　　　　　　　　B. 血便
C. 腹胀　　　　　　　　　D. 腹部包块
E. 停止排便、排气

88. 下列不属于伪膜性肠炎的临床表现的是

A. 发热、恶心、腹胀、腹泻
B. 腹部大手术后停用抗生素后发病
C. 明显中毒症状
D. 脱水、休克征象
E. 血水样或果酱样稀便

89. 肠梗阻的治疗，除了下列哪一项之外均应考虑急诊手术

A. 小肠扭转

B. 小肠粘连
C. 绞窄性肠梗阻
D. 急性肠系膜上动脉血管闭塞
E. 回盲部肿瘤

90. 患者因急性肠梗阻开腹探查证实为降结肠肿物所致，发现近端肠管充血水肿严重。下列哪种术式不宜采用

A. 横结肠造瘘，二期肠切除吻合
B. 左半结肠切除，一期吻合
C. 肿瘤不能切除时行横结肠双腔造瘘
D. 肿瘤切除后近端造瘘，远端封闭
E. 盲肠造瘘，二期左半结肠切除

91. 结肠癌的 Dukes 临床分期中，错误的是

A. A 期：癌局限于肠壁内
B. B 期：癌穿透肠壁侵入浆膜和（或）浆膜外，但
　　无淋巴结转移
C. C_1 期：淋巴结转移已至肠壁外，伴有锁骨上淋巴
　　结转移
D. D 期：已有远处转移或广泛侵及邻近脏器而无法
　　行根治性切除
E. C_2 期：有肠系膜淋巴结转移

92. 溃疡型肠结核的主要症状是

A. 慢性腹部隐痛式绞痛　　B. 午后低热
C. 盗汗　　　　　　　　　D. 黏液便
E. 脓血便

93. 粘连性肠梗阻最常见于

A. 结核性腹膜炎　　　　　B. 腹腔手术后
C. 先天发育异常　　　　　D. 胎粪性腹膜炎
E. 肠系膜淋巴结炎

94. 患有肠结核的病人除临床症状外，哪项检查对诊断具有重要意义

A. 血象、红细胞沉降率　　B. 胸部 X 线摄片
C. X 线钡餐或钡剂灌肠检查　D. 纤维结肠镜
E. 粪便浓缩找结核菌

95. 手术后粘连性肠梗阻和麻痹性肠梗阻鉴别，错误的是

A. 前者发生在术后早期（3～4 天），后者多在术后
　　5～7 天发生
B. 前者常先有排便排气，后又消失
C. 后者常开始即无排便排气
D. 前者有肠鸣音亢进
E. 后者腹部 X 线表现为全消化道胀气

96. 在急性肠梗阻的保守治疗过程中，关键性的措施是

A. 胃肠减压
B. 纠正水电解质酸碱平衡失调
C. 缓解肠痉挛性疼痛

D. 输血

E. 抗生素应用

97. 新生儿巨结肠最主要的临床表现是

A. 腹胀，腹壁浅静脉怒张　　B. 呕吐粪便样物

C. 腹部可见肠型　　D. 胎便排出延迟

E. 营养不良

98. 下面关于假膜性肠炎的描述，哪个是正确的

A. 一般发生于腹部手术后及大量应用广谱抗生素后 4~6天的病人

B. 是真菌大量繁殖的结果

C. 病人主要表现是腹痛、腹胀

D. 继予抗生素并辅以抗真菌治疗

E. 不属于二重感染

99. 关于良性间皮细胞瘤的描述，正确的是

A. 可出现血性腹腔积液

B. 无血性腹腔积液

C. 即使肿瘤局限，手术效果也不佳

D. 早期出现腹腔积液

E. 腹腔化疗效果良好

100. 不属于肠梗阻病人的病理生理变化的是

A. 梗阻以上肠蠕动减弱

B. 梗阻以下肠管塌陷

C. 肠壁静脉回流受阻

D. 腹膜炎

E. 肠腔压力增高

101. 肠扭转的典型腹部 X 线平片表现为

A. 鱼刺征

B. 阶梯征

C. 马蹄状巨大的双腔充气肠袢

D. 多处液气平

E. 膈下游离气体

102. 下列引起的肠梗阻不是动力性肠梗阻的是

A. 弥漫性腹膜炎　　B. 急性肠炎

C. 肠道功能紊乱　　D. 肠系膜血管栓塞

E. 慢性铝中毒

103. 如发生肠梗阻的病人系一多次妊娠的中年妇女，在做检查时应特别注意

A. 有无肠套叠　　B. 有无股疝嵌顿

C. 有无小肠扭转　　D. 有无乙状结肠扭转

E. 有无高调肠鸣音或气过水声

104. 小肠腺癌最多见的部位是

A. 十二指肠　　B. 空肠上段

C. 空肠下段　　D. 回肠上段

E. 回肠末端

105. 肠套叠病人大便的特征是

A. 脓血便　　B. 果酱样黏液血便

C. 黏液脓血便　　D. 血粪混合物

E. 血便

106. 应考虑有肠梗阻可能的是

A. 阵发性上腹部疼痛伴畏寒发热

B. 阵发性腹痛并放射至腰背部

C. 上腹痛伴有呕吐

D. 阵发性腹痛伴肠鸣音亢进

E. 腹肌紧张及反跳痛

107. 关于结肠癌下列哪项判断是错误的

A. 结肠癌淋巴转移首先转移至结肠旁淋巴结

B. 结肠癌的血行转移，多转移到肝

C. 左半结肠癌以全身症状为主

D. 根据肿瘤大体形状可分为肿块型、浸润型和溃疡型

E. 结肠癌可伴有贫血及发热

108. 回肠部小穿孔早期查体无腹膜刺激症状，其原因为

A. 肠腔空虚内无粪便

B. 机体防御能力强，反应迟钝

C. 肠麻痹，肠蠕动消失，肠内容物不外漏

D. 肠管痉挛，黏膜外翻，血凝块堵塞

E. 邻近肠管紧贴穿孔，堵塞穿孔

109. 下列哪种异常是先天性巨结肠的原因

A. 结肠扩大症　　B. 无神经节细胞症

C. 直肠痉挛　　D. 直肠无力症

E. 肠神经元发育异常

110. 肠闭锁最多发生的部位是

A. 十二指肠　　B. 空肠

C. 回肠　　D. 结肠

E. 直肠

【A2 型题】

1. 女，26 岁，3 年前曾行阑尾切除术。近 2 天腹痛、腹胀，肛门无排便、排气。立位腹平片示孤立胀大的肠袢，位置固定而不随时间变化。最恰当的处理为

A. 输液，补充血容量

B. 胃肠减压，抗生素治疗

C. 纠正水电解质紊乱

D. 肛管排气

E. 积极术前准备，剖腹探查

2. 男，68 岁，因粘连性肠梗阻 24 小时行剖腹探查术。术中发现肠系膜与腹壁之间形成粘连带压迫肠管，松解粘连带后见肠管血运良好，关腹。术后 6 小时发生休克，腹部检查无明显压痛部位。最可能的原因是

A. 失血性休克　　　　　　　B. 中毒性休克

C. 感染性休克　　　　　　　D. 术后再次粘连梗阻

E. 肠坏死

3. 男性，25 岁，饭后劳动时突然上腹部持续性剧痛，向背部放射，频繁呕吐。起病后 12 小时急诊入院。查体：体温 37.8℃，脉搏 120 次/分，血压 86/60mmHg，脐左上方可扪及一局限性包块，局部腹肌稍紧张。实验室检查：WBC $18.2 \times 10^9/L$，中性粒细胞百分比 86%，血清淀粉酶 126 索氏单位。腹部透视：可见突出孤立肠袢，大的气液平面。其诊断最可能是

A. 急性胰腺炎　　　　　　　B. 急性胆囊炎

C. 急性小肠扭转　　　　　　D. 消化性溃疡穿孔

E. 胆道蛔虫病

4. 男性，68 岁，因心肌梗死住内科治疗。早餐后突感脐周和上腹部绞痛，当时病人脸色苍白、大汗淋漓。1 小时后疼痛减轻，右下腹有压痛，不久出现全腹膨隆，肠鸣音消失，明显休克体征。最可能的诊断是

A. 急性胆囊炎　　　　　　　B. 横结肠癌

C. 急性盲肠憩室炎　　　　　D. 肠系膜上动脉栓塞

E. 急性阑尾炎并穿孔

5. 男性，28 岁，半年来时有腹泻与便秘，3 个月来腹部有隐痛，近 2 天大量便鲜血。直肠指检和腹部诊断没有发现肿物。X 线钡剂灌肠示降结肠壁僵直，可见充盈缺损。最可能的诊断是

A. 乙状结肠癌　　　　　　　B. 克罗恩病

C. 降结肠癌　　　　　　　　D. 溃疡性结肠炎

E. 肠结核

6. 女性，28 岁，急性阑尾炎穿孔术后 6 天，腹部胀痛不适，呈持续性，伴恶心、呕吐，排便、排气消失。腹部检查见全腹膨胀，未见蠕动波，肠鸣音消失，全腹均有压痛，轻度反跳痛。腹平片见小肠及结肠均有充气及液平面。据此拟诊断为

A. 急性机械性不完全性低位小肠梗阻

B. 急性机械性不完全性高位小肠梗阻

C. 急性不完全性结肠梗阻

D. 麻痹性肠梗阻

E. 急性完全性机械性小肠梗阻

7. 男性，70 岁，粪便中带血 2 年，逐渐消瘦。查体：面色苍白，腹软，右侧腹部可触及一约 5cm × 4cm 大小肿块，质地较硬并伴压痛。则该患者可能为

A. 右半结肠癌　　　　　　　B. 克罗恩病

C. 肠结核　　　　　　　　　D. 阿米巴肠病

E. 溃疡性结肠炎

8. 男性，72 岁，主诉乏力、消瘦近 1 年。查体：贫血貌、消瘦，右下腹可扪及一 4cm × 3cm 大小的肿块，边界清楚，质硬，无明显压痛。纤维结肠镜检查提示为盲肠癌。对该患者行根治性右半结肠切除术应包括下述范围，除了

A. 右半横结肠　　　　　　　B. 升结肠

C. 盲肠　　　　　　　　　　D. 左半横结肠

E. 长 15 ~ 20cm 的末段回肠

9. 2 岁男孩，体胖，阵发性哭闹 1 天，伴呕吐 2 次，曾见呕吐物中有蛔虫。腹痛时，右上腹可触及一包块，伴有轻压痛，右髂窝空虚，肠鸣音亢进。病后排便 2 次，为果酱样，蛔虫卵（＋）。腹部 B 超检查示"靶形征"。首先考虑的诊断是

A. 蛔虫性肠梗阻　　　　　　B. 小肠扭转

C. 肠道畸形　　　　　　　　D. 肠套叠

E. 肠道蛔虫病

10. 男性，80 岁，既往体健，在做晨练后突发左下腹痛 1 天，且肛门停止排便、排气，不伴呕吐。查体：明显腹胀，以左下腹为甚，未扪及肿块，肠鸣音 6 次/分，直肠指检阴性。首先考虑的诊断是

A. 乙状结肠扭转　　　　　　B. 肠套叠

C. 小肠扭转　　　　　　　　D. 左半结肠肿瘤

E. 肠系膜血管栓塞

11. 女性，40 岁，因阵发性腹痛 2 天入院，入院前因经常腹痛伴不规则腹部肿块出现在当地医院行输液等非手术治疗 1 个月。入院后经非手术治疗，腹痛消失，肛门排气、排便恢复正常，住院 10 天后出院。出院当天又发生腹痛，为阵发性发作，伴恶心、呕吐。查体：右下腹可扪及一肿物，似为扩张肠袢。排便 1 次，隐血试验（＋＋）。第 2 天检查发现肿物移至脐下正中腹，压痛，质软。第 3 天阵发性腹痛加重，下腹肿物移至左腹。应考虑的诊断是

A. 慢性肠套叠　　　　　　　B. 粘连性肠梗阻

C. 肠扭转　　　　　　　　　D. 肠结核

E. 乙状结肠癌

12. 男性，75 岁，下腹痛伴肛门停止排便、排气 2 天，无呕吐。既往有多年便秘病史。查体：明显腹胀，左下腹尤甚，未扪及腹内肿块，肠鸣音亢进，直肠指检阴性。盐水灌肠只能进入 200ml。首先考虑的诊断是

A. 肠套叠　　　　　　　　　B. 结肠肿瘤性梗阻

C. 小肠急性扭转　　　　　　D. 乙状结肠扭转

E. 肠系膜血管栓塞

13. 女性，28 岁，持续性脐周痛，阵发性加剧，伴肛门停止排便、排气 5 天，病后呕吐食物。查体：一般情况良好，体温 37.5℃，脉搏 60 次/分，血压 120/84mmHg，腹部轻度膨隆。无明显压痛，未扪及肿块，肠鸣音亢进，偶闻及气过水声。3 年前有过剖腹

取胎史。首先考虑的诊断是

A. 小肠扭转　　　　B. 肠套叠

C. 乙状结肠扭转　　D. 粘连性肠梗阻

E. 蛔虫性肠梗阻

14. 1 岁男婴，突起哭闹不休，呈阵发性，面色苍白，但发作间歇嬉逗如常。近 1 天来大便如果酱样。首先考虑的诊断是

A. 肠扭转　　　　　B. 肠套叠

C. 肠道蛔虫病　　　D. 肠系膜淋巴结炎

E. 急性肠炎

15. 男性，30 岁，间歇腹痛，由左腹或脐周开始，并觉时隐时现的肿块在腹部窜动，同时可闻及高调肠鸣音，在嗳气或肛门排气后腹痛可缓解。其妻曾因肺结核住院治疗。最可能的诊断是

A. 节段性肠炎　　　B. 溃疡性结肠炎

C. 小肠良性肿瘤　　D. 小肠结核

E. Meckel 憩室炎

16. 2 岁男孩，阵发性哭闹伴呕吐 2 天。查体：腹软，右侧腹空虚，左侧腹压痛。肛门指诊可触及一包块，质软，呈环形，指套退出可见染血性黏液。大便镜检：RBC（+++）/HP，WBC 0～2 个/HP，蛔虫卵 0～3 个/HP。首先考虑的诊断是

A. 蛔虫性肠梗阻　　B. 肠系膜淋巴结炎

C. 痢疾　　　　　　D. 肠套叠

E. 直肠肿瘤

17. 男性，31 岁，阵发性腹部绞痛伴呕吐，肛门停止排便、排气 3 天，腹胀 2 天，腹痛加剧且间歇期仍感剧痛。2 年前曾行阑尾切除术。查体：右侧腹部较左侧膨隆，明显压痛、反跳痛、肌紧张，肠鸣音低、少。可诊断为

A. 阑尾残株炎　　　B. 麻痹性肠梗阻

C. 粘连性单纯性肠梗阻　D. 绞窄性肠梗阻

E. 急性化脓性腹膜炎

18. 女性，46 岁，近 2 个月来有不明原因的少量脓血黏液及稀软便，5～6 次/天，腹胀，有时可闻及亢进肠鸣音，左下腹可扪及一质硬、固定、椭圆形包块。诊断应考虑为

A. 过敏性结肠炎　　B. 慢性痢疾

C. 溃疡性结肠炎　　D. 结肠息肉

E. 乙状结肠癌

19. 1 岁半男孩，阵发性哭闹 1 天。腹部检查因小儿不合作而不满意，肠鸣音亢进。X 线立位腹部平片见多个小肠气液平面。X 线检查后果酱样大便 1 次。大便镜检蛔虫卵（+）。首先考虑的诊断是

A. 蛔虫性肠梗阻　　B. 梅克尔憩室炎

C. 肠重复畸形　　　D. 肠套叠

E. 肠粘连

20. 女性，60 岁，腹痛、呕吐及肛门停止排便、排气 3 天，急性病容，腹部饱满，可见肠型，腹肌紧张，全腹压痛、反跳痛，肠鸣音亢进。白细胞计数 18×10^9/L。适宜的处理是

A. 抗生素、补液、胃肠减压等

B. 留急诊室观察

C. 择期手术

D. 积极进行中药治疗

E. 急诊手术

21. 女性，34 岁，阵发性腹痛 4 天，伴有恶心、呕吐，起病以来肛门未排便、排气。3 年前因胆囊结石行胆囊切除术，正值月经中期。查体：脉搏 120 次/分，血压 90/60mmHg，腹饱满，右侧腹部较对侧膨隆，有压痛、反跳痛及肌紧张。右下腹腔穿刺抽出少量暗红色液体。血红蛋白 110g/L。最可能的诊断是

A. 卵巢囊肿蒂扭转

B. 宫外孕，输卵管妊娠破裂

C. 急性阑尾炎穿孔，腹膜炎

D. 绞窄性肠梗阻

E. 十二指肠溃疡穿孔

22. 女性，40 岁，因阵发性腹痛伴右下腹肿块 2 天入院。入院后腹部检查及阴道双合诊均未扪及明确腹部肿块。经对症处理，腹痛消失出院。出院后经常腹痛，阵发性加重，排黏液血便，左中腹出现肿块而再次入院。查体：左中腹肿块 8cm×10cm 大小，质韧，轻度压痛。行纤维结肠镜检查，插入受阻，可见血迹。最可能的诊断是

A. 卵巢囊肿蒂扭转　　B. 慢性肠套叠

C. 肠结核　　　　　　D. 乙状结肠癌

E. 慢性痢疾

23. 1 岁男婴，突然阵发性哭闹，面色苍白，发作间歇期嬉逗如常，曾排便 2 次，呈果酱样。接诊时首先要做的检查是

A. 腹部触诊　　　　　B. 血常规

C. 胸部 X 线摄片　　　D. 直肠指检

E. 腹部 B 超

24. 男性，患儿，9 个月，体重 10kg，间歇性哭闹 20 小时，有规律性，伴呕吐，排果酱便 2 次。查体时腹部可触及包块。最可能的诊断是

A. 细菌性痢疾　　　　B. 蛔虫性肠梗阻

C. 肠道肿瘤　　　　　D. 肠套叠

E. 过敏性紫癜

25. 男性，45 岁，进行性消瘦、贫血、乏力，右下腹扪

及包块，大便隐血试验阳性。最可能的诊断是

A. 降结肠癌　　　　　　B. 结肠息肉

C. 溃疡性结肠炎　　　　D. 升结肠癌

E. 慢性细菌性痢疾

26. 男性，56岁，阵发性腹痛6天，伴恶心、腹胀2天入院，无发热。体格检查：腹膨隆，可见肠型，肠鸣音亢进，有气过水声。腹部平片见腹中部扩张小肠呈"阶梯状"液平面，结肠内少量积气。可能的诊断是

A. 麻痹性肠梗阻　　　　B. 低位小肠梗阻

C. 高位小肠梗阻　　　　D. 坏死性小肠炎

E. 乙状结肠扭转

27. 女，37岁，慢性腹泻2年，每天排便2~3次，常带少量黏液。反复粪便致病菌培养阴性。结肠镜检查见直肠、降结肠和横结肠充血、水肿，有少数散在浅表溃疡。拟诊为溃疡性结肠炎。首选的治疗方案是

A. 泼尼松口服

B. 氟哌酸口服

C. 甲硝唑保留灌肠

D. 氢化可的松保留灌肠

E. 5-氨基水杨酸口服

28. 女，36岁，反复腹泻2年，间有脓血便，粪培养阴性，多种抗生素治疗无效。为明确诊断，首选的检查是

A. 腹部平片　　　　　　B. X线胃肠钡餐检查

C. 钡剂灌肠造影　　　　D. 结肠镜检查

E. 腹部CT

29. 女，40岁，腹泻1年。体检发现肛瘘，结肠镜示回盲部"铺路石样"改变。最可能的诊断是

A. 结肠癌　　　　　　　B. 溃疡性结肠炎

C. 细菌性痢疾　　　　　D. 克罗恩病

E. 肠结核

30. 男性，31岁，有胃溃疡穿孔手术史。3天前出现腹胀、腹痛伴呕吐，肛门停止排便、排气。经检查诊断为肠梗阻，现最为重要的是了解梗阻

A. 原因　　　　　　　　B. 部位

C. 程度　　　　　　　　D. 发生速度

E. 是否绞窄

31. 女性，50岁，左侧腹胀、腹痛，大便不成形，每日3~4次，有脓血。查体：左下腹似可扪及包块，边界不清。明确诊断首选的检查是

A. B超　　　　　　　　B. CT

C. CEA　　　　　　　　D. 直肠指诊，结肠镜

E. 大便潜血试验

32. 男性，70岁，乏力、厌食、体重减轻半年入院。查体：右侧腹部可触及8cm×5cm肿块。血常规：血红蛋白72g/L。该病人最可能的诊断是

A. 乙状结肠癌　　　　　　　　B. 升结肠癌

C. 阑尾类癌　　　　　　　　　D. 横结肠癌

E. 降结肠癌

33. 男，36岁，1年来反复出现脓血便，系统性抗生素治疗无效。结肠镜检查发现病变位于直肠和乙状结肠，黏膜弥漫性充血水肿，颗粒不平、质脆，血管纹理消失。最可能的诊断是

A. 结肠癌　　　　　　　　　　B. 溃疡性结肠炎

C. 细菌性痢疾　　　　　　　　D. 克罗恩病

E. 肠结核

34. 男，65岁，低热伴右侧腹痛不适半年。查体：贫血貌，右侧中腹部扪及6cm×4cm质硬肿块，可推动，压痛不明显。最可能的诊断是

A. 肠结核　　　　　　　　　　B. 盲肠套叠

C. 右肾肿瘤　　　　　　　　　D. 升结肠癌

E. 阑尾周围脓肿

35. 女性，25岁，反复腹泻及脓血便2年余，抗感染治疗无效。近1个月每日排便4~5次，均为脓血便。低热37.5℃。便前左下腹痛，便后缓解，里急后重。该患者最可能的诊断是

A. 慢性细菌性痢疾　　　　　　B. 结肠癌

C. 肠结核　　　　　　　　　　D. 溃疡性结肠炎

E. 克罗恩病

36. 男性，65岁，贫血、低热2个月。钡灌肠示升结肠占位，肠腔狭窄成细线状。剖腹探查发现升结肠6cm×5cm肿块，肝脏多个转移结节。最佳处理是

A. 不做处理，直接关腹

B. 升结肠肿块活检

C. 肝脏结节活检

D. 升结肠肿块和肝脏结节活检

E. 切除升结肠肿块，肝脏结节活检

37. 女性，32岁，2年来反复腹痛、腹泻，粪便为糊状，无脓血。结肠镜检查发现升结肠近回盲部纵行溃疡，溃疡周围黏膜呈"鹅卵石样"，病变呈节段性分布，病变间黏膜正常。最可能的诊断是

A. 肠结核　　　　　　　　　　B. 阿米巴病

C. 结肠癌　　　　　　　　　　D. 克罗恩病

E. 血吸虫病

38. 男性，42岁，半年来反复出现脓血便伴里急后重，抗感染治疗无效。结肠镜检查可见直肠黏膜弥漫性充血水肿，血管纹理不清，黏膜粗糙、质脆，病变间无正常黏膜。最可能的诊断是

A. 结肠癌　　　　　　　　　　B. 溃疡性结肠炎

C. 细菌性痢疾　　　　　D. 克罗恩病

E. 肠结核

39. 男性，2岁，因突发阵发性腹痛、哭闹，伴呕吐和果酱样血便6小时来诊。查体：腹肌软，脐右上方扪及肿块，有压痛，右下腹扣诊有空虚感。首选检查方法是

A. 腹部B超　　　　　　B. 空气或钡剂灌肠

C. 腹部CT　　　　　　　D. 腹部磁共振

E. 腹腔穿刺

40. 女性，38岁，腹泻、腹痛伴低热、乏力、盗汗2个月。5年前曾患肺结核。体格检查：右下腹可扪及一固定包块。X线钡餐检查发现回盲部有跳跃征。最可能的诊断是

A. 克罗恩病　　　　　　B. 阿米巴病

C. 结肠癌　　　　　　　D. 肠结核

E. 血吸虫病

41. 男，68岁，低热伴右侧腹部隐痛不适半年。查体：贫血貌，右侧中腹部扪及5cm×3cm质硬肿块，可推动，压痛不明显。首选的治疗方法是

A. 胃镜　　　　　　　　B. 全消化道钡餐造影

C. 结肠镜　　　　　　　D. 静脉肾盂造影

E. 腹部CT

42. 男，30岁，反复黏液脓血便3年，加重2个月，抗生素治疗无效。肠镜显示黏膜较多糜烂及浅表小溃疡。最可能的诊断是

A. 溃疡性结肠炎　　　　B. 克罗恩病

C. 细菌性痢疾　　　　　D. 阿米巴痢疾

E. 肠结核

43. 女，26岁，右下腹痛、腹泻3个月，伴低热。结肠镜检查在回盲部见环形溃疡。X线钡剂结肠造影可见回盲部"跳跃征"。最可能的诊断是

A. 溃疡性结肠炎　　　　B. 肠淋巴瘤

C. 肠结核　　　　　　　D. 克罗恩病

E. 阿米巴肠病

44. 患者，男性，74岁，排便次数增加，粪便中带血1年，逐渐消瘦、乏力。查体：面色苍白，腹软，右侧腹部可触及一约4cm×6cm大小肿块，质硬伴压痛。则该患者可能为

A. 克罗恩病　　　　　　B. 右半结肠癌

C. 肠结核　　　　　　　D. 阑尾周围脓肿

E. 溃疡性结肠炎

45. 患者，男性，56岁，因肠梗阻入院，出现严重脱水、代谢性酸中毒、低钾血症、休克。抢救病人首先应

A. 输全血　　　　　　　B. 纠正代谢性酸中毒

C. 补钾　　　　　　　　D. 纠正脱水

E. 解除肠梗阻

46. 女婴，10天，出生第5~6天起有多次呕吐，含胆汁。今日呕吐频繁，伴2次暗紫色血便。可能的诊断是

A. 出血性坏死性小肠炎　B. 肠套叠

C. 肠旋转不良伴肠扭转　D. 巨结肠肠炎

E. 感染性腹泻

47. 小儿，5岁，急性持续性腹痛，阵发性加剧1小时，并出现休克表现。下列最可能的原因是

A. 阑尾穿孔　　　　　　B. 胆道蛔虫病

C. 麻痹性肠梗阻　　　　D. 肠扭转

E. 肠系膜淋巴结炎

48. 女性，57岁，入院诊断为左半结肠癌。则以下对其治疗方式选择意义最大的是

A. 周围浸润程度

B. 淋巴转移情况

C. 血行转移范围

D. 腹腔种植转移范围

E. 腹水严重程度

49. 患儿，男性，10个月，体重14kg，阵发性哭闹不安18小时，面色苍白伴呕吐，排果酱样便2次。查体：脐右上方可触及腊肠形包块。最可能的诊断是

A. 细菌性痢疾　　　　　B. 肾母细胞瘤

C. 肠道肿瘤　　　　　　D. 肠套叠

E. 蛔虫性肠梗阻

50. 女性，62岁，左下腹隐痛伴黏液脓血便6个月余入院。CT检查示癌肿直径4cm，侵及浆膜层，腹腔淋巴结无肿大。其诊断为结肠癌，Dukes分期为

A. A期　　　　　　　　B. B期

C. C_1期　　　　　　　D. C_2期

E. D期

51. 男性，45岁，以横结肠癌入院。术前检查发现肝左外叶有一约2.2cm×2.0cm转移灶。首选的处理方法是

A. 化疗

B. 放疗

C. 横结肠切除＋肝左叶切除

D. 横结肠切除＋肝左叶放疗

E. 免疫治疗

52. 小儿，2岁，5小时前突然出现阵发性哭闹不安，间歇期安静如常，排便1次，为少量果酱色稀便。查体：右腹部扪及腊肠样肿块，触之患儿哭闹加重。其最可能的诊断为

A. 肠扭转   B. 急性阑尾炎

C. 嵌顿性疝   D. 肠套叠

E. 肠系膜淋巴结炎

【A3/A4 型题】

(1～3 题共用题干)

男性，67 岁，右腹股沟区肿块 1 年，逐渐增大，但晚间卧床后肿块缩小。昨日突发右下腹痛，伴呕吐 2 次，腹痛阵发性加重。体格检查：全腹平软，右下腹压痛，无肌紧张，肠鸣音 8～12 次/分，偶闻及气过水声。

1. 最可能的诊断是

A. 急性阑尾炎早期   B. 急性胃肠炎

C. 急性肠梗阻   D. 急性腹膜炎

E. 急性胰腺炎

2. 进一步体格检查发现右腹股沟区有一肿块，大小为 2cm×2cm×3cm，有压痛，局部皮肤无红肿。此时最合适的处理是

A. 抗生素静脉滴注   B. 使用解痉剂

C. 急诊手术   D. 放置胃肠减压

E. 手法将肿块还纳

3. 如果继续观察，最可能发生

A. 阑尾穿孔   B. 腹腔脓肿

C. 脓毒血症   D. 肠坏死

E. 休克

(4～5 题共用题干)

患儿，男性，出生第 4 天，出生后 50 小时方排少量胎便，呕吐粪便状液体。查体：腹胀、尚软，无固定性压痛。肛查拔出指套后有爆发性排气、排便。

4. 考虑可能的诊断为

A. 单纯性胎粪便秘   B. 先天性肠闭锁

C. 先天性巨结肠   D. 新生儿腹膜炎

E. 新生儿坏死性小肠－结肠炎

5. 为明确诊断，首选的辅助检查是

A. 肛管直肠测压   B. 钡灌肠检查

C. 肌电图检查   D. B 超检查

E. 上消化道造影检查

(6～7 题共用题干)

男性，21 岁，因饱餐后活动，突感中腹部剧烈疼痛，阵发加重，伴呕吐，未排气、排便。查体：腹部隆起，压痛明显，肠鸣音亢进。

6. 最可能的诊断是

A. 消化性溃疡穿孔   B. 急性胰腺炎

C. 急性胆囊炎   D. 小肠扭转

E. 胆道蛔虫病

7. 下一步检查方法是

A. 血、尿淀粉酶检查   B. 上消化道钡餐造影

C. 腹部立位 X 线平片   D. B 超检查

E. 血管造影

(8～9 题共用题干)

男性，42 岁，近期出现腹泻呈水样便，有脓血，伴肛门下坠感及里急后重。

8. 患者不宜行以下哪种检查

A. 便常规检查   B. 腹部 X 线平片

C. 腹部 B 超   D. 钡灌肠造影

E. 直肠指诊

9. 腹部 X 线平片显示横结肠显著扩张，病人最有可能的诊断为

A. 细菌性痢疾   B. 肠道结核

C. 克罗恩病   D. 中毒性巨结肠

E. 乙状结肠梗阻

(10～13 题共用题干)

女性，40 岁，因"突起腹中部疼痛伴血便 3 天"入院。腹痛为阵发性，伴恶心、呕吐，呕吐物为胃内容物。起病后曾排黏液血便 3 次。患者于 1 个月前腹痛开始反复发作，伴排黏液血便，腹痛发作时，自感有"气块"在腹内窜动。查体：消瘦、贫血貌，腹稍胀，全腹软，无局限性压痛及肌紧张，下腹正中可扪及 10cm×6cm 肿块，质韧、轻压痛，上下可以推动，肠鸣音活跃，音调稍高。

10. 首选的检查是

A. 肛门指检   B. 乙状结肠镜检查

C. 肠造影   D. 纤维结肠镜检查

E. 立位腹部 X 线平片

11. 最可能的诊断是

A. 慢性肠套叠   B. 克罗恩病

C. 右半结肠癌   D. 卵巢囊肿蒂扭转

E. 直肠癌伴肠梗阻

12. 下列处理哪项较为妥当

A. 给予哌替啶止痛   B. 给予口服植物油

C. 给予空气灌肠   D. 按急诊做术前准备

E. 胃肠减压同时氧气驱虫

13. 在剖腹探查中发现患者为右半结肠肿块，其手术原则是

A. 肠道肿块留待以后再次手术处理，放置腹腔引流物

B. 按肿瘤原则行一期右半结肠切除＋肠吻合术

C. 行右半结肠切除后，远、近端肠管分别造口

D. 切开肠管后切除肠管内肿块

E. 行局部肠段切除后，远、近端肠管做双管造口

(14~16题共用题干)

女性，74岁，腹痛、腹胀、呕吐2天。近2个月来反复腹胀，大便秘结，有时带有黏液，但无血液。查体：体温36℃，脉搏80次/分，血压100/80mmHg。腹胀明显，未见肠型、腹壁软；左下腹可扪及斜形包块，质韧、压痛。腹部X线透视见有一个液气平面。血象：WBC 9.5×10⁹/L。

14 为明确诊断，需要做的检查是

    A. 钡剂灌肠X线检查   B. 腹部B超

    C. 腹部X线摄片   D. 腹腔穿刺

    E. 妇科双合诊检查

15. 在行低压灌肠时，灌入生理盐水不足500ml，便不能再灌入。此病人的诊断是

    A. 乙状结肠癌   B. 乙状结肠扭转

    C. 横结肠癌   D. 横结肠息肉

    E. 肠套叠

16. 此病人的治疗原则是

    A. 给予止痛剂，观察

    B. 给予输液，观察

    C. 给予胃肠减压，观察

    D. 乙状结肠镜直视下减压

    E. 做好术前准备，及早手术治疗

(17~19题共用题干)

1岁男婴，体胖，第一胎顺产，突然阵发性哭闹，面色苍白。不发作时，嬉闹如常。已排果酱样大便2次。

17. 首先要做的检查是

    A. 钡剂灌肠X线检查   B. 腹部CT

    C. 腹部B超   D. 立位腹部X线平片

    E. 腹腔穿刺

18. 在小儿安静时进行体格检查，最有可能发现的腹部体征是

    A. 板状腹   B. 腹部肿块

    C. 振水音   D. 移动性浊音

    E. 肝浊音界消失

19. 其母述患儿起病至就诊时已有12小时，对该患儿的最佳治疗方案是

    A. 输液，观察

    B. 输液，胃肠减压，腹部轻柔按摩

    C. X线下空气灌肠复位

    D. 立即剖腹探查

    E. 输液、解痉、吸氧，密切观察

(20~21题共用题干)

1岁男婴，突然哭闹，便血。查体：一般情况好，右上腹可扪及"腊肠样"肿物。

20. 与肠套叠诊断相符合的X线检查发现是

    A. 膈下游离气体

    B. 钡剂在结肠受阻，钡剂影尖端呈"杯口"状

    C. 钡剂在结肠受阻，钡剂影尖端呈"鸟嘴"状

    D. 空肠、回肠换位征

    E. 结肠萎瘪、变细

21. 从发病到就诊40小时，采用X线下复位后，患儿仍阵发性哭闹、面色苍白，发作间歇比入院前缩短。此时治疗的最佳方案是

    A. 再次X线下检查、复位   B. 立即手术探查

    C. 改用氧气驱虫治疗   D. 改口服植物油

    E. 给予止痛、解痉药物，继续密切观察

(22~26题共用题干)

男性，23岁，突起右下腹痛，短时间即觉全腹痛。半个月前曾患"感冒"，表现为发热、头痛、四肢酸痛、食欲不振，在当地医院门诊曾按"上感"服药治疗。查体：全腹压痛及反跳痛，肠鸣音消失。

22. 对此病人首选的检查是

    A. 肛门指诊   B. 腹部B超

    C. 立位腹部X线平片   D. 腹部CT

    E. 纤维结肠镜检查

23. 经上述检查后，发现气腹。对此病人可能的诊断是

    A. 阿米巴痢疾肠穿孔

    B. 伤寒肠穿孔

    C. 急性阑尾炎穿孔

    D. 胃、十二指肠溃疡穿孔

    E. 急性坏死性肠炎穿孔

24. 查体：血压53/46mmHg，脉搏120次/分，呼吸40次/分。血象：WBC 11.0×10⁹/L。对该患者的治疗方案是

    A. 立即剖腹探查

    B. 观察，进行非手术治疗

    C. 转传染科进行隔离性内科治疗

    D. 床边局麻，右下腹小切口引流

    E. 大量激素冲击疗法

25. 上述病例如经非手术治疗好转，1周后突发腹痛并出现腹膜炎征象，施行剖腹探查术中见距回盲部20cm处小肠有直径0.5cm大小穿孔。此时应采取的术式是

    A. 穿孔修补，腹腔引流

    B. 肠段切除，腹腔引流

    C. 穿孔处肠段外置

    D. 右半结肠切除

    E. 仅做腹腔引流

26. 为明确病因诊断，在检查方面还应常规进行的化验是

    A. 手术时应取腹腔渗液做伤寒杆菌培养

B. 取血做伤寒杆菌培养

C. 取肠内容物做阿米巴滋养体检查

D. 取腹腔渗液及抽血做伤寒杆菌培养

E. 无必要做进一步的化验检查

（27～30 题共用题干）

男性，60 岁，因"阵发性腹痛伴频繁呕吐，停止排气、排便 8 小时"入院。2 年前因十二指肠溃疡穿孔行胃大部切除术。查体：腹稍胀，上腹部压痛。

27. 此患者首先应该做的检查是

A. 腹部 B 超 　　　　　B. 上消化道造影

C. 肛门指诊 　　　　　D. 腹部 X 线平片

E. 胃镜检查

28. 最可能的诊断是

A. 粘连性肠梗阻 　　　B. 肠套叠

C. 肠系膜血管栓塞 　　D. 胃肠吻合口梗阻

E. 腹内疝

29. 入院检查 Hb 13.2g/dl，WBC 11×10^9/L。首选的治疗方案是

A. 急诊开腹探查手术

B. 应用镇吐及止痛、解痉治疗

C. 胃肠减压、补液及抗生素治疗

D. 应用中药及针刺促进肠蠕动功能

E. 低压灌肠及缓泻剂促进排气、排便

30. 患者入院 2 日后腹痛加剧，体温 38.9℃。查体：腹部有明显的肌紧张和反跳痛。白细胞 16×10^9/L。此时最恰当的治疗方案是

A. 加大抗生素用量

B. 加快输液速度，补足有效血容量

C. 应用镇吐及止痛、解痉治疗

D. 急诊开腹探查手术

E. 低压灌肠及缓泻剂促进排气、排便

（31～32 题共用题干）

女性，25 岁，低热、便秘与腹泻交替 3 年。查体：右下腹 5cm×5cm 肿块，质中等，较固定，轻压痛。

31. 最具诊断意义的检查是

A. 血沉 　　　　　　　B. 血常规

C. 结肠镜检查 　　　　D. X 线钡剂透视

E. 诊断性腹腔穿刺

32. 最有可能的诊断是

A. 结肠癌 　　　　　　B. 肠结核

C. 克罗恩病 　　　　　D. 溃疡性结肠炎

E. 肠血吸虫病

（33～34 题共用题干）

女，38 岁，黏液脓血便伴里急后重 3 年，近 1 周腹痛加重。体检：体温 37.5℃，贫血貌，左下腹部轻压痛。

33. 最可能的诊断是

A. 克罗恩病 　　　　　B. 结肠癌

C. 肠易激综合征 　　　D. 溃疡性结肠炎

E. 卵巢癌

34. 为明确诊断，首选的检查是

A. 尿常规 　　　　　　B. 血清 C - 反应蛋白

C. 血清 CA19 - 9 　　　D. 腹部 CT

E. 结肠镜检查

（35～37 共用题干）

女，38 岁，进行性贫血、消瘦、乏力半年，有时右腹隐痛，无腹泻。查体：右中腹部扪及肿块，肠鸣音活跃。

35. 下列各项检查可明确诊断的是

A. 结肠镜 　　　　　　B. CEA

C. CT 　　　　　　　　D. B 超

E. 全消化道钡餐

36. 如果需要手术治疗，术前准备最重要的是

A. 纠正营养不良 　　　B. 肠道准备

C. 心、肺功能检查 　　D. 肝、肾功能检查

E. 心理准备

37. 行标准根治术后病理结果为 Dukes B 期，其 5 年生存率为

A. 25% 　　　　　　　 B. 35%

C. 45% 　　　　　　　 D. 45%

E. 65%

（38～41 题共用题干）

男性，60 岁，便血 10 天，伴腹痛，排便习惯改变，有里急后重感。纤维结肠镜检查并活检诊断为乙状结肠癌。

38. 对判断预后和复发有意义的肿瘤标记物是

A. AFP 　　　　　　　 B. CEA

C. CA19 - 9 　　　　　 D. CA125

E. CA50

39. 针对最常见发生远处转移的器官，首先注意检查

A. 脑 　　　　　　　　 B. 肺

C. 骨 　　　　　　　　 D. 肝

E. 胰

40. 根治术后病理报告，癌肿侵及浆膜层，肠系膜根部淋巴结 2/5 转移，Dukes 分期应为

A. A 期 　　　　　　　 B. B 期

C. C_1 期 　　　　　　 D. C_2 期

E. D 期

41. 根据术后诊断，术后常用化疗方案为

A. 阿霉素

B. 表阿霉素

C. 5 – Fu + 左旋咪唑或四氢叶酸

D. 顺铂

E. 紫杉醇

(42～43题共用题干)

男，30岁，反复右下腹痛1年，伴便秘和口腔溃疡，无发热及乏力。否认结核病史及结核密切接触史。查体：右下腹可触及边界不清的包块，可移动，压痛阳性。

42. 首先考虑的诊断是

A. 肠结核 B. 克罗恩病

C. 结肠癌 D. 阑尾类癌

E. 结核性腹膜炎

43. 为明确诊断，最重要的检查是

A. 粪潜血

B. 粪找抗酸杆菌

C. 腹部CT

D. 结肠镜检查及活检

E. 腹部B型超声

(44～46题共用题干)

男，60岁，急性腹痛3天。急症剖腹探查见乙状结肠扭转伴肠坏死，腹腔渗出血性液体1500ml。行乙状结肠切除、降结肠造瘘术。术后无明显腹痛。第二天体温37.5℃，血压120/80mmHg。血常规正常。尿量350ml/24h，血清钠140mmol/L、钾6.2mmol/L。

44. 该患者可能出现的情况为

A. 等渗性缺水 B. 低渗性缺水

C. 高渗性缺水 D. 代谢性碱中毒

E. 急性肾衰竭

45. 此时治疗错误的是

A. 庆大霉素80000U，每日1次静滴

B. 10%葡萄糖酸钙20ml静脉注射

C. 5%碳酸氢钠100ml静滴

D. 0.9%氯化钠注射液100ml静滴

E. 呋塞米20mg静脉注射

46. 术后第四天，患者已经肛门排气。此时营养支持应采取

A. 全肠外营养

B. 高蛋白、高热量饮食

C. 低蛋白、高热量饮食

D. 高蛋白、低热量饮食

E. 低蛋白、低热量饮食

(47～48题共用题干)

男，30岁，黏液脓血便伴里急后重2年。近1周腹痛加重，高热。体检：体温39.2℃，心率110次/分，贫血貌，腹部膨隆，全腹有压痛，肠鸣音消失。

47. 该病人最可能的诊断是

A. 肠结核并发肠穿孔

B. 溃疡性结肠炎并发中毒性巨结肠

C. 结肠癌并发肠梗阻

D. 肠易激综合征

E. 克罗恩病

48. 该患者不宜选做的检查是

A. 血常规 B. 血沉

C. 免疫指标测定 D. 钡剂灌肠

E. 腹部B超

(49～50题共用题干)

男性，25岁，因"转移性右下腹痛12小时"入院，诊断为"急性阑尾炎"。当晚行阑尾切除术，病理检查为坏疽性阑尾炎。自术后次晨起，患者表现为腹痛、烦躁不安，未排尿。查体：面色较苍白，皮肤湿冷，心率110次/分，脉搏较弱，血压80/60mmHg，腹稍胀，全腹压痛，轻度肌紧张，肠鸣音减弱。

49. 根据该患者目前情况，应考虑为何种可能

A. 术后肠麻痹 B. 术后疼痛所致

C. 术后尿潴留 D. 术后腹腔内出血

E. 机械性肠梗阻

50. 为明确诊断，最好选择采取以下哪种措施

A. 继续观察病情变化 B. 腹部X线透视

C. 腹部B超 D. 诊断性腹腔穿刺

E. 导尿

(51～54题共用题干)

男性，58岁，1天前突然出现右下腹痛，呈阵发性，伴恶心、呕吐3次，不排气。查体：腹平软，右下腹轻压痛，无反跳痛，肠鸣音亢进。

51. 该病人最可能的诊断是

A. 急性胃肠炎 B. 急性阑尾炎

C. 急性胰腺炎 D. 急性肠梗阻

E. 急性腹膜炎

52. 如查体发现右腹股沟区有一3cm×3cm×2cm大小包块，触痛明显，不能还纳。则最可能的诊断是

A. 难复性腹股沟斜疝 B. 腹股沟斜疝嵌顿

C. 腹股沟淋巴结炎 D. 腹股沟直疝

E. 腹股沟脂肪瘤

53. 首选治疗方案是

A. 抗生素 B. 胃肠减压

C. 静脉补液 D. 手术治疗

E. 手法复位

54. 如继续观察，最可能发生

A. 阑尾穿孔　　　　　　　B. 肠坏死
C. 腹腔脓肿　　　　　　　D. 休克
E. 脓毒血症

A. 淋巴转移　　　　　　　B. 血行转移
C. 浸润转移　　　　　　　D. 种植转移
E. 几乎不转移

(55~56 题共用题干)

女性，63 岁，因"上腹隐痛并排黏液血便 4 个月余"入院。查体：上腹部可扪及肿块。X 线钡剂灌肠示横结肠靠近脾曲处充盈缺损。

55. 其最可能的诊断为
A. 结肠息肉　　　　　　　B. 横结肠癌
C. 溃疡性结肠炎　　　　　D. 肠阿米巴
E. Crohn 病

56. 确诊后选择手术治疗，其手术范围为
A. 病变局部切除
B. 病变肠段单纯切除
C. 横结肠、降结肠及其肠系膜，大网膜切除
D. 横结肠及其肠系膜、部分升结肠和降结肠、大网膜切除
E. 升结肠造瘘并横结肠、降结肠、直肠及其肠系膜切除

(57~61 题共用题干)

女性，58 岁，排便习惯改变 2 年，左下腹痛加重 1 个月。经常便血，腹泻与便秘交替。查体：腹软，左下腹扪及一 5cm×4cm 大小的包块，质硬，呈结节状，未见肠型及蠕动波。

57. 为明确诊断，首选的检查方法是
A. B 型超声波检查　　　　B. CT 检查
C. 钡剂灌肠检查　　　　　D. MRI 检查
E. 血清酶学检查

58. 确定诊断后，宜行手术治疗，切除部分不包括
A. 左半横结肠
B. 上半段降结肠
C. 下半段降结肠
D. 部分或全部乙状结肠
E. 全部直肠

59. 该肿瘤最常见的病理类型是
A. 肿块型　　　　　　　　B. 浸润型
C. 溃疡型　　　　　　　　D. 斑块型
E. 糜烂型

60. 如术中发现该肿物已穿透黏膜肌层达黏膜下层，尚无淋巴结的转移。则根据 Dukes 分期，应属于
A. Dukes A_0 期　　　　　B. Dukes A_1 期
C. Dukes A_2 期　　　　　D. Dukes B 期
E. Dukes C 期

61. 该肿瘤的远处转移方式主要为

(62~64 题共用题干)

出生 4 天的女婴，体重 2.9kg，出生后第一天即出现频繁呕吐黄绿色液，一直未排胎便。查体：上腹略胀，腹软，无压痛。

62. 应首先做的检查是
A. CT 扫描　　　　　　　B. 腹立位 X 线平片
C. 腹卧位 X 线平片　　　D. X 线钡餐检查
E. B 超检查

63. 最可能的诊断是
A. 胎粪性腹膜炎　　　　　B. 先天性巨结肠
C. 高位肠闭锁　　　　　　D. 肠旋转不良
E. 先天性肥厚性幽门狭窄

64. 确定诊断的检查是
A. CT 扫描　　　　　　　B. 钡灌肠检查
C. 腹卧位 X 线平片　　　D. X 线钡餐检查
E. B 超检查

(65~67 题共用题干)

患者，男，40 岁，阑尾切除术后 1 年，腹痛、腹胀、无排气和排便 3 天。查体：右下腹压痛，肠鸣音亢进。立位腹部 X 线片可见多个液气平面。

65. 进一步观察应注意
A. 有无血淀粉酶升高
B. 胃肠减压后腹痛是否缓解
C. 有无呕吐
D. 有无电解质紊乱
E. 腹部 X 线片肠内气体是否增多

66. 如出现休克症状，诊断应考虑
A. 绞窄性肠梗阻　　　　　B. 粘连性肠梗阻
C. 失血性休克　　　　　　D. 麻痹性肠梗阻
E. 感染中毒性休克

67. 病情发展至此，应采取的治疗措施是
A. 抗休克的同时立即手术
B. 输血、输液等抗休克治疗
C. 持续有效的胃肠减压
D. 大剂量静滴抗生素
E. 中西医药物结合治疗

(68~69 题共用题干)

男性，59 岁，腹部绞痛 1 小时来诊，呕吐数次，为血性胃肠内容物。入院详细询问患者有心房颤动病史。入院查体：腹膨隆，全腹压痛，肠鸣音消失。WBC $24.0×10^9$/L。腹部 X 线片示肠腔中度胀气。

68. 病人最可能的诊断是

A. 动力性肠梗阻　　　　　B. 机械性肠梗阻

C. 血运性肠梗阻　　　　　D. 假性肠梗阻

E. 急性肠炎

69. 此病人欲进一步确诊，首选的检查方法是

A. 腹腔穿刺

B. 腹部 CT

C. 腹部超声

D. 腹部选择性动脉造影

E. 剖腹探查

(70~72 题共用题干)

男性，56 岁，近 2 个月来出现左上腹部隐痛，伴大便不成形，于门诊就诊。肛诊未见异常，查大便潜血阳性。

70. 此病人欲进一步确诊，首选的检查是

A. 钡剂灌肠　　　　　B. 腹腔穿刺

C. 结肠镜检　　　　　D. 腹部 CT

E. 血清 CEA

71. 确诊为结肠癌，癌肿位于结肠脾曲，应行的手术方式和手术范围为

A. 左半结肠切除术：横结肠左半、降结肠和乙状结肠

B. 左半结肠切除术：横结肠、降结肠和乙状结肠及其相应肠系膜，左半大网膜

C. 横结肠切除术：横结肠及其肠系膜、部分升结肠和降结肠、大网膜

D. 横结肠切除术：横结肠及其肠系膜、部分升结肠和降结肠、大网膜、小网膜

E. 局部切除：癌肿及其周围直径 1cm 区域肠管

72. 关于此类病人病理类型的说法，正确的是

A. 最易发生肠梗阻的为肿块型

B. 最常见的病理类型为黏液腺癌

C. 印戒细胞癌预后较好

D. 一个肿瘤中可出现两种或两种以上病理类型

E. 硬癌预后较好

(73~78 题共用题干)

男性，28 岁，曾行阑尾切除术 2 年，6 小时前出现腹胀、腹痛，呕吐数次，呕吐物含胆汁，发病后至入院无排便、排气。查体：上腹部可见肠型及蠕动波，腹壁紧张，右脐区有固定性压痛点，反跳痛明显，移动性浊音（-），听诊肠鸣音亢进并有气过水声。

73. 此病人最可能的诊断为

A. 急性动力性高位肠梗阻

B. 急性动力性低位肠梗阻

C. 急性机械性高位肠梗阻

D. 急性机械性低位肠梗阻

E. 急性不完全性肠梗阻

74. 为进一步确诊，首选的检查是

A. 血常规　　　　　B. 腹腔穿刺

C. 腹部超声　　　　　D. 腹部 X 线平片

E. 腹部 CT

75. 此类疾病最常见的原因为

A. 中毒　　　　　B. 肠管扭转

C. 腹部手术后腹腔粘连　　　D. 肠系膜血栓形成

E. 疝

76. 对于此类疾病患者，治疗的原则为

A. 减轻症状为主，纠正病因为辅

B. 对症处理，纠正一般情况，待其自愈

C. 切除病变，纠正一般情况

D. 解除梗阻，纠正机体内环境紊乱

E. 抗生素治疗

77. 此病人入院后首要的治疗手段为

A. 禁食并胃肠道减压　　　B. 补液

C. 抗生素治疗　　　　　D. 吸氧

E. 镇静、解痉及止痛

78. 明确诊断后，拟行手术治疗，可能的手术方式不包括

A. 粘连松解术　　　　　B. 肠短路吻合术

C. 肠切除术　　　　　D. 胃大部切除术

E. 肠造口或外置术

(79~81 题共用题干)

女性，57 岁，右下腹及脐周隐痛 3 年，逐渐消瘦。近 2 个月来常有低热。查体：右下腹可触及一 5cm×4cm 大小的包块，质地较硬，尚可推动，伴压痛，锁骨上及腹股沟区未触及肿大淋巴结。结合其他检查结果，该患者被确诊为右侧结肠癌。

79. 该患者最可能同时伴有的症状是

A. 恶心、呕吐　　　　　B. 贫血、低热

C. 尿频、尿痛　　　　　D. 肠梗阻、绞痛

E. 疼痛向右肩部放散

80. 行根治性手术治疗，手术范围包括

A. 右半横结肠、升结肠和盲肠

B. 全部横结肠、升结肠和盲肠

C. 右半横结肠和升结肠

D. 右半横结肠、升结肠、盲肠和长度 10~20cm 范围的回肠末段

E. 左半横结肠、升结肠和盲肠

81. 根据术后的病理报告，提示该病人为 Dukes C₁ 期，则该肿瘤

A. 穿透黏膜肌层达黏膜下层

B. 累及肠壁肌层但未穿透浆膜

C. 穿透肠壁，但无淋巴结转移

D. 穿透肠壁，淋巴结转移仅限于癌肿的附近

E. 穿透肠壁，淋巴结转移至肠系膜和肠系膜根部淋巴结

(82~85 题共用题干)

男性，65 岁，腹痛、腹胀 7 小时于急诊就诊，入院前呕吐 2 次。入院查体：T 38.5℃，P 110 次/分，R 24 次/分，BP 85/55mmHg，神志尚清，精神差。腹膨隆，上腹部压痛明显，移动性浊音（−），肠鸣音亢进，闻及气过水声。

82. 为明确诊断，首选的检查是

A. 血常规　　　　　　　　B. 腹腔穿刺

C. 腹部 X 线片　　　　　　D. 腹部超声

E. 腹部 CT

83. 确定其为肠梗阻，下列对治疗意义最大的是

A. 判断机械性或动力性梗阻

B. 判断绞窄性或单纯性梗阻

C. 判断高位或低位梗阻

D. 判断完全性或不完全性梗阻

E. 判断引起梗阻的病因

84. 此病人入院后经积极抗休克及胃肠减压等治疗后，症状无缓解，腹痛反加重，呕吐频繁。此时适宜的治疗为

A. 镇静、止痛、止吐等对症处理

B. 继续非手术治疗并观察至 48 小时

C. 继续非手术治疗至症状开始缓解后再行手术治疗

D. 大剂量抗生素

E. 手术探查并解除梗阻

85. 病人手术中发现腹腔内肠管粘连严重，约 10cm 长度小肠肠管及肠壁呈紫黑色，对刺激无收缩反应。此时应首选的处理是

A. 单纯解除梗阻手术　　　B. 肠短路吻合术

C. 肠造口术　　　　　　　D. 肠外置术

E. 肠切除术

【B 型题】

(1~3 题共用备选答案)

A. 肿瘤性息肉　　　　　　B. 错构瘤性息肉

C. 炎性息肉　　　　　　　D. 增生性息肉

E. 化生性息肉

1. 黑斑息肉病的息肉属于

2. 溃疡性结肠炎的息肉属于

3. 家族性息肉病的息肉属于

(4~8 题共用备选答案)

A. 空肠或回肠　　　　　　B. 回盲部

C. 直肠及乙状结肠　　　　D. 左半结肠

E. 末端回肠

4. 肠结核好发于

5. 溃疡性结肠炎常见于

6. 克罗恩病好发于

7. 急性坏死性肠炎常发生于

8. 缺血性结肠炎好发于

(9~13 题共用备选答案)

A. 急性出血坏死型肠炎　　B. 假膜性肠炎

C. 盲袢综合征　　　　　　D. 溃疡性结肠炎

E. 肠道类癌

9. 反复发作腹泻、脓血黏液便，排便后有里急后重，常见于

10. 水样泻，常伴有皮肤潮红、哮喘等，常见于

11. 慢性腹泻，脂肪泻，多伴有贫血，常见于

12. 腹泻，排出黄绿色海水样和蛋花样水样便，常见于

13. 阵发性绞痛，伴血水样或果酱样便，常见于

(14~17 题共用备选答案)

A. 机械性单纯性肠梗阻　　B. 麻痹性肠梗阻

C. 痉挛性肠梗阻　　　　　D. 血运性肠梗阻

E. 机械性绞窄性肠梗阻

14. 右半结肠癌可引起

15. 乙状结肠急性扭转可引起

16. 腹膜炎可引起

17. 急性肠炎可引起

(18~21 题共用备选答案)

A. 肠套叠　　　　　　　　B. 小肠扭转

C. 肠系膜血管栓塞　　　　D. 粘连性肠梗阻

E. 乙状结肠扭转

18. 有心瓣膜病和房颤史的病人发生剧烈腹痛应考虑

19. 有腹部手术史的病人发生剧烈腹痛应考虑

20. 有肠息肉病史的小儿发生剧烈腹痛应考虑

21. 有慢性便秘的病人发生剧烈腹痛应考虑

(22~23 题共用备选答案)

A. 腹痛　　　　　　　　　B. 腹部肿块

C. 脓血便　　　　　　　　D. 全身中毒症状

E. 肠梗阻

22. 右半结肠癌病人比较典型的症状是

23. 左半结肠癌病人比较典型的症状是

(24~26 题共用备选答案)

A. 老年人　　　　　　　　B. 青壮年

C. 2 岁以内小儿　　　　　D. 3 岁以上儿童

E. 新生儿

24. 肠粘连、绞窄性腹外疝及小肠扭转所致肠梗阻多见于

25. 肠道畸形所致肠梗阻多见于

26. 肿瘤、乙状结肠扭转及粪块堵塞所致肠梗阻多见于

(27～30 题共用备选答案)

    A. 左半结肠癌   B. 右半结肠癌

    C. 小肠肿瘤   D. 克罗恩病

    E. 溃疡性结肠炎

27. 腹部不适，无力，消瘦，发热伴贫血，粪便带脓血或黏液。多见于

28. 腹痛，腹胀，便秘或腹泻，不完全性低位肠梗阻。多见于

29. 腹泻，脓血便及黏液，腹痛轻，常在左下腹。多见于

30. 腹泻，每天排便多次，粪便不成形但无脓血，有时为正常便，伴低热、营养不良、贫血、乏力。多见于

(31～33 题共用备选答案)

    A. 颠簸疗法   B. 钡剂灌肠复位

    C. 早期开始氧气疗法   D. 口服植物油

    E. 单纯胃肠减压

31. 早期肠套叠的非手术疗法是

32. 蛔虫性肠梗阻的非手术疗法是

33. 单纯性粘连性肠梗阻的非手术疗法是

(34～36 题共用备选答案)

    A. 低位肠梗阻   B. 急性完全性肠梗阻

    C. 麻痹性肠梗阻   D. 绞窄性肠梗阻

    E. 动力性肠梗阻

34. 肠管迅速膨胀，肠壁变薄，可引起等渗性缺水。考虑

35. 持续性腹痛，血便，肠鸣音微弱或消失，有腹膜刺激征。考虑

36. 呕吐粪样内容物，高度腹胀。考虑

(37～39 题共用备选答案)

    A. 绞窄性肠梗阻   B. 麻痹性肠梗阻

    C. 蛔虫性肠梗阻   D. 单纯性肠梗阻

    E. 血运性肠梗阻

37. 腹胀均匀、肠鸣音减弱或消失，多见于

38. 腹部可有压痛性包块伴休克，多见于

39. 腹部可扪及条索状团块，多见于

(40～43 题共用备选答案)

    A. X 线片见多个液气平面，呈阶梯状排列，结肠无胀气

    B. X 线片见多个液气平面，结肠普遍胀气

    C. X 线片见突出胀气肠袢，呈"咖啡豆"样改变

    D. 钡剂灌肠呈"鸟嘴"形

    E. 钡剂灌肠呈"杯状"充盈缺损

40. 乙状结肠扭转的典型影像学表现是

41. 肠套叠的典型影像学表现是

42. 小肠扭转的典型影像学表现是

43. 麻痹性肠梗阻的典型影像学表现是

(44～47 题共用备选答案)

    A. 呕吐早而频，腹胀不明显

    B. 呕吐频繁，继而完全性停止排便、排气

    C. 呕吐可有可无，有多次少量排便、排气

    D. 呕吐晚而次数少，腹胀明显

    E. 既不呕吐，也无腹胀

44. 高位小肠梗阻的临床特征是

45. 不完全性机械性肠梗阻的临床特征是

46. 乙状结肠扭转的临床特征是

47. 低位小肠梗阻的临床特征是

(48～51 题共用备选答案)

    A. 粘连性肠梗阻   B. 蛔虫性肠梗阻

    C. 肠扭转   D. 肠套叠

    E. 肠系膜血管栓塞

48. 男性，80 岁，经常饱餐后上中腹痛，仰卧位加重伴慢性腹泻，突起腹部绞痛，呕吐，腹泻，腹胀伴休克。提示

49. 男性，18 岁，餐后劳动，突起腹部绞痛，迅速出现休克。提示

50. 男性，70 岁，经常便秘及腹痛，突发腹部绞痛，腹胀明显，无呕吐。提示

51. 男性，10 岁，驱虫治疗后有便中排蛔虫史，突起脐周阵发性腹痛和呕吐，腹部可扪及可以变形的团块，5 岁时有过阑尾切除、腹腔引流史。提示

(52～53 题共用备选答案)

    A. 右半结肠癌   B. 左半结肠癌

    C. 肠梗阻   D. 假膜性肠炎

    E. 溃疡性结肠炎

52. 右下腹包块伴乏力、贫血、消瘦、发热。考虑

53. 腹部膨隆，肠鸣音亢进，停止排气、排便。考虑

(54～56 题共用备选答案)

    A. 左半结肠切除术

    B. 经腹会阴联合直肠切除术

    C. 全结肠切除术

    D. 右半结肠切除术

    E. 内镜下圈套切除术

54. 直肠癌下缘距齿状线 3cm，直径 1cm。手术式应选择

55. 乙状结肠息肉，直径 2cm，窄蒂。手术式应选择

56. 家族性结肠息肉病。手术式应选择

(57～60 题共用备选答案)

    A. 有蒂的血管纤维组织，表面有黏膜覆盖

    B. 家族性腺瘤性息肉病并发中枢神经系统恶性肿瘤

    C. 结肠被广泛密集且不带蒂的小息肉覆盖，犹如"蟾蜍皮"一样

    D. 全胃肠道多发性息肉，伴有口腔黏膜和（或）皮

肤表面色素斑

E. 大肠多发性腺瘤，伴有多发性骨瘤和多发性软组织肿瘤

57. 家族性腺瘤息肉病的病理特征是

58. 黑斑息肉病的病理特征是

59. Turcot 综合征的病理特征是

60. Gardner 综合征的病理特征是

（61～65 题共用备选答案）

A. "铅管" 征   B. "鹅卵石" 征

C. "鸟嘴" 征   D. "杯口" 征

E. 充盈缺损

61. 克罗恩病的典型 X 线征象是

62. 乙状结肠扭转的典型 X 线征象是

63. 溃疡性结肠炎的典型 X 线征象是

64. 肠套叠的典型 X 线征象是

65. 结肠肿瘤的典型 X 线征象是

（66～69 题共用备选答案）

A. 先天性巨结肠

B. 肠旋转不良伴肠扭转

C. 肠闭锁

D. 食管闭锁

E. 新生儿坏死性小肠 – 结肠炎

66. 男婴，4 天，出生后第一天即出现频繁呕吐，呕吐物为黄绿色液体，一直无排便。查体：上腹略胀，无压痛。钡灌肠显示胎儿型结肠。考虑诊断为

67. 女婴，8 天，出生后 5 天时有多次呕吐，含胆汁。今日呕吐频繁，伴果酱样血便。考虑诊断为

68. 男婴，早产，出生后 4 天出现拒食，呕吐咖啡样物质。查体：腹胀，腹壁红。X 线片示肠袢间隔明显扩大，无液气平面。考虑诊断为

69. 女婴，3 岁，腹胀 2 年，经常性便秘，需用泻药排便。X 线钡餐示距肛门 2.5cm 以上肠管明显扩张。考虑诊断为

（70～72 题共用备选答案）

A. 直肠盲端位于 PC 线之上

B. 直肠盲端位于 PC 线与 I 线之间

C. 直肠盲端位于 I 线之下

D. 肛门闭锁合并泌尿系统瘘管

E. 肛门闭锁合并阴道瘘

70. 高位肛门闭锁的 X 线片诊断标准是

71. 低位肛门闭锁的 X 线片诊断标准是

72. 中位肛门闭锁的 X 线片诊断标准是

（73～75 题共用备选答案）

A. 机械性肠梗阻   B. 麻痹性肠梗阻

C. 绞窄性肠梗阻   D. 单纯性肠梗阻

E. 血运性肠梗阻

73. 低钾血症引起

74. 病理变化最严重的为

75. 临床最多见的为

（76～78 题共用备选答案）

A. 肠痉挛症   B. 肠扭转

C. 阑尾炎   D. Meckel 憩室

E. 肠套叠

76. 无明显前驱症状，突发血便，始为暗红色，后转为鲜红色，量多。最大可能为

77. 急性持续性腹痛，阵发性加剧伴休克。最大可能为

78. 反复发作性腹痛，以脐周痛为主，多在十几分钟内自然缓解。最大可能为

（79～83 题共用备选答案）

A. 肠鸣音消失   B. 肠鸣音亢进

C. 振水音   D. 哮鸣音

E. 啰音

79. 机械性肠梗阻伴有

80. 急性胃扩张伴有

81. 麻痹性肠梗阻伴有

82. 急性肠炎伴有

83. 腹膜炎伴有

（84～88 题共用备选答案）

A. "鱼骨刺" 征

B. "阶梯状" 液平面

C. 结肠袋形

D. "马蹄状" 双腔充气肠袢

E. "弹簧" 征

84. 肠梗阻造成回肠扩张的腹部 X 线平片表现为

85. 结肠胀气的腹部 X 线平片可见

86. 肠梗阻造成空肠扩张的腹部 X 线平片表现为

87. 肠套叠的腹部 X 线平片表现为

88. 肠扭转的腹部 X 线平片表现为

（89～91 题共用备选答案）

A. 由于各种原因引起肠腔变狭小，因而使肠内容物通过障碍

B. 由于神经反射或毒素刺激引起肠壁平滑肌功能紊乱，以致肠内容物不能正常运行

C. 由于肠系膜血管栓塞或血栓形成而导致

D. 梗阻并伴有血运障碍

E. 一段肠袢两端完全阻塞

89. 闭袢性肠梗阻的发病机制是

90. 绞窄性肠梗阻的发病机制是

91. 机械性肠梗阻的发病机制是

（92～94 题共用备选答案）

A. 单纯解除梗阻   B. 肠切除

C. 肠短路吻合　　　　　　D. 肠造口

E. 肠外置

92. 绞窄性肠梗阻局部肠袢失活坏死,应行

93. 低位肠梗阻,病人一般情况差,应行

94. 梗阻部位粘连广泛而致难以分离,肠管无坏死征象,应行

(95～96 题共用备选答案)

A. 经口　　　　　　　　　B. 经血

C. 经淋巴　　　　　　　　D. 腹腔病变直接蔓延

E. 腰椎病变直接蔓延

95. 肠结核的主要感染途径是

96. 结核性腹膜炎的主要感染途径是

【X 型题】

1. 肠扭转常见的好发部位包括

A. 盲肠扭转　　　　　　　B. 小肠扭转

C. 升结肠扭转　　　　　　D. 结肠脾曲扭转

E. 乙状结肠扭转

2. 肠梗阻时引起肠道扩张的原因包括

A. 肠道内产生的气体及血液内气体的弥漫引起肠道积气

B. 肠道内的积气大部分来自吞咽的气体

C. 肠道回吸收液体量减少

D. 肠壁通透性增加

E. 大量 K^+ 丢失引起肠壁肌张力减退,加重肠腔膨胀

3. 乙状结肠扭转的临床特征包括

A. 腹部持续胀痛

B. 常见于有便秘史的老年男性

C. 腹部为不对称隆起

D. 腹部平片可见巨大双腔充气肠袢

E. 钡灌肠发现尖端呈"鸟嘴形"

4. 下列哪些是急性机械性小肠梗阻的临床表现

A. 阵发性腹部绞痛

B. 可有肠型和蠕动波

C. 肠鸣音减弱或消失

D. X 线检查显示小肠、结肠内充气扩张

E. 肠鸣音亢进伴气过水音

5. 关于肠梗阻的腹部体征,下列哪项是正确的

A. 可见肠型和蠕动波

B. 单纯性肠梗阻因肠管膨胀可有不同程度压痛

C. 绞窄性肠梗阻时,可有固定压痛

D. 蛔虫性肠梗阻时,常在腹中能触及条索状团块

E. 肠鸣音减弱或消失即可确定肠梗阻之诊断

6. 关于麻痹性肠梗阻的临床表现,下列哪项是不正确的

A. 肠鸣音高亢,伴气过水音

B. 常无阵发性绞痛

C. 腹胀往往显著

D. 腹痛为持续性钝痛

E. X 线检查显示大、小肠全部充气扩张

7. 出现下列哪些表现者应考虑绞窄性肠梗阻的可能

A. 全身中毒症状明显

B. 呕吐物带血

C. 有血性黏液便

D. 腹部高度膨隆而无肌紧张及压痛

E. 短期内出现血性腹水

8. 引起肠梗阻的原因,可根据病人的年龄来推断,下列说法哪些正确

A. 2 岁以内小儿,肠套叠多见

B. 蛔虫团致的梗阻常发生于儿童

C. 新生婴儿以肠道先天性畸形为多见

D. 老年人则以粪块堵塞常见

E. 肿瘤是引起老年人肠梗阻的唯一原因

9. 小儿肠旋转不良的临床症状有

A. 出生后有正常胎粪排出　　B. 间歇性腹痛

C. 营养不良和发育障碍　　　D. 顽固性反复性呕吐

E. 不会出现严重腹部症状

10. 急性坏死性肠炎的临床表现有

A. 常发生于春季　　　　　　B. 儿童及青少年多见

C. 多由脐周或中上腹开始　　D. 阵发性绞痛

E. 有腥臭血便

11. 关于肠梗阻的 X 线检查描述,下列哪项是正确的

A. 一般在肠梗阻发生 4～6 小时,X 线检查即显示出肠腔内气体

B. 空肠黏膜的环状皱襞在肠腔充气时呈鱼骨状

C. 回肠扩张时可见阶梯状的液平面

D. 结肠胀气位于腹部周边,显示结肠袋形

E. 钡灌肠可用于疑有结肠梗阻的病人,它可显示结肠梗阻的部位与性质

12. 导致新生儿十二指肠梗阻的常见病有

A. 十二指肠闭锁和狭窄　　　B. 环状胰腺

C. 肥厚型幽门狭窄　　　　　D. 肠旋转不良

E. 胃扭转

13. 关于小肠肿瘤治疗,下列哪些是正确的

A. 均应手术切除

B. 小的肿瘤可予保守治疗

C. 小的良性肿瘤可予局部切除

D. 大的良性肿瘤可予部分肠切除

E. 恶性肿瘤需做根治性切除

14. 肠梗阻发生后非手术治疗的护理措施包括

A. 禁食禁饮

B. 胃肠减压

C. 平卧位

D. 观察有无肠绞窄征象

E. 及时清理呕吐物

15. 粘连性肠梗阻的类型包括

A. 肠袢粘连成团　　　　　B. 系膜粘连扭折

C. 粘连系带　　　　　　　D. 粘连内疝

E. 粘连成角、扭转

参 考 答 案

【A1 型题】

1. E　2. E　3. E　4. A　5. E　6. E　7. B　8. B

9. D　10. D　11. C　12. A　13. B　14. B　15. D　16. B

17. C　18. B　19. B　20. E　21. D　22. E　23. A　24. D

25. D　26. D　27. C　28. D　29. D　30. E　31. D　32. C

33. B　34. E　35. E　36. F　37. E　38. B　39. C　40. D

41. C　42. C　43. A　44. A　45. A　46. A　47. D　48. E

49. A　50. B　51. E　52. C　53. B　54. B　55. D　56. A

57. A　58. C　59. E　60. A　61. B　62. B　63. A　64. D

65. D　66. B　67. D　68. D　69. E　70. C　71. C　72. D

73. D　74. C　75. E　76. A　77. A　78. E　79. E　80. A

81. B　82. C　83. C　84. A　85. E　86. B　87. C　88. E

89. B　90. B　91. C　92. A　93. B　94. C　95. A　96. B

97. D　98. A　99. A　100. A　101. C　102. D　103. B　104. A

105. B　106. D　107. C　108. D　109. B　110. C

【A2 型题】

1. E　2. B　3. C　4. D　5. C　6. D　7. A　8. D

9. D　10. A　11. A　12. D　13. D　14. B　15. D　16. D

17. D　18. E　19. D　20. E　21. D　22. B　23. A　24. D

25. D　26. B　27. E　28. D　29. D　30. E　31. D　32. B

33. B　34. D　35. D　36. E　37. D　38. B　39. B　40. D

【A3/A4 型题】

1. C　2. C　3. D　4. C　5. B　6. D　7. C　8. D

9. D　10. E　11. A　12. D　13. B　14. A　15. B　16. E

17. A　18. B　19. C　20. B　21. B　22. C　23. B　24. A

25. A　26. D　27. D　28. A　29. C　30. D　31. C　32. B

33. D　34. E　35. A　36. B　37. E　38. B　39. D　40. D

41. C　42. B　43. D　44. E　45. A　46. C　47. B　48. D

49. A　50. B　51. B　52. B　53. D　54. D　55. B　56. D

57. C　58. E　59. C　60. B　61. A　62. B　63. C　64. B

65. B　66. A　67. A　68. C　69. D　70. C　71. B　72. D

73. C　74. D　75. C　76. D　77. A　78. D　79. B　80. D

81. D　82. C　83. B　84. E　85. E

【B 型题】

1. B　2. C　3. A　4. B　5. C　6. E　7. A　8. D

9. D　10. E　11. C　12. B　13. A　14. D　15. E　16. B

17. C　18. C　19. D　20. A　21. E　22. D　23. E　24. B

25. E　26. A　27. B　28. A　29. D　30. D　31. B　32. D

33. E　34. B　35. D　36. A　37. B　38. A　39. C　40. C

41. E　42. C　43. B　44. A　45. C　46. D　47. D　48. E

49. C　50. B　51. B　52. A　53. C　54. B　55. C　56. C

57. C　58. D　59. B　60. E　61. B　62. C　63. A　64. D

65. E　66. C　67. B　68. E　69. A　70. B　71. C　72. B

73. B　74. E　75. A　76. D　77. B　78. A　79. B　80. C

81. A　82. B　83. A　84. B　85. C　86. A　87. E　88. D

89. E　90. D　91. A　92. B　93. D　94. C　95. A　96. B

【X 型题】

1. ABE　　2. ABCE　　3. ABCDE　　4. ABE　　5. ABCD

6. BCDE　　7. ABCE　　8. ABCD　　9. ABCD　　10. BCDE

11. ABCDE　　12. ABD　　13. ACDE　　14. ABDE　　15. ABCDE

第二十六章　肛管、直肠疾病

【A1 型题】

1. 关于直肠淋巴引流的描述中，下列哪组是恰当的
- A. 沿直肠上动脉到肠系膜上动脉旁淋巴结
- B. 经直肠上动脉旁淋巴结入髂内淋巴结
- C. 直肠上、下两组淋巴网之间无相互吻合支
- D. 经坐骨肛管间隙淋巴结入髂内淋巴结
- E. 经会阴部入腹股沟淋巴结，然后到髂内淋巴结

2. 关于直肠癌静脉淋巴回流的叙述中，哪一项是不恰当的
- A. 淋巴转移只有当肿瘤侵犯到黏膜下层时才可能发生
- B. 淋巴转移是直肠癌最主要的扩散途径
- C. 向上转移是淋巴转移的主要方向
- D. 癌栓通过肠系膜下静脉、门静脉转移到肝及肺
- E. 癌可通过神经鞘扩展

3. 关于肛管直肠周围脓肿手术治疗的描述中，哪项是恰当的
- A. 切口不应选在有红、肿、压痛或波动的位置
- B. 坐骨肛管间隙脓肿可行放射状切口
- C. 为避免损伤括约肌，手术切口要尽量小
- D. 切口边缘的皮肤和皮下组织不能切除
- E. 排便后用 1∶5000 高锰酸钾溶液坐浴并更换敷料

4. 肛瘘挂线疗法最大的优点是
- A. 结扎线同时可作为瘘管引流物
- B. 病人痛苦小
- C. 换药方便
- D. 不引起肛门失禁
- E. 肛瘘复发率低

5. 肛周癌最主要的转移部位为
- A. 肝脏
- B. 腹股沟淋巴结
- C. 肠系膜根部淋巴结
- D. 肺
- E. 骨

6. 肛管及肛门周围恶性肿瘤中，最常见的是
- A. 鳞癌
- B. 原位癌
- C. 恶性黑色素瘤
- D. 基底细胞癌
- E. 肛周 Paget 病

7. 临床上区分高位肛瘘与低位肛瘘的标志为
- A. 内括约肌
- B. 肛提肌
- C. 外括约肌
- D. 联合状肌
- E. 肛管直肠环

8. 内痔的主要症状
- A. 肛周瘙痒
- B. 疼痛
- C. 肛周肿块
- D. 便鲜血
- E. 肛周感染

9. 无痛性便血，排便时无肿块脱出，直肠指诊的主要目的是
- A. 了解直肠内有无出血
- B. 除外肛裂
- C. 了解内痔的程度
- D. 除外直肠癌及息肉
- E. 了解直肠内有无合并炎症

10. 下述哪项不是结肠癌根治术的禁忌证
- A. 癌肿固定
- B. 腹膜多发转移结节
- C. 大量癌性腹腔积液
- D. 锁骨上淋巴结转移
- E. 左肝外叶孤立转移结节

11. 下述哪项不是痔形成的因素
- A. 无静脉瓣
- B. 直肠上、下静脉丛畸形
- C. 静脉壁薄弱，结缔组织萎缩缺乏支持
- D. 腹压增高
- E. 直肠肛管慢性感染

12. 下述有关齿状线的解剖结构叙述中，哪一项是不恰当的
- A. 齿线上静脉曲张形成内痔
- B. 齿线是由肛瓣及肛柱下端组成
- C. 齿线上黏膜受自主神经支配
- D. 齿线上下淋巴回流主要至腹股沟淋巴结
- E. 齿线以下至肛缘为解剖性肛管，长 3～4cm

13. 便血病人做肛门指检的目的是
- A. 诊断内痔
- B. 诊断外痔
- C. 排除炎症
- D. 排除直肠肿瘤
- E. 排除肛瘘

14. 一般认为直肠癌向下浸润距离不超过距肿瘤边缘
- A. 4～5cm
- B. 2～3cm
- C. 1cm
- D. 5～6cm
- E. 6cm 以上

15. 有关内痔硬化剂注射治疗的部位，哪项是恰当的
- A. 硬化剂应注入痔块根部下方 0.5cm 黏膜下层内
- B. 硬化剂应注入痔块中心
- C. 硬化剂应注入痔块根部下方 0.5cm 黏膜层内
- D. 硬化剂应注入痔块根部上方 0.5cm 黏膜层内

E. 硬化剂应注入痔块根部上方 0.5cm 黏膜下层内

16. 肛管直肠周围脓肿的手术治疗，以下正确的是
A. 坐骨肛管间隙脓肿多采用放射状切口
B. 切口选在位置最高处
C. 切开引流＋挂线术可有效预防肛瘘的发生
D. 不要分开脓腔内纤维隔，以免损伤括约肌
E. 为避免损伤括约肌，手术切口要尽量小

17. 直肠外脱垂最常用的检查方法为
A. 肛门镜检
B. 直肠指诊
C. 钡灌肠造影
D. 病人蹲下做排便动作
E. 排粪造影

18. 直肠癌最主要的转移途径是
A. 直接蔓延
B. 肠腔内种植转移
C. 腹腔内播散
D. 淋巴转移
E. 血行转移

19. 直肠癌生长绕直肠 1 周需多长时间
A. 6～12 个月
B. 3～6 个月
C. 2～18 个月
D. 18～24 个月
E. 24 个月以上

20. 直肠癌的检查方法中，最主要的是
A. 直肠指诊
B. 腹部 B 超
C. 钡灌肠造影
D. 直肠镜检查
E. 便潜血检查

21. 分析直肠癌延误诊断的原因，最常见的是
A. 未查大便隐血试验
B. 未做直肠指检
C. 未仔细询问病史
D. 未做直肠镜检查
E. 未查肿瘤标记物

22. 直肠癌切除术能否保留肛门，主要取决于
A. 肿瘤距肛门的距离
B. 肿瘤的病理类型
C. 肿瘤是否已侵犯肠管周围
D. 肿瘤有无远处转移
E. 左半结肠的长度

23. 坐骨直肠窝脓肿早期切开引流的指征是
A. 体温升高
B. 局部有波动
C. 局部发红，触痛明显
D. 伴有排尿困难
E. 白细胞总数及中性粒细胞增高

24. 儿童有便血症状，而大便次数及性状正常者，首先考虑的诊断是
A. 内痔
B. 肛裂
C. 息肉
D. 肛窦炎
E. 直肠脱垂

25. 病人以便血为主诉就诊，一般均应做肛查，除了
A. 内外痔
B. 肛瘘

C. 直肠肿瘤
D. 肛裂
E. 直肠脱垂

26. 肉眼血便可见于下列疾病，除了
A. 肛裂
B. 直肠息肉
C. 直肠癌
D. 肠套叠
E. 外痔

27. 下列哪项不是内痔的临床症状
A. 里急后重，脓血便
B. 肛门部潮湿
C. 痔块脱出疼痛
D. 经常便血
E. 疼痛与大便不尽感

28. 对一名 50 岁的便血男性病人，门诊检查中首选的检查方法是
A. 直肠镜检查
B. 直肠指检
C. 肛门镜检查
D. 纤维结肠镜检查
E. 腹部 B 超

29. 对便血的病人，强调要作直肠指检，其目的是
A. 诊断内痔
B. 诊断外痔
C. 排除肿瘤
D. 排除炎症
E. 排除肛瘘

30. 下列哪种肛瘘适于一期手术切除
A. 高位单纯性
B. 低位复杂性
C. 高位复杂性
D. 低位单纯性
E. 低位复杂性并肛周脓肿

31. 混合痔的概念是指
A. 痔和瘘同时存在
B. 两个以上的内痔
C. 内痔和外痔分别在不同位置存在
D. 内痔多发，遍布一周
E. 扩张的直肠上下静脉彼此融合而形成的痔

32. 下列关于肛瘘的描述中正确的是
A. 肛瘘主要侵犯直肠
B. 肛瘘不与肛周皮肤相通
C. 肛瘘最常见的类型是肛管括约肌间型
D. 肛瘘多为结核菌感染所致
E. 肛瘘只能自愈

33. 下列各个关于肛瘘的说法中，哪个是不正确的
A. 肛瘘属自限性疾病，可以自愈
B. 肛瘘主要侵犯肛管，很少累及直肠
C. 内口位于齿状线附近，外口位于肛周皮肤上
D. 肛管括约肌间型是最常见的一种肛瘘
E. 高位肛瘘是指瘘管在外括约肌深部以上

34. 关于直肠癌的扩散与转移，下列哪个说法是错误的
A. 直肠癌主要的扩散途径是淋巴转移
B. 直肠癌很少直接种植在腹膜上

C. 血行转移的几率与癌肿的恶性程度有关
D. 直肠癌向上可沿腹主动脉周围淋巴结转移
E. 癌肿绕肠管一周约需 6 个月

35. 关于痔的治疗，下列哪项是错误的
A. 枯痔疗法适用于出血的内痔和反复脱出不易回纳的内痔
B. 手术疗法适用于单纯较大的内痔及环状痔
C. 注射疗法适用于混合痔、外痔及有感染的内痔
D. 血栓性外痔可用手术切开取出血栓，术后换药
E. 单纯性外痔一般不手术

36. 下列关于痔的诊断中哪项是错误的
A. 痔是指肛管皮下或直肠下端静脉扩张迂曲而形成的静脉团
B. 齿状线是区分内、外痔的唯一标志
C. 外痔在没有发生血栓以前，一般不会出现剧痛
D. 内痔出现静脉破裂就可引起剧痛
E. 混合痔具有内、外痔的症状和特征

37. 直肠肛管手术时的常用体位是
A. 左侧卧位
B. 膝胸位
C. 截石位
D. 蹲位
E. 弯腰前倾位

38. 供应直肠、肛管的动脉中，最重要的是
A. 骶中动脉
B. 直肠上动脉
C. 直肠下动脉
D. 肛管动脉
E. 阴部内动脉

39. 肛管的括约功能主要靠
A. 外括约肌的深部
B. 内括约肌
C. 肛提肌
D. 肛管直肠环
E. 外括约肌的皮下部

40. 肛瘘常继发于
A. 痔注射疗法后
B. 肛裂切除术后
C. 结核
D. 肛管直肠周围脓肿
E. 肛裂及血栓性外痔切除术后

41. 根据结直肠癌改良 Dukes 分期标准，B1 期是指
A. 癌肿局限于黏膜层
B. 癌肿侵入肌层而无淋巴结转移
C. 癌肿穿透肌层而无淋巴结
D. 癌肿在肠壁内而淋巴结已有转移
E. 癌肿已穿透肠壁，淋巴结有转移

42. 高位先天性肛门畸形术后最常见的并发症为
A. 肛门狭窄
B. 肛周脓肿
C. 直肠脱垂
D. 肛门失禁
E. 直肠回缩

43. 腹膜反折以上直肠癌早期淋巴转移的主要途径是
A. 向下转移
B. 向两侧转移
C. 向髂内淋巴结转移
D. 向腹股沟淋巴结转移
E. 向上转移

44. 先天性直肠肛门畸形病例中约 40% 伴有其他发育异常，最多见的伴发畸形是
A. 唇腭裂畸形
B. 巨结肠症
C. 先天性心脏病
D. 泌尿系畸形
E. 脊柱畸形

45. 直肠癌最常见远处转移是
A. 骨盆
B. 肺
C. 肝
D. 脑
E. 椎体

46. 直肠黏膜脱垂与环状痔的最重要鉴别点是
A. 有无出血
B. 环状痔括约肌收缩有力，而直肠脱垂则松弛
C. 环状内痔脱垂时，可见到充血肥大的痔块，呈梅花状
D. 直肠脱垂引起直肠套叠，压迫肛门部，产生坠胀
E. 环状痔多发生嵌顿

47. 肛瘘最常见的类型为
A. 肛管括约肌上型
B. 肛管括约肌间型
C. 肛管括约肌外型
D. 经肛管括约肌型
E. 高位复杂性肛瘘

48. 下列不属于肛门周围脓肿的常见临床表现的是
A. 硬结
B. 局部波动感
C. 局部压痛
D. 病变区皮肤红肿
E. 全身中毒症状

49. 关于直肠肛管周围脓肿手术治疗，错误的说法是
A. 肛门周围脓肿应在波动明显处做与肛门平行的弧形切口，必要时可对口引流
B. 切口应距肛缘 3~5cm
C. 肛门周围脓肿手术可在局麻下进行
D. 脓肿切开前应先穿刺抽脓证实
E. 切口应足够长，可用手指探查脓腔

50. 直肠指诊可扪到下列一些常见病，但除外
A. 痔
B. 肛瘘
C. 直肠息肉
D. 直肠癌
E. 乙状结肠癌

51. 按瘘管与括约肌的关系，肛瘘的分类中不包括
A. 括约肌间瘘
B. 经括约肌瘘
C. 括约肌上瘘
D. 括约肌外瘘
E. 高位肛瘘

52. 距肛缘 4～5cm 的直肠癌，最常用的手术方式是

    A. 直肠前切除术

    B. 经腹直肠癌切除，远端封闭，近端造瘘术

    C. 经腹会阴联合直肠癌根治术

    D. 拉下式直肠癌切除术

    E. 经直肠镜肿瘤切除术

53. 肛裂"三联征"是指

    A. 内痔、外痔、肛裂

    B. 肛裂、内痔、前哨痔

    C. 内痔、外痔、前哨痔

    D. 肛裂、前哨痔、相应位置的肛乳头肥大

    E. 肛裂、外痔、前哨痔

54. 以下对直肠癌保肛手术（SSR）的论述，错误的是

    A. 腹膜反折以上的直肠癌仅有向上的淋巴扩散，行 Dixon 术即已足够

    B. 腹膜反折以下、齿状线以上的直肠癌兼有向上和侧方的淋巴引流，保肛手术亦可达根治

    C. 直肠癌远端切除以不少于 2cm 范围为宜，在癌肿远端 2.5cm 处可使 94% 患者获得远端肠段安全切除

    D. 高度恶性病例、癌细胞侵犯齿状线，有向下的淋巴扩散，仍可保肛

    E. 低位直肠癌施行 APR 和 SSR，两者的局部复发率无显著性差异，提示 SSR 是可行的，并不增加局部复发的危险

55. 与亚硝胺类化合物关系不密切的肿瘤是

    A. 食管癌   B. 胃癌

    C. 胆囊癌   D. 大肠癌

    E. 肝癌

56. 直肠长度约为

    A. 5～10cm   B. 12～15cm

    C. 16～20cm   D. 21～25cm

    E. 26～30cm

57. 肛裂病人肛门疼痛的特点正确的是

    A. 疼痛多为隐痛

    B. 排便前出现括约肌挛缩痛

    C. 排便后出现肛门隐痛可延续到数小时

    D. 排便时与排便后疼痛之间有间歇期

    E. 疼痛无规律

58. 直肠息肉中癌变倾向最大的是

    A. 管状腺瘤   B. 绒毛状腺瘤

    C. 增生性息肉   D. 炎性息肉

    E. 幼年性息肉

【A2 型题】

1. 病人排便后肛门处剧烈疼痛，并出现一个圆形肿块，质地较硬，压痛明显。应诊断为

    A. 内痔脱出嵌顿   B. 直肠息肉脱出

    C. 肛裂并发前哨痔   D. 血栓外痔

    E. 肛周脓肿

2. 排便时，间歇性带血，并有肿物脱出肛门外，排便完自行还纳。诊断为

    A. Ⅱ 度内痔   B. 外痔

    C. 直肠息肉   D. Ⅲ 度内痔

    E. 直肠黏膜部分脱垂

3. 男，32 岁，肛门胀痛，逐渐加重，伴畏寒、发热 3 天。查体：左侧肛周皮肤稍红，指诊发现距肛门 4cm 左侧偏后有明显压痛、肿胀。首先应考虑的是哪种直肠肛管周围脓肿

    A. 直肠壁内脓肿   B. 骨盆间隙直肠脓肿

    C. 肛门周围脓肿   D. 括约肌间脓肿

    E. 坐骨直肠间隙脓肿

4. 男，30 岁，肛门口圆形紫色硬结 2 天，疼痛剧烈。最好的治疗方法为

    A. 局部封闭   B. 坐浴

    C. 应用抗生素   D. 局部注射硬化剂

    E. 血栓外痔剥离术

5. 男，22 岁，因肛周持续性剧痛伴低热 3 天就诊。检查发现肛旁明显红肿，有硬结。诊断应为

    A. 肛周脓肿   B. 直肠后间隙脓肿

    C. 骨盆直肠间隙脓肿   D. 坐骨肛管间隙脓肿

    E. 高位肌间脓肿

6. 男性，25 岁，近 1 周间断便鲜红血，伴肛门部坠胀感。首先应选

    A. 乙状结肠镜检查   B. 直肠指诊

    C. 大便潜血检查   D. 纤维结肠镜检查

    E. 血常规

7. 青年男性，近 1 周因便秘出现便血，为鲜红色血，伴排便时剧烈疼痛。最有可能的诊断为

    A. 内痔   B. 混合痔

    C. 肛裂   D. 直肠息肉

    E. 早期直肠癌

8. 患者大便变细，便意频繁。首先应行

    A. 乙状结肠镜检查

    B. 粪便培养加药物敏感试验

    C. X 线钡剂灌肠检查

    D. 纤维结肠镜检查

    E. 直肠指检

9. 男性，60 岁，排便习惯改变，大便变细，混有黏液脓血 1 个月。便常规检查可见多数红细胞。首选应做哪项检查
   - A. B 超
   - B. 钡灌肠
   - C. 下消化道造影
   - D. 直肠指检
   - E. 纤维结肠镜

10. 女性，40 岁，近 1 个月来粪便中有黏液或脓血，每日排便 5～6 次，肛门坠胀感。此时最首要应进行的检查为
    - A. 大便常规及大便培养
    - B. 直肠指检
    - C. 纤维结肠镜检查
    - D. 超声波检查
    - E. X 线钡剂灌肠检查

11. 一男性病人，近 3 天来便后肛门外脱出一肿物，疼痛剧烈，排便、坐、走、咳嗽等均感疼痛而致坐卧不安。最可能的诊断是
    - A. 直肠脱垂
    - B. 血栓性外痔
    - C. 肛管癌脱出
    - D. 混合痔
    - E. 直肠息肉脱出

12. 男性，59 岁，排鲜血便伴肛门坠胀 6 个月，近 1 个月来排脓血样便，疑有肿瘤。首先要进行的检查是
    - A. 肛镜检查
    - B. 直肠指检
    - C. 乙状结肠镜检
    - D. 钡剂灌肠 X 线检查
    - E. 腹部 B 超

13. 男性，70 岁，大便秘结半年，后逐渐大便变细，近 4 个月来反复排脓血样便，3～4 次/天，经治疗稍缓解。5 天前开始未排便，伴呕吐，不能进食。查体：全腹张，对称，肠鸣音不亢进，腹部触诊未扪及肿块，肛查未扪及肿块。结肠镜检：距肛门 10cm 处可见环形狭窄，呈菜花样外观，肠镜不能通过。最可能的诊断是
    - A. 直肠癌
    - B. 溃疡性结肠炎
    - C. 血吸虫病肉芽肿
    - D. 直肠多发性息肉
    - E. 直肠炎性瘢痕狭窄

14. 男性，38 岁，出现会阴部持续性疼痛，伴恶心，疼痛逐日加剧，大便有里急后重感。直肠指检因疼痛不合作而未能进行。白细胞计数 $7.8 \times 10^9/L$。最可能的诊断是
    - A. 肛门周围脓肿
    - B. 坐骨直肠窝脓肿
    - C. 肛窦炎
    - D. 血栓性外痔
    - E. 肛瘘

15. 男性，65 岁，腹痛、腹胀并停止排气、排便 3 天。3 年前曾行阑尾切除术。立位腹平片示右下腹可见两个小肠气液平面。应诊断为
    - A. 阑尾残株炎
    - B. 克罗恩病
    - C. 溃疡性结肠炎
    - D. 粘连性肠梗阻
    - E. 胆囊炎

16. 男性，35 岁，肛门持续性剧烈疼痛 3 天，局部有肿物突出，无便血。查体：体温 36.5℃，肛门齿状线旁有 0.7cm 直径的肿物，质地稍硬，呈暗紫色，触痛。最可能的诊断是
    - A. 肛门周围皮下脓肿
    - B. 肛裂
    - C. 直肠息肉
    - D. 内痔脱出
    - E. 血栓性外痔

17. 男性，50 岁，脓血便半年余。纤维结肠镜见距肛门 11cm 处直肠前壁有一息肉，直径 1cm，基底宽。病理检查：直肠息肉恶性变。手术方式应为
    - A. 经腹会阴联合直肠癌根治术
    - B. 经腹直肠癌切除术
    - C. 经肛门局部切除术
    - D. 乙状结肠造瘘术
    - E. 骶后径路局部切除术

18. 女性，34 岁，门诊诊断为肛裂。查体发现肛门外"前哨痔"，肛乳头肥大、水肿，之前未行任何治疗。则其治疗方法不包括
    - A. 坐浴
    - B. 扩肛
    - C. 口服液体石蜡
    - D. 局部理疗
    - E. 肛裂切除术

19. 男性，43 岁，因间歇性大便后滴血 1 个月余就诊，排便时无疼痛，无大便形状改变。就诊后欲行直肠指诊，视诊肛门未见异常。首选的体位是
    - A. 蹲位
    - B. 左侧卧位
    - C. 膝胸位
    - D. 截石位
    - E. 弯腰前俯位

20. 女性，66 岁，因大便带血并伴便形改变半年入院。入院诊断为直肠癌，为确定治疗方案，应行的最适宜检查是
    - A. 钡剂灌肠
    - B. 腹部 CT
    - C. 全消化道钡餐
    - D. 腹部超声
    - E. 腹部 MRI

21. 男性，28 岁，肛周疼痛 3 天入院，排便时加重。查体：肛周局部压痛，有波动感。WBC $10.9 \times 10^9/L$。首选的治疗方法为
    - A. 无须治疗，观察随访
    - B. 对症行止痛、镇静
    - C. 大剂量抗生素静脉滴注
    - D. 高锰酸钾坐浴
    - E. 于压痛明显处穿刺抽取脓液证实后行手术切开引流

22. 男孩，4 岁，便血，新鲜，量不多，位于大便表面而不相混合。考虑哪种疾病的可能性大
    - A. 痢疾
    - B. 痔

C. 直肠癌   D. 直肠息肉

E. 肛周脓肿

23. 男性，44岁，肛门左侧红、肿、热、痛1周。膝胸位检查发现距肛口4cm处肿胀隆起，范围约5cm，中心有波动感。初步诊断为

A. 血栓性外痔   B. 炎性外痔

C. 肛旁皮下脓肿   D. 肛裂

E. 肛瘘

24. 男性，30岁，因肛周剧痛伴发热3天来诊。查体：肛门旁右侧红肿、触痛明显，有波动感。正确的处理是

A. 痔切除   B. 肛裂切除

C. 切开引流   D. 结肠造口

E. 局部温水坐浴

25. 男性，48岁，脓血便3个月余，伴有里急后重及便形改变。直肠指诊：距肛门9cm，12点位置扪及直径约3cm蕈伞样肿块突入肠腔。首选的手术方式是

A. 局部切除   B. Dixon手术

C. Miles手术   D. Hartmann手术

E. 全盆腔清扫手术

26. 女性，30岁，便秘2年，近半个月来排便时肛门疼痛，粪便表面及便纸上附有鲜血。其诊断最可能是

A. 内痔   B. 外痔

C. 直肠癌   D. 肛瘘

E. 肛裂

27. 女性，60岁，直肠癌手术后病理报告：中分化腺癌，5.8cm×4.2cm×3cm大小，侵及阴道后壁，肠系膜淋巴结3/7，查见转移癌。该病人Dukes分期应为

A. B_1期   B. B_2期

C. C_1期   D. C_2期

E. D期

28. 女，30岁，肛门周围胀痛，伴畏寒、发热3天。检查：肛门周围皮肤发红，压痛明显。最可能的诊断是

A. 肛门旁皮下脓肿   B. 肛瘘炎

C. 混合痔   D. 内痔

E. 肛瘘

29. 女性，35岁，便血并感排便不尽感半个月就诊，既往有内痔病史。首选的检查方法是

A. 大便潜血试验   B. 直肠指检

C. 直肠镜检   D. 结肠镜检

E. 钡剂灌肠检查

【A3/A4型题】

（1～2题共用题干）

男性，42岁，近2个月有脓血便。腹部体检未及阳性体征。直肠指诊可及一肿物下缘，质地较硬，退出指套带血。

1. 最可能的疾病为

A. 直肠内脱垂   B. 内痔

C. 直肠癌   D. 溃疡性结肠炎

E. 粪块梗阻

2. 下列哪项检查对病人的诊断无意义

A. 粪便常规及培养

B. 直肠镜检查

C. X线钡灌肠检查

D. 直肠内超声和肝脏超声

E. 盆腔CT

（3～5题共用题干）

男性，34岁，发现肛周会阴部皮下一疼痛性结节已2个月，疼痛时结节增大，数日后可自行略缩小。近3日，于进食辛辣食品后，肿物增大，疼痛加重，来医院就诊时体温38℃，不敢坐椅子。查体：病人局部皮肤红肿不明显，结节似位于皮下稍深处，压痛明显，无波动。白细胞计数$11×10^9$/L。

3. 考虑本病最大可能为

A. 结核   B. 血栓性外痔

C. 肛周脓肿   D. 肛瘘

E. 肛裂

4. 进一步治疗应考虑下列哪项为最佳

A. 全身应用抗生素治疗

B. 切除肿物

C. 局部理疗

D. 如穿刺抽出脓液，向其内注入抗生素

E. 如穿刺抽出脓液，切开引流

5. 该病治疗后出现的常见并发症不包括

A. 肛裂   B. 肛瘘

C. 大便带血   D. 肛门失禁

E. 脓肿再发

（6～7题共用题干）

男性，34岁，肛门旁反复疼痛、红肿、流脓5个月。查体：距肛门缘3cm的皮肤上可触及一直径1cm的硬结，挤压后有少量脓血样分泌物流出，沿硬结皮下可触及一约3cm的索条状物伸至肛管内。

6. 该病人最可能的诊断是

A. 肛裂   B. 外痔

C. 肛瘘   D. 皮质腺囊肿

E. 肛管癌

7. 应采取的最佳治疗措施是

A. 温水坐浴   B. 使用抗生素

C. 硬化剂注射   D. 挂线疗法

E. Miles手术

(8～10题共用题干)

男性，48岁，大便带血3年余，血色鲜红，有时便中滴鲜血，有时便纸上发现鲜血。病人自诉在便秘或饮酒后便血更甚，伴头晕和贫血，但无疼痛不适。肛门外观有皮赘。

8. 如经直肠指检未发现肿块，则进一步首选处理原则是

A. 对症处理，密切定期门诊随访

B. 纤维结肠镜检查

C. 钡剂灌肠X线摄片

D. 切除外痔皮赘

E. 肛门镜检查

9. 如做下列检查时最可能发现的是

A. 直肠指检退出指套染血

B. 肛门口外见有肛裂

C. 肛门镜检查见有内痔核

D. 钡剂灌肠发现乙状结肠肿瘤

E. 肛门外口见明显外痔核

10. 如肛门镜检查确诊为Ⅱ度内痔出血，经纤维结肠镜检查除外肿瘤，则最佳治疗方案是

A. 手术切除

B. 服用缓泻药，保持排便通畅

C. 行内痔核硬化剂治疗

D. 减少饮酒及进食刺激性食物

E. 采用高锰酸钾每天坐浴

(11～13题共用题干)

女性，38岁，肛门口不适伴有分泌物半年余。平日常有低热，3年前患肺结核，经抗结核治疗好转。近1周来肛周疼痛加剧引致不能蹲坐而来就诊。体格检查：体温38.8℃，肛门口有明显红肿、压痛，可扪及肿块，穿刺有脓液。

11. 此时最合适的处理是

A. 大量抗生素治疗

B. 立即行切开引流

C. 穿刺后局部物理疗法

D. 切开后脓液做细菌培养

E. 切开引流并做结核菌素试验，加用卡那霉素

12. 肛旁脓肿切开内有大量豆渣样脓液，经换药，伤口逐渐形成瘘管，但仍有肛门口不适、低热、肛周分泌物增多。检查发现K－C位（膝胸位）：3、6、11点见多处瘘口。根据目前病史，应考虑诊断是

A. 一般化脓性感染引起肛瘘

B. 结核杆菌感染引起肛瘘

C. 先天性发育畸形合并肛瘘

D. 直肠肛管恶性肿瘤破溃而形成肛瘘

E. 肛管外伤继发感染引起肛瘘

13. 如为结核性肛瘘，下一步处理应该是

A. 立即行肛瘘切除

B. 继续使用抗生素

C. 先用抗结核药物治疗一阶段后再手术

D. 休息或减轻工作半年

E. 先做肛瘘手术切除后再用抗结核药物

(14～18题共用题干)

男性，58岁，病人持续性寒战、高热2周，伴有头痛、恶心等。近日感会阴部有坠胀感，便意不尽，排尿不适，大便有黏液。

14. 在体格检查中见肛门部周围无异常发现，下列检查中最有可能的发现是

A. 肛诊检查直肠内有肿块，无压痛

B. 直肠指检扪及柔软的波动性肿块，有压痛

C. 肛门镜见有内痔核

D. 发现有混合痔

E. 肛诊检查正常

15. 如疑为直肠肛管周围脓肿，采用下列哪项方法检查最合适

A. CT检查　　　　　B. 直接切开引流

C. B型超声波检查　　D. 穿刺抽出脓液

E. MRI

16. 病人经补液加抗菌治疗后，体温仍持续在38℃左右，经肛门镜下细针穿刺有脓液。目前最大可能应考虑为

A. 复杂性肛瘘　　　　B. 骨盆直肠间隙脓肿

C. 混合痔　　　　　　D. 肛门周围脓肿

E. 坐骨直肠间隙脓肿

17. 病人已做直肠肛管周围脓肿切开引流术，最有可能出现下列哪种情况

A. 肛旁脓肿发作

B. 切开引流后形成肛瘘

C. 排便失禁

D. 直肠黏膜脱垂

E. 形成慢性肛裂

18. 如肛瘘形成，考虑为高位复杂性肛瘘时，需做肛瘘手术治疗的关键是

A. 切开瘘管壁，敞开引流

B. 避免切断肛管外括约肌下部

C. 切开肛管直肠环

D. 正确地找到内口，将内口与瘘管壁一次性切除

E. 可分期治疗，先使之成为单纯性肛瘘，再予以挂线疗法

(19～20题共用题干)

女性，26岁，近日反复大便出血，鲜红色。平日大便正常，肛门口无疼痛。查体：轻度贫血，肛门指检未

扪及肿块。肛门镜检于齿状线见 3 枚组织团块。

19. 根据病史及体格检查，最可能的疾病是

- A. 直肠息肉
- B. 肛乳头肥大
- C. 内痔
- D. 混合痔
- E. 直肠黏膜脱垂

20. 如为 II 度内痔核，应采用下列哪项治疗方法较合适

- A. 冷冻疗法
- B. 硬化剂治疗
- C. 微波治疗
- D. 内痔乳胶圈套扎疗法
- E. 骶部麻醉下扩肛

(21 ~ 24 题共用题干)

男性，60 岁，大便频数，里急后重，便中混有血性黏液 2 个月。大便常规检查可见多数红细胞，偶见白细胞。

21. 首先应做哪项检查

- A. B 超
- B. 钡灌肠
- C. 下消化道造影
- D. 肛门直肠指检
- E. 纤维结肠镜

22. 下述哪项化验对诊断有帮助

- A. 大便常规
- B. AFP
- C. CEA
- D. 大便细菌培养
- E. 血小板计数，凝血酶原时间

23. 经检查发现距肛门 4cm 处直肠有一直径 3cm 溃疡，边缘隆起，质硬。哪种诊断可能性大

- A. 直肠炎
- B. 溃疡性结肠炎
- C. 克罗恩病
- D. 直肠癌
- E. 肠结核

24. 诊断确定后采取下述哪种治疗方法较合理

- A. 抗结核治疗
- B. 服水杨酸偶氮磺胺嘧啶
- C. 回肠造瘘
- D. Dixon 手术
- E. Miles 手术

(25 ~ 27 题共用题干)

男性，52 岁，1 个月前出现排便次数增多，里急后重，且大便变细并带血。

25. 其就诊时首选的检查手段应为

- A. 直肠指诊
- B. 钡剂灌肠
- C. 血清 CEA
- D. 腹部 CT
- E. 腹部超声

26. 该病人最可能的诊断为

- A. 左半结肠癌
- B. 横结肠癌
- C. 右半结肠癌
- D. 直肠癌
- E. 溃疡性结肠炎

27. 该疾病的大体分型中最常见的为

- A. 溃疡型
- B. 肿块型
- C. 菜花型
- D. 浸润型
- E. 胶样型

(28 ~ 30 题共用题干)

女性，35 岁，因"寒战、发热 2 天余"入院。近 2 天来自觉下腹坠胀，排便时感不适，便意不尽。入院查体：T 38.5℃，神志清，精神差。直肠指诊于直肠前壁触及压痛肿块，有波动感。

28. 为进一步确诊，该病人下一步应行的检查是

- A. 直肠肿块穿刺
- B. 直肠超声
- C. 腹部 CT
- D. 腹部 X 线平片
- E. 直肠镜

29. 检查结果阳性，患者最可能的诊断为

- A. 肛周脓肿
- B. 骨盆直肠间隙脓肿
- C. 内痔
- D. 直肠息肉
- E. 直肠癌

30. 病变位置较高，应选择的手术方式是

- A. 肛门镜下直肠壁切开引流
- B. 肛周皮肤切开引流
- C. Dixon 手术
- D. 直肠镜下套扎术
- E. 挂线疗法

(31 ~ 33 题共用题干)

女性，60 岁，排便习惯改变半年，排便次数增多，有时带脓性黏液，偶尔混有血液，便后不适。

31. 可能的诊断是

- A. 直肠癌
- B. 直肠息肉
- C. 肛瘘
- D. 内痔
- E. 肛裂

32. 确诊依靠的检查是

- A. 大便常规化验
- B. 钡剂灌肠检查
- C. 直肠指检
- D. 乙状结肠镜取活组织病理检查
- E. 粪便潜血试验

33. 该患者进行直肠癌手术能否保留肛门主要取决于

- A. 肿瘤距肛门缘的距离
- B. 患者的性别、年龄
- C. 患者胖瘦
- D. 肿瘤的大小
- E. 肿瘤占据直肠的周径比

(34 ~ 35 题共用题干)

男性，29 岁，肛门周围疼痛、肿胀 5 天来诊，自诉疼痛于排便时加重。查体：T 37℃，肛周局部压痛明显，皮肤红肿，可及局部明显波动感。WBC 6×10^9/L。

34. 其最可能的诊断为

- A. 直肠壁内脓肿
- B. 坐骨直肠间隙脓肿
- C. 骨盆直肠间隙脓肿
- D. 肛门周围脓肿

E. 直肠后间隙脓肿

35. 下列导致此病的病原菌中，最不常见的是

　A. 链球菌　　　　　　B. 大肠埃希菌
　C. 金黄色葡萄球菌　　D. 结核杆菌
　E. 铜绿假单胞菌

（36～37题共用题干）

男性，42岁，便秘2年余。1周余前排便时出现肛门烧灼样痛，便后可缓解；之后又再次出现疼痛，便纸上可见少量血迹。

36. 其最可能的诊断为

　A. 痔　　　　　　　　B. 肛瘘
　C. 肛裂　　　　　　　D. 肛周脓肿
　E. 直肠癌

37. 此病人当前应行的治疗手段不包括

　A. 温水坐浴　　　　　B. 口服液体石蜡
　C. 口服缓泻剂　　　　D. 增加富含纤维素食物
　E. 肛管内括约肌切断术

（38～39题共用题干）

女性，32岁，反复发作的肛门部瘙痒、疼痛半个月余，2天前出现与既往相同症状，伴发热、寒战、全身乏力。查体发现肛周皮肤有1个红色乳头状隆起，位于肛门中点横线上方，挤压时有少量脓性液体流出。

38. 此病人最可能的诊断为

　A. 痔　　　　　　　　B. 肛裂
　C. 肛瘘　　　　　　　D. 肛周脓肿
　E. 直肠息肉

39. 对于该病人的治疗，下列说法错误的是

　A. 绝大多数采用非手术治疗
　B. 挂线疗法最大的优点是不会造成肛门失禁
　C. 肛瘘切除术适用于低位单纯性肛瘘
　D. 瘘管切开术适用于低位肛瘘
　E. 挂线疗法术后需每日坐浴及便后坐浴而使局部清洁

（40～42题共用题干）

男性，33岁，因"间歇性排便后滴血1个月余"就诊，大便时无疼痛，无大便性状改变。直肠指诊时嘱其增加腹压行排便动作，可见一大小约1cm×0.5cm小肿块脱出肛门，腹压减小后自行迅速回纳。其诊断为内痔。

40. 该病人疾病分期为

　A. 0期　　　　　　　B. Ⅰ期
　C. Ⅱ期　　　　　　　D. Ⅲ期
　E. Ⅳ期

41. 此病人最适宜的治疗方法为

　A. 保守疗法

B. 胶圈套扎
C. 挂线疗法
D. 吻合器痔上直肠黏膜环切钉合术
E. 血栓性外痔剥离术

42. 该病人最需要鉴别的疾病是

　A. 肛瘘　　　　　　　B. 肛裂
　C. 直肠脱垂　　　　　D. 直肠癌
　E. 直肠息肉

【B型题】

（1～3题共用备选答案）

　A. 肛瘘切开术　　　　B. 肛瘘挂线疗法
　C. 肛瘘外口扩大术　　D. 药物保留灌肠治疗
　E. 肛瘘部分切开＋肛瘘挂线术

1. 低位肛瘘的治疗宜采用
2. 高位单纯性肛瘘的治疗宜采用
3. 蹄铁型肛瘘的治疗宜采用

（4～7题共用备选答案）

　A. 内痔　　　　　　　B. 外痔
　C. 肛裂　　　　　　　D. 直肠息肉
　E. 直肠癌

4. 无痛性便血，直肠指诊基本正常，应诊断为
5. 无痛性便血，便后肛门部脱出樱桃状肿物，应诊断为
6. 直肠指诊时肛门部剧烈疼痛者，应诊断为
7. 便后肛门部肿物，疼痛明显者，应诊断为

（8～11题共用备选答案）

　A. 直肠癌　　　　　　B. 肛瘘
　C. 直肠息肉　　　　　D. 肛裂
　E. 内痔

8. 直肠指诊可扪及索条状肿物，可能为
9. 直肠指诊时肛门剧痛，可能为
10. 直肠指诊时指套上染有脓血，可能为
11. 直肠指诊时基本正常，可能为

（12～14题共用备选答案）

　A. 肛门周围皮下脓肿　B. 坐骨直肠间隙脓肿
　C. 骨盆直肠间隙脓肿　D. 直肠后间隙脓肿
　E. 盆腔脓肿

12. 直肠肛管周围脓肿中最为常见的是
13. 直肠前壁隆起，波动感（+），有压痛的是
14. 直肠侧壁隆起，波动感（+），有压痛的是

（15～17题共用备选答案）

　A. 肛裂　　　　　　　B. 肛管周围脓肿
　C. 内痔　　　　　　　D. 肛瘘
　E. 直肠癌

15. 女性，20岁，大便秘结，排便时肛门口有剧痛，手

纸染鲜血，量少。最可能的诊断是

16. 男性，40 岁，大便秘结，排便后滴鲜血，肛门口不痛。最可能的诊断是

17. 男性，40 岁，肛门持续性跳痛，排便时加重，伴局部皮肤红肿、压痛，发热 39℃，不能蹲坐。最可能的诊断是

（18～21 题共用备选答案）

    A. 肛门周围脓肿
    B. 坐骨直肠间隙脓肿
    C. 骨盆直肠间隙脓肿
    D. 肛瘘
    E. 肛裂

18. 肛门周围局部持续性搏动性疼痛，排便时加重。提示

19. 肛门周围局部从持续性胀痛而逐渐加重为显著跳痛，合并排尿困难，里急后重，排便时加重，伴有全身乏力、发热、不思饮食。提示

20. 全身感染症状显著而局部症状体征不明显，有会阴部坠胀感，便意不尽，排尿不适。提示

21. 排便时和排便后剧烈疼痛，且流鲜血，长期便秘。提示

（22～25 题共用备选答案）

    A. 瘘管切开
    B. 挂线疗法
    C. 肛瘘切除
    D. 无需特殊治疗
    E. 分期治疗

22. 低位单纯性肛瘘应行

23. 高位单纯性肛瘘应行

24. 低位复杂性肛瘘应行

25. 高位复杂性肛瘘应行

（26～29 题共用备选答案）

    A. 外痔剥离术
    B. 注射疗法
    C. 冷冻疗法
    D. 痔切除术
    E. 痔环形切除术

26. 较大型孤立的出血性痔应行

27. 疼痛严重的血栓性外痔应行

28. 严重的环形痔应行

29. 小型出血性痔应行

（30～33 题共用备选答案）

    A. Miles 手术
    B. Dixon 手术
    C. 拉下式直肠癌切除术
    D. 局部切除术
    E. Duhamel 手术

30. 成人巨结肠症，应行

31. 直肠癌下缘距齿状线 7cm 以上，应行

32. 直肠癌下缘距齿状线 4～6cm 之间，应行

33. 男性，18 岁，距肛门 1cm 有直径 0.8cm 肿物，病理活检结果为"腺瘤性息肉恶变"，应行

（34～35 题共用备选答案）

    A. 血栓性外痔
    B. 肛裂
    C. 肛周脓肿
    D. 混合痔
    E. 肛瘘

34. 肛门突然出现暗紫色痛性肿块，提示

35. 大便带鲜血、排便时及便后有剧烈疼痛，提示

（36～38 题共用备选答案）

    A. 直肠癌
    B. 肛裂
    C. 直肠息肉
    D. 肛瘘
    E. 内痔

36. 直肠指诊阴性者可能是

37. 直肠指诊时肛门剧痛者可能是

38. 直肠指诊可触及条索状瘢痕者可能是

（39～42 题共用备选答案）

    A. 便血量多而鲜红
    B. 便血量少而疼痛
    C. 便血污秽且腥臭
    D. 便血量多且色黑
    E. 便污血且疼痛

39. 肛裂的临床特征是

40. 内痔的临床特征是

41. 血栓性外痔的临床特征是

42. 直肠癌的临床特征是

（43～45 题共用备选答案）

    A. 晚期直肠癌，已不能行根治性手术时，又要解除病人排便困难或肠梗阻时
    B. 直肠癌下缘距肛门 5cm 以上的病人
    C. 早期肿瘤较小、局限于黏膜下层内、组织学分化程度高的直肠癌病人
    D. 年老体弱，不能行一期切除吻合的病人
    E. 距肛门 5cm 以内的直肠癌病人

43. Miles 手术适用于

44. Dixon 手术适用于

45. Hartmann 手术适用于

（46～49 题共用备选答案）

    A. 肛瘘
    B. 痔
    C. 肛裂
    D. 直肠肛管周围脓肿
    E. 直肠息肉

46. 肛垫的病理性肥大和移位引起

47. 齿状线下的缺血性溃疡为

48. 有周期性疼痛的为

49. 挂线疗法适用于

（50～51 题共用备选答案）

    A. 血行转移
    B. 直接蔓延
    C. 淋巴转移
    D. 种植性转移
    E. 胃肠道管腔内转移

50. 直肠癌转移到肝属于

51. 胃癌转移到盆腔属于

(52~55 题共用备选答案)

A. 大便潜血检查 　　　　B. 血清 CEA

C. 直肠指诊 　　　　　　D. 钡剂灌肠

E. 肠镜活检

52. 结、直肠癌监测术后复发常用检查手段为

53. 结、直肠癌高危人群初筛手段为

54. 诊断直肠癌最重要的检查手段为

55. 对结肠癌诊断意义最小的检查手段为

(56~59 题共用备选答案)

A. 肛门周围脓肿 　　　　B. 肛裂

C. 骨盆直肠间隙脓肿 　　D. 坐骨直肠间隙脓肿

E. 肛瘘

56. 局部持续性跳痛，排便时加重，全身感染症状不明显。最可能是

57. 局部从持续性胀痛而逐渐加重为显著跳痛，全身感染症状较重。最可能是

58. 局部症状与体征不明显，全身感染症状很重。最可能是

59. 疼痛、便秘和出血。最可能是

(60~61 题共用备选答案)

A. 左侧卧位 　　　　　　B. 膝胸位

C. 截石位 　　　　　　　D. 蹲位

E. 弯腰前俯位

60. 直肠指检和结肠镜检查的常用体位是

61. 可看到内痔和脱肛状况的最佳体位是

【X 型题】

1. 肛垫的组成包括

A. 静脉窦 　　　　　　　B. 平滑肌纤维

C. 纤维肌性组织 　　　　D. 结缔组织

E. 肛管外括约肌

2. 对疑有结、直肠癌的病人，应该行

A. 直肠镜、乙状结肠镜检查

B. 直肠指诊

C. 活组织检查

D. X 线钡灌肠检查

E. 钡餐检查

3. 决定直肠癌能否保留肛门的因素包括

A. 肿瘤距肛门的距离 　　B. 肿瘤的大小

C. 肿瘤浸润程度 　　　　D. 肿瘤病理类型

E. 左半结肠的长度

4. 可以癌变的结、直肠息肉有

A. 息肉性腺瘤 　　　　　B. 绒毛状息肉

C. 幼年性息肉 　　　　　D. 遗传性多发性息肉

E. 炎性息肉

5. 肛裂发生原因为

A. 直肠镜检查引起肛管表浅皮肤裂开

B. 粪便干硬

C. 肛窦炎致肛管皮下脓肿破溃

D. 肛管皮肤较薄

E. 排便用力过猛，肛管受到较深的裂伤

6. 便后肛门疼痛可能是

A. 肛裂 　　　　　　　　B. 血栓性外痔

C. 内痔嵌顿 　　　　　　D. 肛瘘

E. 直肠癌

7. 不适合肛裂的检查方法是

A. 肛门视诊

B. 直肠指诊检查

C. 直肠镜检查

D. 轻轻牵开肛门观察肛管

E. 乙状镜检

8. 肛管直肠周围脓肿中，少见的有

A. 坐骨肛管间隙脓肿 　　B. 骨盆直肠间隙脓肿

C. 肛门旁皮下脓肿 　　　D. 直肠后间隙脓肿

E. 盆腔脓肿

9. 坐骨肛管间隙脓肿切开引流时，切口应在

A. 波动最显著部位

B. 距肛门缘 2.5cm 以外

C. 肛门旁 0.5cm 处

D. 肛门旁作放射状切口

E. 作由前向后的切口

10. 肛瘘挂线疗法的优点

A. 仅适用于浅部肛瘘

B. 橡皮筋作为引流物

C. 不复发

D. 不引起肛门括约肌失禁

E. 可使渗液排出

11. 肛管括约肌深部瘘管，其内口在肛管直肠环上方时，应采用

A. 一期切开术 　　　　　B. 药物治疗

C. 切开瘘管近外口的部分 D. 挂线疗法

E. 其余经括约肌部分可用挂线疗法

12. 排便时肛门滴鲜血，可能是

A. 内痔出血 　　　　　　B. 肛裂出血

C. 直肠息肉出血 　　　　D. 直肠癌出血

E. 小肠息肉出血

13. 直肠癌根治手术应切除

A. 癌肿上下缘至少有 3cm 的肠段

B. 可能有浸润的周围组织

C. 有关的肠系膜和淋巴结

D. 子宫

E. 部分膀胱

14. 直肠癌主要淋巴转移不包括

A. 闭孔淋巴结

B. 髂内淋巴结

C. 腹股沟淋巴结

D. 腹主动脉周围淋巴结

E. 直肠系膜淋巴结

15. 直肠癌早期的临床表现可以包括

A. 大便次数增多　　　　B. 粪便混有黏液

C. 肛门内不适　　　　　D. 间歇性少量血便

E. 腹部隐痛、下坠感

16. 直肠癌的主要诊断方法是

A. X 线上消造影　　　　B. 直肠指检

C. 粪便隐血试验　　　　D. 直肠镜检查

E. 活组织检查

17. 肛管癌的常见病理类型包括

A. 恶性黑色素瘤　　　　B. 基底细胞癌

C. 类癌　　　　　　　　D. 鳞状细胞癌

E. 腺癌

18. 直肠癌确诊过程中的 3 "P" 检查包括

A. 直肠指诊　　　　　　B. 直肠镜检查

C. 结肠镜检查　　　　　D. 钡灌肠造影

E. 活组织检查

19. 对于结、直肠癌的诊断说法正确的有

A. 潜血检查多用作初筛手段

B. CEA 主要用于初筛

C. 直肠指诊仅小部分低位直肠癌为阳性，所以意义不大

D. CT 主要用于扩散情况的检查

E. 内镜检查可在明确病变部位同时进行活检

20. 直肠指诊可以诊断的病变包括

A. 直肠癌　　　　　　　B. 直肠息肉

C. 肛管直肠周围脓肿　　D. 肛瘘

E. 内痔

21. 关于直肠肛管脓肿切开引流术正确的是

A. 切口应距肛缘 3～5cm，以免损伤括约肌

B. 肛门周围脓肿在波动最明显处做平行肛缘的弧形切口

C. 坐骨肛管间隙脓肿，在压痛最明显处做平行肛缘的弧形切口

D. 切口应足够长，可用止血钳探查脓腔，不可用手指

E. 均可在局麻下进行

22. 容易发生痔疮的危险人群有

A. 长期饮酒者　　　　　B. 习惯性便秘者

C. 经常体育锻炼者　　　D. 门静脉高压症病人

E. 80 岁老人伴有营养不良

23. 直肠肛管手术后出现尿潴留的原因可能有

A. 伤口疼痛　　　　　　B. 骶管麻醉

C. 敷料填塞过多　　　　D. 术中输液过多

E. 不习惯卧床上排尿

24. 肛提肌上部脓肿包括

A. 肛周脓肿　　　　　　B. 坐骨直肠窝脓肿

C. 骨盆直肠脓肿　　　　D. 直肠后窝脓肿

E. 高位肌间脓肿

参 考 答 案

【A1 型题】

1. D	2. D	3. E	4. D	5. B	6. A	7. E	8. D
9. D	10. E	11. B	12. D	13. D	14. B	15. E	16. C
17. D	18. D	19. D	20. A	21. B	22. A	23. B	24. C
25. D	26. E	27. A	28. B	29. C	30. D	31. E	32. C
33. A	34. E	35. C	36. D	37. C	38. D	39. D	40. D
41. B	42. D	43. E	44. D	45. C	46. B	47. D	48. B
49. A	50. E	51. E	52. C	53. D	54. D	55. C	56. B
57. D	58. B						

【A2 型题】

1. D	2. A	3. E	4. E	5. A	6. B	7. C	8. E
9. D	10. B	11. B	12. B	13. A	14. D	15. D	16. C
17. D	18. C	19. D	20. C	21. E	22. D	23. C	24. C
25. B	26. E	27. E	28. B	29. B			

【A3/A4 型题】

1. C	2. A	3. C	4. E	5. A	6. C	7. D	8. E
9. C	10. C	11. E	12. B	13. C	14. B	15. D	16. C
17. B	18. E	19. C	20. B	21. D	22. C	23. D	24. E
25. A	26. B	27. A	28. A	29. B	30. A	31. A	32. D
33. A	34. B	35. D	36. C	37. E	38. C	39. A	40. C
41. B	42. E						

【B 型题】

1. A	2. B	3. E	4. A	5. D	6. C	7. B	8. B
9. D	10. A	11. E	12. A	13. E	14. E	15. A	16. C
17. B	18. A	19. B	20. C	21. E	22. C	23. B	24. A
25. E	26. B	27. E	28. E	29. C	30. E	31. E	32. C
33. A	34. E	35. B	36. E	37. E	38. D	39. E	40. E
41. E	42. C	43. E	44. B	45. D	46. B	47. C	48. C
49. A	50. A	51. D	52. B	53. A	54. C	55. C	56. A

57. D   58. C   59. B   60. A   61. D

【X 型题】

1. ABCD   2. ABCD   3. ABCDE   4. ABD   5. BC

6. ABC   7. BCE   8. BD   9. ABE   10. BDE

11. CDE   12. ABCD   13. ABC   14. ABC   15. ABCDE

16. BDE   17. ABD   18. ABE   19. ADE   20. ABCDE

21. AC   22. ABDE   23. ABCE   24. CDE

第二十七章　肝脏疾病

1. 划分左、右半肝的标志为

A. 门静脉

B. 镰状韧带

C. 胆总管

D. 下腔静脉右缘至胆囊中部

E. 下腔静脉左缘至胆囊中部

2. 关于肝脏实性疾患的鉴别诊断检查中，哪项最有价值

A. B 超下穿刺活检　　　B. 肝动脉碘油造影

C. 肝脏的 X 线检查　　　D. CT

E. 肝脏的放射性核素扫描

3. 对于肝癌伴有肝硬化病人手术的适应证，哪项恰当

A. 肝功能失代偿　　　B. 严重的肝硬化

C. 切除量超过肝脏 50%　　　D. 小肝癌行局部切除

E. 有明显的门静脉癌栓

4. 肝癌出血不能切除者可采用

A. 胃大部切除

B. 肝固有动脉结扎及胆总管引流

C. 三腔管压迫

D. 肝叶切除

E. 肝固有动脉结扎

5. 肝癌病人发生黄疸的原因中应除外

A. 肝癌细胞侵入胆管内形成癌栓

B. 肝癌压迫了肝胆管

C. 肝癌晚期

D. 肝功能衰竭

E. 肝肿瘤的破坏

6. 肝癌破裂出血的不恰当治疗方法是

A. 肝动脉介入栓塞　　　B. 肝动脉结扎

C. 肝叶切除术　　　D. 局部压迫填塞

E. 门静脉结扎

7. 肝癌与肝脓肿鉴别最容易混淆诊断的是

A. 发热　　　B. 右上腹部肿块

C. 肝区疼痛　　　D. 肝癌坏死液化

E. 贫血

8. 肝的正中裂内有下列哪项静脉经过

A. 肝中静脉　　　B. 腔静脉

C. 肝右门静脉　　　D. 肝右静脉

E. 右肝管

9. 肝功能欠佳的门脉高压症病人，脾切除术后再出血时最适宜的术式

A. 门腔分流术　　　B. 脾切除术

C. TIPS 手术　　　D. 肠腔静脉分流术

E. 胃底周围血管离断术

10. 肝棘球蚴病（原称包虫病）病在术中发现囊内有淡黄色的液体，下列哪一项处理是不恰当的

A. 先注入少量的 10% 甲醛，5～10 分钟后连同囊液吸出

B. 注入大量 10% 甲醛

C. 注入适量高渗盐水

D. 吸净囊液和内囊后，用 10% 甲醛擦拭外囊壁

E. 注入适量 3% 双氧水

11. 肝门静脉系统的属支中，哪项是不恰当的

A. 直肠上、下静脉　　　B. 脐及脐旁静脉

C. 食管、胃底静脉　　　D. 腰静脉

E. 胃冠状静脉

12. 肝棘球蚴病的并发症中，下列哪一项不恰当

A. 囊肿破裂　　　B. 囊肿继发感染

C. 囊肿支气管瘘　　　D. 过敏性休克

E. 脑部转移

13. 肝内胆管结石是

A. 左肝管多于右肝管　　　B. 完全在左肝管

C. 左、右肝管相等　　　D. 右肝管多于左肝管

E. 完全在右肝管

14. 肝内胆管出血治疗选择

A. 洛赛克（奥美拉唑）静脉滴注

B. 胃大部切除

C. 三腔两囊管压迫

D. 肝叶切除术

E. 高选择性迷走神经切断

15. 肝囊肿囊内继发感染和出血时的处理中哪一项是不恰当的

A. 囊肿开窗引流术　　　B. 囊肿穿刺抽液

C. 大量的抗生素　　　D. 肝叶切除术

E. 囊肿内放置双套管术后冲洗引流

16. 肝脓肿严重时考虑行肝叶切除术，以下哪项是不恰当的

A. 切开引流后脓壁不塌陷

B. 慢性厚壁肝脓肿

C. 有明显的无效腔

D. 脓肿腔内脓液特别黏稠

E. 有肝内胆管结石，肝组织已破坏失去功能

17. 肝脓肿自行穿破后，哪项后果最严重

　A. 穿入心包腔：心脏压塞　　B. 穿入腹腔：腹膜炎

　C. 穿入胆管：胆道感染　　　D. 穿入胸腔：脓胸

　E. 穿入膈下：膈下脓肿

18. 肝硬化患者出现血性腹腔积液，但无腹痛及发热，应首先考虑

　A. 结核性腹膜炎　　　　B. 原发性肝癌

　C. 门静脉血栓形成　　　D. 肝肾综合征

　E. 自发性腹膜炎

19. 肝圆韧带中的脐静脉可以经器械扩张后用于造影和治疗，该血管直接通向哪一血管

　A. 门静脉右支　　　　B. 肝静脉

　C. 腔静脉　　　　　　D. 门静脉左支

　E. 脾静脉

20. 肝脏的正中裂将肝分为左右两部分，左右之比约

　A. 3∶7　　　　B. 4∶6

　C. 5∶5　　　　D. 2∶8

　E. 6∶4

21. 下述对严重的肝破裂处理原则中哪一项是不恰当的

　A. 清除坏死组织　　　B. 完全止血

　C. 充分引流　　　　　D. T 管引流胆总管

　E. 单纯缝合创面

22. 细菌性肝脓肿出现下列哪一体征表示预后不良

　A. 胸腔积液吸收缓慢　　B. 黄疸逐渐加深

　C. 体温持续不降　　　　D. 肝大触痛明显

　E. 局部皮肤水肿

23. 下述临床表现哪点应怀疑原发性肝癌的可能

　A. 上腹隐痛

　B. 食欲不振，消瘦乏力

　C. 腹腔积液

　D. 黄疸

　E. 肝区胀痛伴消化道出血

24. 下述哪一种一般不会发展为肝硬化门脉高压症

　A. 甲型肝炎　　　B. 自身免疫型肝炎

　C. 丙型肝炎　　　D. 乙型肝炎

　E. 长期酗酒

25. 下述哪一种说法不恰当

　A. 正常肝血流量每分钟为 1500ml，占心排血量 20%～40%

　B. 肝是全身唯一双重血流供应的器官

　C. 门静脉由肠系膜上静脉、脾静脉和肠系膜下静脉组成

D. 门静脉位于两个毛细血管网之间

E. 门静脉血流增加，肝动脉血流也相应增加

26. 有关 Budd–Chiari 综合征，下列说法不恰当的是

　A. 表现为右上腹疼痛、肝脾大和腹腔积液

　B. 肝静脉或肝段下腔静脉阻塞

　C. 肝上下腔静脉阻塞属肝后型门脉高压症

　D. 彩色多普勒超声为首选检查方法

　E. 外科治疗包括断流术和肝移植

27. 有关 Child 肝功能分级，哪一项是恰当的

　A. 胆红素正常，白蛋白 36g/L，无腹腔积液，营养佳，肝功能为 A 级

　B. 胆红素正常，白蛋白 35g/L，腹腔积液，营养佳，肝功能为 A 级

　C. 胆红素 40μmol/L，白蛋白 35g/L，无腹腔积液，营养佳，肝功能为 A 级

　D. 胆红素正常，白蛋白 32g/L，无腹腔积液，营养佳，肝功能为 A 级

　E. 胆红素正常，白蛋白 35g/L，腹腔积液，营养良，肝功能为 A 级

28. 有关肝内胆管结石的描述中恰当的是

　A. 右侧肝较左侧肝多见

　B. 一般不合并肝外胆管结石

　C. 一侧肝管阻塞可不出现黄疸

　D. 属继发性胆管结石

　E. 多有肝区疼痛和右上腹肿物出现

29. 有关肝内胆道出血，下述哪项不恰当

　A. 出血量一般不大

　B. 可采用非手术治疗

　C. 确定了出血病灶，可施行肝叶切除术

　D. 因出血量大，常引起休克

　E. 伴右上腹疼痛及黄疸

30. 有关肝棘球蚴病的特点，哪项不恰当

　A. 肝脏的发病率为 65%～75%

　B. 犬绦虫终宿主为人

　C. 牧区多，与饮食不洁有关

　D. 囊肿破裂可引起过敏休克

　E. 可触及上腹肿块

31. 有关肝包膜下血肿或肝深部血肿的临床表现，哪项不恰当

　A. 肝大，上腹包块　　　B. 肝区胀痛

　C. 慢性贫血　　　　　　D. 胆道出血

　E. 休克

32. 有关肝外胆道的解剖特点，以下哪项是不恰当的

　A. 胆囊分底、体、颈三部

B. Oddi 括约肌由胰胆管部括约肌构成

C. 胆囊管常有变异

D. 多数胆总管下段与主胰管汇合

E. 胆囊动脉为终末动脉

33. 有关肝外科疾病，哪项不恰当

A. 小肝细胞癌的切除率高

B. 肝棘球蚴病应行内引流或囊肿切除

C. 对于肝脓肿要充分引流

D. 单个的转移性肝癌不是外科治疗的禁忌证

E. 小的肝血管瘤没有必要切除

34. 有关肝脏的作用，以下哪项不恰当

A. 代谢作用

B. 分泌胆汁

C. 凝血功能

D. 解毒功能

E. 氧合功能

35. 有关细菌性肝脓肿的治疗，哪项不恰当

A. 合并胆道感染者应引流胆道

B. 脓肿穿破入胸腔应做胸腔引流

C. 血源性肝脓肿应治疗原发病灶

D. 脓肿壁较厚、不易治愈者，可行肝叶或肝段切除

E. 肝脓肿一旦确诊就应行手术治疗

36. 有关细菌性肝脓肿的叙述下列哪项是不恰当的

A. 单发脓肿居多

B. 右肝发病率高

C. 主要经胆道感染

D. 大肠埃希菌常见

E. 一般起病急骤

37. 有关原发性肝癌，哪项是不恰当的

A. 肝细胞癌多在肝硬化的基础之上发生

B. 绝大多数是肝细胞癌

C. 胆管细胞癌多见于女性

D. 混合型癌最少见

E. 原发性肝癌主要通过淋巴转移

38. 有关原发性肝癌的叙述，哪项不恰当

A. 在我国肝癌伴肝硬化者占大多数

B. 肝癌分为巨块型、结节型和弥散型

C. 黄曲霉素与肝癌发病有关

D. 乙型和丙型肝炎抗原阳性率明显增高

E. 所有肝癌病人 AFP 均增高

39. 下列哪种情况不是根治性肝切除术的适应证

A. Ⅱ段的单发小肝癌

B. Ⅷ段的单发大肝癌

C. 多发性肿瘤，结节少于 3 个，位于Ⅵ段内

D. Ⅲ段的单发大肝癌

E. Ⅴ段的单发小肝癌

40. 原发性肝癌最主要的播散途径是

A. 肝内门静脉系统

B. 直接转移

C. 淋巴系统

D. 血液系统

E. 种植转移

41. 原发性肝癌中最少见类型为

A. 巨块型

B. 结节型

C. 弥漫型

D. 混合型

E. 卫星型

42. 原发性肝癌早期转移途径为

A. 淋巴转移

B. 肺内转移

C. 直接浸润转移

D. 肝内血行转移

E. 骨转移

43. 肝脏 Glisson 纤维鞘内包裹的管道有

A. 门静脉、肝静脉、肝胆管

B. 门静脉、肝动脉、胆总管

C. 门静脉、肝动脉、肝静脉

D. 门静脉、肝动脉、肝胆管

E. 肝静脉、肝胆管、肝动脉

44. 有关继发性肝癌的特点，下列错误的是

A. 继发性肝癌又称转移性肝癌

B. 以胃癌、结肠癌、胰腺癌转移多见

C. 常以肝外原发癌肿所引起的症状为主要表现

D. 诊断的关键在于寻找到原发癌灶

E. 血清 AFP 检测均为阴性

45. 肝脓肿的特点正确的是

A. 细菌性肝脓肿常为单发，较大

B. 阿米巴肝脓肿起病急，伴寒战、高热

C. 阿米巴肝脓肿较小，多为多发性

D. 阿米巴肝脓肿脓液为褐色，无臭味

E. 阿米巴肝脓肿病人粪便中可找到阿米巴原虫

46. 原发性肝癌最多见的淋巴结转移的部位是

A. 肝门

B. 胰周

C. 腹膜后

D. 主动脉旁

E. 锁骨上

47. 肝蒂内包含的结构不包括

A. 肝动脉

B. 肝静脉

C. 门静脉

D. 淋巴管

E. 神经

48. 肝脏的血液供应来自门静脉的约占

A. 30% ～35%

B. 40% ～45%

C. 50% ～55%

D. 60% ～65%

E. 70% ～75%

49. 用于肝细胞癌病人普查、诊断、判断疗效和预测复发的检验项目应首选

A. 甲胎蛋白

B. γ‑谷氨酰转肽酶

C. 异常凝血酶原

D. α‑L‑岩藻糖苷酶

E. 碱性磷酸酶

50. 原发性肝癌的肝外血行转移最多见于
A. 肺　　　　　　　　B. 骨
C. 脑　　　　　　　　D. 脾
E. 胰

51. 对原发性肝癌早期诊断最有价值的是
A. 甲胎蛋白测定　　　B. 癌胚抗原测定
C. B 超检查　　　　　D. CT 检查
E. 腹部平片

52. 对肝癌的临床诊断最具特异性的是
A. 肝区疼痛　　　　　B. 进行性肝大，质硬
C. 恶病质　　　　　　D. 梗阻性黄疸
E. 肺部转移病灶

53. 肝癌的临床表现中，提示属晚期的表现是
A. 腹胀、乏力　　　　B. 肝区疼痛
C. 食欲不振　　　　　D. 肝区肿块
E. 体重下降

54. 肝脏原发性小肝癌的诊断标准是指直径小于
A. 1cm　　　　　　　B. 2cm
C. 4cm　　　　　　　D. 5cm
E. 6cm

55. 下列哪项不是细菌性肝脓肿的临床特征
A. 全身中毒症状明显
B. 影像学检查发现肝内液性暗区
C. 血液细菌学培养有时为阳性
D. 肝穿刺液为咖啡色
E. 常继发于胆道感染

56. 下列哪项不是原发性肝癌的临床表现
A. 上化道出血　　　　B. 肝昏迷
C. 低血糖症　　　　　D. 红细胞增多症
E. 嗜酸性细胞增多症

57. 细菌性肝脓肿的最常见致病菌是
A. 大肠埃希菌、铜绿假单胞菌和厌氧菌
B. 大肠埃希菌、粪链球菌和厌氧菌
C. 大肠埃希菌、金黄色葡萄球菌和厌氧菌
D. 粪链球菌、金黄色葡萄球菌和厌氧菌
E. 溶血性链球菌、金黄色葡萄球菌和厌氧菌

58. 在对肝癌病人行肝叶切除术时至少要保留
A. 正常肝组织的 20% 或肝硬化肝组织的 30%
B. 正常肝组织的 30% 或肝硬化肝组织的 50%
C. 正常肝组织的 40% 或肝硬化肝组织的 40%
D. 正常肝组织的 50% 或肝硬化肝组织的 50%
E. 正常肝组织的 60% 或肝硬化肝组织的 60%

59. 有关肝海绵状血管瘤的特点，下列不正确的是

A. 无论大小，一经确诊，均需手术治疗
B. 生长缓慢
C. 是较常见的一种肝良性肿瘤
D. 左、右肝的发生率大致相等
E. 较大的肝海绵状血管瘤有破溃的危险

60. 关于细菌性肝脓肿，下列哪项叙述正确
A. 大部分是胆源性肝脓肿
B. 致病菌多为 G^+ 球菌
C. 脓液多为棕褐色，涂片可能无细菌
D. 多由于溃疡性结肠炎所致
E. 手术引流是唯一有效的方法

61. 关于肝癌，下列哪项叙述是错误的
A. 肝肿大是最常见的体征
B. 早期施行手术仍是最有效的疗法
C. 多以肝区疼痛为首发症状
D. AFP 阴性可以除外原发性肝癌的诊断
E. AFP 定量大于 400ng/ml 并有影像学证据可以确诊

62. 继发性肝癌诊断的关键是
A. 测定血清甲胎蛋白　　B. 行肝动脉造影检查
C. 查清原发癌灶　　　　D. 行 CT 检查
E. 行放射核素扫描

63. 细菌性肝脓肿与阿米巴性肝脓肿最主要的鉴别依据是
A. 血液学检查　　　　B. 大便常规
C. 脓肿穿刺　　　　　D. B 超
E. CT

64. 细菌性肝脓肿，细菌侵入肝的主要途径是
A. 胆道　　　　　　　B. 肝动脉
C. 门静脉　　　　　　D. 淋巴系统
E. 经伤口直接侵入

65. 阿米巴性肝脓肿，首先考虑的治疗方法是
A. 抗阿米巴药物　　　B. 手术切除
C. 切开引流　　　　　D. 穿刺引流
E. 手术内引流

66. 经皮肝穿刺的禁忌证是
A. 细菌性肝脓肿　　　B. 阿米巴性肝脓肿
C. 肝包虫病　　　　　D. 原发性肝癌
E. 肝炎后肝硬化

67. 原发性肝癌最主要的转移部位是
A. 肝内　　　　　　　B. 肺
C. 左锁骨上淋巴结　　D. 骨
E. 腹腔内种植

68. 关于原发性肝癌，下列哪项是错误的
A. AFP 对本病的诊断有专一性
B. B 超、CT 有极好的定位诊断价值

C. 多以肝区疼痛为首发症状

D. 直径在 5cm 以下的称为 "小肝癌"

E. 主要并发症是肝昏迷、癌肿破裂、上消化道出血

69. 关于继发性肝癌，错误的描述是

A. 一般均可采用手术切除

B. 多为晚期病变

C. 与原发性肝癌难以鉴别

D. 常以原发癌肿的症状为主要表现

E. 可来源于腹腔外脏器

70. 肝脏每天分泌胆汁量约

A. 100～300ml　　　　B. 300～600ml

C. 600～1000ml　　　D. 1000～1500ml

E. 1500～2000ml

71. 最常见的肝囊肿是

A. 先天性　　　　　　B. 创伤性

C. 炎症性　　　　　　D. 肿瘤性

E. 感染性

72. 正常情况下肝脏每天的胆汁分泌量约为

A. 200～400ml　　　　B. 400～600ml

C. 600～1000ml　　　D. 1000～1500ml

E. 1500～2000ml

73. 肝囊肿采取囊肿穿刺抽液乙醇注射治疗，以下注意事项，错误的是

A. 囊液内含有胆汁，抽尽后，腔内注入无水乙醇

B. 抽尽囊液，一般注入量为囊液的 1/4～1/3

C. 无水乙醇停留 3～5 分钟后再将其吸净，如此反复抽吸 2～3 次

D. 最后再注入无水乙醇 10～20ml，保留在囊腔内，以巩固疗效

E. 一般间隔半月到 1 月左右，再行第二次穿刺抽液注入无水乙醇

74. 肝脓肿病人最常见的体征是

A. 肝区压痛　　　　　B. 黄疸

C. 右上腹饱满　　　　D. 局部腹肌紧张

E. 局部皮肤红肿

75. 肝脓肿病人最常见的症状是

A. 肝区疼痛　　　　　B. 寒战高热

C. 乏力　　　　　　　D. 食欲缺乏

E. 恶心呕吐

76. 下列肝脓肿肝叶切除术的指征，错误的是

A. 肝脓肿切开引流后脓壁不塌陷者

B. 慢性厚壁肝脓肿者

C. 留有死腔或窦道长期流脓不愈者

D. 脓肿腔内脓液特别黏稠者

E. 肝内胆管结石合并左外叶多发性脓肿，肝组织已破坏失去功能者

77. 肝脏 Couinaud 分段法将肝脏分为

A. 2 叶　　　　　　　B. 3 叶

C. 5 叶　　　　　　　D. 6 叶

E. 8 叶

78. 阿米巴性肝脓肿最多见于

A. 肝右叶　　　　　　B. 肝左叶

C. 肝尾状叶　　　　　D. 肝门部

E. 肝方叶

79. 下列静脉血管，经过肝脏右叶间裂平面内的是

A. 肝右门静脉　　　　B. 腔静脉

C. 肝中静脉　　　　　D. 肝右静脉

E. 肝左静脉

80. 肝脏参与合成的凝血物质不包括

A. 凝血因子 I　　　　B. 凝血酶原

C. 凝血因子 IV　　　 D. 凝血因子 V

E. 凝血因子 X

81. 肝脏手术中，对于没有肝硬化的患者全肝血流阻断法总阻断时间一般不超过

A. 10 分钟　　　　　　B. 20 分钟

C. 30 分钟　　　　　　D. 40 分钟

E. 50 分钟

82. 根据肝脏 Couinaud 分段法，尾状叶属于

A. I 段　　　　　　　B. II 段

C. III 段　　　　　　 D. V 段

E. VIII 段

83. 原发性肝癌最常见的症状是

A. 腹胀　　　　　　　B. 肝区疼痛

C. 乏力消瘦　　　　　D. 发热

E. 腹泻

84. 中晚期肝癌最常见的体征是

A. 肝大　　　　　　　B. 黄疸

C. 腹水　　　　　　　D. 脾大

E. 下肢水肿

85. 原发性肝癌肝区疼痛特点是

A. 间歇性隐痛　　　　B. 持续性胀痛

C. 阵发性绞痛　　　　D. 刀割样疼痛

E. 烧灼样疼痛

86. 阿米巴肝脓肿的感染途径主要是阿米巴原虫经

A. 胆道进入肝脏

B. 肝静脉进入肝脏

C. 肝动脉进入肝脏

D. 结肠溃疡穿入门静脉所属分支进入肝脏

E. 淋巴系统进入肝脏

【A2 型题】

1. 某男性患者，55 岁，右上腹胀痛 1 个月余。既往乙型肝炎病史。实验室检查：血红蛋白 60g/L，白细胞 1.8×10⁹/L，血小板 41×10⁹/L，胆红素 102μmol//L，碱性磷酸酶 18U（布氏），甲胎蛋白 1320μg/L，大便隐血试验（+）。体检发现肝脏右肋下约 5cm，少量腹腔积液，体重下降 8kg。目前最可能的诊断为
   A. 慢性胆囊炎急性发作　　B. 慢性肝炎复发
   C. 肝脓肿并发胆道出血　　D. 晚期肝癌
   E. 胆石症并发胆道感染

2. 男，46 岁，慢性肝病多年，普查发现 AFP 800μg/L。首先应进行下列哪项检查
   A. 选择性肝动脉造影
   B. 肝脏核素扫描
   C. 腹部平片
   D. 腹部（肝脏）B 超或 CT
   E. 腹腔镜探查术

3. 某男性，40 岁，寒战、弛张型高热半个月，伴有肝区痛，肝左叶肿大，压痛明显，病人有明显的黄疸。白细胞 18×10⁹/L，AFP 阴性。超声波检查：左肝区 4cm 液性暗区，腹腔内有少量的腹腔积液；胆囊内有 1.0cm×2.0cm 结石，胆囊大，壁厚。本病最可能的诊断是
   A. 细菌性肝脓肿　　B. 阿米巴性肝脓肿
   C. 肝癌液化坏死　　D. 肝血管瘤
   E. 肝囊肿继发感染

4. 男性，60 岁，乏力、消瘦伴排便习惯改变半年，肝区隐痛 3 个月。B 超示肝右叶多发实性占位性病变。应首先建议病人做哪项检查
   A. 上消化道造影　　B. 胃镜
   C. 纤维结肠镜　　D. 肝脏核素扫描
   E. 肝动脉造影

5. 男性，50 岁，1 小时前剧烈咳嗽后突发上腹痛，腹痛蔓延至全腹，伴恶心、呕吐。既往有慢性肝炎病史 15 年。查体：面色苍白，巩膜不黄，脉搏 110 次/分，血压 13/9.1kPa（95/68mmHg）。腹胀，全腹压痛，轻度反跳痛，肝肋下 2cm，剑突下 6cm，轻触痛，脾未触及，移动性浊音阳性，肠鸣音弱。腹腔穿刺抽出血性液。首先考虑的诊断是
   A. 消化性溃疡急性穿孔
   B. 自发性脾破裂
   C. 肝癌自发破裂
   D. 肝硬化并发腹水感染
   E. 肝脓肿破溃

6. 男性，45 岁，原发性肝癌手术治疗后出院。门诊复查中，下列哪项不是必需的检查
   A. 甲胎球蛋白　　B. 肝脏 B 超
   C. 癌胚抗原（CEA）　　D. 胸部 X 线片
   E. 肝功能

7. 男性，43 岁，右上腹疼痛不适，无畏寒、发热、黄疸。B 超检查时右肝有一直径 3.5cm 占位性病变。AFP 1000IU/L。最有效的治疗方法是
   A. 手术切除　　B. 化疗
   C. 放疗　　D. 免疫治疗
   E. 肝移植

8. 男性，41 岁，右上腹疼痛 1 年。B 超检查示：肝左外叶直径 10cm 占位，边界不清，门静脉左支内可见癌栓。首选治疗方案是
   A. 全身化学治疗　　B. 肿瘤局部放射治疗
   C. 手术治疗　　D. 介入治疗
   E. 中医治疗

9. 男，50 岁，乙型肝炎病史 10 年，近 3 个月肝区胀痛不适。CT 检查：肝右叶 5cm 占位性病变。为进一步明确性质，应首选检测
   A. CA19-9　　B. 甲胎蛋白
   C. 癌胚抗原　　D. CA15-3
   E. 碱性磷酸酶

10. 某肝癌病人做肝叶切除术后第 1 天，病人感腹痛、心慌、气促、出冷汗，血压 12/8kPa。诊断应考虑
    A. 胆汁性腹膜炎　　B. 肠梗阻
    C. 肝断面出血　　D. 膈下脓肿
    E. 阑尾炎

11. 男性，52 岁，右季肋部胀痛伴低热 2 个月余。查体：颈部可见蜘蛛痣，肝肋下 6cm，质硬，表面不平，压痛（+），肝区可闻及血管杂音，脾肋下 3cm。10 年前曾查 HBsAg（+），ALT 82U/L。诊断首先考虑
    A. 慢性活动性肝炎　　B. 肝硬化
    C. 肝脓肿　　D. 原发性肝癌
    E. 慢性胆囊炎

12. 男性，47 岁，慢性乙型病毒性肝炎病史 10 余年，肝硬化病史 5 年，1 个月前出现持续性右上腹胀痛。查体：右腹部膨隆，肝脏明显增大，质地坚硬，腹水为血性。诊断首先考虑是
    A. 肝包虫病　　B. 原发性肝癌
    C. 肝囊肿　　D. 肝脓肿
    E. 肝血管瘤

13. 女，50 岁，右上腹剧痛 15 天，伴发热 10 天。乙肝病史 10 年，慢性支气管炎病史 8 年。查体：T 38.3℃，

慢性病容，无颈静脉怒张，双肺呼吸音减弱，未闻及湿啰音。腹膨隆，肝右肋下 4cm，质硬，压痛（＋），移动性浊音阳性，双下肢凹陷性水肿，肝功能检查正常。该患者肝大最可能的原因是

A. 右心功能不全　　　　B. 淋巴瘤

C. 胆道感染　　　　　　D. 肝脓肿

E. 肝癌

14. 男，55 岁，寒战、高热 1 周，伴右上腹胀痛，无胆绞痛史。查体：T 39℃，P 100 次/分，BP 129/80mmHg，巩膜无黄染，右季肋部隆起，肝脏肿大、质中、触痛，上腹部肌紧张。血白细胞 20×10^9/L，核左移，AFP 阴性。首先应考虑的诊断是

A. 急性化脓性胆囊炎　　B. 阿米巴性肝脓肿

C. 原发性肝癌　　　　　D. 急性细菌性肝脓肿

E. 膈下脓肿

15. 男性，51 岁，B 型超声检查发现肝占位性病变 1 周，查肝功能正常。下列哪项阳性最有助于诊断原发性肝癌

A. GGT　　　　　　　　B. MRI

C. B 型超声　　　　　　D. AFP

E. CT

16. 男性，结肠癌术后 3 年，查体发现肝脏多发转移灶。最可能的转移途径是

A. 经肝动脉　　　　　　B. 经淋巴管

C. 直接蔓延　　　　　　D. 经门静脉

E. 经肝静脉

17. 男性，33 岁，牧民，右上腹肿块 8 年，逐渐增大，肿块表面光滑，边界清楚，质坚韧而有弹性，随呼吸上下移动。该病人最可能的诊断是

A. 肝血管瘤　　　　　　B. 肝癌

C. 细菌性肝脓肿　　　　D. 阿米巴性肝脓肿

E. 肝棘球蚴病

18. 男性，53 岁，右叶肝癌，约 10cm×8cm 大小。目前首先应该进行的治疗是

A. 肝动脉插管栓塞化疗　B. 全身化疗

C. 肝右叶切除　　　　　D. 放疗

E. 免疫治疗

19. 男性，65 岁，B 超检查发现肝内多发占位性病变。AFP ＞400ng/ml，肝功能正常。首选的治疗方案是

A. 放疗　　　　　　　　B. 手术切除

C. 肿瘤局部无水乙醇注射　D. 介入治疗

E. 全身化学治疗

20. 男性，55 岁，巨块型肝癌术后 15 个月。复查胸片示左肺下叶单个 1cm 结节。最可能的诊断是

A. 肺脓肿　　　　　　　B. 肝癌肺转移

C. 原发性肺癌　　　　　D. 肺结核

E. 支气管扩张症

21. 女性，48 岁，以肝内胆管结石收入院。CT 检查示：肝左外叶多发结石，并发胆管扩张。该病人首选的治疗是

A. 肝左叶切除　　　　　B. 胆肠吻合

C. 胆管探查胆道镜取石　D. 口服药物排石

E. 观察

22. 男性，50 岁，上腹 B 超检查发现肝左内叶一直径约 2.5cm 回声增强、边缘锐利的均质光团影。既往有肝炎病史。实验室检查：甲胎蛋白正常，肝功能指标正常。处理宜采取

A. CT 检查　　　　　　B. MRI 检查

C. 肝动脉造影　　　　　D. 剖腹探查

E. 密切观察随访

【A3/A4 型题】

（1～3 题共用题干）

男性，35 岁，突发畏寒、发热及右上腹胀痛。查体：体温 39.5℃，无黄疸，右上腹压痛伴肌紧张，肝肋下 4cm，肝区叩痛阳性。血 WBC 16×10^9/L。胸腹 X 线透视：右膈抬高，活动受限。腹部 B 超：肝右后叶直径 8cm 的液性暗区。

1. 首先考虑诊断为

A. 肝癌伴坏死、液化　　B. 细菌性肝脓肿

C. 阿米巴性肝脓肿　　　D. 急性化脓性胆管炎

E. 肝包虫囊肿合并感染

2. 下列哪项检查对确诊最有价值

A. 血培养　　　　　　　B. 腹部 CT

C. 肝动脉造影　　　　　D. 肝放射性核素扫描

E. 肝穿刺

3. 下列哪项不是该病人的并发症

A. 右膈下脓肿　　　　　B. 胆道大出血

C. 幽门梗阻　　　　　　D. 继发性腹膜炎

E. 右胸腔脓肿

（4～6 题共用题干）

男性，50 岁，肝区持续性钝痛 2 个月，疼痛可牵涉至右肩部，伴乏力、消瘦明显，食欲减退，有恶心、低热症状，来门诊就诊。查体发现右肋下可扪及肿大之肝脏，质地坚硬。

4. 根据病史及初步体检结果，哪一种疾病最可能

A. 病毒性肝炎　　　　　B. 肝炎后肝硬化

C. 原发性肝癌　　　　　D. 肝包虫病

E. 慢性胆囊炎，胆石症

5. 下列哪种实验室检查最有诊断价值

    A. 测定血清 γ - 谷氨酰转移酶

    B. 测定血清碱性磷酸酶

    C. 甲胎蛋白测定

    D. 测定 ALT 和 AST

    E. 乳酸脱氢酶及其同工酶测定

6. 下列哪项检查阳性有确定诊断意义

    A. B 型超声

    B. 放射性核素肝扫描

    C. CT 检查

    D. X 线上消化道造影检查

    E. 肝穿刺针吸细胞学检查

（7 ~ 9 题共用题干）

    女性，35 岁，高热、右上腹痛 10 天。查体：急性病容，体温 39℃，巩膜黄染，右上腹压痛，肝大。化验：白细胞 18×10^9/L，中性粒细胞百分比 90%。B 超检查提示肝脓肿。

7. 体格检查时，肝大的特点是

    A. 肝大、质硬，表面高低不平，无触痛

    B. 肝大、质韧，黄疸，胆囊不肿大

    C. 肝大、质软，表面光滑，胆囊不大，脾大，无触痛，有腹水

    D. 肝大、质软，黄疸，胆囊肿大，脾不大，无腹水

    E. 肝大、质软，表面光滑，有触痛，局部皮肤凹陷性水肿

8. 此时最恰当的治疗是

    A. 大剂量抗生素治疗

    B. 经腹腔引流

    C. B 超定位下穿刺引流

    D. 经胸腔引流

    E. 部分肝切除

9. 肝脓肿的病理改变为

    A. 干酪样坏死   B. 脂肪坏死

    C. 坏疽   D. 纤维素样坏死

    E. 液化性坏死

（10 ~ 13 题共用题干）

    男性，50 岁，有 20 年乙型肝炎病史。近 2 个月感右上腹闷痛不适，伴消瘦、乏力、食欲减退。查体：贫血貌，腹部平软，肝脏肋下 3cm，肝区叩痛（＋）。Hb 85g/L，血 WBC 11×10^9/L。

10. 为明确诊断，应首选何种检查

    A. 腹部 CT   B. 腹部 B 超

    C. 选择性肝动脉造影   D. 放射性同位素肝扫描

    E. 经脐静脉肝脏造影

11. 如果影像学检查发现肝脏占位性病变，下列化验项目

中，哪项检查对诊断意义最大

    A. γ - 谷氨酰转移酶   B. 碱性磷酸酶

    C. 甲胎蛋白   D. 乳酸脱氢酶

    E. 癌胚抗原

12. 经检查如确诊为肝右前叶直径 4cm 肝癌，首选何种治疗

    A. 右半肝切除术   B. 右肝叶切除术

    C. 肝三叶切除术   D. 肝动脉栓塞化疗

    E. 液氮冷冻治疗

13. 如检查发现肝内已有多发转移灶，治疗宜选

    A. 放射治疗   B. 免疫治疗

    C. 手术切除   D. 全身化疗

    E. 肝动脉插管化疗

（14 ~ 17 题共用题干）

    男性，56 岁，有慢性肝炎病史 20 年。近 2 周来右上腹隐痛不适，否认呕吐、发热等病史。B 超见肝脏有一低回声占位性病变，回声不均匀，边界不清晰。

14. 此时为明确诊断，应首先选择下列哪种影像学检查

    A. CT 检查（平扫＋强化）   B. 选择性肝动脉造影

    C. 经脐静脉肝脏造影   D. PET - CT 检查

    E. 放射性同位素肝血池扫描

15. 如果患者被证实患有原发性肝癌，首选的治疗是

    A. 肝动脉插管化疗   B. 肝脏局部放疗

    C. 无水乙醇局部注射治疗   D. 手术切除

    E. 中药及免疫治疗

16. 如果一处肿瘤靠近第二肝门部及下腔静脉，约 8cm × 7cm 大小；另一处位于肝右后叶，直径 3cm；且合并肝硬化。则首选治疗为

    A. 肝动脉插管化疗   B. 原位肝脏移植

    C. 积极手术探查   D. 肿瘤射频消融治疗

    E. 全身化疗

17. 如果肿瘤为单个，直径 4cm，但合并肝硬化，且肝功能为 Child - Pugh B 级。则最适合进行

    A. 肝动脉插管化疗   B. 原位肝脏移植

    C. 无水乙醇局部注射治疗   D. 肿瘤射频消融治疗

    E. 全身化疗

（18 ~ 22 题共用题干）

    男性，52 岁，乙肝病史 10 年。4 年前开始上腹不适伴腹胀，牙龈出血明显。查体：皮肤、巩膜黄染，前胸可见蜘蛛痣，腹膨隆，肝肋下未及，脾肋下 6 指，移动性浊音（＋）。实验室检查：Hb 70g/L，WBC 2×10^9/L，PLT 30×10^9/L，TBIL 120μmol/L。

18. 入院后行上消化道造影示食管胃底静脉曲张，此时的治疗应为

A. 继续保肝治疗

B. 紧急三腔两囊管压迫

C. 胃镜下注射硬化剂

D. 预防性外科手术治疗

E. 大量输全血，缓解贫血状态

19. 应完善的实验室检查指标中，最能说明肝储备功能的是

    A. ALT、AST   B. 白细胞计数和分类

    C. ALP、GGT   D. 血清白蛋白

    E. 出血时间测定

20. 入院后行 CT 检查示肝脏体积萎缩，结节样改变明显。脾脏肿大达 10 个肋单位。腹腔内可见大量腹水。患者的临床症状表现为腹胀难忍，腹围增大，尿量减少为每日 400ml。此时针对进行性增长的腹水，正确的治疗应为

    A. 迅速大量放腹水，缓解腹胀

    B. 不能放腹水

    C. 大量使用利尿剂脱水

    D. 适当扩容的基础上可缓慢放腹水

    E. 停止输液，减少腹水的产生

21. 此患者在住院期间突发呕血 1500ml，血压 80/60mmHg，心率 120 次/分。此时的首选治疗应为

    A. 继续保肝治疗

    B. 紧急输血，三腔两囊管压迫止血

    C. 急诊行门 – 奇静脉断流术止血

    D. 急诊行门 – 腔静脉分流术止血

    E. 静滴奥美拉唑止血

22. 如果出血得到控制，患者病情稳定，为获得较好的远期预后，临床医师应首先考虑的治疗方法为

    A. 继续保肝治疗   B. TIPS 术

    C. 门 – 奇静脉断流术   D. 门腔静脉分流术

    E. 肝移植术

(23 ~ 25 题共用题干)

    男性，49 岁，右上腹隐痛 4 个月，血清 AFP 阳性。

23. 为进一步明确诊断，首选的检查是

    A. 肝功能   B. 肝脏 B 超

    C. 乙肝五项   D. 肝脏放射性核素扫描

    E. 腹部 X 线检查

24. 经检查，发现病人肝左叶有一约 5cm×4cm 占位，肝功能正常。首选的治疗方案是

    A. 手术切除   B. 介入治疗

    C. 放射治疗   D. 化学治疗

    E. 局部无水乙醇注射

25. 病人出院半年后复查，肝脏未见占位，右下肺发现单个转移结节，约 1.5cm×1.0cm。首选的治疗方案为

    A. 化学治疗   B. 放射治疗

    C. 肺肿瘤局部手术切除   D. 内分泌治疗

    E. 高能超声聚焦治疗

(26 ~ 28 题共用题干)

    女性，45 岁，健康体检发现肝右叶有一约 4cm×3cm 占位性病变，怀疑为肝海绵状血管瘤。

26. 为进一步确诊，需要的检查不包括

    A. B 超   B. 肝动脉造影

    C. 肝静脉造影   D. 放射性核素扫描

    E. MRI

27. 其最危险的并发症是

    A. 血管瘤破裂   B. 动脉栓塞

    C. 静脉栓塞   D. 转变为肝癌

    E. 压迫下腔静脉

28. 该病人首选的治疗方法是

    A. 观察   B. 肝动脉栓塞术

    C. 肝右叶切除术   D. 肝部分切除术

    E. 放疗

(29 ~ 31 题共用题干)

    男性，43 岁，右上腹痛伴高热、寒战 5 天。体格检查：急性病容，体温 39.3℃，巩膜轻度黄染，右季肋区压痛；肝大、质软，表面光滑，有触痛，局部皮肤凹陷性水肿。化验：白细胞 $17×10^9/L$，中性粒细胞百分比 87％。B 超检查示肝脓肿。

29. 该病人首选的治疗方法是

    A. 肝部分切除

    B. B 型超声波定位下穿刺引流

    C. 应用大剂量抗生素

    D. 剖腹探查

    E. 腹腔镜探查腹腔

30. X 线片示膈肌局限性抬高，右下肺段不张，少量胸腔积液。最可能的原因是

    A. 大叶性肺炎   B. 急性胆管炎

    C. 膈下脓肿   D. 急性胆囊炎

    E. 急性肝炎

31. 此时该病人首选的治疗方法是

    A. 肝部分切除

    B. 肺叶切除

    C. 胸腔闭式引流

    D. 暂保守治疗，观察

    E. 经腹腔引流

(32～34 题共用题干)

男性，38 岁，在牧区生活 10 年，发现右上腹肿块 5 年，无明显不适症状。肿块表面光滑，边界清楚，随呼吸上下移动，叩之有震颤。

32. 该病人最可能的诊断是

　　A. 肝棘球蚴病　　　　　B. 肝癌
　　C. 肝血管瘤　　　　　　D. 阿米巴性肝脓肿
　　E. 细菌性肝脓肿

33. 为进一步明确诊断，需要的辅助检查不包括

　　A. 肝穿刺活检　　　　　B. B 超
　　C. X 线检查　　　　　　D. 补体结合试验
　　E. 嗜酸性粒细胞计数

34. 首选的治疗方法是

　　A. 甲硝唑　　　　　　　B. 头孢噻吩
　　C. 无水乙醇注射　　　　D. 手术治疗
　　E. 放疗

【B 型题】

(1～3 题共用备选答案)

　　A. 肝包虫病　　　　　　B. 肝脓肿
　　C. 肝硬化并发门脉高压症　D. 原发性肝癌
　　E. 继发性肝癌

1. 男性，47 岁，肝区疼痛伴畏寒、高热 3 天，食欲减退、乏力、腹胀。CT 示肝脏左内叶高密度病灶，边界清。既往有糖尿病史。应诊断为

2. 男性，40 岁，在健康普查时发现，AFP 5000ng/ml，CT 示肝脏右后叶低密度灶。应诊断为

3. 男性，49 岁，发现右上腹一表面光滑的肿块 5 年，逐渐增大。应诊断为

(4～6 题共用备选答案)

　　A. 脓肿切开引流　　　　B. 脓肿穿刺抽脓
　　C. 肝叶切除　　　　　　D. 内科疗法治疗
　　E. 选择性动脉插管栓塞

4. 小于 2cm 的多发细菌性肝脓肿应行

5. 左外叶直径 6cm 的厚壁肝脓肿应行

6. 直径 4cm 的单个细菌性肝脓肿应行

(7～9 题共用备选答案)

　　A. 甲胎蛋白（＋）
　　B. 寒战、高热、绞痛、黄疸
　　C. 寒战、高热、肝区疼痛、肝肿大
　　D. 肝脏穿刺抽出棕褐色脓汁
　　E. 血氨增高

7. 细菌性肝脓肿的临床特征是

8. 阿米巴性肝脓肿的临床特征是

9. 肝癌的临床特征是

(10～11 题共用备选答案)

　　A. 起病急骤，感染中毒症状明显
　　B. 起病不久即发生感染中毒性休克
　　C. 肿大的肝脏表面有不规则结节
　　D. 起病较慢，病程较长
　　E. 仅有少数病人因感染严重而出现轻度黄疸

10. 细菌性肝脓肿的临床特征是

11. 肝癌的临床特征是

(12～13 题共用备选答案)

　　A. 包囊液皮内试验　　　B. 补体结合试验
　　C. B 超检查　　　　　　D. 诊断性穿刺
　　E. 放射性肝扫描检查

12. 对肝包虫病诊断最有意义的检查方法是

13. 怀疑肝包虫病时，错误的检查方法是

(14～16 题共用备选答案)

　　A. 肝段切除　　　　　　B. 肝叶切除术
　　C. 半肝切除　　　　　　D. 肝动脉栓塞化疗
　　E. 非手术治疗

14. 直径 2cm 肝癌，局限于左外叶边缘者，应行

15. 直径 4cm 肝癌，局限于左外叶者，应行

16. 晚期肝癌，肝内播散者，应行

(17～20 题共用备选答案)

　　A. 正中裂　　　　　　　B. 左叶间裂
　　C. 右叶间裂　　　　　　D. 背裂
　　E. 右段间裂

17. 肝中静脉经过的是

18. 第二肝门位于

19. 在肝脏膈面以镰状韧带附着线为界的是

20. 将尾状叶与其他肝叶隔开的是

(21～23 题共用备选答案)

　　A. 原发性肝癌　　　　　B. 继发性肝癌
　　C. 细菌性肝脓肿　　　　D. 阿米巴性肝脓肿
　　E. 肝硬化

21. 常伴有腹泻病史的诊断是

22. 血中 AFP ＞400ng/ml 多提示的诊断是

23. 肝区疼痛伴寒战、高热的诊断是

(24～27 题共用备选答案)

　　A. 胆道系统　　　　　　B. 门静脉系统
　　C. 肝动脉　　　　　　　D. 淋巴系统
　　E. 直接蔓延感染

24. 闭合性肝损伤导致肝脓肿的感染途径是

25. 急性阑尾炎导致肝脓肿的感染途径是

26. 肝脓肿最常见的感染途径是

27. 化脓性骨髓炎继发肝脓肿的感染途径是

（28～30 题共用备选答案）

A. AFP　　　　　　B. CEA

C. CA19－9　　　　D. CA15－3

E. 碱性磷酸酶

28. 结肠癌特异性肿瘤标记物是

29. 胰腺癌特异性肿瘤标记物是

30. 肝癌特异性肿瘤标记物是

（31～33 题共用备选答案）

A. 肝局部切除

B. 左半肝切除

C. 肝动脉结扎和插管

D. 肿瘤局部无水乙醇注射

E. 中医治疗

31. 男性，47 岁，明确诊断为肝左外叶直径 7cm 肝癌，肝、肾功能正常。治疗方案首选

32. 男性，55 岁，体格检查发现，肝右叶中央直径 10cm 占位性病变，肝、肾功能正常。治疗方案首选

33. 男性，33 岁，肝癌术后 2 个月，发现切缘 1cm 范围可疑占位性病变。治疗方案首选

（34～35 题共用备选答案）

A. AFP＜20μg/L

B. AFP＞100μg/L

C. AFP＞200μg/L 且持续 6 周

D. AFP＞200μg/L 且持续 8 周

E. AFP＞500μg/L 且持续 2 周

34. 可以诊断肝细胞癌的是

35. 可以诊断胆管细胞癌的是

（36～37 题共用备选答案）

A. 补体结合试验阳性

B. 甲胎蛋白阳性

C. 右上腹绞痛及黄疸

D. 穿刺抽出棕褐色脓液

E. 突发寒战、高热，肝区疼痛，肝肿大

36. 细菌性肝脓肿的特点是

37. 阿米巴肝脓肿的特点是

（38～39 题共用备选答案）

A. ALP　　　　　　B. p53

C. AFP　　　　　　D. CEA

E. CA19－9

38. 对诊断原发性肝细胞癌最有价值的肿瘤标记物是

39. 对诊断乳腺癌骨转移最有价值的肿瘤标记物是

【X 型题】

1. 有关 TACE，描述正确的是

A. 是不能切除肝癌最主要的非手术治疗方法

B. 可使部分不能手术患者获得二次手术机会

C. 对可切除肝癌患者，术前 TACE 可以明显改善远期疗效

D. TACE 联合 RFA 疗效优于单用 TACE

E. Child－Pugh C 级患者不适宜行 TACE 治疗

2. 阿米巴性肝脓肿诊断的临床证据是

A. 甲硝唑治疗有效

B. 发热，肝大，肝区有压痛

C. 超声波检查肝区有液平面

D. 肝穿刺抽出棕褐色脓液

E. 脓液稀薄

3. 阿米巴肝脓肿手术引流指征是

A. 脓腔直径超过 10cm

B. 肝穿刺抽脓 2～3 次而未缩小

C. 脓肿继发感染或出血者

D. 脓肿位于右叶

E. 经抗阿米巴治疗和穿刺引流后仍有高热不退

4. 阿米巴肝脓肿的并发症有

A. 脓肿破溃　　　　B. 继发细菌感染

C. 肝脏出血　　　　D. 脓胸

E. 心包积液

5. 早期原发性肝癌表现可为

A. 腹泻　　　　　　B. 持续性低热

C. 肝功能差　　　　D. 可无症状与体征

E. AFP 一定为阳性

6. 有关继发性肝癌的描述中，正确的是

A. 常无肝病背景

B. 增强 CT 多呈现"快进快出"表现

C. 常表现为肝内多发结节

D. AFP 可为阳性

E. 常有原发癌病史或相应症状

7. 能通过经皮肝穿刺进行诊断并治疗的肝内病变是

A. 单房性肝棘球蚴囊肿

B. 非寄生虫性肝囊肿

C. 细菌性肝脓肿

D. 先天性肝内胆管囊肿

E. 外伤性肝内血肿

8. 预防肝癌肝叶切除术后肝昏迷的措施包括

A. 术前使用护肝药物　　B. 术前应用维生素 K

C. 术前用酸性液灌肠　　D. 术后吸氧

E. 保持大便通畅

9. 肝脏脏面的右切迹内有下列哪些结构经过

A. 右肝管后支　　　　B. 右肝管

C. 右肝静脉　　　　　D. 右肝动脉

E. 门静脉右支

10. 肝脓肿行肝叶切除术的指征是

　A. 肝脓肿切开引流有无效腔

　B. 慢性厚壁肝脓肿

　C. 肝脓肿严重

　D. 肝内胆管有结石合并左肝外叶多发肝脓肿

　E. 肝脓肿巨大

11. 肝脓肿的诊断中要和下列哪些疾病鉴别

　A. 胆囊炎胆石症　　　　B. 阿米巴肝脓肿

　C. 肝血管瘤　　　　　　D. 右膈下脓肿

　E. 原发性肝癌

12. 肝内胆管结石 PTC 检查其 X 线特征有

　A. 左右肝管或肝总管处有环行狭窄

　B. 左右肝管或肝内胆管某一部分不显影

　C. 肝左右叶胆管呈不对称性几处孤立的扩张

　D. 肝内胆管局限性扩大，呈纺锤形

　E. 左右肝管及肝总管内均可见结石阴影

13. 肝棘球蚴病的临床特征是

　A. 有牧区工作或牛羊接触史

　B. 男性，青壮年较多见

　C. 常为多发性，侵及两肝叶

　D. 超声波探查包块为囊性

　E. 皮内过敏试验常为阳性

14. 肝蒂中有以下哪几项

　A. 胆管　　　　　　　　B. 肝动脉

　C. 脐静脉　　　　　　　D. 肝脏的自主神经

　E. 淋巴结及淋巴管

15. 关于肝海绵状血管瘤的最危险并发症，叙述错误的是

　A. 胆管梗阻

　B. 压迫肺部引起呼吸困难

　C. 肿瘤破裂导致腹腔急性大出血

　D. 继发感染导致肝脓肿

　E. 肿瘤恶性变

16. 肝、十二指肠韧带内的重要组织有

　A. 肝固有动脉　　　　　B. 胆总管

　C. 门静脉　　　　　　　D. 下腔静脉

　E. 肝短静脉

17. 对阿米巴肝脓肿临床确诊有重要意义的是

　A. 乙状结肠镜检查有凹凸不平溃烂

　B. 反复检查大便有阿米巴包囊

　C. 高热，寒战

　D. 脓肿穿刺有果酱样无臭脓液

　E. 贫血

18. 下述哪些检查对肝细胞癌诊断最有价值

　A. 甲胎蛋白的测定

　B. 肝功能检查

　C. B 型超声波检查

　D. 放射性同位素肝扫描

　E. 碱性磷酸酶及乳酸脱氢酶的测定

19. 阿米巴肝脓肿要和下列哪些疾病鉴别

　A. 细菌性肝脓肿　　　　B. 阿米巴痢疾

　C. 肠套叠　　　　　　　D. 原发性肝癌

　E. 膈下脓肿

20. 肝脏的脏面有 "H" 的切迹，下列的叙述哪些是正确的

　A. 从横沟向右切迹分出通向右半肝的血管和胆管

　B. 右门静脉干在前方，右肝管在后方

　C. 通常右肝动脉在肝总管前到达肝右切迹

　D. 从横沟向左纵沟分出通向左半肝的血管和胆管

　E. 胆囊动脉通常是由肝右动脉发出

21. 细菌性肝脓肿的病原菌侵入肝脏的主要途径是

　A. 胆道系统　　　　　　B. 门静脉系统

　C. 肝动脉系统　　　　　D. 呼吸系统

　E. 淋巴系统

22. 细菌性肝脓肿的手术指征是

　A. B 超示肝区见较大液平面

　B. 多发小脓肿

　C. 位于肝左叶有较大脓肿

　D. 非手术治疗中毒症状不缓解

　E. 低蛋白血症

23. 肝手术后并发症是

　A. 腹腔内出血　　　　　B. 胃肠道出血

　C. 肝功能衰竭　　　　　D. 脾静脉血栓形成

　E. 腹腔感染

24. 有关原发性肝癌，下列哪项叙述是正确的

　A. 半数病人以肝区疼痛为首发症状

　B. 肝大是中晚期肝癌最常见的体征

　C. 肝穿刺细胞学检查可以确诊

　D. AFP 阴性可以排除原发性肝癌的诊断

　E. 早期手术治疗仍是最有效的疗法

25. 肝外伤肝部分切除术的指征包括

　A. 大块肝组织破裂

　B. 肝内较大的血管断裂

　C. 大块粉碎性肝组织损伤

　D. 较大的肝脏被膜下血肿

　E. 肝脏中央型破裂

26. 在肝脏手术中，全肝血流阻断法阻断的血管包括

　A. 腹主动脉

　B. 肝固有动脉

　C. 肝上下腔静脉

　D. 肝下下腔静脉

E. 门静脉

27. 导致原发性肝癌病人死亡的主要原因包括
- A. 肝性脑病
- B. 肝癌破裂出血
- C. 全身衰竭
- D. 上消化道出血
- E. 低蛋白血症

28. 肝癌病人合并腹水的原因是
- A. 合并肝硬化
- B. 腹膜受浸润
- C. 门静脉受压
- D. 门静脉癌拴
- E. 肝动脉栓塞

29. 有关纤维板层型肝癌的临床和病理特征，下述哪些是正确的
- A. 好发于老年人
- B. 很少有 HBV 感染的背景
- C. 多伴有肝硬化
- D. 血清 AFP 常为阴性
- E. 肿瘤生长迅速，预后较差

30. 阿米巴肝脓肿治疗中，下列哪几项是正确的
- A. 一旦确诊均应手术治疗
- B. 左叶肝脓肿不宜穿刺治疗
- C. 穿刺抽脓前应先完成抗阿米巴治疗
- D. 继发性细菌感染者均应手术
- E. 应首选抗阿米把药物治疗

31. 原发性肝癌手术的适应证
- A. 无腹水
- B. 无黄疸
- C. 一般情况良好
- D. 肿块小于半肝
- E. 肝功能为 Child C 级

32. 原发性肝癌手术切除的禁忌证
- A. 临床上有明显黄疸，腹水
- B. 肿瘤已侵及肝门
- C. 已累及半肝以上
- D. 并发有肝硬化
- E. 合并肿瘤远处转移

33. 具有下列哪些特征的原发性肝癌患者行原位肝移植后预后较差
- A. 肿瘤大于 5cm
- B. 肿瘤侵犯肝内血管

C. 在移植时手术过程中意外发现肝癌
D. 肿瘤分化程度差
E. 血清 AFP 阳性

参 考 答 案

【A1 型题】

1. E 2. A 3. D 4. E 5. E 6. E 7. D 8. A
9. E 10. B 11. D 12. E 13. A 14. D 15. B 16. D
17. A 18. B 19. D 20. B 21. E 22. B 23. E 24. A
25. E 26. E 27. A 28. C 29. D 30. B 31. E 32. B
33. B 34. E 35. E 36. B 37. E 38. E 39. B 40. A
41. E 42. B 43. D 44. E 45. D 46. A 47. B 48. E
49. A 50. A 51. B 52. E 53. D 54. E 55. D 56. E
57. C 58. B 59. E 60. A 61. C 62. C 63. C 64. A
65. A 66. C 67. A 68. A 69. A 70. C 71. A 72. C
73. A 74. A 75. B 76. D 77. E 78. A 79. D 80. A
81. C 82. A 83. B 84. A 85. B 86. D

【A2 型题】

1. D 2. D 3. A 4. C 5. C 6. C 7. A 8. C
9. B 10. C 11. B 12. B 13. E 14. D 15. B 16. D
17. E 18. A 19. D 20. B 21. A 22. E

【A3/A4 型题】

1. B 2. E 3. C 4. C 5. C 6. E 7. E 8. C
9. E 10. B 11. C 12. B 13. E 14. A 15. D 16. A
17. B 18. A 19. D 20. D 21. B 22. B 23. B 24. A
25. C 26. C 27. A 28. A 29. B 30. C 31. E 32. A
33. A 34. D

【B 型题】

1. B 2. D 3. A 4. D 5. C 6. A 7. C 8. D
9. A 10. A 11. C 12. A 13. D 14. A 15. B 16. E
17. A 18. D 19. B 20. D 21. A 22. B 23. C 24. D
25. B 26. A 27. C 28. B 29. C 30. A 31. B 32. C
33. A 34. D 35. A 36. E 37. D 38. C 39. A

【X 型题】

1. ABDE 2. ABCD 3. CE 4. ABDE 5. ABD
6. ACDE 7. BC 8. ABE 9. BDE 10. ABD
11. ABDE 12. ABCDE 13. ABDE 14. ABDE 15. ABDE
16. ABC 17. ABD 18. ACD 19. ADE 20. ADE
21. ABCE 22. ACD 23. ABCE 24. ABCE 25. ABC
26. ABCDE 27. ABCD 28. ABCD 29. BD 30. BDE
31. ABCD 32. ABCE 33. ABD

第二十八章　门静脉高压症

1. 有关门脉高压症肝硬化的组织学变化，下列哪项不正确
   - A. 假小叶形成
   - B. 汇管区增宽
   - C. 肝内动脉和肝静脉小支无异常变化
   - D. 假小叶内肝细胞有坏死和再生
   - E. 新生肝细胞形成假胆管

2. 有关门脉高压性胃病，下列哪项是错误的
   - A. 发病率占门脉高压症患者的 20%
   - B. 消化道出血占门脉高压症上消化道出血的 5%
   - C. 胃壁淤血、水肿、糜烂，甚至溃疡形成
   - D. 胃黏膜下层动－静脉交通支形成
   - E. 门脉高压性胃病不会导致上消化道出血

3. 有关经颈静脉肝内门体分流术，下列哪项不正确
   - A. 应用介入放射方法，经颈静脉途径在肝内建立肝静脉和门静脉主要分支通道
   - B. 适用于药物、内镜治疗无效，肝功能 C 级，不宜行急诊手术的患者
   - C. 主要并发症为肝性脑病和支架狭窄或闭塞
   - D. 术后一年内支架狭窄和闭塞发生率为 50%
   - E. 颈静脉肝内门体分流术可以替代手术治疗，为门静脉高压症治疗的首选

4. 查体与门静脉高压最一致的体征是
   - A. 右上腹压痛
   - B. 血压 80/60mmHg
   - C. 腹壁静脉曲张
   - D. 脾肋下未触及
   - E. 巩膜黄染

5. 测定自由门静脉压（FPP）是最可靠的诊断方法，如压力增加多少时可诊断门静脉高压症
   - A. 35cmH$_2$O
   - B. 30cmH$_2$O
   - C. 25cmH$_2$O
   - D. 40cmH$_2$O
   - E. 50cmH$_2$O

6. 成年人门静脉高压症继发食管、胃底静脉破裂大出血，最常见的严重并发症是
   - A. 急性弥漫性腹膜炎
   - B. 急性肝坏死
   - C. 失血性贫血
   - D. 血氨增高、肝昏迷
   - E. 应激性溃疡

7. 肝硬化门静脉高压症患者出现上消化道出血，除了食管胃底静脉曲张破裂出血以外，另一种常见的病因是
   - A. 贲门黏膜撕裂性出血
   - B. 十二指肠溃疡出血
   - C. 胃溃疡出血
   - D. 门脉高压性胃病
   - E. 异位静脉曲张破裂出血

8. 降低门静脉压力效果最佳的术式
   - A. 肠腔静脉分流术
   - B. 脾切除术
   - C. 门腔分流术
   - D. TIPS 手术
   - E. 胃底周围血管离断术

9. 门静脉高压症的病理变化中，哪项不是恰当的
   - A. 门静脉交通支扩张
   - B. 脾大、脾功能亢进
   - C. 腹腔积液与低蛋白血症、醛固酮增多和门脉高压有关
   - D. 肝功能不良，白蛋白合成障碍
   - E. 肝掌和蜘蛛痣为雄激素灭活障碍

10. 门静脉高压症行分流术或断流术的主要目的是
    - A. 防治肝功能衰竭
    - B. 预防上消化道大出血
    - C. 治疗腹腔积液
    - D. 治疗肝性脑病
    - E. 治疗脾功能亢进

11. 门静脉上消化道出血合并肝昏迷，下列各项中最适用于消除肠内积血，减少氨形成的是
    - A. 弱酸性液灌肠
    - B. 肥皂水灌肠
    - C. 弱碱性液灌肠
    - D. 生理盐水灌肠
    - E. 50% 硫酸镁口服

12. 门脉高压症食管静脉曲张破裂出血最易并发
    - A. 脾大，脾功能亢进
    - B. 急性肾衰
    - C. 肝坏死
    - D. 肝昏迷
    - E. 腹腔积液，胸腔积液

13. 哪一项不是门脉高压症的临床表现
    - A. 呕血、黑便
    - B. 脾大、脾功能亢进
    - C. 腹腔积液
    - D. 肝功能损害
    - E. 上腹疼痛

14. 门静脉压为 4.41kPa（45cmH$_2$O）的食管胃底静脉曲张破裂出血患者，在条件允许的情况下，手术减压效果显著的是
    - A. 脾切除＋脾－肾静脉分流术
    - B. 肠系膜上静脉－下腔静脉分流术
    - C. 门－奇静脉断流术

D. 门－腔静脉分流术

E. 远端脾－肾静脉分流术

15. 下述哪一支不是门静脉高压症的侧支循环

A. 直肠下端、肛管交通支

B. 胃底、食管下段交通支

C. 前腹壁交通支

D. 腹膜后交通支

E. 肠系膜血管交通支

16. 有关门静脉高压症的病理变化中，哪项是不恰当的

A. 门静脉血流阻力增加是门静脉高压症的常见始动因素

B. 门静脉无静脉瓣，压力通过血流量和流出阻力形成并维持

C. 门静脉高压症分为肝前、肝内和肝后型

D. 肝内型门静脉高压症可分为窦前、窦后和窦型

E. 再生的肝细胞和增生的纤维压迫肝窦，是导致门静脉压力升高的唯一因素

17. 有关门静脉的叙述，哪项是不恰当的

A. 门静脉压的正常值在 $12 \sim 20 cmH_2O$

B. 门静脉压力升高时，首先出现的是交通支扩张

C. 门静脉主干是肠系膜上静脉和脾静脉汇合而成

D. 门静脉与腔静脉之间的交通支最主要的是胃底、食管下段交通支

E. 门静脉无瓣膜

18. 有关门静脉系统的解剖特点，哪项是不恰当的

A. 一端是肝小叶内的肝窦

B. 门静脉是由肠系膜上静脉和肠系膜下静脉汇合而成

C. 无静脉瓣

D. 门静脉和腔静脉之间有四个交通支

E. 门静脉主干分左、右二支进入肝脏

19. 有关门静脉高压症的手术分类不恰当的是

A. 其中分流术包括非选择性分流术和选择性分流术

B. 一般分为断流术和分流术二类

C. 非选择性分流术患者肝性脑病发生率高达 30% ~50%

D. 选择性分流术患者肝性脑病发生率低

E. 断流术患者肝功能要求高

20. 在我国门脉高压症最常见的原因

A. 病毒性肝炎导致肝硬化

B. 自身免疫性肝硬化

C. 酒精性肝硬化

D. 慢性胆道炎症导致肝硬化

E. 血吸虫性肝硬化

21. 有关特发性门脉高压症，以下哪种说法不恰当

A. 临床表现为脾大、全血细胞减少和出血

B. 肝细胞再生形成假小叶压迫肝窦所致

C. 肝内窦前性门静脉压力增高

D. 与门静脉纤维变形有关

E. 治疗应首选分流术

22. 有关区域性门脉高压症，哪项是不恰当的

A. 胃底静脉较食管下段静脉曲张显著

B. 肠系膜上静脉和门静脉压力明显升高

C. 常继发于胰腺炎或肿瘤

D. 患者肝功能正常或轻度损害

E. 治疗多采用分流术

23. 我国门静脉高压症的主要发病原因是

A. 门静脉血栓形成

B. 门静脉主干先天性畸形

C. Budd－Chiari 综合征

D. 肝硬化

E. Banti 综合征

24. 外科治疗门静脉高压症的主要目的是

A. 改善肝功能，防止肝功能衰竭的发生

B. 预防肝癌的发生

C. 防治食管胃底曲张静脉破裂所致的大出血

D. 治疗顽固性腹水

E. 切除功能亢进的脾脏，调节免疫功能

25. 下列哪一项不属于贲门周围血管离断术的优点

A. 手术创伤相对较小

B. 可以一定程度上增加门静脉入肝方向的血流量

C. 有可能改善部分肝功能

D. 有利于门脉高压性胃病的恢复

E. 操作相对简单易于在基层推广

26. 肝硬化门静脉高压症食管曲张静脉发生破裂大出血时

A. 应立即急诊行门腔静脉分流术

B. 应立即急诊行门奇静脉断流手术

C. 应立即行 TIPS 术

D. 应当先行积极的非手术治疗

E. 应立即急诊行脾切除术

27. 胃底食管静脉曲张破裂大出血，采用三腔双囊管压迫止血的方法，下列错误的是

A. 先检查气囊充气有无漏气，涂上石蜡油

B. 从鼻孔缓慢插入至 50～60cm，抽得胃内容物为止

C. 向胃气囊充气 150～200ml 后，在管端悬以约 0.5kg 的物品作牵引

D. 若仍有出血，再向食管气囊注气 100～150ml

E. 放置三腔管后，间隔 30 分钟放一次气

28. 有关门静脉的解剖特点，下列不正确的是
    A. 门静脉压的正常值为 13～24cmH$_2$O
    B. 门静脉的左、右两干分别进入左、右半肝后逐渐分支，最后注入下腔静脉
    C. 门静脉主干是肠系膜上静脉和脾静脉汇合而成
    D. 门静脉一端是胃、肠、脾、胰的毛细血管网，另一端是肝小叶内的肝窦
    E. 门静脉和肝动脉对肝的供氧比例基本相等

29. 门脉高压症的主要临床表现是
    A. 疼痛、黄疸、乏力
    B. 腹痛、乏力、贫血
    C. 肝大、腹水、消瘦
    D. 脾亢、呕血、腹水
    E. 肝大、脾大、发热

30. 以下对门静脉高压症脾大的论述，不正确的是
    A. 门静脉压力升高，脾静脉压力增高，脾充血性增大，所有患者都有不同程度的脾大
    B. 早期质地较软，晚期变硬，脾活动度减少
    C. 脾大多合并有脾功能亢进和贫血
    D. 脾脏愈大，脾功能亢进反而减轻
    E. 白细胞计数降至 3×10^9/L 以下，血小板计数减少至（70～80）×10^9/L 以下

31. 哪条静脉属于门静脉系统
    A. 肾上腺静脉
    B. 卵巢静脉
    C. 直肠下静脉
    D. 髂内静脉
    E. 肠系膜下静脉

32. 门静脉高压症施行门奇断流术的主要优点不包括
    A. 手术创伤较小，病人恢复快
    B. 手术相对较简单，易于推广
    C. 手术后肝性脑病的发生率较门腔分流术少
    D. 既能控制出血又能保持肝脏血液供应
    E. 明显降低门静脉压力，减少再出血机会

33. 门静脉高压症最危险的并发症是
    A. 肝性脑病
    B. 血小板减少
    C. 顽固性腹水
    D. 充血性脾肿大
    E. 食管胃底静脉曲张破裂大出血

34. 对诊断门脉高压症最有价值的是
    A. 腹水
    B. 脾大
    C. 肝大质硬
    D. 黄疸、下肢浮肿
    E. 食管吞钡 X 线检查

35. 贲门周围血管离断术后再次出血的原因经常是因为血管结扎不彻底，其中最容易遗漏的血管为
    A. 高位食管支或异位高位食管支
    B. 胃短静脉
    C. 胃冠状静脉
    D. 胃网膜左静脉

    E. 左膈下静脉

36. 肝硬化门静脉高压症引起顽固性腹水最彻底有效的治疗方法是
    A. 脾切除术
    B. 肝移植术
    C. 贲门周围血管离断术
    D. 门－腔静脉侧侧分流术
    E. 脾切除＋贲门周围血管离断术

37. 在门静脉与腔静脉间的交通支中最主要的是
    A. 胃底食管下段交通支
    B. 直肠下段、肛管交通支
    C. 前腹壁交通支
    D. 腹膜后交通支
    E. 肝被膜交通支

38. 门静脉高压症病人并发食管胃底曲张静脉破裂出血的主要死亡原因是
    A. 窒息
    B. 失血性休克
    C. 感染性休克
    D. 肝衰竭
    E. 肾衰竭

39. 肝功能欠佳的门静脉高压症，脾切除术后再出血时，最适宜的术式是
    A. 门腔分流术
    B. 远端脾－肾静脉分流术
    C. TIPS 手术
    D. 肠腔静脉分流术
    E. 胃底周围血管离断术

40. 最能说明肝硬化病人已存在门脉高压的表现是
    A. 腹水
    B. 门静脉增宽
    C. 脾大
    D. 痔核形成
    E. 食道静脉曲张

41. 门静脉高压症择期手术治疗的最主要目的是
    A. 提高抵抗力
    B. 预防肝功能衰竭
    C. 预防肝癌
    D. 预防上消化道出血
    E. 减少腹水

42. 下列门静脉高压症的临床诊断依据，不包括
    A. 脾大
    B. 腹壁静脉血管曲张或食管下段静脉曲张
    C. 上消化道出血和腹水
    D. 肝功能、血常规、凝血机制检查异常
    E. 体质消瘦、营养不良

43. 汇合成门静脉主干的血管是
    A. 肠系膜上、下静脉，脾静脉
    B. 肠系膜上、下静脉，胃左静脉
    C. 胃十二指肠静脉、肠系膜下静脉、胃左静脉

D. 肠系膜下静脉、胃左静脉、脾静脉

E. 胃十二指肠静脉、肠系膜上静脉、胃左静脉

44. 门静脉压力正常值为

A. 8 ~ 12cmH$_2$O

B. 13 ~ 24cmH$_2$O

C. 25 ~ 36cmH$_2$O

D. 37 ~ 48cmH$_2$O

E. 49 ~ 60cmH$_2$O

45. 门静脉高压症断流术的主要优点不包括下列哪项

A. 明显降低门静脉压力

B. 手术并发症少

C. 既能控制出血又能保持肝血液供应

D. 手术简单易于推广

E. 手术创伤小，病人恢复快

【A2 型题】

1. 女性，46 岁，入院前 2 小时突然呕血约 800ml，嗜酒已 10 余年、量较大。查体：脉率 110 次/分，血压 90/60mmHg，肝未触及。Hb 70g/L，WBC 3.1 × 10^9/L，血小板 56 × 10^9/L。首先考虑为

A. 出血性胃炎

B. 肝硬化门脉高压症

C. 消化性溃疡

D. 胃癌

E. 胆道出血

2. 男性，40 岁，突然呕血 300ml，色暗红，并排黑便 2 次。查体：蜘蛛痣（＋），肝肋下 1 指，质硬，脾肋下 3 指，少量腹水。正确治疗方法是

A. 静脉注射维生素 K

B. 输白蛋白

C. 服用胃黏膜保护剂

D. 静脉注射止吐药

E. 静脉滴注垂体后叶素

3. 女性，38 岁，门脉高压症 2 年，顽固性腹水。最有效的外科措施是

A. 脾切除术

B. 腹腔静脉转流术

C. 分流术

D. 断流术

E. 选择性分流术

4. 男性，55 岁，脐周出现静脉曲张半年，有逐渐加重趋势。最可能的病因是

A. 门脉高压症

B. 心功能不全

C. 肾功能不全

D. 下腔静脉狭窄

E. 肠系膜血栓形成

5. 女性，49 岁，门脉高压症合并食管、胃底静脉曲张破裂出血 2 天，出血量约 500ml，血清白蛋白 32g/L，少量腹水。首选的治疗是

A. 三腔管压迫止血

B. 脾 – 肾分流术

C. 门 – 腔分流术

D. 贲门周围血管断流术

E. 经内镜硬化剂注射

6. 女性，35 岁，门脉高压症病史 3 年，突然呕血约 500ml。最主要的病因是

A. 血小板减少

B. 凝血因子缺乏

C. 应激性溃疡

D. 贫血

E. 食管静脉曲张

7. 女性，55 岁，门脉高压症病史 4 年，可能的并发症不包括

A. 食管胃底静脉曲张

B. 痔

C. 腹壁脐周静脉曲张

D. 下肢静脉曲张

E. 腹膜后静脉丛充血

【A3/A4 型题】

（1 ~ 3 题共用题干）

女，42 岁，半年前因突发呕鲜血 1800ml，住院治疗，并确诊为门脉高压症，经保守治疗好转后出院。本次因大量呕血再次住院，经三腔两囊管压迫止血等综合治疗 6 天后出血停止 24 小时，拔除三腔两囊管后，又再发大出血。

1. 出血停止后，拔除三腔两囊管，再发大出血的最可能原因是

A. 拔管时胃体黏膜撕裂

B. 急性胃黏膜病变

C. 并发胆道出血

D. 十二指肠溃疡出血

E. 应激性溃疡

2. 此病人首先易并发

A. 腹胀、腹泻

B. 肝衰竭

C. 腹痛、腹胀

D. 心力衰竭

E. 肾衰竭

3. 最适合的治疗措施是

A. 输血 + 垂体加压素

B. 输血 + 三腔两囊管

C. 经纤维内镜注射硬化剂

D. 急诊手术

E. 经腹腔动脉插管给予止血药

（4 ~ 7 题共用题干）

男性，59 岁，肝硬化病史 8 年，最近 1 个月反复呕血 3 次并排黑便。查体：脾大。上消化道钡餐：食管胃底静脉曲张。

4. 该病人最可能的诊断是

A. 胃溃疡

B. 胃癌

C. 应激性溃疡

D. 门脉高压症

E. 肝癌

5. 该病人血液成分中，变化最明显的是

A. 白细胞

B. 红细胞

C. 血小板

D. 凝血因子

E. 巨噬细胞

6. 该病人肝功能检查基本正常，首选的治疗方法是

    A. 手术治疗

    B. 保肝治疗

    C. 应用止血药物

    D. 硬化剂注入曲张静脉

    E. 暂时观察

7. 如果该病人采取手术治疗，最适合的手术方式是

    A. 脾切除术   B. 脾 – 腔静脉分流术

    C. 脾 – 肾静脉分流术   D. 门 – 腔静脉分流术

    E. 贲门周围血管离断术

（8～11 题共用题干）

    男性，44 岁，门脉高压症病史 2 年，伴有黄疸，大量腹水，血清白蛋白 25g/L。病人突然出现呕血 1 小时，出血量大（约 600ml）。

8. 目前应该采取的治疗措施不包括

    A. 输血

    B. 注射垂体加压素

    C. 三腔两囊管压迫止血

    D. 硬化剂注入曲张静脉

    E. 行贲门周围血管离断术

9. 该病人测血压为 79/50mmHg，估计出血量至少为

    A. 600ml   B. 800ml

    C. 1000ml   D. 1200ml

    E. 1500ml

10. 该病人出现腹水最主要的原因是

    A. 低蛋白血症   B. 淋巴回流不畅

    C. 毛细血管滤过压增高 D. 醛固酮增加

    E. 血管升压素增加

11. 如果该病人采用三腔两囊管压迫止血，使用时的注意事项包括以下几方面，错误的是

    A. 插入深度 50～60cm

    B. 先充食管气囊，再充胃气囊

    C. 悬吊以 0.5kg 重量的物品做牵引压迫

    D. 放置时间一般为 24～72 小时

    E. 应用期间要防止发生吸入性肺炎

【B 型题】

（1～3 题共用备选答案）

    A. 门静脉高压症的主要阻塞部位在窦前

    B. 门静脉高压症的主要阻塞部位在窦后

    C. 门静脉高压症的主要阻塞部位在窦后和肝窦

    D. 门静脉高压症的主要阻塞部位在肝前

    E. 门静脉高压症的主要阻塞部位在肝后

1. 肝炎后肝硬化引起

2. 血吸虫性肝硬化引起

3. Budd – Chiari 综合征引起

（4～5 题共用备选答案）

    A. 门静脉血栓形成

    B. 血吸虫性肝硬化

    C. 乙肝后肝硬化

    D. Budd – Chiari 综合征

    E. 丙肝后肝硬化

4. 在发病机制上属于肝前型门静脉高压症的是

5. 在发病机制上属于肝后型门静脉高压症的是

（6～7 题共用备选答案）

    A. 食管下段、胃底静脉交通支

    B. 直肠下段、肛管静脉交通支

    C. 前腹壁静脉交通支

    D. 腹膜后交通支

    E. 肠系膜上静脉

6. 压力差最大，受门静脉高压影响最早、最显著的交通支是

7. 开放后可引起"海蛇头"体征的交通支是

（8～10 题共用备选答案）

    A. 门脉主干狭窄

    B. 门脉主干闭锁

    C. 门脉主干血栓形成

    D. 肝炎后肝硬化

    E. 血吸虫性肝硬化

8. 窦前阻塞型门脉高压最常见的病因是

9. 窦后阻塞型与肝窦阻塞型门脉高压最常见的病因是

10. 肝外型门脉高压最常见的病因是

【X 型题】

1. 腹腔积液产生的原因为

    A. 低蛋白血症

    B. 门静脉系统毛细血管床的渗透压升高

    C. 淋巴液生成增加

    D. 醛固酮分泌增多，导致钠水潴留

    E. 血管通透性增加

2. 门静脉高压症手术治疗包括

    A. 分流术   B. 断流术

    C. 肝移植术   D. 胃大部切除术

    E. 脾切除术

3. 门脉高压症典型临床表现包括

    A. 上消化道出血   B. 脾大，脾亢

    C. 腹水   D. 贫血

    E. 腹痛

4. 门静脉高压症患者腹水形成的可能原因包括

    A. 门静脉系统毛细血管床的滤过压升高

    B. 淋巴液生成增加

    C. 白蛋白合成减少导致低蛋白血症

    D. 血管升压素分泌减少

E. 醛固酮分泌过多，引起水钠潴留

5. 下列哪些是门脉高压症患者腹水形成的可能原因

   A. 门静脉系统毛细血管床的滤过压升高

   B. 肝内淋巴液容量增加，回流不畅，淋巴液漏入腹腔

   C. 白蛋白合成减少，血浆胶体渗透压降低

   D. 醛固酮灭活减少，引起水钠潴留

   E. 抗利尿激素灭活增加

6. 门脉高压症的形成因素包括

   A. 门静脉阻塞

   B. 肝静脉阻塞

   C. 脐静脉阻塞

   D. 小叶间肝动脉与门静脉的侧支开放

   E. 肝窦内阻塞

7. 肝硬化门静脉高压症患者的门静脉系与腔静脉系之间开放的侧支血管交通支包括

   A. 胃底、食管下段交通支

   B. 直肠下端、肛管交通支

   C. 前腹壁交通支

   D. 后腹壁交通支

   E. 腹膜后交通支

参 考 答 案

【A1 型题】

1. C　2. E　3. E　4. C　5. B　6. D　7. D　8. C
9. E　10. B　11. A　12. D　13. E　14. D　15. E　16. E
17. B　18. B　19. E　20. A　21. B　22. B　23. D　24. C
25. D　26. D　27. E　28. B　29. D　30. D　31. E　32. C
33. E　34. E　35. A　36. B　37. A　38. B　39. E　40. E
41. D　42. E　43. A　44. B　45. A

【A2 型题】

1. B　2. E　3. B　4. A　5. D　6. E　7. D

【A3／A4 型题】

1. A　2. B　3. D　4. D　5. C　6. A　7. E　8. E
9. B　10. A　11. B

【B 型题】

1. C　2. A　3. E　4. A　5. D　6. A　7. C　8. E
9. D　10. C

【X 型题】

1. ABCD　2. ABC　3. ABCD　4. ABCE　5. ABCD
6. ABDE　7. ABCE

第二十九章　胆系疾病

【A1 型题】

1. 急性胆囊炎的致病菌主要来源
　　A. 由肠道至胆道　　　　B. 经门静脉而来
　　C. 邻近脏器　　　　　　D. 淋巴管道
　　E. 经动脉系统而来

2. 急性胆囊炎术中发现胆囊内有多发绿豆大小结石，宜采用
　　A. 胆囊切除术　　　　　B. 胆囊造口术
　　C. 胆总管切开 T 管引流术　D. 括约肌切开术
　　E. 胆囊切除、胆总管探查 T 管引流术

3. 急性梗阻性化脓性胆管炎患者哪项检查不合适
　　A. PTC　　　　　　　　B. B 超
　　C. ERCP　　　　　　　D. 胆道造影
　　E. CT

4. 急性梗阻性化脓性胆管炎最为关键的治疗是
　　A. 静滴大量抗生素　　　B. 输液，补充血容量
　　C. 纠正酸中毒　　　　　D. 营养支持
　　E. 胆道减压手术

5. X 线检查发现胆囊或胆管内有气体应考虑为
　　A. 胆管炎
　　B. 胆道蛔虫
　　C. 胆道肠道内瘘
　　D. 胆石症、慢性胆囊炎
　　E. 胆囊沙门菌感染

6. 胆道出血最常见的病因
　　A. 肝外伤　　　　　　　B. 肝脓肿
　　C. 肝肿瘤　　　　　　　D. 肝血管瘤
　　E. 胆道感染

7. 胆囊积脓穿孔合并感染性休克宜采用
　　A. Oddi 括约肌切开成形术
　　B. 胆囊造口术
　　C. 胆囊切除术
　　D. 胆囊切除加胆管空肠吻合
　　E. 胆囊切除加胆总管探查引流术

8. 有关胆囊结石手术治疗的表述，正确的是
　　A. 无论症状轻重与否，均行胆囊切除
　　B. 病情严重者不施行手术治疗
　　C. 有症状的胆囊结石，应及时行胆囊切除术
　　D. 无症状结石一律手术治疗

　　E. 一般不考虑切除胆囊

9. 关于急性梗阻性化脓性胆管炎，不正确的是
　　A. 常见于青壮年
　　B. 是胆道疾病致死的主要原因
　　C. 肝内胆管梗阻患者较易出现 Reynolds 五联征
　　D. 肝脓肿是常见而严重的并发症
　　E. 在内镜胆道减压治疗中，ENBD 的应用较 PTCD 更为广泛

10. 胆总管结石合并急性梗阻性化脓性胆管炎时发生的并发症中，哪项是不恰当的
　　A. 肝脓肿
　　B. 感染性休克
　　C. 急性胰腺炎
　　D. 结石压迫门静脉引起肝外型门静脉高压症
　　E. 胆道出血

11. 胆总管分四段，但不包括
　　A. 十二指肠后段　　　　B. 十二指肠下段
　　C. 十二指肠上段　　　　D. 十二指肠壁内段
　　E. 胰腺段

12. 胆总管下段位于胰头的
　　A. 后方　　　　　　　　B. 前方
　　C. 外侧　　　　　　　　D. 内侧
　　E. 实质内

13. 胆总管探查及引流术适用于
　　A. 急性单纯性胆囊炎
　　B. 胆囊结石经常发作
　　C. 胆总管结石感染伴有休克
　　D. 肝内胆管结石局限于左叶
　　E. 胆总管扩张不明显，但并发慢性胰腺炎

14. 胆总管直径的正常值为
　　A. 10mm 以内　　　　　B. 14～16mm
　　C. 12～14mm　　　　　D. 10～12mm
　　E. 16～18mm

15. 胆总管正常压力为
　　A. 15～20cmH$_2$O　　　B. 6～9cmH$_2$O
　　C. 9～15cmH$_2$O　　　　D. <6cmH$_2$O
　　E. 20～25cmH$_2$O

16. 典型的 Charcot 三联征对以下哪种疾病有诊断意义

A. 急性十二指肠憩室炎　　B. 急性胰腺炎
C. 急性胃炎　　D. 急性胆管炎
E. 急性胆囊炎

17. 肝内胆道引起的上消化道大出血，可致胆囊
A. 穿孔　　B. 胆囊壁充血水肿
C. 无变化　　D. 肿大
E. 缩小

18. 肝内、外胆管结石形成的主要基础是
A. 磷脂增加　　B. 胆盐增加
C. 血胆固醇增加　　D. 胆盐下降
E. 胆汁中大肠埃希菌产生葡萄糖醛酸酶的水解作用

19. 肝外胆管癌黄疸表现为
A. 间断性黄疸，以间接胆红素升高为主
B. 间断性黄疸，以直接胆红素升高为主
C. 持续性黄疸，以直接胆红素升高为主
D. 持续性黄疸，以间接胆红素升高为主
E. 进行性加重性黄疸，以直接胆红素升高为主

20. 临床诊断胆道蛔虫病的主要依据是
A. 阵发性剑突下钻顶样绞痛而体征轻微
B. 静脉胆道造影术胆总管内显示虫体影
C. 钡餐检查十二指肠内有条索状虫影
D. 十二指肠引流液镜检有虫卵
E. 胃液引流查到蛔虫卵

21. 慢性胆囊炎的诊断依据中，哪项是不恰当的
A. 十二指肠引流胆汁可能有大量脓球
B. 多伴有胆囊结石
C. 有慢性胃病史多年，消化不良
D. 超声波检查胆囊增大或缩小
E. 有脂肪泻

22. 明显梗阻性黄疸，B超检查胆总管及肝内胆管均不扩张，进一步诊断选择下列哪项检查最适宜
A. 十二指肠低张造影
B. 放射性核素胰胆扫描
C. 经皮肝穿刺胆管造影术
D. 逆行胰胆管造影
E. 腹腔镜检查

23. 哪项结果不符合肝门部胆管癌
A. CT见肝外胆管不扩张，肝门部有肿块
B. ERCP仅能显示部分肝外胆管
C. B超见肝内胆管扩张，肝外胆管不扩张
D. PTC单侧肝内胆管扩张
E. 右上腹可触及胀大的胆囊

24. 如胆囊收缩功能良好，在服脂肪餐后多少时间内胆囊收缩至原大小的1/3

A. 半小时　　B. 3小时
C. 2小时　　D. 1小时
E. 4小时

25. 上腹部绞痛，寒战高热、黄疸，最常见于
A. 胆道蛔虫病　　B. 胆总管囊肿
C. 先天性胆道闭锁　　D. 急性胆囊炎
E. 胆总管结石合并感染

26. 下述急性胆道感染常见的严重并发症中，应排除
A. 胆道出血　　B. 硬化性胆管炎
C. 急性坏死性胰腺炎　　D. 感染性休克
E. 肝脓肿

27. 下述哪一种疾病一般不引起梗阻性黄疸
A. 胰头癌
B. 胆总管结石
C. 壶腹癌
D. 原发性硬化性胆管炎
E. 左肝内胆管结石

28. 下述哪种胆囊息肉的征象支持良性息肉的诊断
A. 不规则状　　B. 多发
C. 单发　　D. >1cm
E. 生长迅速

29. 有关胆囊癌，以下哪项是不恰当的
A. 胆囊腺瘤性息肉有发展成癌的倾向
B. 胆囊癌的发病与胆囊结石有关
C. 胆囊癌转移以淋巴转移为主，很少有血性转移
D. 胆囊癌好发于体部，多为腺癌
E. 胆囊癌的早期临床表现常有黄疸、右上腹肿块

30. 有关胆囊结石症，下列叙述哪些是不恰当的
A. 可导致胆囊积脓
B. 可继发感染，引起急性胆囊炎
C. 可导致急性化脓性胆管炎和全身感染
D. 结石较大者比小结石更易引起临床症状
E. 静止性胆囊结石可无需处理

31. 有关胆石症，哪项是不恰当的
A. 胆色素结石的剖面，中心是放射状而外周呈层状
B. 胆囊结石多为胆固醇结石或混合性结石
C. 肝内胆管结石，右肝管多于左肝管
D. 胆道蛔虫所致的结石多为混合性结石
E. 肝外胆管结石占全部胆石的10%，多位于肝总管或胆管上段

32. 阻塞性黄疸时引起皮肤瘙痒的主要物质是
A. 非酯型胆红素　　B. 酯型胆红素
C. 胆固醇　　D. 胆汁酸盐
E. 磷脂

33. 原发性胆管结石形成的主要因素是

A. 胆盐含量增加　　　　　　B. 胆固醇含量增加

C. 磷脂增加　　　　　　　　D. 胆盐下降

E. 胆道有感染

34. 胆道蛔虫病的典型临床表现中，下列哪项是错误的

A. 中上腹 "钻顶样" 剧烈绞痛

B. 突然发病，突然缓解

C. 可有蛔虫吐出史

D. 常伴中上腹部反跳痛及肌紧张

E. 可伴轻度黄疸

35. 胆囊切除术时，以下哪项不是胆总管探查的指征

A. 胆总管扩张　　　　　　　B. 胆囊多发小结石

C. 胆囊积液　　　　　　　　D. 黄疸病史

E. 合并胰腺炎

36. 胆石形成的原因不包括

A. 胆汁中胆固醇过多

B. 胆汁中游离胆红素过多

C. 胆汁中胆汁酸过多

D. 胆道有感染因素

E. 胆汁排出不畅

37. 肝内胆管结石的特点是

A. 左肝管多于右肝管　　　　B. 完全在左肝管

C. 左、右肝管相等　　　　　D. 右肝管多于左肝管

E. 完全在右肝管

38. 胆总管内压力上升到哪个值时，肝脏分泌胆汁受到抑制

A. 0.98kPa　　　　　　　　B. 1.96kPa

C. 2.94kPa　　　　　　　　D. 3.92kPa

E. 4.90kPa

39. 多发胆固醇结石呈多面形，多见于

A. 胆囊内　　　　　　　　　B. 胆总管壶腹内

C. 肝内胆管内　　　　　　　D. 肝外胆管内

E. 肝内、肝外胆管内

40. 有关腹腔镜胆囊切除术的胆管损伤，不恰当的是

A. 在肝右动脉周围进行电切、电凝、分离，可致胆管损伤

B. 典型损伤是将胆总管误认为胆囊管

C. 胆管撕裂伤，即可进行单纯修补

D. 胆管电热损伤后多出现胆瘘，可及早发现

E. 肝外胆管解剖变异也是导致肝外胆管损伤的原因

41. 关于胆道系统的生理功能，下列哪一项不对

A. 胆固醇结石的形成，主要是由于胆汁中的胆盐与磷脂相对减少

B. 正常人肝细胞每日分泌胆汁约 800ml

C. 胆囊的排空收缩主要受缩胆囊素的影响

D. 胆囊切除后，如果胆管代偿功能失调，可出现类似胆绞痛的不适感

E. 肝脏分泌出来的胆汁，在胆囊内浓缩 10 倍

42. 哪项与胆道蛔虫病的转归无关

A. 急性胰腺炎　　　　　　　B. 诱发阻塞性胆管炎

C. 并发胆道出血　　　　　　D. 并发肝脓肿

E. 诱发胆管癌

43. 明显阻塞性黄疸，B 超发现肝内、外胆管扩张，胆总管直径 2cm，比较理想的进一步检查是

A. 放射性核素胰腺造影　　　B. ERCP

C. 十二指肠低张造影　　　　D. 腹腔动脉血管造影

E. 腹腔镜探查

44. 胆固醇结石好发于

A. 胆总管　　　　　　　　　B. 左肝管

C. 右肝管　　　　　　　　　D. 肝内胆管

E. 胆囊

45. 胆总管一般长度是

A. 5～7cm　　　　　　　　B. 7～9cm

C. 9～11cm　　　　　　　　D. 12～14cm

E. 15～17cm

46. 胆汁能保持胶团溶液主要有赖于

A. 胆道分泌黏液　　　　　　B. 有适量的电解质

C. 胆汁中正负电荷平衡　　　D. 胆盐与磷脂

E. 胆汁持续流出胆道

47. 哪项与口服法胆囊造影不显影无关

A. 胃肠吸收不全　　　　　　B. 肝功能不良

C. 胆囊管阻塞　　　　　　　D. 胆囊无收缩功能

E. 肾功能不良

48. 形成胆固醇结石的最主要原因是

A. 胆固醇绝对量增多

B. 胆盐与磷脂的微胶粒不足

C. 胆汁中的钙离子增多

D. 大肠埃希菌产生的 β－葡萄糖醛酸酶过多

E. 胆汁酸分泌增多

49. 胆总管探查指征中哪条是错误的

A. 过去或现在有黄疸病史者

B. 胆总管扩张

C. 胆总管摸到异物或块状物者

D. 胆囊萎缩者

E. 多发性胆囊结石者

50. 肝外胆道的解剖特点中，下列哪项不对

A. 胆囊管汇入胆总管的变异较多

B. 胆囊动脉绝大多数来自肝右动脉

C. 胆总管下端多数与主胰管汇合

D. 胆囊三角由胆囊管、肝总管及肝脏面下缘构成

E. Oddi 括约肌由胆胰管壶腹部括约肌构成

51. 胆道蛔虫病的临床表现中，下列哪项不正确

A. 突然患病突然缓解

B. 上腹"钻顶样"疼痛

C. 常有呕吐蛔虫病史

D. 常伴反跳痛与肌紧张

E. 可伴有轻度黄疸

52. 肝外阻塞性黄疸原因不明时，应行

A. 胆囊切除

B. 胆囊造瘘术

C. 胆总管探查及引流术

D. 胆总管十二指肠吻合术

E. 肝叶切除术

53. 急性化脓性梗阻性胆管炎最常见的梗阻原因是

A. 胆道先天畸形　　　　B. 胆管炎性狭窄

C. 胰头癌　　　　　　　D. 结石

E. 胆管癌

54. 胆道疾病首选的诊断方法是

A. 口服胆囊造影

B. 静脉胆道造影

C. B 超

D. 经皮经肝穿刺胆道造影（PTC）

E. 内镜逆行性胰胆管造影（ERCP）

55. 以下哪项不是慢性胆囊炎的典型临床表现

A. 胆绞痛病史　　　　　B. 腹胀

C. 嗳气　　　　　　　　D. 右腰背部隐痛

E. 畏寒高热，黄疸

56. 急性化脓性梗阻性胆管炎时，基本病理生理变化是胆道的完全性梗阻和化脓性感染，胆管内压力升高，有时可达

A. $10cmH_2O$　　　　　B. $20cmH_2O$

C. $25cmH_2O$　　　　　D. $30cmH_2O$

E. $40cmH_2O$

57. 关于急性化脓性梗阻性胆管炎的临床特点，下列哪项是正确的

A. 发热，腹痛，腹泻　　B. 发热，黄疸，腹胀

C. 发热，腹胀，腹痛　　D. 发热，腹痛，呕吐

E. 发热，腹痛，黄疸

58. 关于胆道系统的生理功能，下列哪项正确

A. 胆盐和磷脂相对增多可形成胆固醇结石

B. 肝细胞每日分泌胆汁 400ml

C. 胆囊的排空收缩主要受缩胆囊素的影响

D. 胆囊每日分泌胆汁 200ml

E. 肝脏分泌胆汁后，在胆囊内被浓缩 2 倍

59. 口服胆囊造影时胆囊显影，但不能说明

A. 胆囊有浓缩功能

B. 胆囊有收缩功能

C. 胆囊管通畅

D. 胆囊有分泌功能

E. 胆囊形态是否正常

60. 有关 AOSC 患者的术中处理，下列哪项是正确的

A. 尽快疏通主要胆道并引流

B. 胆囊有明显炎症，必须同时切除

C. 胆囊无明显炎症，可单纯行胆囊造瘘

D. 胆管上段、下段的结石，优先取下段胆管的结石

E. 胆管下段明显狭窄，即行胆肠内引流

61. 下列需要急行胆道减压的疾病是

A. 急性胆囊炎

B. 胆囊结石

C. 肝内胆管结石

D. 急性梗阻性化脓性胆管炎

E. 胆囊结石嵌顿

62. 有关胆道蛔虫病的临床表现，错误的是

A. 呕吐蛔虫史

B. 疼痛呈间歇性发作

C. 伴恶心、呕吐

D. 发病 12～24 小时前出现较明显黄疸

E. 严重时可出现急性胆管炎

63. 下列哪类胆囊结石在行 X 线腹部平片检查时常显影

A. 胆固醇结石　　　　　B. 胆色素结石

C. 混合性结石　　　　　D. 泥砂样结石

E. 黑结石

64. 黄疸病人合并肿大而无触痛的胆囊时，最可能是

A. 急性胆囊炎

B. 慢性胆囊炎，胆囊积水

C. 胆囊颈部结石嵌顿

D. 中下段胆管癌

E. 胆总管下段结石

65. 胆道病变中 B 超显示较差的部位是

A. 肝总管　　　　　　　B. 肝总管上段

C. 胆囊　　　　　　　　D. 肝内胆管

E. 胆总管下段

66. 在绝大多数人中

A. 胆囊管汇合于右肝管

B. 胆囊管汇合于肝总管

C. 胆囊管汇合于左肝管

D. 胆囊管汇合于乏特氏壶腹部

E. 胆囊管汇合于十二指肠球后部胆总管

67. 阻塞性黄疸病人不应表现为

A. 胆总管结石伴有发热

B. 胰头癌伴有胆囊肿大

C. 血中结合胆红素显著升高

D. 胆总管结石黄疸呈波动性

E. 尿中胆红素阴性

68. 引起急性胆囊炎的常见病因是

A. 胆道蛔虫进入胆囊　　B. 胆囊息肉继发感染

C. 胆囊结石堵塞胆囊管　　D. 胰腺炎致胰液返流

E. 胆总管下端梗阻

69. 急性重症胆管炎并发休克，最重要的治疗措施是

A. 大量使用有效抗生素

B. 应用升压药物

C. 扩容治疗

D. 解除胆道梗阻，通畅引流

E. 纠正水、电解质平衡紊乱

70. 急性胆囊炎最严重的并发症是

A. 细菌性肝脓肿　　B. 胆囊积脓

C. 胆囊坏疽穿孔　　D. 并发急性胰腺炎

E. 胆囊十二指肠内瘘

71. 关于胆囊结石描述，错误的是

A. 胆囊结石均有症状

B. 进食油腻食物后症状加重

C. 大的单发结石不易发生嵌顿

D. 结石嵌顿于胆囊壶腹后，导致急性胆囊炎

E. 胆绞痛向右肩部放射

72. 治疗急性梗阻性化脓性胆管炎最常用的有效手术方式是

A. 胆囊造口术

B. 胆囊切除术

C. 胆总管切开、T 管引流术

D. 胆管空肠吻合术

E. 胆囊空肠吻合术

73. 胰岛素瘤来源于胰腺

A. A 细胞　　　　　　B. B 细胞

C. G 细胞　　　　　　D. D 细胞

E. D_1细胞

74. 下列有关胆管的描述正确的是

A. 左、右肝管汇合形成胆总管

B. 胆囊管与胆总管汇合形成肝总管

C. 胆总管分为十二指肠上段、后段和胰腺段

D. 乏特壶腹通常开口于十二指肠球部

E. 胆总管长约 7～9cm，直径约 0.6～0.8cm

75. 对胆囊结石最有价值的特殊检查方法是

A. X 线平片　　　　　　B. 超声检查

C. CT　　　　　　　　　D. MRI

E. PTC

76. Calot 三角组成包括肝脏下缘、胆囊管和

A. 副肝管　　　　　　B. 胆总管

C. 肝总管　　　　　　D. 右肝管

E. 左肝管

77. 治疗急性化脓性胆管炎的关键是

A. 取净胆道内结石

B. 抗菌药物治疗无效后再手术治疗

C. 纠正水、电解质紊乱

D. 引流胆管

E. 使用多巴胺等药物扩张血管

78. 怀疑是急性胆囊炎、胆结石时，首选的检查

A. 胆囊造影

B. B 超

C. CT

D. 经皮肝穿刺胆管造影

E. 胆道镜检查

79. 胆囊三角内穿行的重要结构包括

A. 胆囊动脉和副肝管　　B. 胆囊动脉和门静脉

C. 门静脉和肝动脉　　　D. 肝动脉和右肝管

E. 门静脉和副肝管

80. 关于胆囊癌的描述正确的是

A. 多发生于胆囊颈部　　B. 预后较好

C. 多为腺癌　　　　　　D. 男性多发

E. 有特异性临床表现

81. 急性梗阻性化脓性胆管炎最常见的原因是

A. 肿大胆囊压迫胆总管

B. 胆总管息肉

C. 肝脓肿并出血，阻塞胆管

D. 胆总管结石

E. 胆总管肿瘤并梗阻

82. 急性梗阻性化脓性胆管炎手术治疗的主要目的是

A. 止血　　　　　　　　B. 去除感染病灶

C. 取净胆道结石　　　　D. 切除病变胆囊

E. 胆道减压

83. 急性化脓性胆囊炎时，最易穿孔的胆囊部位是

A. 胆囊颈部　　　　　　B. 胆囊壶腹部

C. 胆囊前壁　　　　　　D. 胆囊底部

E. 胆囊后壁

84. 急性胆囊炎穿孔后最常见的结局是

A. 形成胆囊周围脓肿　　　B. 急性弥漫性腹膜炎

C. 外瘘　　　D. 内瘘

E. 肝脓肿

85. 最常见的胆囊内瘘是

A. 胆囊结肠瘘　　　B. 胆囊胃瘘

C. 胆囊十二指肠瘘　　　D. 胆囊胆管瘘

E. 胆囊回肠瘘

86. 容易恶变的胆囊息肉类型是

A. 胆固醇性息肉　　　B. 炎症性息肉

C. 腺瘤性息肉　　　D. 腺肌增生

E. 腺肌瘤

87. 先天性胆道闭锁黄疸表现为

A. 患儿出生后 1 个月左右出现黄疸，进行性加重

B. 患儿出生后 1 个月左右出现黄疸，呈波动性

C. 患儿出生后 1~2 周出现黄疸，进行性加重

D. 患儿出生后 1~2 周出现黄疸，呈波动性

E. 患儿出生时已出现黄疸

88. Charcot 三联征是指

A. 黄疸、上腹痛、寒战发热

B. 黄疸、恶心呕吐、上腹痛

C. 恶心呕吐、上腹痛、腹泻

D. 寒战发热、上腹痛、呕吐

E. 黄疸、寒战发热、腹泻

89. 引起胆囊管梗阻的最常见原因是

A. 胆囊炎症　　　B. 胆道寄生虫

C. 胆囊结石　　　D. 胆道恶性肿瘤

E. 胆道良性肿瘤

90. 急性胆囊炎最常见的致病菌是

A. 链球菌　　　B. 产气杆菌

C. 沙门菌　　　D. 葡萄球菌

E. 大肠埃希菌

91. 急性胆囊炎最常见病因是

A. 胆石症　　　B. 肠伤寒病

C. 腹腔感染　　　D. 脓毒血症

E. 胰液反流

【A2 型题】

1. 胆道梗阻病人，胆红素 152μmol/L，氨基转移酶正常。为明确梗阻部位，可采用

A. 口服胆囊造影　　　B. 静脉胆道造影

C. PTC　　　D. 十二指肠低张造影

E. 腹部 X 线平片

2. 女性，38 岁，右上腹痛，寒战、高热，呕血约 200ml。查体：皮肤、巩膜黄染，肝肋下 1cm，触痛明显，Murphy 征（+）。最可能的诊断是

A. 食管静脉曲张破裂大出血　　　B. 胃癌出血

C. 胆道出血　　　D. 胃息肉出血

E. 十二指肠溃疡出血

3. 现一无症状的胆囊结石胆囊炎病人，B 超示胆囊壁厚 0.4cm，结石周围未见胆囊腔，胆囊肿胀，其内回声不均匀，胆囊 > 13cm × 4cm，结石 > 2.0cm，总胆管直径 0.9cm。下一步选择应该是

A. 开腹手术胆囊切除

B. 内镜胆囊切除

C. 腹腔镜胆囊切除，切除困难时中转开腹

D. 做 ERCP 或胆道造影检查

E. 保守治疗

4. 男，72 岁，因皮肤、巩膜黄染进行性加重伴消瘦、乏力 2 个月入院。入院后病人时有寒战、发热表现。在其诊疗计划中，下列检查哪项不重要

A. CT　　　B. PTCD

C. B 超　　　D. ERCP

E. DSA

5. 男性，40 岁，中上腹绞痛伴恶心、呕吐 1 天。寒战，高热 40℃，有黄疸。体格检查：巩膜黄染，剑突下压痛、肌紧张，肝区叩击痛。血白细胞数 $2.2 \times 10^9/L$，血压 11/9kPa，急诊入院。最可能的疾病是哪一项

A. 急性胆囊炎

B. 急性胰腺炎

C. 肝脓肿

D. 急性梗阻性化脓性胆管炎

E. 急性胃炎

6. 男性，42 岁，突然发作上腹部疼痛并放射至右肩部，疼痛极难忍受，伴有恶心、呕吐，疼痛发作之后仍有隐痛。体格检查发现右上腹有明显压痛和肌紧张，脉搏快，发热 38.5℃。血白细胞 $16 \times 10^9/L$。最可能的诊断是

A. 急性阑尾炎　　　B. 急性胆囊炎

C. 急性胰腺炎　　　D. 肾结石

E. 胃十二指肠穿孔

7. 女性，52 岁，中上腹痛反复发作 2 个月余，伴皮肤、巩膜黄染 10 天，发热 3 天（38℃~38.5℃）。体格检查：巩膜、皮肤黄染，直接胆红素 156μmol/L，尿胆红素强阳性。为明确诊断，首选检查

A. 口服胆囊造影　　　B. 静脉胆道造影

C. 经皮肝穿刺胆道造影　　　D. 逆行胰胆管造影

E. B 型超声检查

8. 男，60 岁，发现皮肤黄染、尿色变深伴皮肤瘙痒 2 周。查体：皮肤、巩膜黄染，右上腹可触及无痛性圆形肿块，随呼吸上、下活动。该肿块可能是

A. 胆总管囊肿　　　　　　　　B. 肝脏囊肿

C. 肿大胆囊　　　　　　　　　D. 胰头癌

E. 胆管癌

9. 女性，11 岁，半天来突发右上腹钻顶样剧烈绞痛，伴恶心、呕吐，间歇期完全缓解。腹软，无局限性压痛。最可能诊断为

A. 急性胃炎　　　　　　　　　B. 急性胆囊炎

C. 胆道蛔虫病　　　　　　　　D. 急性肝脓肿

E. 急性胰腺炎

10. 女性，40 岁，右上腹阵发性绞痛伴恶心、呕吐 3 小时来院急诊。体温 37℃，右上腹轻压痛，Murphy 征（－）。既往检查胆囊内有小结石。对该病人首先考虑胆囊结石合并

A. 急性胆囊炎　　　　　　　　B. 急性胆管炎

C. 急性胆绞痛　　　　　　　　D. 急性胰腺炎

E. 急性胃炎

11. 男，23 岁，间断脓血便 2 年，大便成形或呈糊状，每日 1～3 次，有时伴里急后重，抗生素治疗无效。最可能的诊断是

A. 溃疡性结肠炎　　　　　　　B. Crohn 病

C. 慢性细菌性痢疾　　　　　　D. 肠结核

E. 阿米巴性肠炎

12. 45 岁，女性，反复腹痛、发热、黄疸 1 年，近 3 天上述症状加重，高热、黄疸不退。入院体温 40℃，脉搏 120 次/分，血压 70/50mmHg。该病人首选的治疗为

A. 大剂量抗生素治疗感染后择期手术

B. 全胃肠外营养后手术

C. 立即手术

D. 积极抗休克同时及早手术

E. 应用血管收缩剂，血压升至正常后及早手术

13. 女性，45 岁，胆囊结石病史 5 年，曾胆绞痛发作 3 次。B 超示胆囊结石 5 枚，直径 1～2cm。首选的治疗方法是

A. 胆囊切除　　　　　　　　　B. 溶石治疗

C. 体外震波碎石治疗　　　　　D. 抗感染治疗

E. 排石治疗

14. 男性，10 岁，突发剑突下剧烈绞痛 1 小时，疼痛呈钻顶样，辗转不安。查体：腹肌柔软，右上腹部轻微压痛。首先考虑的诊断是

A. 急性胆囊炎　　　　　　　　B. 胆总管结石

C. 胆道蛔虫病　　　　　　　　D. 急性胰腺炎

E. 急性胃炎

15. 男，55 岁，肥胖。餐后发作右上腹部阵发性绞痛，每次发作持续 1～2 小时，疼痛向右肩背部放射，伴

有饱胀感。首选的检查方法是

A. B 超　　　　　　　　　　　B. CT

C. MRI　　　　　　　　　　　D. 上消化道钡餐

E. 口服胆囊造影

16. 男性，70 岁，健康体检时 B 超发现胆囊内有一约 0.8cm 直径结石，随体位活动。口服法胆囊造影示胆囊显影，充盈缺损不明显。既往无胃病史，无胆囊炎发作史，无心脏病、糖尿病史。目前的治疗建议是

A. 观察、随诊　　　　　　　　B. 溶石疗法

C. 中药排石　　　　　　　　　D. 择期行胆囊切除术

E. 择期行腹腔镜胆囊切除术

17. 女性，40 岁，既往体健。查体时 B 超发现有 1 枚直径 1cm 的胆囊结石，但从无有过任何症状。最适合的处理是

A. 观察随访　　　　　　　　　B. 溶石治疗

C. 体外震波碎石　　　　　　　D. 开腹胆囊切除术

E. 腹腔镜胆囊切除术

18. 女性，15 岁，2 小时前突发上腹绞痛，坐卧不安，伴恶心、呕吐，后自行好转。查体：未见明显阳性体征。最可能的诊断是

A. 急性胆囊炎　　　　　　　　B. 胆道蛔虫病

C. 急性胆管炎　　　　　　　　D. 肠痉挛

E. 急性胃炎

19. 男性患儿，诊断为胆道蛔虫病，其病史、体征不支持诊断的特征是

A. 发病 12～24 小时常有明显黄疸

B. 严重时可出现急性胆管炎征象

C. 疼痛间歇性发作

D. 粪便中可有排虫史

E. 恶心、呕吐

20. 男性，40 岁，突发上腹剧痛半小时，伴恶心就诊。查体：痛苦面容，屈曲体位，全腹软，右上腹近剑突处深压痛，Murphy 征（－）。血常规：白细胞 $10.5 \times 10^9/L$，尿、便常规正常。最可能的诊断是

A. 急性胃肠炎　　　　　　　　B. 上消化道穿孔

C. 急性胆囊炎　　　　　　　　D. 胆道蛔虫病

E. 肾绞痛

21. 男性，60 岁，上腹隐痛，巩膜、皮肤发黄和瘙痒近 2 个月；纳差、稀便、乏力、体重减轻数月余。查体：消瘦，巩膜、皮肤明显黄染，腹壁无扩张静脉，腹平软，肝肋下 6cm，边钝，质中，无结节，无触痛，触及胀大胆囊，无移动性浊音。恰当的治疗是

A. 中医中药治疗　　　　　　　B. 内科治疗

C. 继续门诊观察　　　　　　　D. 择期手术治疗

E. 体外碎石治疗

22. 女性，62 岁，剑突下持续性胀痛 10 余小时，恶心、呕吐，伴有寒战、发热，过去有类似发作并伴黄疸史，曾诊断传染性肝炎。查体：体温 39.8℃，心率 120 次/分，血压 75/55mmHg，剑突下压痛，肝区叩击痛。白细胞计数 28×10⁹/L，中性粒细胞百分比 92%，血清淀粉酶 160U（索氏）。最可能的诊断是

    A. 急性胰腺炎

    B. 胆道蛔虫病

    C. 急性胆囊炎，胆石症

    D. 急性梗阻性化脓性胆管炎

    E. 溃疡病穿孔

23. 女性，55 岁，突发上腹痛 8 小时，伴高热，最高达 39.2℃，皮肤、巩膜发黄。既往胆总管结石病史 2 年。查体：一般情况差，体温 39.4℃，血压 60/40mmHg，脉弱，心率 124 次/分，四肢湿冷，皮肤发花，心、肺（－），腹软，右上腹压痛（＋）、反跳痛（＋）、肌紧张（±），Murphy 征（＋），叩诊呈鼓音，肠鸣音弱。治疗方案应选择

    A. 保守治疗，抗炎、抗休克

    B. 立即行急诊胆道探查，T 管引流术

    C. 休克纠正后行胆道探查，T 管引流术

    D. 抗休克同时积极准备急诊行胆道引流术

    E. 急诊行胆肠吻合术

24. 男性，30 岁，因寒战、高热，右上腹胀痛 20 天入院。查体：体温 39℃，消耗病容，右季肋区叩痛，右肋缘下 3cm 可触及肝下缘，伴触痛。化验检查：Hb 80g/L，WBC 5.6×10⁹/L，中性粒细胞百分比 92%。B 超检查：肝右叶液性暗区 10cm×8cm。这种严重感染的致病菌最可能来自何种病灶

    A. 细菌性痢疾

    B. 疖病

    C. 破伤风之伤口

    D. 化脓性胆管炎

    E. 血栓性外痔

25. 男性，66 岁，突发剑突下疼痛 10 小时，阵发加重，伴寒战、高热、恶心、呕吐。查体：巩膜黄染，体温 39.8℃，心率 129 次/分，血压 90/60mmHg。全腹压痛、肌紧张、轻度反跳痛，以剑突下为重。白细胞 28×10⁹/L，尿胆红素（＋）。下列处理哪项最佳

    A. 胆囊切除术

    B. 胆总管十二指肠吻合术

    C. 胃穿孔修补术

    D. 胆总管减压，T 管引流术

    E. 胆管空肠 Roux－en－Y 吻合术

26. 女性，60 岁，3 年来右上腹隐痛，厌油腻。5 小时来突感上腹痛，呈持续性，阵发性加重，呕吐 3 次胃内容物，寒战、发热。急诊查体：血压 80/60mmHg，

心率 124 次/分，神清、迟钝、淡漠，上腹部轻压痛，巩膜无黄染。化验：白细胞 15.6×10⁹/L，中性粒细胞百分比 89%；血 TBIL 47.8μmol/L，DBIL 32.5μmol/L。B 超：胆囊 5cm×3cm，壁厚 0.6cm，内有多个光团并伴声影，直径 0.4~0.6cm，肝内胆管不扩张，肝外胆管直径 0.8cm。诊断应考虑

    A. 急性暴发性肝炎

    B. 急性化脓性梗阻性胆管炎

    C. 慢性胆囊炎急性发作

    D. 急性胆管炎

    E. 急性胰腺炎

27. 女性，42 岁，3 年来经常夜间上腹不适。2 个月前进油腻食物，突然右上腹阵发性绞痛，伴有呕吐。1 日来，畏寒、发热、尿色加深。入院时查体：体温 39℃，巩膜轻度黄染，腹稍胀，右上腹肌紧张，压痛明显，移动性浊音（±），肠鸣音弱。白细胞 16.2×10⁹/L（16200/mm³），中性粒细胞百分比 80%，血清淀粉酶 64U（索氏）。最大可能是

    A. 高位急性阑尾炎　　　B. 溃疡病穿孔

    C. 急性胰腺炎　　　　　D. 急性胆囊炎

    E. 胆道蛔虫病

28. 女性，38 岁，因右上腹疼痛 1 天来诊。查体：见巩膜黄染，体温 39.5℃，右上腹肌紧张，胆管内有结石。如果不及时治疗，其最严重的并发症是

    A. 胆管炎性狭窄　　　　B. 胆囊穿孔

    C. 胆源性肝脓肿　　　　D. 胆道出血

    E. 休克

29. 女性，49 岁，反复发作右上腹疼痛半年，多为餐后发生，并向右肩部放射。检查：肥胖，血压 110/80mmHg，心率 90 次/分，右上腹轻度压痛，无腹肌紧张。此病人最可能的诊断是

    A. 高位急性阑尾炎　　　B. 胆囊息肉

    C. 十二指肠溃疡　　　　D. 急性胃炎

    E. 慢性胆囊炎、胆石症

30. 男性，64 岁，无痛性进行性黄疸 1 个月，体重减轻。查体：巩膜黄染，血清总胆红素为 70μmol/L，Courvoisier 征阳性。此病人首先考虑诊断为

    A. 下段胆管癌　　　　　B. 胆囊癌

    C. 肝门部胆管癌　　　　D. 胆囊结石

    E. 胆总管结石

31. 女性，38 岁，突发右上腹部阵发性刀割样绞痛，向右后肩背部放射，伴恶心、呕吐，寒战、高热、黄疸 2 天。最可能的诊断是

    A. 急性胆管炎　　　　　B. 急性胆囊炎

    C. 急性胰腺炎　　　　　D. 急性胃炎

E. 急性胆道蛔虫性梗阻

32. 男性，67 岁，以急性胆囊炎收入院。病人寒战，体温 39.6℃。WBC 21 × 10⁹/L，心、肺功能基本正常。目前首选的治疗是
A. 解痉、止痛
B. 应用抗生素控制感染
C. 禁饮食
D. 补充营养
E. 急症手术

33. 男性，54 岁，健康查体发现胆囊内一约 2.5cm × 2.0cm 结石，无明显自觉症状。目前首选的治疗方法是
A. 胆囊切开取石术
B. 胆囊切除术
C. 口服鹅脱氧胆酸
D. 体外震波碎石
E. 观察

34. 女性，34 岁，具有典型的 Charcot 三联征。最有可能的诊断是
A. 急性胰腺炎
B. 急性胆囊炎
C. 胆总管结石
D. 肝脓肿
E. 急性胃炎

35. 男性，34 岁，阵发性上腹痛 7 天。B 超示胆囊结石。首选的治疗是
A. 胆囊切开取石术
B. 胆囊切除术
C. 口服鹅脱氧胆酸
D. 体外震波碎石
E. 观察

36. 男性，8 岁，上腹阵发性钻顶样痛 6 小时。查体：腹软，无明显压痛和反跳痛。最可能的诊断是
A. 胆管结石
B. 急性胆囊炎
C. 胆囊结石
D. 胆道蛔虫病
E. 化脓性胆管炎

37. 男性，8 岁，突发性中上腹疼痛 1 小时，伴恶心、呕吐。查体：腹软，中上腹有轻度深压痛，无肌紧张及反跳痛。最可能的诊断是
A. 胆石症
B. 急性胃肠炎
C. 胃溃疡穿孔
D. 胆道蛔虫病
E. 急性肠梗阻

38. 患者，女性，38 岁，右上腹疼痛 2 天，伴有寒战，体温 39℃。近 1 天发现巩膜黄染，继而出现皮肤黄染。提示可能发生的疾病是
A. 急性胆囊炎
B. 急性胃穿孔
C. 胆总管结石
D. 急性病毒性肝炎
E. 急性胰腺炎

39. 女性，35 岁，因胆囊息肉行腹腔镜胆囊切除术，术中应采取的体位是

A. 平卧位
B. 头高足低位
C. 头低足高位
D. 左高右低位
E. 右高左低位

【A3/A4 型题】
(1 ~ 2 题共用题干)
男性，54 岁，平素健康。近 2 周出现巩膜、皮肤黄染，无腹痛，黄疸无波动，轻度消瘦。体格检查：黄疸明显，肝肋下可触及，右上腹扪及肿大胆囊但无触痛，无发热。

1. 仅根据上述临床表现，排除梗阻性结石的依据是
A. 病人为男性
B. 无伴随腹痛
C. 扪及肿大胆囊，无触痛
D. 黄疸无波动
E. 无发热

2. 为明确黄疸性质，最有意义的检查是
A. CT
B. MRI
C. 肝功能测定
D. 乙肝"两对半"测定
E. ERCP

(3 ~ 4 题共用题干)
女，45 岁，黄疸、食欲不振、体重减轻已 3 个月，皮肤黄染，肝大，胆囊可触及。外院血检：TBIL 80μmol/L，ALP（碱性磷酸酶）45U/L（金氏单位），ALT（SGPT）26U/L。

3. 该病人在门诊首选检查为
A. B 超
B. CT
C. DSA
D. 放射性核素扫描
E. 血 CEA

4. 外科梗阻性黄疸的主要诊断依据是
A. 血胆红素升高
B. 黄疸、肝大伴有肝区叩痛
C. B 超显示肝内或肝外胆管扩张
D. 血 ALT、ALP 升高
E. 黄疸持续不消失

(5 ~ 6 题共用题干)
女性，66 岁，反复右上腹部隐痛并放射至右背部 5 年。口服法胆囊造影示：胆囊胆固醇沉积症。手术行胆囊切除。

5. 手术中胆囊肉眼所见可能为
A. 胆囊壁增厚
B. 胆囊外观正常
C. 胆囊增大
D. 胆囊萎缩
E. 慢性炎症性改变

6. 胆囊胆固醇沉积症的病变主要在
A. 黏膜层
B. 浆膜层
C. 肌层
D. 浆膜层及肌层

E. 肌层及黏膜层

(7～9 题共用题干)

女性，38 岁，反复发作右上腹疼痛 3 年。1 天前进油腻食物后腹痛，继之高热 39.2℃，疼痛向右肩背部放射，无黄疸，来院急诊。体格检查：右上腹压痛、反跳痛。

7. 为迅速做出诊断，哪项检查最有价值

A. 肝功能检查　　　　B. 急查血、尿淀粉酶

C. 血培养 + 药敏试验　D. B 型超声检查

E. 腹腔穿刺

8. 该病人最可能的诊断是

A. 急性胰腺炎

B. 肝脓肿

C. 急性胆囊炎，胆囊结石

D. 急性梗阻性化脓性胆管炎

E. 壶腹部肿瘤

9. 诊断明确后宜采取何种手术方式

A. 胆总管切开引流术

B. 胆囊切除术

C. 胆囊造瘘术

D. 经腹腔镜胆囊切除术

E. 胆肠内引流术

(10～12 题共用题干)

男性，38 岁，既往有右上腹反复发作疼痛及黄疸病史。日前又出现上述症状，并伴寒战、高热。查体：体温 39.6℃，血压 83/60mmHg。全身黄染，右上腹及剑下压痛。血白细胞 26×10⁹/L。

10. 应首先考虑的诊断是

A. 急性化脓性胆囊炎

B. 胆囊穿孔

C. 急性出血坏死型胰腺炎

D. 急性梗阻性化脓性胆管炎

E. 肝内胆管结石

11. 该患者胆道压力超过多少时即出现黄疸

A. 16cmH₂O　　　　B. 20cmH₂O

C. 25cmH₂O　　　　D. 28cmH₂O

E. 30cmH₂O

12. 以下哪种原因与此患者无关

A. 胆道蛔虫病　　　B. 胆管结石

C. 胆管炎性狭窄　　D. 胆管囊肿

E. 慢性胆囊炎

(13～14 题共用题干)

女性，55 岁，4 日前突发剑突下顶胀样疼痛，巩膜黄染，伴恶心、呕吐，精神弱。体温 40℃，心率 135 次/分，

血压 100/50mmHg。肝区叩痛，可触及肿大胆囊，Murphy 征（＋）。血常规：白细胞 23×10⁹/L，中性粒细胞百分比 94%。

13. 下一步处理是

A. ERCP 检查，明确诊断

B. 补液扩容，配合全身抗生素应用

C. 选择强有力的抗生素，病情缓解后查明病因再行手术

D. 积极术前准备，行胆道减压引流术

E. 积极术前准备，行根治性手术治疗

14. 如手术治疗，最佳手术方式是

A. 胆囊切除术

B. 胆总管探查术

C. 胆囊切除，胆总管探查术

D. 胆囊造瘘术

E. 胰十二指肠根治或胆肠吻合术

(15～16 题共用题干)

男性，56 岁，1 周前右上腹绞痛，伴恶心、呕吐，体温 37.4℃，予以抗感染治疗后缓解。3 日来，出现巩膜黄染，纳差，收入院。查体：腹软，无压痛，Murphy 征（－），肝区轻叩痛。B 超：胆囊 9cm×5cm 大小，其内多个点状回声，胆总管上段直径 1.2cm，肝内胆管轻度扩张。

15. 为明确诊断，进一步检查首选

A. 肝炎病毒血清学检查　B. 口服法胆囊造影

C. 静脉胆道造影　　　　D. CT 检查

E. ERCP

16. 选择最佳手术方案应是

A. 胆囊切除术

B. 胆囊造瘘术

C. 胆囊切除，胆总管探查术

D. 胆肠吻合术

E. 胰十二指肠切除术

(17～18 题共用题干)

女性，73 岁，因"急性胆囊炎"急诊行胆囊切除术，采用经右上腹腹直肌切口。术后出现不明原因的咳嗽和腹胀。第二天晚 8 点剧烈咳嗽后突然出现切口处崩裂感，随后有淡血性液体及肠管从切口处涌出。

17. 该患者出现了以下哪种病症

A. 切口内癌细胞种植　　B. 切口感染

C. 切口裂开　　　　　　D. 切口血肿

E. 切口脂肪液化

18. 对该患者的处理，不正确的是

A. 立即用消毒敷料覆盖伤口及腹内容物；或用消毒碗、盆扣住伤口，急送手术室

B. 麻醉后，剪除切口缝线，防止缝线割裂肠管

C. 冲洗伤口，检查肠管有否损伤

D. 切口全层缝合后，再逐一打结，必要时加减张缝合

E. 先不予处理，密切观察

（19～20题共用题干）

男性，36岁，突发上腹部疼痛2小时，疼痛剧烈难忍，并放射至后背和肩部，早期伴有恶心、呕吐。右上腹有明显压痛和肌紧张，脉快，体温38.3℃。实验室检查：WBC 15×10⁹/L。

19. 下列何种诊断可能性最大

  A. 急性化脓性阑尾炎   B. 肝脓肿破溃

  C. 胃、十二指肠溃疡穿孔 D. 急性胆囊炎

  E. 急性胆管炎

20. 为做出鉴别诊断，下列哪一组检查最好

  A. 尿液分析，心电图，腹部X线检查

  B. 钡剂灌肠，血清淀粉酶，红细胞比容

  C. 静脉肾盂造影，苄胺唑啉试验，粪便潜血试验

  D. 心电图，大便检查虫卵和寄生虫，红细胞比容

  E. 尿液分析，胃肠道钡餐检查，苄胺唑啉试验

（21～23题共用题干）

男性，55岁，近1个月来上腹部疼痛、低热、体重减轻。2周前尿色变深，继而巩膜、皮肤进行性黄染。查体：肝肋下4cm，边缘钝，右上腹可扪及6cm×4cm大小的梨形肿块。

21. 为确认右上腹肿块是否为肿大的胆囊，最合适的检查方法是

  A. 扪诊时有无囊性感

  B. 胃镜检查十二指肠降部有无弧形压迹

  C. B超

  D. CT

  E. 经皮肝穿刺胆管造影

22. 提示病人为梗阻性黄疸的最有价值指标是

  A. ALT正常

  B. HBsAg阴性

  C. 尿胆原阴性

  D. B超示肝内、外胆管扩张

  E. AFP 230U/L

23. 如果病人大便潜血阳性，则病人最可能是

  A. 胰腺癌   B. 壶腹癌

  C. 胆管下段癌   D. 胆管上段癌

  E. 胆囊癌

（24～25题共用题干）

女性，40岁，反复发作右上腹痛2年入院。查体：皮肤、巩膜无黄染，右上腹深压痛，Murphy征（-）。

B超：胆囊壁无增厚，大小正常，胆囊内可见多个小结石；胆总管直径1.0cm，下端显示不清。既往曾有过胰腺炎病史。

24. 为明确诊断，下一步最合理的检查方法是

  A. 复查B超   B. 静脉胆道造影

  C. ERCP   D. 检查血胆红素水平

  E. 检查尿胆原、尿胆素

25. 如检查胆总管未发现异常，下一步最合理的处理原则是

  A. 服用排石药物

  B. 内镜下行Oddi括约肌切开术

  C. 开腹胆囊切除术

  D. 经腹腔镜胆囊切除术

  E. 开腹胆囊切除、胆总管探查术

（26～27题共用题干）

女性，53岁，右上腹阵发性绞痛伴恶心、呕吐3小时，胆囊泥砂样结石病史1年。查体：体温37℃，右上腹深在轻度压痛，无腹肌紧张，Murphy征阴性。

26. 为确诊，进一步检查应首选

  A. 白细胞计数和分类   B. 腹部X线平片

  C. B超和腹部CT   D. ERCP

  E. 经皮肝穿刺胆管造影（PTC）

27. 经保守治疗1天，出现皮肤、巩膜黄染。查体：体温38.5℃，右上腹深压痛（+）、反跳痛（+），肌紧张（±）。此时可诊断为

  A. 急性出血坏死型胰腺炎

  B. 十二指肠溃疡穿孔并发弥漫性腹膜炎

  C. 暴发性肝炎

  D. 急性胆囊炎

  E. 急性梗阻性化脓性胆管炎

（28～31题共用题干）

女性，48岁，发作性剑突下及右上腹绞痛3天，伴有寒战。半年前有过类似发作史。查体：体温39℃，脉搏110次/分，血压140/85mmHg。血常规检查：WBC 12×10⁹/L，N 80%。神志清楚，皮肤、巩膜轻度黄染，右肋缘下扪及肿大的胆囊并伴触痛。

28. 该病人最可能的诊断是

  A. 细菌性肝脓肿

  B. 肝外胆管结石并发胆管炎

  C. 急性化脓性胆囊炎

  D. 肝内胆管结石并发胆管炎

  E. 急性梗阻性化脓性胆管炎

29. 首选的检查方法是

  A. 腹部B超   B. MRCP

  C. ERCP   D. PTC

E. 腹部 CT

30. 该病人皮肤、巩膜黄染加重，体温升高至 40℃，脉搏 130 次/分，血压 90/60mmHg，神志不清。此时最可能的诊断为

  A. 细菌性肝脓肿破裂

  B. 肝外胆管结石并发胆管炎

  C. 急性化脓性胆囊炎并发穿孔

  D. 肝内胆管结石并发胆管炎

  E. 急性梗阻性化脓性胆管炎

31. 该病人此时最有效的治疗是

  A. 胆总管切开减压、T 管引流

  B. 联合应用大剂量抗生素

  C. 补液、恢复血容量

  D. 给予糖皮质激素

  E. 物理降温，支持治疗

(32 ~ 34 题共用题干)

女性，48 岁，突发"右上腹剧烈绞痛，伴右肩背部痛，恶心、呕吐 24 小时"。既往有类似发作，进油脂食物后右上腹胀、嗳气。T 39.8℃，P 98 次/分，BP 140/90mmHg，无黄疸，可触及肿大胆囊，有明显的腹膜刺激征，Murphy 征阳性。

32. 首先考虑的诊断是

  A. 十二指肠溃疡穿孔

  B. 肝外胆管结石

  C. 急性化脓性胆囊炎

  D. 急性梗阻性化脓性胆管炎

  E. 急性胰腺炎

33. 最重要的治疗方法是

  A. 大剂量抗生素 B. 对症治疗

  C. 禁食、输液 D. 胆囊切除术

  E. 中药治疗

34. 若有继发性腹膜炎，最多见的致病菌是

  A. 厌氧菌 B. 大肠埃希菌

  C. 变形杆菌 D. 溶血性链球菌

  E. 肺炎链球菌

(35 ~ 37 题共用题干)

患儿，女性，3 岁，近 2 个月出现皮肤黄染、腹痛、食欲下降，有时发热，体温达 38.5℃，发热时黄疸加重，应用抗生素后缓解。查体：体温 38.3℃，发育良好，皮肤、巩膜黄染，心、肺无异常。腹软，右上腹触及一囊性肿块，有触痛，肝肋下 2cm，剑突下未及，脾肋下未及。血常规 WBC 16.0×10⁹/L，N 0.82，L 0.18。总胆红素 140μmol/L，直接胆红素 107μmol/L。

35. 最可能的诊断是

  A. 胆囊炎 B. 婴儿肝炎综合征

C. 急性阑尾炎 D. 先天性胆总管囊肿

E. 胆石症

36. 为明确诊断，哪项检查最简单可靠

  A. 尿常规 B. 腹部 B 超

  C. 腹部 X 线透视 D. 十二指肠液引流术

  E. 放射性核素扫描

37. 目前患儿可能存在的并发症有

  A. 胆汁性腹膜炎 B. 胆汁性肝硬化

  C. 胆管炎 D. 门静脉高压症

  E. 胰腺炎

(38 ~ 39 题共用题干)

男性，35 岁，暴食后出现恶心、呕吐，体温 38.5℃，寒战，皮肤黄染。查体：血压 80/50mmHg，心率 120 次/分，精神差，右上腹压痛明显。血常规 WBC 19.0×10⁹/L。

38. 诊断为

  A. 急性胆囊炎

  B. 急性胰腺炎

  C. 急性梗阻性化脓性胆管炎

  D. 急性阑尾炎

  E. 急性肠梗阻

39. 治疗应采用

  A. 积极抗休克，纠正休克后手术

  B. 抗休克同时行手术治疗

  C. 大剂量抗生素抗感染

  D. 胃肠减压

  E. 抗感染同时手术治疗

(40 ~ 42 题共用题干)

女性，42 岁，5 个月来数次发作右上腹阵发性绞痛，伴恶心、呕吐，多为夜间发作，并向右肩部放射。查体：肥胖体质，血压 110/80mmHg，心率 90 次/分，右上腹轻度压痛，无腹肌紧张，Murphy 征阳性。

40. 此病人最可能的诊断是

  A. 高位急性阑尾炎 B. 十二指肠溃疡穿孔

  C. 胆囊腺瘤性息肉 D. 急性胰腺炎

  E. 胆囊结石

41. 此病人经保守治疗未缓解，持续性疼痛并逐渐加重，右上腹压痛、反跳痛，腹肌紧张，体温 38.5℃。此时可诊断为

  A. 急性出血坏死型胰腺炎

  B. 十二指肠溃疡穿孔合并弥漫性腹膜炎

  C. 胆总管结石

  D. 结石性急性坏疽性胆囊炎

  E. 急性梗阻性化脓性胆管炎

42. 病情进一步加重，并出现黄疸，应首先考虑发生
    A. 急性出血坏死型胰腺炎　　B. 胆囊穿孔性腹膜炎
    C. 亚急性重型肝炎　　　　　D. 胆囊癌侵犯肝总管
    E. 胆囊结石进入胆总管并阻塞远端

（43~46 题共用题干）

　　男性，55 岁，胆石症病史 1 年余，突发寒战，体温 40℃，上腹绞痛。巩膜黄染，血压 80/50mmHg，神志淡漠。

43. 该病人最可能的诊断是
    A. 急性胆囊炎
    B. 细菌性肝脓肿
    C. 急性肝衰竭
    D. 急性梗阻性化脓性胆管炎
    E. 胆囊穿孔

44. 该病主要病理生理基础是
    A. 肝脓肿形成并波及胆道
    B. 胆囊管完全梗阻并发化脓性感染
    C. 胆道完全梗阻和化脓性感染致胆道高压
    D. 胆囊穿孔并发腹腔脓肿形成
    E. 胆道完全梗阻并发胰腺感染、出血、坏死

45. 目前首先应进行的治疗是
    A. 控制体温　　　　　B. 解痉
    C. 抗感染　　　　　　D. 抗休克
    E. 镇静

46. 该病人经充分准备，行急症手术，应采取的手术方式是
    A. 肝叶切除术　　　　　B. 胆肠吻合术
    C. 胆管切开，T 管引流术　D. 胆囊切除术
    E. 胆囊造瘘术

【B 型题】
（1~2 题共用备选答案）
    A. 急性单纯性胆囊炎
    B. 急性梗阻性化脓性胆管炎
    C. 急性出血坏死型胰腺炎
    D. 急性化脓性阑尾炎
    E. 绞窄性小肠梗阻

1. Charcot 五联征出现在
2. Murphy 征出现在

（3~4 题共用备选答案）
    A. 胆道蛔虫病
    B. 急性梗阻性化脓性胆管炎
    C. 肝脓肿
    D. 急性水肿型胰腺炎
    E. 急性化脓性胆囊炎

3. 胆囊结石最常见的并发症是

4. 最易引起休克的胆道疾病是

（5~6 题共用备选答案）
    A. 胆总管结石继发胆管炎　　B. 壶腹部肿瘤
    C. 早期肝癌　　　　　　　　D. 门脉高压症
    E. 病毒性肝炎

5. 阵发性右上腹痛、寒战高热、黄疸，提示

6. 黄疸、胆囊和肝肿大，提示

（7~8 题共用备选答案）
    A. 了解胆囊浓缩和吸收功能
    B. 明确肝内病变的范围和性质
    C. 了解梗阻性黄疸的部位
    D. 可显示胆道系统和胰管
    E. 了解胆道术后胆系的情况

7. 口服法胆囊造影适用于
8. 经皮肝穿刺胆道造影适用于

（9~11 题共用备选答案）
    A. 急性胰腺炎
    B. 胆石继发胆管炎
    C. 急性梗阻性化脓性胆管炎
    D. 急性胃炎
    E. 急性胆囊炎

9. 夏科（Charcot）三联征出现于
10. 墨菲（Murphy）征出现于
11. 雷诺现象（雷诺综合征）出现于

（12~15 题共用备选答案）
    A. 胆石症
    B. 胆道蛔虫病
    C. 急性胆囊炎
    D. 急性梗阻性化脓性胆管炎
    E. 胆囊癌

12. Charcot 三联征出现于
13. 需急症手术的是
14. 多见于儿童和青少年的是
15. 症状典型而体征不明显的是

（16~17 题共用备选答案）
    A. 紧急手术解除梗阻，减压并引流胆道
    B. 胆囊造影术
    C. 紧急手术，引流腹腔
    D. 胆囊切除术
    E. 胆总管 – 空肠吻合术

16. 胆囊穿孔的治疗应是
17. 急性梗阻性化脓性胆管炎的治疗应是

（18~19 题共用备选答案）
    A. 常见于脂餐后
    B. 起病急骤，病情迅速恶化

C. 高热，全腹压痛、肌紧张

D. 腹部绞痛，伴有血尿

E. 剑突下疼痛伴有恶心、呕吐

18. 急性胆囊炎的临床特征是

19. 泌尿系统结石的临床特征是

（20～21题共用备选答案）

A. 血、尿淀粉酶　　　　　B. B超

C. 胃泌素水平测定　　　　D. CT

E. 白细胞计数

20. 男性，28岁，反复出现右季肋部胀痛并伴发热，高热时常有寒战。为明确诊断，首选检查应是

21. 男性，23岁，出现脐周疼痛，数小时后发生右下腹痛，局部有压痛。具有临床意义的检查是

（22～23题共用备选答案）

A. B超

B. CT

C. 经内镜逆行性胰胆管造影

D. 口服法胆囊造影

E. 经皮肝穿刺胆道造影

22. 检查胆系疾病的首选方法是

23. 检查胆囊功能的方法是

（24～25题共用备选答案）

A. 肝固有动脉　　　　　　B. 胰十二指肠上动脉

C. 胃十二指肠动脉　　　　D. 肝右动脉

E. 肝左动脉

24. 胆总管的血液供应主要来自

25. 胆囊动脉多源于

（26～27题共用备选答案）

A. 胰头癌　　　　　　　　B. 急性化脓性胆管炎

C. 慢性胆囊炎　　　　　　D. 急性胰腺炎

E. 急性胆囊炎

26. 典型临床特点为胆绞痛、寒战发热、黄疸的是

27. 典型临床特点为无痛性进行性黄疸的是

【X型题】

1. 肝内胆管结石的治疗原则包括

A. 去除病灶　　　　　　　B. 取尽结石

C. 矫正狭窄　　　　　　　D. 通畅引流

E. 防止复发

2. 胆总管结石梗阻时，可表现

A. 黄疸　　　　　　　　　B. 发热

C. 上腹饱胀　　　　　　　D. 胆囊肿大

E. 上腹绞痛

3. 胆道蛔虫病的早期临床表现有

A. 右上腹轻度压痛　　　　B. 剑突下钻顶样疼痛

C. 右上腹肌紧张　　　　　D. 畏寒、高热

E. 恶心、呕吐

4. 先天性胆管扩张症的临床表现不同，可能有

A. 黄疸　　　　　　　　　B. 右上腹肿块

C. 发热、上腹痛　　　　　D. 右上腹阵发性绞痛

E. 出现症状时间可由新生儿、儿童至成年

5. 急性胆囊炎可有以下并发症

A. 腹膜炎　　　　　　　　B. 中毒性休克

C. 肝脓肿　　　　　　　　D. 胆道出血

E. 盆腔脓肿

6. 急性胆囊炎时以下哪些情况应尽早手术

A. 单纯性胆囊炎　　　　　B. 化脓性胆囊炎

C. 胆囊穿孔　　　　　　　D. 有休克先兆

E. 寒战、发热

7. 急性胆囊炎行手术治疗时可采取的手术方式有

A. 胆囊切除

B. 胆囊造口引流

C. 胆总管-空肠吻合

D. 十二指肠乳头切开成形

E. 胆总管切开后置T管引流

8. 急性梗阻性化脓性胆管炎的病理生理变化有

A. 胆管扩张　　　　　　　B. 胆管内脓液

C. 胆管壁广泛炎症　　　　D. 肝细胞损害

E. 感染毒素进入肝窦

9. 慢性胆囊炎的病理改变有

A. 胆囊壁增厚　　　　　　B. 胆囊壁充血、水肿

C. 胆囊壁纤维增生　　　　D. 胆囊壁坏死

E. 胆囊表面失去光泽

10. 慢性胆囊炎有时发现胆囊内为"白胆汁"。其原因为

A. 胆囊壁分泌黏液性物质

B. 胆囊管完全阻塞

C. 胆汁内胆色素被吸收

D. 胆囊内胆汁发生感染

E. 胆囊结石长期嵌顿于胆囊管或胆囊壶腹

11. 探查胆总管的指征包括

A. 有梗阻性黄疸史者

B. 术中发现胆管结石

C. 术中扪及胆总管有蛔虫者

D. 胆囊内多发泥砂样小结石者

E. 术中发现胆总管扩张

12. 关于创伤性胆管损伤，正确的是

A. 胆囊损伤最多见

B. 常合并其他腹腔脏器的损伤

C. 胆管挫伤最常见的并发症是胆管狭窄

D. 胆囊损伤疗效最确定的手术方式是胆囊修补术

E. 对复杂创伤性胆管损伤应尽可能行一期原位修复

13. 胆道梗阻和感染的结果可能出现的并发症有

A. 感染性休克   B. 胆道出血

C. 肝脓肿   D. 胆管炎性狭窄

E. 多器官功能衰竭

14. 化脓性梗阻性胆管炎常见的病因是

A. 胆管结石   B. 胆管蛔虫

C. 胆管狭窄   D. 括约肌痉挛

E. T 管造影术后

15. 关于胆道出血，下列哪些正确

A. 大多为肝门静脉分支破裂的结果

B. 可有胆道蛔虫病史

C. 可呕血或黑便

D. 常伴有右上腹痛

E. 都需手术治疗

16. 解剖学上将胆总管分以下几段

A. 十二指肠上段   B. 十二指肠下段

C. 十二指肠后段   D. 胰腺段

E. 十二指肠壁内段

17. 急性胆囊炎的并发症包括

A. 细菌性肝脓肿   B. 胆囊积脓

C. 胆囊穿孔   D. 并发急性胰腺炎

E. 胆囊十二指肠内瘘

18. 胆道蛔虫病的临床特点，以下哪些正确

A. 上腹部钻顶样剧痛

B. 发作时腹部体征不明显

C. 绞痛缓解期病人完全正常

D. 早期即有寒战和高热

E. 晚期可出现黄疸

19. 胆囊切除术时，胆总管探查的指征包括

A. 胆总管扩张   B. 胰腺头肿大

C. 梗阻性黄疸病史   D. 胆总管壁增厚

E. 术前高热

20. 胆囊的主要功能包括

A. 分泌功能   B. 排出功能

C. 浓缩功能   D. 代谢功能

E. 贮存功能

21. 胆道蛔虫病的手术指征有

A. 诊断明确且绞痛剧烈

B. 并发重症胰腺炎

C. 并发肝多发脓肿

D. 并发胆道大出血

E. 并发胆汁性腹膜炎

参 考 答 案

【A1 型题】

1. A   2. E   3. D   4. E   5. C   6. A   7. B   8. C

9. C   10. D   11. B   12. E   13. C   14. A   15. C   16. D

17. D   18. E   19. E   20. A   21. E   22. D   23. E   24. A

25. E   26. B   27. E   28. B   29. E   30. D   31. B   32. E

33. E   34. D   35. C   36. C   37. A   38. C   39. A   40. D

41. D   42. E   43. B   44. E   45. B   46. D   47. E   48. B

49. D   50. E   51. D   52. C   53. E   54. C   55. E   56. B

57. E   58. C   59. E   60. A   61. D   62. D   63. C   64. D

65. E   66. B   67. E   68. C   69. D   70. C   71. B   72. C

73. B   74. E   75. E   76. C   77. D   78. B   79. A   80. D

81. D   82. E   83. D   84. A   85. C   86. C   87. C   88. A

89. C   90. E   91. A

【A2 型题】

1. C   2. C   3. D   4. D   5. D   6. B   7. E   8. C

9. C   10. C   11. A   12. D   13. A   14. C   15. A   16. A

17. A   18. B   19. A   20. D   21. D   22. D   23. D   24. D

25. D   26. B   27. D   28. E   29. E   30. A   31. A   32. E

33. E   34. C   35. E   36. B   37. D   38. C   39. B

【A3／A4 型题】

1. C   2. C   3. A   4. B   5. A   6. A   7. D   8. C

9. B   10. D   11. C   12. E   13. D   14. B   15. E   16. C

17. C   18. E   19. D   20. A   21. C   22. D   23. B   24. C

25. C   26. D   27. B   28. B   29. A   30. B   31. A   32. C

33. D   34. B   35. B   36. B   37. C   38. C   39. B   40. E

41. D   42. E   43. B   44. C   45. D   46. C

【B 型题】

1. B   2. A   3. E   4. B   5. A   6. B   7. A   8. C

9. B   10. E   11. C   12. A   13. D   14. B   15. B   16. C

17. A   18. A   19. D   20. B   21. E   22. A   23. D   24. C

25. D   26. B   27. A

【X 型题】

1. ABCDE   2. ABDE   3. ABE   4. ABCE   5. ABC

6. BCD   7. ABE   8. ABCDE   9. ACE   10. ABCE

11. ABCDE   12. ABC   13. ABCDE   14. ABC   15. BCD

16. ACDE   17. ABCDE   18. ABCE   19. ABCD   20. ABCE

21. BCDE

第三十章　胰腺疾病

【A1 型题】

1. 轻度急性胰腺炎的治疗措施是
   A. 广谱、高效、联合使用抗生素
   B. 肠外营养
   C. 血管介入肠系膜上动脉局部灌注治疗
   D. 禁食、胃肠减压、输液治疗
   E. 肠内营养

2. 关于胰腺癌的叙述不正确的是
   A. 好发年龄在 20～30 岁之间
   B. 多为胰头癌
   C. 按组织类型，以导管细胞癌最多
   D. 广泛浸润周围组织、器官，并较早经淋巴转移
   E. 该病早期诊断困难，手术切除率低，预后差

3. 急性胰腺炎时，有关淀粉酶变化的临床意义，下列错误的是
   A. 血淀粉酶在 1～2 小时开始升高，24 小时达高峰，4～5 天逐渐降至正常
   B. 尿淀粉酶在 24 小时才开始升高，48～72 小时达高峰，1～2 周恢复正常
   C. 尿淀粉酶测定值 ≥200U/dl（索氏单位）有诊断意义
   D. 淀粉酶升高的幅度与病变的严重程度不呈正相关
   E. 腹腔穿刺液，测得淀粉酶值对诊断很有帮助

4. 下列急性胰腺炎腹痛的特点，不正确的是
   A. 病变严重时，腹痛可能不重
   B. 呕吐后，腹痛可一定程度缓解
   C. 疼痛剧烈，病变部位尤甚
   D. 呈腰带状疼痛时，说明病变累及全胰
   E. 为持续性疼痛，阵发性加重

5. 急性胰腺炎时，出现的 Grey – Turner 征是指
   A. 腰部皮肤出现大片青紫色瘀斑
   B. 季肋部皮肤出现大片青紫色瘀斑
   C. 腰部、季肋部和腹部皮肤出现大片青紫色瘀斑
   D. 腹部皮肤出现大片青紫色瘀斑
   E. 腹部脐周出现大片青紫色瘀斑

6. 下列不属于胰腺炎基本病理改变的是
   A. 梗阻　　　　　　　　B. 坏死
   C. 出血　　　　　　　　D. 充血
   E. 水肿

7. 胰腺癌最常见的临床表现为
   A. 腹痛，黄疸，消瘦
   B. 腹痛，休克，黄疸
   C. 腹痛，腹胀，呕吐
   D. 腹痛，寒战高热，呕吐
   E. 消瘦，便秘，呕吐

8. 下列急性胰腺炎的诱发因素，错误的是
   A. 胆道疾病　　　　　　B. 过量饮酒
   C. 十二指肠液反流　　　D. 创伤
   E. 低脂血症、低钙血症

9. 以下对胃泌素瘤的论述，不正确的是
   A. 又称 Zollinger – Ellison 综合征，来源于 G 细胞
   B. 临床上以顽固性溃疡和腹泻为特征，可伴出血、穿孔或幽门梗阻并发症
   C. 60%～70% 为恶性，可淋巴结和肝转移
   D. 好发部位依次为十二指肠、胰腺、淋巴结或其他部位
   E. 多为散发型，以生长抑素药物治疗为宜

10. 以下重症急性胰腺炎急性反应期和轻型急性胰腺炎的非手术治疗措施中，错误的是
   A. 禁食、胃肠减压
   B. 肌注吗啡镇痛
   C. 应用抗生素、抗胆碱能药物、抑制胰腺分泌及胰酶抑制剂
   D. 防治休克、防治体液代谢失调
   E. 全身支持治疗

11. 胆囊结石并发急性胆石性胰腺炎的病理解剖条件中哪一项是不恰当的
   A. 胆囊管内径较宽　　　B. 胆囊多发小结石
   C. 共同通道较长　　　　D. 出口梗阻
   E. 有副胰管存在

12. 壶腹周围癌的预后较胰头癌好的原因是
   A. 肿瘤位于肠腔易发生消化道出血，促使患者及早就医
   B. 肿瘤位于十二指肠肠腔内，不易向周围侵犯
   C. 黄疸出现较早可促使病人及早就医
   D. 肿瘤的恶性程度较低
   E. 由于切除十二指肠较单纯切除胰头容易，术后并发症少

13. Whipple 三联征指

A. 癫痫样发作，空腹血糖 <50mg/dl，用葡萄糖后症状缓解

B. 腹痛，血清胰岛素值高于正常，用葡萄糖后症状缓解

C. 腹痛，空腹血糖 <50mg/dl，用葡萄糖后症状缓解

D. 癫痫样发作，空腹血糖 <50mg/dl，静脉注射胰高血糖素后症状缓解

E. 空腹恶心呕吐，甲苯磺丁脲激发试验阳性，静脉注射胰高血糖素后症状缓解

14. 成人每日胰液分泌量约为

A. 400ml   B. 300ml

C. 600ml   D. 1000ml

E. 1600ml

15. 急性胰腺炎的诊断中具有重要意义的检查是

A. 心率加快或低血压

B. 腹胀

C. 血和尿淀粉酶 >500U（索氏单位）

D. 左侧上腹部压痛

E. 腹部移动性浊音阳性

16. 急性胰腺炎出现下列哪种情况时应考虑出血坏死型

A. 高血糖   B. 低血钙

C. 血清淀粉酶明显升高   D. 低血磷

E. 白细胞明显升高

17. 急性胰腺炎时血钙降低主要与以下哪种酶有关

A. 血淀粉酶   B. 磷脂酶

C. 胰酶   D. 脂肪酶

E. 弹性蛋白酶

18. 继发于急性出血坏死性胰腺炎最常见的并发症是

A. ARDS   B. 急性肾功能衰竭

C. 休克   D. 胰腺周围脓肿

E. 胰腺假性囊肿

19. 慢性胰腺炎的临床表现不包括以下哪项

A. 黄疸   B. 纳差、腹泻

C. 反复发作腹痛   D. 腹腔积液

E. 贫血

20. 胃泌素瘤的分泌细胞是

A. 胃的 G 细胞   B. 胰腺的非 B 细胞

C. 胰腺的 B 细胞   D. 胃的壁细胞

E. 其他细胞

21. 下述关于急性胰腺炎的叙述，哪些不须要进行外科手术干预

A. 胰腺脓肿

B. 合并 ARDS

C. 暴发型急性胰腺炎

D. 腹穿穿刺液为血性或浑浊脓性

E. 腹痛剧烈，恶心呕吐频繁

22. 下述关于环状胰腺说法恰当的是

A. 环状胰腺的常见临床症状是黄疸

B. 环状胰腺组织内一般不含正常的腺泡和胰岛

C. 环状胰腺可以不引起临床症状

D. 环状胰腺是最常见的胰腺先天性疾病

E. 手术治疗常采用切断环状胰腺组织的方法以解除十二指肠的梗阻

23. 下述关于壶腹部癌叙述哪项不恰当

A. 壶腹部癌可表现为间断性黄疸

B. 壶腹部癌的症状出现较早，因而治疗效果比胰头癌好

C. 病人可出现消化道症状

D. 病人可表现为胰腺炎症状，淀粉酶升高

E. 病人可有贫血、消瘦

24. 下述急性胰腺炎的手术适应证中，哪项不是恰当的

A. 急性水肿性胰腺炎

B. 坏死性胰腺炎并发脓肿

C. 出血性胰腺炎并发腹膜炎

D. 急性化脓性胆管炎并发急性胰腺炎

E. 多次反复发作证实胆总管下端或胰管狭窄

25. 下述哪项与急性胰腺炎的发病最密切

A. 胆囊结石进入胆总管   B. ERCP

C. 感染伤寒杆菌   D. 环状胰腺

E. 甲状旁腺功能亢进症

26. 下述哪种药物不会引起急性胰腺炎

A. 氢氧化铝   B. 乙醇

C. 硫唑嘌呤   D. 氢氯噻嗪

E. 促肾上腺皮质激素

27. 胰蛋白酶不能激活下述哪种酶原

A. 弹力纤维酶   B. 胃蛋白酶

C. 糜蛋白酶   D. 胰血管舒缓素酶原

E. 胰蛋白酶原

28. 胰腺组织与内、外分泌的关系中，哪项是不恰当的

A. 胰岛细胞分泌胰岛素

B. 腺泡细胞分泌淀粉酶

C. 导管管壁细胞分泌碱性液

D. 胰岛细胞分泌高血糖素

E. D1 胰岛细胞分泌胃泌素

29. 胰腺主胰管直径

A. 3.5mm   B. 2.0mm

C. 1.0mm   D. 4.0mm

E. 5.0mm

30. 胰腺疾病和胆道疾病互相关联的解剖基础是由于
　A. 胰腺有副胰管和胆总管相通
　B. 胰腺导管和胆总管下端有共同通道、共同开口
　C. 胰管与胆总管两者解剖位置靠近
　D. 胆总管和胰腺导管开口于十二指肠内侧壁
　E. 胰腺导管开口于胆总管开口之下

31. 异位胰腺最常见位于
　A. 十二指肠　　　　　B. 回肠
　C. 空肠　　　　　　　D. 胃
　E. 食管

32. 胰腺癌时较少出现的临床表现
　A. 腹腔积液　　　　　B. 黄疸
　C. 慢性胰腺炎症状　　D. 上消化道出血
　E. 静脉血栓形成

33. 胰腺癌的组织类型，最常见的是
　A. 纤维细胞腺癌　　　B. 多形性腺癌
　C. 腺泡细胞癌　　　　D. 黏液癌
　E. 导管细胞癌

34. 胰头癌区别于其他壶腹周围癌的常见特点是
　A. 大便潜血（＋），黄疸进行性加重
　B. 血管造影提示门静脉受浸润
　C. PTCD 显示胆管下端梗阻
　D. 血淀粉酶高于正常
　E. 大便苏丹染色阳性，显示脂肪颗粒

35. 胰十二指肠切除术后最多见的并发症为
　A. 术后出血　　　　　B. 胃潴留
　C. 糖尿病　　　　　　D. 胆、胰瘘
　E. 肝功能衰竭

36. 急性胰腺炎时出现左胸腔积液，其主要原因
　A. 胰腺炎并腹膜后感染蔓延
　B. 胰酶对肺部损害
　C. 胰酶对胰周腹膜后损害向周围侵犯
　D. 膈下病变影响肺扩张
　E. 并发 ARDS 变化

37. 乙醇引起急性胰腺炎的机制不包括
　A. 通过刺激胃液分泌间接引起胰液增多
　B. 直接刺激胰腺引起过量分泌
　C. 可引起 Oddi 括约肌痉挛、水肿
　D. 使胰管引流不畅，胰管内压增高，破坏腺泡
　E. 对胰腺有直接毒性作用

38. 预防急性胰腺炎发生中，主要措施是
　A. 积极治疗十二指肠疾病
　B. 经常服用磺胺类药或抗生素

C. 防止胆道疾病的发生
　D. 经常服用消化酶类药物
　E. 注意饮食卫生

39. 治疗急性胰腺炎，禁用
　A. 补充血容量　　　　B. 吗啡止痛
　C. 抗胆碱能药物　　　D. 给予钙盐
　E. 胃肠减压

40. 在胰腺炎的发病过程中起主要作用的酶是下列哪一个
　A. 磷脂酶 A　　　　　B. 胰蛋白酶
　C. 糜蛋白酶　　　　　D. 弹力纤维酶
　E. 胰血管舒缓素酶

41. 有关胰腺假性囊肿的临床诊断要点，下列不正确的是
　A. 急性胰腺炎或上腹部外伤后上腹逐渐膨隆，腹胀
　B. 压迫胃、十二指肠引起恶心、呕吐，影响进食
　C. 上腹部触及半球形、光滑、不移动、有囊性感的肿物
　D. 实验室检查肝脏功能异常
　E. B 超或 CT 检查有助诊断与鉴别诊断

42. 下列各项均为胰腺的自体消化过程，除
　A. 脂肪酶使中性脂肪分解
　B. 胶原酶使胶原纤维溶解
　C. 淀粉酶使淀粉水解
　D. 磷脂酶 A 使卵磷脂变成溶血卵磷脂
　E. 弹力纤维酶使血管壁损害

43. 胰源性胰腺炎发展为休克的主要病理生理环节为
　A. 胰酶外溢－脂肪酶－脂肪坏死
　B. 大量胰消化酶被激活
　C. 胰蛋白酶－胰舒血管素－激肽原－激肽
　D. 胰蛋白酶－磷脂酶 A－组织坏死
　E. 胰酶－弹力纤维酶－血管损害出血

44. 有关胰源性溃疡，下列哪项是错误的
　A. 是胰腺非 B 细胞瘤
　B. 部分是由胰岛和胃窦部 G 细胞增生引起
　C. 胰岛细胞瘤大部分是良性的
　D. 大多数病人 BAO > 15mmol/h，BAO 和 MAO 差别缩小
　E. 夜间胃液量超过 1L，酸量超过 100mmol 有诊断意义

45. 下列有关急性胰腺炎的各项检查中，最早出现异常的是
　A. 血清脂肪酶　　　　B. 血清正铁血白蛋白
　C. 血清淀粉酶　　　　D. 尿淀粉酶
　E. 血清乳酸脱氢酶

46. 在中国，急性胰腺炎最常见的诱发因素是

A. 暴饮暴食   B. 酗酒

C. 胆道结石病   D. 胃肠炎

E. 甲状旁腺功能亢进

47. 下列各项中最能支持慢性胰腺炎诊断的是

A. 反复发作上腹痛

B. 血糖增高

C. 粪苏丹Ⅲ染色镜下有脂肪滴

D. B超检查胰腺增大

E. CT检查胰腺增大，有钙化影

48. 急性胰腺炎时，关于淀粉酶测定的正确叙述是

A. 只有血、尿淀粉酶增高才能诊断急性胰腺炎

B. 血清淀粉酶在8小时达峰值

C. 血清淀粉酶超过正常2倍可确诊急性胰腺炎

D. 淀粉酶的高低并不一定反映病情的严重程度

E. 尿淀粉酶增高可持续2~4周

49. 下列急性胰腺炎的临床分型和分期，错误的是

A. 轻型急性胰腺炎，相当于病理分类的水肿性胰腺炎

B. 重症急性胰腺炎，相当于病理分类的急性出血坏死性胰腺炎

C. 全身感染期

D. 愈合期

E. 急性反应期

50. 临床上壶腹癌最重要的症状是

A. 黄疸   B. 上腹疼及腰背疼

C. 寒战、发热   D. 消化道症状

E. 贫血、消瘦

51. 鉴别水肿型和出血坏死型胰腺炎最有价值的是

A. 上腹剧痛向左腰背部放射   B. 黄疸

C. 发热   D. Cullen征

E. 呕吐

52. 急性胰腺炎假性囊肿形成的时间一般是病后

A. 3~4小时   B. 24小时

C. 3~4天   D. 3~4周

E. 3~4月

53. 我国急性胰腺炎的主要病因是

A. 慢性酒精中毒   B. 胆道系统疾病

C. 内分泌与代谢障碍   D. 胰管阻塞

E. 手术与创伤

54. 可疑胰腺癌首选的检查方法是

A. MRI   B. B超

C. CT   D. X线气钡双重造影

E. 血尿淀粉酶测定

55. 急性胰腺炎患者，以下检查结果提示出血坏死型胰腺

炎的是

A. 血淀粉酶明显升高（5倍以上）

B. 血脂肪酶明显升高（5倍以上）

C. 血钾 <2.5mmol/L

D. 血钙 <2mmol/L

E. 血钠 <125mmol/L

56. Grey-Turner 征常见于

A. 急性阑尾炎   B. 急性胆囊炎

C. 急性胃炎   D. 急性肝炎

E. 急性出血坏死型胰腺炎

57. 与急性胰腺炎预后无关的表现是

A. 休克症状   B. 血钙小于2mmol/L

C. 血糖大于11.2mmol/L   D. 血淀粉酶显著升高

E. 腹膜刺激征

58. 治疗重症胰腺炎合并肠麻痹的患者时，不易应用的药物是

A. 抗生素   B. 抗酸药

C. 抑酸药   D. 抗胆碱药

E. 抑制胰酶活性药

59. 急性胰腺炎时血清淀粉酶开始升高的时间是

A. 1~2小时   B. 3~4小时

C. 6~12小时   D. 14~20小时

E. 24~48小时

60. 引起急性胰腺炎最常见的原因是

A. 胰、胆管开口梗阻，胆汁逆流

B. 饮酒

C. 流行性腮腺炎

D. 穿透性消化道溃疡

E. 胰腺外伤

61. 急性胰腺炎炎症波及整个胰腺，主要表现为

A. 一般情况差

B. 呕吐

C. 腹部压痛

D. 剧烈全上腹痛并束带状向两侧腰背部放射

E. 腹胀和肠鸣音稍减弱

62. 急性胰腺炎时，血清淀粉酶升高的规律是

A. 发病后2小时升高，12~24小时达高峰

B. 发病后3~12小时升高，24~48小时达高峰

C. 发病后24小时升高，48小时达高峰

D. 发病后48小时升高，72小时后达高峰

E. 发病后24小时升高，72小时后达高峰

63. 关于假性胰腺囊肿，下列哪项是不正确的

A. 继发于胰腺或上腹部外伤后

B. 无上皮细胞

C. 多位于胰头部

D. 可形成脓肿

E. 可形成胰源性腹水

64. 胰腺癌最常见的首发症状是

  A. 黄疸   B. 消瘦乏力

  C. 上腹痛和上腹饱胀不适   D. 食欲不振

  E. 发热

65. 胰岛素瘤的临床特点中，下列哪一项是不正确的

  A. 低血糖症状

  B. 饥饿试验能诱发症状

  C. 血胰岛素增高 50% 以上

  D. 葡萄糖耐量呈低平曲线

  E. 一经确诊应行手术切除肿瘤

66. 慢性胰腺炎最主要的病因是

  A. 胰腺组织坏死   B. 胰液引流不畅

  C. 胰腺血供障碍   D. 胰液外分泌异常

  E. 胰液内分泌异常

67. 小胰癌是指癌灶小于

  A. 1cm   B. 2cm

  C. 3cm   D. 4cm

  E. 6cm

68. 胰腺癌最常见的病理类型是

  A. 鳞癌   B. 腺癌

  C. 髓样癌   D. 小细胞癌

  E. 未分化癌

69. 下列关于急性水肿性胰腺炎的病理改变，哪个是错误的

  A. 病变多局限于胰体尾部

  B. 病变胰腺肿大变硬

  C. 可发生局限性脂肪坏死

  D. 可有广泛的出血

  E. 间质充血水肿

70. 关于胰腺解剖正确的是

  A. 胰腺是人体最大的腺体

  B. 胰腺的血供主要来源于胰十二指肠上、下动脉和肝动脉

  C. 胰头部的淋巴汇集到胰十二指肠淋巴结

  D. 胰腺钩突包绕着下腔静脉

  E. 胰腺的外分泌不受迷走神经支配

71. 关于环状胰腺描述正确的是

  A. 绝大多数位于十二指肠降部

  B. 主要临床表现是黄疸

  C. 胎粪检查没有诊断意义

  D. 一般不伴有其他先天性发育疾病

  E. 首选的手术方式是胆肠吻合

72. 急性胰腺炎最常出现的临床表现是

  A. 上腹部疼痛   B. 黄疸

  C. 发热   D. 恶心呕吐

  E. 休克

73. 胰头癌伴梗阻性黄疸，手术中探查发现肿瘤切除困难，为消除黄疸，术式宜采取

  A. 胆囊十二指肠吻合术

  B. 胆总管十二指肠吻合术

  C. 胆总管空肠吻合术

  D. 胆总管 "T" 形管引流术

  E. 胆囊造瘘术

74. 胰腺钩突包绕着的血管是

  A. 腹主动脉   B. 下腔静脉

  C. 门静脉   D. 肠系膜上动、静脉

  E. 肝动脉

75. 胰副管开口于

  A. 十二指肠第一部   B. 十二指肠第二部

  C. 十二指肠第三部   D. 十二指肠第四部

  E. 十二指肠大乳头

76. 急性胰腺炎时尿淀粉酶与血淀粉酶间的关系是

  A. 两者同时增高

  B. 前者持续增高，后者先高后低

  C. 前者增高迟于后者

  D. 前者增高早于后者，且下降缓慢

  E. 前者增高早于后者，但下降较快

77. 关于胃泌素瘤的手术治疗，下列错误的是

  A. 位于胰头部的肿瘤行 Whipple 手术

  B. 发现肿瘤广泛转移而不能切除时，行全胃切除术

  C. 术前药物治疗有效者，行高选择性胃迷走神经切断术

  D. 术前药物治疗无效者，行全胃切除术

  E. 根治手术能明显延长患者的生存时间

78. 急性胰腺炎当出现下列哪种情况时，应考虑重症胰腺炎

  A. 高血糖

  B. 低钙血症

  C. 血、尿淀粉酶明显升高

  D. 代谢性酸中毒

  E. 白细胞明显升高

【A2 型题】

1. 男性，59 岁，反复左上腹持续性隐痛伴腹胀、消瘦、脂肪泻 4 年，每次发作腹痛时有加剧，并向腰背部放射，呈束腰带状。既往有长期饮酒史。查体：皮肤、

巩膜无黄染。实验室检查：尿淀粉酶450U/L，空腹血糖11.5mmol/L。诊断首先考虑

A. 胃溃疡　　　　　　　B. 慢性结肠炎

C. 慢性胰腺炎　　　　　D. 胰头癌

E. 十二指肠溃疡

2. 女性，40岁，黄疸、食欲减退2个月。查体：皮肤、巩膜黄染，胆囊肿大可扪及。实验室检查：血胆红素17μmol/L，碱性磷酸酶30U/L。诊断首先考虑

A. 胆道蛔虫病　　　　　B. 急性病毒性肝炎

C. 先天性溶血性黄疸　　D. 胆总管囊肿

E. 壶腹周围肿瘤

3. 女性，59岁，上腹包块伴腹胀1个月，无腹痛、无发热。2月前曾患急性胰腺炎。查体：巩膜、皮肤无黄疸。上腹可扪及一拳头大小包块，表面光滑，无明显压痛。B超检查提示为囊性包块。诊断首先考虑

A. 胰腺囊腺瘤　　　　　B. 胰腺假性囊肿

C. 胰腺脓肿　　　　　　D. 胃癌

E. 胰腺癌

4. 男性，40岁，进油腻食物并饮白酒0.5kg后剧烈上腹痛4小时。查体：上腹部剑突下及左上腹压痛明显，无反跳痛和肌紧张。此时，首先要做的检查是

A. 血淀粉酶测定　　　　B. 尿三胆及胆红素

C. 血常规　　　　　　　D. 尿淀粉酶测定

E. 丙氨酸氨基转移酶测定

5. 男性，54岁，无痛性黄疸2个月余。临床初步诊断胰头癌。手术探查发现肝大，胆囊肿大、壁厚，胆总管粗如拇指，胰头部可触及一直径3cm的质硬肿块，尚能推动。根据患者情况，手术宜采取

A. 胰头切除术　　　　　B. 全胰腺切除术

C. 胰十二指肠切除术　　D. 胆囊空肠吻合术

E. 全胰十二指肠切除术

6. 男性，30岁，半年前上腹部曾受钝挫伤。2个月前上腹部出现包块。近来常有呕吐，但无腹痛及发热。查体：上腹部可触及一约9cm×10cm囊性包块，无压痛。临床诊断为胰腺假性囊肿。根据患者情况，最好的治疗方法是

A. 穿刺抽吸囊肿内容物　B. 手术切除囊肿

C. 囊肿外引流术　　　　D. 囊肿内引流术

E. 随诊观察

7. 女，45岁，入院诊断为急性胰腺炎。治疗2周后体温仍在38℃~39℃，左上腹部压痛，且能扪及一包块，局部触痛明显。尿淀粉酶256U，血白细胞20×10⁹/L。下列哪种情况可能性大

A. 急性胰腺炎并发假性囊肿

B. 急性胰腺炎并发脓肿

C. 急性胰腺炎迁延不愈

D. 急性胰腺炎合并局限性腹膜炎

E. 急性胰腺炎合并急性胆囊炎

8. 女，26岁，上腹部反复疼痛半年。钡餐造影发现胃、十二指肠球部多发溃疡，基础排酸量25mmol/L。该病诊断为

A. 多发溃疡　　　　　　B. 复合溃疡

C. 胰腺B细胞瘤　　　　D. 胰腺非B细胞瘤

E. 复合性溃疡恶变

9. 男，31岁，2年前因胃溃疡穿孔行修补术，1年后溃疡复发并穿孔行毕Ⅰ式胃大部切除术。术后半年又因胃溃疡穿孔行残胃部分切除并改行毕Ⅱ式胃大部切除术，术后上腹仍烧灼样痛，服用H₂受体阻断剂，疼痛仍不缓解。此时应考虑

A. 溃疡恶变

B. 十二指肠后壁穿透性溃疡

C. 吻合口溃疡

D. 空肠溃疡

E. Zollinger-Ellison综合征

10. 男性，30岁，半年前上腹部曾受钝挫伤。2个月前上腹部出现肿物，近来常有呕吐和上腹胀满，但无腹痛及发热。检查：上腹部有巨大囊性肿物，无压痛，张力高。诊断为假性胰腺囊肿，最好的治疗方法是

A. 继续观察

B. 穿刺抽吸囊肿内容物

C. 手术切除囊肿

D. 囊肿外引流手术

E. 囊肿内引流手术

11. 男性，47岁，腹痛急性发作5天，伴高热。上腹部可扪及压痛性肿块。超声波检查示液性肿物。尿淀粉酶2048U/L。应考虑为

A. 消化性溃疡穿孔并发膈下脓肿

B. 胰腺囊肿并发感染

C. 腹腔脓肿

D. 肝脓肿

E. 胆囊积脓

12. 女性，50岁，半年前因急性上腹痛住院，诊断为急性胰腺炎，经治疗后痊愈。近2个月上腹部逐渐隆起，无腹痛和发热，进食后有腹胀。查体：上腹部可以扪及拳头大小肿物，表面光滑，活动度差。初步考虑为

A. 肝包虫病　　　　　　B. 胰腺寄生虫性囊肿

C. 胰腺假性囊肿　　　　D. 胰腺囊腺瘤

E. 胰腺滞留性囊肿

13. 男性，50岁，上腹不适、食欲不振3个月。近1个月

来，出现黄疸并进行性加重，伴有低热。查体：全身黄染明显，肝右肋下似可扪及胆囊底部。化验：血胆红素 260.5μmol/L，尿液检查胆红素阳性。最可能的诊断是

A. 病毒性肝炎　　　　　B. 胆石症

C. 胰头癌　　　　　　　D. 慢性胰腺炎

E. 肝内胆汁淤积症

14. 男性，43 岁，上腹隐痛半年就诊。ERCP 检查发现主胰管粗细不均、扭曲、僵硬，胆总管下端向内移位。诊断首先考虑为

A. 急性胰腺炎　　　　　B. 慢性胰腺炎

C. 胰腺假性囊肿　　　　D. 胰腺癌

E. 先天性胆总管囊样扩张症

15. 男性，42 岁，6 小时前于饱餐后上腹剧痛，伴恶心、呕吐，呕吐物为胃内容物，呕吐后腹痛更剧烈，如刀割样，注射阿托品止痛无效。查体：脉搏 124 次/分，血压 80/50mmHg。痛苦容貌。腹胀，全腹肌紧张、压痛、反跳痛，上腹部为主，肠鸣音消失，肝浊音界存在。右下腹穿刺抽出淡红色血性液。白细胞 12 × 10^9/L，血清淀粉酶 4000U/L，血钙 1.5mmol/L。经 3 小时治疗观察，病情无好转。诊断应考虑为

A. 溃疡病穿孔，弥漫性腹膜炎

B. 胆囊穿孔，弥漫性腹膜炎

C. 急性胃炎

D. 急性出血坏死型胰腺炎

E. 急性绞窄性肠梗阻

16. 女性，25 岁，暴饮、暴食后心窝部突然疼痛，伴恶心、呕吐 2 天，无黄染。体温 37.8℃，脉搏 90 次/分，血压 110/70mmHg，左上腹压痛、轻度肌紧张。白细胞 15 × 10^9/L，血淀粉酶 640U/L，尿淀粉酶 2560 U/L。下列哪项处置正确

A. 半流食，针刺疗法

B. 半流食，解痉，助消化药

C. 禁食补液，抗生素注射，解痉，止痛，抑肽酶

D. 禁食，解痉止痛，肾上腺皮质激素

E. 手术疗法

17. 男性，45 岁，上腹痛伴恶心、呕吐 12 小时，吐后疼痛不减轻。查体：体温 38℃，上腹部压痛。白细胞 15×10^9/L，血淀粉酶 560 索氏单位，尿淀粉酶 256 索氏单位。可考虑为

A. 急性胰腺炎

B. 急性胆囊炎

C. 急性胃炎

D. 急性肠系膜淋巴结炎

E. 消化性溃疡穿孔

18. 男性，63 岁，胰腺癌术后 2 年，CA19 – 9 持续升高。CT 发现肝脏低密度占位，PET 见 FDG 代谢增高病灶。诊断首先应考虑

A. 原发性肝癌　　　　　B. 肝血管瘤

C. 肝脓肿　　　　　　　D. 肝转移癌

E. 肝囊肿

19. 女性，40 岁，黄疸、纳差 2 个月。查体：全身黄染。肝大，胆囊可扪及肿大。化验：血胆红素 171μmol/L，碱性磷酸酶 30U/L，其他肝功能指标正常。提示为

A. 先天性溶血性黄疸　　B. 急性病毒性肝炎

C. 胆道蛔虫病　　　　　D. 胆总管囊肿

E. 壶腹周围肿瘤

20. 男性，37 岁，疲乏、心悸、记忆力差 2 年，此期间曾 3 次出现癫痫样发作。半个月前清晨起床后又晕倒在地，神志不清，经静脉注入葡萄糖后恢复。以往无外伤史。检查：体型肥胖，血压 100/70mmHg，无其他阳性体征。应考虑为

A. 胃泌素瘤　　　　　　B. 胰岛素瘤

C. 脑血管疾病　　　　　D. 癫痫发作

E. 心血管疾病

21. 男，42 岁，患急性重症胰腺炎并发休克 36 小时，经抗休克治疗后行胰腺及其周围坏死组织清除、腹腔引流术。术后心率 106 次/分，血压 96/60mmHg（12.8/8kPa），中心静脉压 10cmH_2O（9.8kPa）。呼吸频率 22 次/分，动脉血氧分压 66mmHg（11.5kPa），尿量 10ml/h，尿比重 1.002。此患者目前最紧急的并发症是

A. 心功能不全　　　　　B. 肺功能衰竭

C. 肾衰竭　　　　　　　D. 血容量不足

E. 体内抗利尿激素分泌过多

22. 男，38 岁，餐后 2 小时突然腹痛、恶心、呕吐，伴发热，次日出现黄疸。查血淀粉酶及胆红素明显增高。其发生黄疸的最可能原因是

A. 肿大的胰腺压迫胆管所致

B. 肝细胞性黄疸

C. 胆结石并胰腺炎

D. 胆总管下端狭窄

E. 胆囊炎所致

23. 男性，40 岁，晚餐后 5 小时开始上腹疼痛，放射至左肩、腰、背部，伴恶心、呕吐、腹胀。现已 37 个小时。曾有胆结石病史。体检：R 24 次/分，T 38.9℃，BP 90/75mmHg。巩膜可疑黄染，全腹压痛，以上腹部显著并伴肌紧张和反跳痛，移动性浊音阳性。血白细胞 16×10^9/L，中性粒细胞百分比 89%。为确定诊断，最有价值的检查是

A. 测定血淀粉酶

B. 测定尿淀粉酶

C. 腹腔穿刺液检查并测定淀粉酶

D. 腹部超声检查

E. 腹部 X 线检查

24. 男性，40 岁，反复上腹疼痛 5 年余，平卧时加重，弯腰可减轻。查体：上腹部轻压痛。X 线腹部摄片左上腹部钙化。可能的诊断为

A. 慢性胃炎　　　　　　B. 慢性胆囊炎

C. 慢性胰腺炎　　　　　D. 慢性十二指肠球炎

E. 慢性肝炎

25. 女，54 岁，有胆囊结石病史 8 年。上腹剧痛 2 天，向腰部放射，伴恶心、呕吐。血淀粉酶升高 2 倍。以下最有价值的检查是

A. 腹部平片　　　　　　B. 上消化道钡餐

C. 心电图　　　　　　　D. 腹部 CT

E. 胃镜

26. 男性，35 岁，上腹痛 2 天，呕吐、腹胀。血淀粉酶 750U（Somogyi）。血压 80/50mmHg，脉搏 120 次/分。最可能的诊断是

A. 急性肾功能衰竭　　　B. 急性胰腺炎

C. 急性心肌梗死　　　　D. 急性胃炎

E. 急性肝炎

27. 男性，49 岁，右中上腹疼痛伴恶心、呕吐 1 天，加重伴腹胀 12 小时。查体：肥胖，体温 38.9℃，呼吸 30 次/分，心率 120 次/分，血压 110/80mmHg，全腹胀，伴压痛、反跳痛及肌紧张，移动性浊音阳性。血淀粉酶 1000 索氏单位，白细胞 $20 \times 10^9/L$，血钙降低。最可能的诊断为

A. 急性水肿性胰腺炎

B. 急性腹膜炎

C. 急性胃肠炎

D. 急性出血坏死型胰腺炎

E. 胃溃疡穿孔

28. 男性，42 岁，因"胰头癌"行 Whipple（胰十二指肠切除术）手术。术后第一天腹腔引流管中有少许血液流出，量约 50ml；第二天量约 80ml，出现血压下降、烦躁不安、面色苍白等，急诊 B 超检查腹腔内有大量液体。该病人可能出现了

A. 止血不彻底或血管结扎欠佳

B. 血管结扎处缺血、坏死

C. 结扎线脱落

D. 局部感染后组织坏死

E. 腹腔内出血和休克

29. 男，65 岁，进行性黄疸 3 个月，伴中上腹持续性胀痛

感，夜间平卧时加重，消瘦显著。查体：慢性消耗性面容，皮肤、巩膜黄染。腹平坦，脐右上方深压痛，未触及块状物，Courvoisier 征阳性。首先考虑的诊断是

A. 慢性胆囊炎　　　　　B. 胆石症

C. 原发性肝癌　　　　　D. 胃癌

E. 胰头癌

30. 男性，65 岁，无明显诱因出现皮肤、巩膜黄染，尿色变深，皮肤瘙痒 20 天。右上腹扪及肿大的胆囊，无触痛。最可能的诊断是

A. 胰头癌　　　　　　　B. 急性肝炎

C. 胆囊炎　　　　　　　D. 胆总管结石

E. 胆囊结石

31. 女，45 岁，饱餐后出现上腹部剧烈疼痛 10 小时，向后背部放射，屈曲位腹痛减轻，伴呕吐。有胆囊结石病史。查体：腹软，上腹部有压痛、反跳痛，Murphy 征阴性，肠鸣音减弱。最可能的诊断是

A. 急性胆囊炎　　　　　B. 消化道穿孔

C. 急性胰腺炎　　　　　D. 急性阑尾炎

E. 急性心肌梗死

【A3/A4 型题】

（1～5 题共用题干）

男性，45 岁，饱餐、酗酒后 3 小时，上腹部持续性剧痛并向左肩、腰背部放射，伴恶心、呕吐，10 小时后来院急诊。

1. 最有助于拟诊的检查项目是

A. 血常规　　　　　　　B. 尿常规

C. 血淀粉酶　　　　　　D. 胸腹部 X 线检查

E. 腹部 B 超

2. 经检查，诊断为急性胰腺炎。若要证实本病例属于重症胰腺炎，最有价值的实验室检查是

A. 尿淀粉酶

B. 血淀粉酶

C. 白细胞计数和分类

D. 腹穿液性状及淀粉酶测定

E. 血红蛋白和血细胞比容测定

3. 该患者的治疗方针是

A. 胃肠减压，密切观察病情变化

B. 中药制剂

C. 补液、抗炎

D. 急诊手术

E. 输液

4. 患者最可能的发病诱因是

A. 酗酒　　　　　　　　B. 胆石症

C. 肠道感染　　　　　　D. 遗传因素

E. 精神因素

5. 下列药物均可在该病人中使用，除外

    A. 盐酸哌替啶　　　　　　B. 吗啡

    C. 抑肽酶　　　　　　　　D. 氟尿嘧啶

    E. 生长抑素

（6～8 题共用题干）

    男性，50 岁，饱食 2 小时后上腹持续性胀痛，并逐渐加重。患者辗转不安，伴恶心，无呕吐，肌注阿托品未缓解，6 小时后来院急诊。体格检查：急性病容，脉搏 124 次/分，血压 12/9kPa。腹胀，全腹压痛，上腹尤著，反跳痛并肌紧张。肝浊音界存在，未扪及肿块，肠鸣音消失。血白细胞 15×10⁹/L，中性粒细胞百分比 83%。

6. 临床上首先应考虑的诊断为

    A. 消化性溃疡穿孔

    B. 急性胃炎

    C. 急性胆囊炎伴穿孔

    D. 急性胰腺炎

    E. 急性绞窄性肠梗阻

7. 在确定诊断后，哪项检查对决定治疗方案最有价值

    A. 血、尿淀粉酶

    B. 血白细胞计数和分类

    C. 血钙测定

    D. 腹部 B 超

    E. 腹部 CT 扫描

8. 在治疗上，哪项最重要

    A. 胃肠减压 + 抗生素 + 抗休克

    B. 胃肠减压 + 抗休克 + 抑肽酶

    C. 抗生素 + 抑肽酶

    D. 抗休克 + 抑肽酶

    E. 抗生素 + 抗休克 + 手术

（9～10 题共用题干）

    男性，30 岁，2 年前出差步行时自觉出冷汗、心悸，然后倒地，四肢抽搐。以后经常发生，工作效率差。本次发作有意识障碍。

9. 最适当的检查是

    A. 脑电图　　　　　　　　B. 腰穿查脑脊液

    C. 血常规　　　　　　　　D. 血糖

    E. ECG

10. 检查有低血糖，进一步定位诊断应做

    A. CT　　　　　　　　　　B. B 超

    C. 选择性腹腔动脉造影　　D. 剖腹探查

    E. 经皮肝门静脉插管分段采血测定胰岛素

（11～12 题共用题干）

    男性，20 岁，1 个月前在运动时上腹部曾被撞伤，当时未予注意。4 天前自觉上腹部肿块，伴上腹部胀痛、恶心、呕吐。体格检查：体温 37.3℃，腹平软，中上腹偏左可扪及 15cm×18cm 肿块，光滑、固定并有压痛。B 超示左上腹囊性肿块。目前诊断为胰腺假性囊肿。

11. 患者最可能的发病因素是

    A. 酗酒　　　　　　　　　B. 急性胰腺炎

    C. 慢性胰腺炎　　　　　　D. 上腹部外伤

    E. 先天性因素

12. 最适宜的治疗时机是

    A. 立即手术　　　　　　　B. 1 个月后手术

    C. 3 个月后手术　　　　　D. 1 年后手术

    E. 不手术，自行吸收

（13～14 题共用题干）

    男性，38 岁，饱餐、饮酒后中上腹持续疼痛 9 小时，伴恶心、呕吐。既往体健。体格检查：体温 37.0℃，血压 16/10kPa（120/75mmHg），腹平软，中上腹压痛，无反跳痛及肌紧张，肠鸣音不亢进。

13. 此时患者最重要的辅助检查是

    A. 血常规　　　　　　　　B. 腹部 B 超

    C. 血清淀粉酶　　　　　　D. 尿淀粉酶

    E. 血清脂肪酶

14. "急性胰腺炎"诊断被证实，下列哪项治疗措施是错误的

    A. 大剂量广谱抗生素

    B. 阿托品或山莨菪碱止痛、解痉

    C. 补液，维持水、电解质平衡

    D. 禁食及胃肠减压

    E. 严密观察生命体征变化

（15～16 题共用题干）

    男，36 岁，患胆囊结石 5 年。饱餐后持续上腹疼痛 16 小时，向腰背部放射，伴恶心、呕吐、发热。查体：上腹明显压痛，Murphy 征阴性，肋脊角无压痛、叩痛。

15. 诊断首先考虑为

    A. 急性胃炎　　　　　　　B. 泌尿系统结石

    C. 消化性溃疡　　　　　　D. 肠梗阻

    E. 急性胰腺炎

16. 为明确诊断，首选检查是

    A. 胃镜　　　　　　　　　B. 尿常规

    C. 血脂肪酶　　　　　　　D. 血淀粉酶

    E. X 线钡餐检查

（17～18 题共用题干）

    女性，35 岁，12 小时前进食后突然出现上腹持续性疼痛伴频繁呕吐。查体：上腹压痛明显，伴有腹肌紧张、反跳痛。腹部 X 线平片未见异常。

17. 诊断首先考虑是

A. 消化性溃疡急性穿孔　　　B. 急性胰腺炎

C. 急性肠梗阻　　　D. 急性心肌梗死

E. 急性胃炎

18. 对诊断、鉴别诊断及病情评估最有价值的影像学检查是

    A. EUS　　　B. 腹部 X 线平片

    C. 腹部增强 CT　　　D. 腹部 B 超

    E. ERCP

(19~21 题共用题干)

男性，35 岁，上腹部挤压伤 5 小时，上腹部、腰部及右肩持续性疼痛，伴恶心、呕吐。查体：体温 38.6℃，上腹部肌紧张明显，有压痛，反跳痛（±），移动性浊音（－），肠鸣音存在。血常规：白细胞 $18.6 \times 10^9/L$，中性粒细胞百分比 90%。怀疑胰腺损伤。

19. 对明确诊断帮助最大的检查是

    A. 腹部 B 超

    B. 上腹部 CT 检查

    C. 测定诊断性腹腔穿刺液的淀粉酶含量

    D. 腹部 X 线平片

    E. 血清淀粉酶

20. 如果此病人行剖腹探查术，则术中最可能发现合并损伤的脏器是

    A. 十二指肠　　　B. 胆总管

    C. 横结肠　　　D. 右侧肾脏

    E. 脾脏

21. 如果病人处理不妥当，最可能的远期并发症是

    A. 胆总管狭窄　　　B. 胰腺真性囊肿

    C. 脂肪泻　　　D. 胰腺假性囊肿

    E. 横结肠梗阻

(22~24 题共用题干)

男性，45 岁，反复上腹部疼痛、腹胀 4 年。既往有急性胰腺炎病史。查体：腹平坦，中上腹轻压痛，肝、脾未触及。实验室检查：WBC $5.9 \times 10^9/L$，N 68%。超声检查：胰腺轻度增大，轮廓不清，边界欠清，内部回声增强，呈条带状强回声。

22. 首先考虑的诊断是

    A. 胰腺假性囊肿　　　B. 慢性胰腺炎

    C. 胰腺肿瘤　　　D. 壶腹部肿瘤

    E. 亚急性胰腺炎

23. 关于此病的饮食疗法，不正确的为

    A. 低脂饮食

    B. 高维生素饮食

    C. 低蛋白饮食

    D. 按糖尿病要求控制血糖

    E. 少食多餐

24. 超声可见胰腺回声增强，不包括下列哪种情况

    A. 慢性胰腺炎

    B. 老年患者

    C. 急性胰腺炎

    D. 肥胖者或胰腺脂肪浸润

    E. 胰腺囊肿

(25~29 题共用题干)

男性，30 岁，暴饮、暴食 2 小时后发生上腹部剧烈疼痛，并向腰背部放射，伴恶心、呕吐，呕吐物为胃内容物，吐后腹痛不缓解。8 小时后就诊于急诊。

25. 最有助于诊断的检查是

    A. 血淀粉酶　　　B. 血常规

    C. 尿淀粉酶　　　D. 心电图

    E. 腹部 X 线平片

26. 如病情进展，出现上腹部压痛、反跳痛、肌紧张，移动性浊音（＋）。此时最有价值的检查是

    A. 血淀粉酶

    B. 尿淀粉酶

    C. 腹穿液性状及淀粉酶测定

    D. 白细胞计数和分类

    E. 血红蛋白和红细胞比容测定

27. 如果患者血钙低于 1.75mmol/L，提示

    A. 病情严重　　　B. 甲状旁腺功能亢进

    C. 腹部体征缓解　　　D. 呕吐加重

    E. 胃肠无改变

28. 该患者最有可能发生哪种并发症

    A. 胰腺假性囊肿　　　B. 肠梗阻

    C. 肠出血　　　D. 肠瘘

    E. 腹腔脓肿

29. 若患者出现上述并发症，下列哪项不是手术指征

    A. 持续腹痛不能缓解　　　B. 出现压迫症状

    C. 合并感染　　　D. 合并出血

    E. 一旦发生该并发症后均应及早手术

(30~34 题共用题干)

男性，35 岁，乏力、心悸、恍惚、步履不稳 2 年，此期间数次出现精神失常和癫痫样发作。1 个月前早餐前从事体力劳动，引起四肢抽搐、神志不清，经静脉注入葡萄糖后恢复。以往无外伤史。检查：血压 100/70mmHg，无其他阳性体征。

30. 症状发作时，以下哪项检查对诊断可能起到更大的辅助作用

    A. 血糖　　　B. 脑电图

    C. 精神障碍症候学检查　　　D. 血清电解质

    E. 心电图

31. 最可能出现的检查结果是

    A. 血淀粉酶大于 500U/L   B. ALT 大于 40U/L

    C. 血钙高于 3mmol/L   D. HBsAg 阳性

    E. 血糖低于 2.8mmol/L

32. 如出现上述可能的检查结果，考虑的诊断是

    A. 胃泌素瘤   B. 胰岛素瘤

    C. 脑血管疾病   D. 癫痫发作

    E. 心血管疾病

33. 如需确定上述诊断，最准确方法是

    A. Whipple 三联征   B. 葡萄糖耐量试验

    C. 饥饿试验   D. 血胰岛素测定

    E. 空腹血糖

34. 如明确上述诊断后，最合适的治疗是

    A. 控制血糖   B. 及早手术

    C. 补充电解质   D. 使用糖皮质激素

    E. 抗癫痫药物

(35～37 题共用题干)

    女性，50 岁，上腹部持续性疼痛伴腰背部放射 12 小时，伴呕吐，吐后腹痛不减轻。既往有胆总管结石病史。查体：体温 38℃，腹略膨隆，上腹正中压痛、轻度肌紧张、反跳痛，移动性浊音（＋），肠鸣音减弱。血白细胞 $20×10^9$/L，血清钾 4mmol/L，血清钠 135mmol/L，血清氯 106mmol/L，尿胆红素（－）。

35. 此病人最可能的诊断是

    A. 急性阑尾炎   B. 急性胰腺炎

    C. 急性胆囊炎   D. 急性肠梗阻

    E. 重症胆管炎

36. 此时应选择以下哪种检查

    A. 血细菌学培养

    B. 尿硝酸盐测定

    C. 大便真菌检查

    D. 呕吐物潜血试验

    E. 腹腔液淀粉酶检查

37. 如果出现下列哪项化验结果，提示病变严重

    A. 血淀粉酶 1256 温氏单位

    B. 尿淀粉酶大于 1024 温氏单位

    C. 血 WBC $12×10^9$/L

    D. 血清脂肪酶 1.5 康氏单位

    E. 血钙 0.8mmol/L

(38～39 题共用题干)

    女性，39 岁，因"持续上腹痛伴恶心、呕吐 3 天"入院。5 年来有胆囊结石，常有短暂上腹不适症状。B 超显示胆囊多发小结石；胆总管宽 9mm，其内未见结石；胰腺肿大、增厚，周围有积液。查体：体温 37.7℃，脉率 106 次/分，呼吸 28 次/分，血压 132/86mmHg，巩膜不黄，肺无啰音，上腹压痛、轻度肌紧张和反跳痛，肠鸣音较弱。化验：WBC $13.5×10^9$/L，血、尿淀粉酶高出正常 1 倍以上。

38. 对该患者最可能的诊断是

    A. 急性胃炎   B. 胆源性胰腺炎

    C. 急性弥漫性腹膜炎   D. 急性胆囊炎

    E. 十二指肠溃疡

39. 对该患者的最佳治疗方案是

    A. 禁食、胃肠减压、补液、止痛

    B. 即刻急诊手术引流

    C. 抗感染，体温超过 38.5℃ 则手术引流

    D. 腹腔灌洗

    E. 补液＋腹腔灌洗

(40～42 题共用题干)

    男性，70 岁，上腹部和腰背部疼痛 3 个月，以夜间为重，前倾坐位时疼痛可以减轻，体重减轻 10kg。

40. 首先应考虑的诊断为

    A. 慢性胰腺炎   B. 萎缩性胃炎

    C. 胰体癌   D. 十二指肠球后溃疡

    E. 胃癌

41. 首选检查方法是

    A. B 超   B. 十二指肠低张造影

    C. 选择性腹腔动脉造影   D. 穿刺活检术

    E. 腹部 X 线平片

42. 其疼痛主要是因为

    A. 后腹膜炎性刺激

    B. 腹前壁受损

    C. 胃肠道浆膜受侵犯

    D. 腹腔神经丛受侵犯或压迫

    E. 膈肌炎性刺激

(43～44 题共用题干)

    女性，58 岁，上腹隐痛不适 5 个月，疼痛加重并伴皮肤黄染、瘙痒 1 个月，体重下降约 10kg。

43. 该病人首选的检查是

    A. 胃肠低张造影

    B. ERCP

    C. PTC

    D. 腹腔动脉选择性造影

    E. 腹部 B 超

44. 经检查发现胰头占位性病变（约 4.0cm×3.5cm 大小），与周围血管分界明显。则最适合的治疗方式是

    A. 要素饮食，加强营养

    B. PTCD，解除黄疸

    C. 解痉、镇痛

D. 行胰头十二指肠切除术

E. 胆肠吻合术

(45～48 题共用题干)

男性，49 岁，胆石症病史 2 年，曾有急性胰腺炎发作病史。近 6 个月上腹部剑突下持续性隐痛，并多次出现剧烈疼痛，向背部放射。血糖水平在 9.0mmol/L 左右。

45. 为进一步确诊，该病人首选的检查方法是

A. MRI   B. ERCP

C. 腹部 X 线片   D. 钡餐透视

E. 腹腔穿刺

46. 该病人最可能的诊断是

A. 慢性胰腺炎   B. 胰头癌

C. 胃癌   D. 胃溃疡

E. 胰岛细胞瘤

47. 该病人血糖升高的原因最可能是

A. 应激性血糖升高   B. 糖类摄入过多

C. 葡萄糖利用障碍   D. 胰岛细胞数量减少

E. 胰岛素耐受

48. 该病人首选的治疗方法是

A. 应用抗生素预防感染   B. 手术治疗

C. 控制血糖   D. 应用止痛药物

E. TPN

【B 型题】

(1～4 题共用备选答案)

A. 胰岛素   B. 胰高血糖素

C. 胃泌素   D. 血管活性肠肽

E. 生长激素释放抑制激素

1. 胰岛 B 细胞分泌

2. 胰腺 A 细胞分泌

3. 胰腺 G 细胞分泌

4. 胰腺 D₁ 细胞产生

(5～8 题共用备选答案)

A. G 细胞   B. A 细胞

C. D₁ 细胞   D. D 细胞

E. PP 细胞

5. 分泌胰高血糖素的是

6. 分泌生长抑素的是

7. 分泌胃泌素的是

8. 分泌血管活性物质的是

(9～11 题共用备选答案)

A. 胆总管下端结石   B. 急性胰腺炎

C. 假性胰腺囊肿   D. 壶腹部癌

E. 慢性胰腺炎

9. 最常见的症状是腹痛反复发作，见于

10. 血清脂肪酶在发病后 24 小时升高的是

11. 早期出现无痛性黄疸的疾病是

(12～15 题共用备选答案)

A. 血清淀粉酶   B. 尿淀粉酶

C. 血清脂肪酶   D. GGT

E. CA19－9

12. 急性胰腺炎时升高最晚的是

13. 急性胰腺炎时升高最早的是

14. 在急性胰腺炎发病后 12～24 小时开始升高的是

15. 胰腺癌中最常用的辅助诊断和随访项目是

(16～17 题共用备选答案)

A. 波动较大

B. 进行性加重

C. 开始可以有波动，以后又加重

D. 发生快而后逐渐消退

E. 持续性轻度黄疸

16. 胰头癌所致黄疸的特点是

17. 壶腹周围癌所致黄疸的特点是

(18～20 题共用备选答案)

A. 呈草绿色透明

B. 呈黄色、浑浊、含胆汁、无臭气

C. 为稀脓性略带臭气

D. 为血性，胰淀粉酶含量高

E. 为血性，臭气浓

18. 胃、十二指肠急性穿孔的腹腔穿刺抽出液特点是

19. 急性阑尾炎穿孔的腹腔穿刺抽出液特点是

20. 急性出血坏死型胰腺炎的腹腔穿刺抽出液特点是

(21～23 题共用备选答案)

A. 胰头癌   B. 急性化脓性胆管炎

C. 慢性胆囊炎   D. 慢性胰腺炎

E. 壶腹周围癌

21. 黄疸开始有波动，以后加深，大便潜血阳性，常见于

22. 无痛性、进行性加重的黄疸，常见于

23. "腹痛、体重下降、糖尿病和脂肪泻"四联征，常见于

(24～28 题共用备选答案)

A. 胰岛素瘤   B. 胃泌素瘤

C. 血管活性肠肽瘤   D. 胰多肽瘤

E. 胰高血糖素瘤

24. Zollinger－Ellison 综合征见于

25. 低血糖综合征见于

26. 无症状或有腹泻见于

27. 腹泻综合征见于

28. 糖尿病－皮炎综合征见于

（29～30 题共用备选答案）

　A. 胆管损伤　　　　　　　　B. 急性胰腺炎

　C. 胆道出血　　　　　　　　D. 复发性胆管炎

　E. 肠管损伤

29. ERCP 最常见的并发症是

30. 胆肠吻合术后期最常见的并发症是

（31～32 题共用备选答案）

　A. 腹壁反射消失　　　　　　B. 腱反射亢进

　C. Grey – Turner 征阳性　　　D. 扑翼样震颤阳性

　E. Babinski 征阳性

31. 对急性重症胰腺炎诊断帮助最大的是

32. 对肝性脑病诊断帮助最大的是

【X 型题】

1. 胰头癌的早期症状有

　A. 上腹部隐痛，进食后可加剧

　B. 上腹部不适

　C. 食欲不振

　D. 进行性黄疸

　E. 腰背部疼痛

2. 胰腺的外分泌是由哪些细胞分泌的

　A. 腺泡细胞　　　　　　　　B. G 细胞

　C. 导管壁细胞　　　　　　　D. A 细胞

　E. B 细胞

3. 胰腺的消化酶中，属于蛋白类的是

　A. 胰蛋白酶　　　　　　　　B. 胶原酶

　C. 核糖核酸酶　　　　　　　D. 胰磷脂酶

　E. 弹性蛋白酶

4. 正常情况下胰腺的消化酶并不能引起自身消化，是由于

　A. 胰管上皮有黏多糖保护

　B. 胰酶以酶原形式存在

　C. 胰液中有大量的胰酶抑制物

　D. 腺泡细胞阻止胰酶侵入

　E. oddi 括约肌、胰管括约肌均可防止反流

5. 急性出血坏死性胰腺炎的典型化验检查结果可见

　A. 白细胞大于 16×10^9/L

　B. 血糖大于 11.1mmol/L

　C. 血钙大于 3.0mmol/L

　D. PaO_2 小于 8kPa

　E. ALT 大于 40U/L

6. 胰腺癌出现腹水的原因是

　A. 胰酶刺激腹膜　　　　　　B. 癌浸润腹膜

　C. 门静脉癌栓形成　　　　　D. 低蛋白血症

　E. 胰液外漏

7. 下列关于急性胰腺炎的描述哪些是正确的

　A. 无痛性黄疸是主要的临床症状之一

　B. 经多次呕吐排空胃内容后，腹痛可缓解

　C. 血清淀粉酶测定值的高低与病变程度成正比

　D. 可以有脐周青紫色斑

　E. 血清脂肪酶升高是有助于诊断的客观指标

8. 急性胰腺炎时，淀粉酶的改变下列哪项正确

　A. 尿淀粉酶增高迟于血清淀粉酶

　B. 血清脂肪酶升高较血清淀粉酶早

　C. 尿淀粉酶测定值如 >300U（索氏法）有诊断意义

　D. 急性坏死性胰腺炎，尿淀粉酶不一定增高

　E. 尿淀粉酶的高低与病变轻重不一定成正比

9. 哪些情况应怀疑有胃泌素瘤

　A. 溃疡病手术后复发　　　　B. 溃疡病伴腹泻

　C. 多发溃疡　　　　　　　　D. 不典型位置溃疡

　E. 溃疡病伴高钙血症

10. 胰液主要成分包括

　A. 水　　　　　　　　　　　B. 无机盐

　C. 胰酶　　　　　　　　　　D. 胰岛素

　E. 胰高血糖素

11. 急性胰腺炎常见病因包括

　A. 胰腺血液供应不足　　　　B. 胰腺外分泌旺盛

　C. 胰腺内分泌旺盛　　　　　D. 胆汁反流入胰管

　E. 十二指肠液反流入胰管

12. 胰岛素瘤的临床表现包括

　A. 意识障碍

　B. 交感神经兴奋的表现

　C. 精神异常

　D. 颞叶癫痫

　E. 顽固性腹泻

13. 胰腺损伤的特点是

　A. 不易早期发现

　B. 常并发胰瘘

　C. 影响消化功能

　D. 上腹部可有压痛和肌紧张

　E. 可见呕血、黑便

参 考 答 案

【A1 型题】

1. D	2. A	3. C	4. B	5. C	6. A	7. A	8. E
9. E	10. B	11. E	12. C	13. A	14. D	15. C	16. B
17. D	18. C	19. E	20. B	21. E	22. C	23. D	24. A
25. A	26. A	27. B	28. E	29. B	30. B	31. A	32. D
33. E	34. B	35. D	36. C	37. A	38. C	39. B	40. B

41. D 42. C 43. C 44. C 45. C 46. C 47. E 48. D
49. D 50. A 51. D 52. D 53. B 54. B 55. D 56. E
57. D 58. D 59. C 60. A 61. D 62. B 63. C 64. C
65. C 66. B 67. B 68. B 69. D 70. C 71. A 72. A
73. C 74. D 75. B 76. C 77. A 78. B

【A2 型题】

1. C 2. E 3. B 4. A 5. C 6. D 7. B 8. D
9. E 10. E 11. B 12. C 13. C 14. B 15. D 16. C
17. A 18. D 19. E 20. B 21. C 22. C 23. C 24. C
25. D 26. B 27. D 28. E 29. E 30. A 31. C

【A3/A4 型题】

1. C 2. D 3. A 4. A 5. D 6. D 7. E 8. E
9. D 10. E 11. D 12. C 13. C 14. A 15. E 16. D

17. B 18. C 19. C 20. B 21. D 22. B 23. C 24. E
25. A 26. C 27. A 28. A 29. E 30. A 31. E 32. E
33. D 34. B 35. B 36. E 37. E 38. D 39. C 40. C
41. A 42. D 43. E 44. D 45. B 46. A 47. D 48. B

【B 型题】

1. A 2. B 3. C 4. D 5. B 6. D 7. A 8. C
9. E 10. B 11. D 12. C 13. A 14. B 15. E 16. B
17. C 18. E 19. D 20. D 21. E 22. A 23. D 24. B
25. A 26. D 27. C 28. E 29. B 30. D 31. C 32. D

【X 型题】

1. ABC 2. AC 3. ABCE 4. ABDE 5. ABDE
6. BCD 7. DE 8. ACDE 9. ABCDE 10. ABC
11. ABDE 12. ABCD 13. ABCD

第三十一章　脾脏外科

【A1 型题】

1. 下列哪一种脾脏疾病不适合行脾切除术

   A. 海绵状血管瘤、内皮瘤或脾动脉瘤

   B. 脾脓肿

   C. 脾肉瘤或淋巴瘤

   D. 游走脾出现剧烈腹痛

   E. 小型非寄生虫性脾囊肿

2. 以下对脾切除术后凶险性感染（OPSI）的论述，不正确的是

   A. 4 岁以下婴幼儿罹患此病的危险性大，致病菌多为肺炎球菌

   B. 发病率高，故应限制脾切除术

   C. 常并发 DIC、低血糖

   D. 早期应用大剂量抗生素，维护重要脏器功能

   E. 发病突然，骤起寒战高热、恶心呕吐、腹泻，乃至昏迷、休克

3. 对于外伤性脾破裂，下列哪一项不宜行脾切除术

   A. 全脾破碎者

   B. 脾脏血管完全断裂，失去血供者

   C. 合并腹内其他脏器损伤，生命体征不稳定者

   D. 损伤大缝合术不能有效止血或失败者

   E. 脾裂伤长 4.0cm、深 1cm 的小儿患者

4. 脾脏体积增大（脾大）是脾脏疾病的主要表现，其病因中，不包括

   A. 免疫反应所致反应性脾大

   B. 红细胞破坏所致反应性脾大

   C. 充血性脾大

   D. 创伤性脾大

   E. 骨髓增生性脾大或浸润性脾大

5. 下列不是脾切除术后并发症的是

   A. 腹腔内大出血或急性胰腺炎

   B. 肺部并发症或膈下感染或脓肿

   C. 脾静脉或门静脉血栓形成

   D. OPSI

   E. 血小板减少

6. 以下对脾脏解剖与生理功能的论述，不正确的是

   A. 脾脏是人体最大的淋巴器官

   B. 脾动脉多沿胰腺上缘向胰尾方向行走

   C. 脾静脉在脾门处汇成主干，在胰腺上缘，脾动脉深

面上方右行

   D. 脾动脉的分支包括胃网膜左动脉和胃短动脉

   E. 脾脏具有造血、储血、免疫等功能

7. 怀疑有脾破裂时，最简单、可靠的诊断方法是

   A. CT 检查

   B. 血常规

   C. B 超检查

   D. 诊断性腹腔穿刺或腹腔灌洗

   E. 腹部 X 线平片

8. 对于血吸虫性严重脾大，脾功能亢进的患者，何种治疗效果好

   A. 单纯脾切除

   B. 脾切除同时行分流术

   C. 脾切除同时行贲门周围血管离断术

   D. 保守治疗

   E. 脾切除同时行联合断流术

9. 下述哪种不是脾切除适应证

   A. Gaucher 病　　　　　　　B. 淋巴瘤

   C. 毛细胞白血病　　　　　　D. 丙酮酸激酶缺乏症

   E. 急性粒细胞白血病

10. 脾静脉血流占门静脉血流的比例是

   A. 40% ~50%　　　　　　　B. 20% ~40%

   C. 10% ~20%　　　　　　　D. 50% ~60%

   E. 60% 以上

11. 对于遗传性红细胞增多症，下列何种情况不宜行脾切除术

   A. 小于 4 岁　　　　　　　　B. 贫血

   C. 伴有黄疸　　　　　　　　D. 脾肿大不严重

   E. 伴有下肢溃疡

12. 脾脏循环血量约占心输出量的

   A. 1% ~2%　　　　　　　　B. 4% ~5%

   C. 8% ~10%　　　　　　　　D. 10% ~15%

   E. 15% ~20%

13. 脾脏是体内最大的外周淋巴器官，其淋巴组织约占全身总量的

   A. 5%　　　　　　　　　　　B. 10%

   C. 25%　　　　　　　　　　D. 40%

   E. 60%

14. 脾功能亢进症主要发生于
    A. 脾良性肿瘤 　　　　　B. 脾内瘤
    C. 巨大脾囊肿 　　　　　D. 充血性脾肿大
    E. 脾萎缩

【A2 型题】

1. 男性，4 岁，腹部外伤，临床诊断为脾破裂。手术探查发现脾下极有一长 3.0cm、深 1.0cm 的裂伤，出血不止。手术方式宜采取
    A. 脾下极切除术 　　　　B. 脾切除术
    C. 脾动脉栓塞术 　　　　D. 脾修补术
    E. 脾切除大网膜移植术

2. 患者，女，18 岁，发生车祸 1 小时，被送到急诊室时血压初期为 90/60mmHg、脉搏 120 次/分，静脉快速补液后血压升至 120/70mmHg、脉搏 90 次/分，病情稳定，尿量 40ml/h。患者非常惊慌，自诉腹痛。左上腹触痛，X 线胸片和颈椎片正常。下一步需要进行的实验室检查最好是
    A. 腹部 CT 　　　　　　　B. 动脉造影
    C. 放射核素肝、脾扫描 　　D. 腹部 X 线平片
    E. 静脉肾盂造影（IVP）

3. 男性，46 岁，因反复出现头晕、鼻衄 3 年就诊。有疟疾病史。查体：巩膜无黄染，肝未触及，脾左肋下 8cm，无腹水征。肝功能正常。骨髓检查示增生骨髓象。食管吞钡透视检查无食管静脉曲张。最有效的治疗方法是
    A. 应用补血药 　　　　　B. 用止血药
    C. 输注全血 　　　　　　D. 脾切除术
    E. 脾切除加门 - 腔分流术

4. 儿童，男性，3 岁，车祸致脾破裂 5 小时，血压进行性下降。首选的治疗方式是
    A. 输血 　　　　　　　　B. 补液
    C. 抗感染 　　　　　　　D. 脾切除术
    E. 脾切除术 + 自体脾组织大网膜移植术

5. 某女性病人，体重 60kg，左季肋部撞伤致外伤性脾破裂。入院查 BP 80/60mmHg，P 132 次/分，有明显失血表现。估计失血量为
    A. 600ml 　　　　　　　B. 900ml
    C. 1000ml 　　　　　　　D. 1300ml
    E. 2000ml

6. 女性，20 岁，原发性血小板减少性紫癜病史 2 年。脾脏肋下 5cm 可触及。PLT 16×10^9/L。已应用激素治疗 8 个月，下一步首选的治疗方法是
    A. 脾切除术
    B. 糖皮质激素
    C. 输全血

D. 补充血小板
E. 应用粒细胞集落刺激因子

【A3/A4 型题】

（1～4 题共用题干）

患者，男，38 岁，30 分钟前从三楼阳台跌落摔伤；左上腹疼痛伴轻度恶心、心悸、出冷汗。查体：血压 75/52mmHg，心率 130 次/分，左侧胸壁皮肤挫伤；左上腹轻度压痛，反跳痛不明显，局限性腹肌紧张，移动性浊音阳性。

1. 下列最有助于诊断的检查是
    A. 腹部 X 线检查
    B. 腹部 CT
    C. 腹部 B 超
    D. 诊断性腹穿
    E. 输液并观察

2. 最可能的诊断是
    A. 肝破裂 　　　　　　　　B. 肾破裂
    C. 脾破裂 　　　　　　　　D. 小肠破裂
    E. 结肠破裂

3. 抢救措施中不正确的是
    A. 快速输血、输液、抗休克
    B. 力争在收缩压回升至 90mmHg 以上后行手术
    C. 严密观察病情变化
    D. 若经抗休克治疗后血压不升，则详细检查以防止漏诊复合伤，待确诊后再手术
    E. 进行必要的实验室检查，准备足够全血

4. 术中探查脾脏多处破裂，脾门有活动性出血，应采用的术式为
    A. 全脾切除
    B. 脾脏部分切除
    C. 脾脏裂口修补缝合
    D. 脾动脉结扎
    E. 脾移植

【X 型题】

1. 脾功能亢进症的临床表现有
    A. 脾窦扩张，脾内纤维组织增生，单核 - 巨噬细胞增生
    B. 脾大
    C. 外周全血细胞减少，以白细胞和血小板为主
    D. 患者有脾区疼痛，有时伴低热
    E. 患者易发生感染

2. 全脾切除术适用于
    A. 外伤性脾破裂
    B. 肝硬化并发脾肿大
    C. 某些血液疾病

D. 脾脏脓肿

E. 体积不大的淋巴管囊肿

3. 部分脾切除术适用于

A. 某些类型的外伤性脾破裂

B. 肝硬化、脾肿大

C. 慢性粒细胞白血病

D. 局限在脾脏某一部位的良性囊肿

E. 脾脓肿

4. 与脾切除有关的并发症是

A. 免疫功能低下　　　　　B. 左膈下积液

C. 血小板减低　　　　　　D. 左胸腔积液

E. 胰瘘

参 考 答 案

【A1 型题】

1. E　2. B　3. E　4. D　5. E　6. C　7. D　8. A

9. E　10. B　11. A　12. B　13. C　14. D

【A2 型题】

1. D　2. A　3. D　4. E　5. D　6. A

【A3/A4 型题】

1. D　2. C　3. D　4. A

【X 型题】

1. ABCD　2. ABCD　3. AD　4. ABDE

第三十二章　上消化道大出血

【A1 型题】

1. 对于急性上消化道出血，原因不明时，一般主张
- A. 立即 X 线钡餐检查
- B. 尽可能保守治疗
- C. 立即剖腹探查
- D. 急诊胃镜检查
- E. 急诊 B 超检查

2. 溃疡病上消化道出血的特征，哪项不恰当
- A. 出血前疼痛重，出血后转轻
- B. 呕血多为暗红色
- C. 呕血成酸性
- D. 食管胃底出血，主要表现是呕血
- E. 出血后可有发热，氮质血症

3. 对上消化道出血最有价值的诊断方法是
- A. CT 检查
- B. 钡餐试验判定
- C. 临床观察
- D. 三腔管压迫试验治疗
- E. 急诊胃镜检查

4. 若患者突发呕血，治疗应除外
- A. 垂体加压素
- B. 止血药物
- C. 输血，补液
- D. 急诊分流术
- E. 三腔两囊管压迫止血

5. 为明确诊断，待出血稍稳定后应首选下列哪项检查
- A. MRI
- B. CT
- C. B 超
- D. 血管造影
- E. 纤维内镜

6. 有关门脉高压症上消化道出血下列哪一项不恰当
- A. 外科治疗的目的在于紧急制止食管胃底静脉曲张导致的大出血
- B. 食管胃底静脉曲张的患者不一定出血
- C. 不宜行预防性手术
- D. 肝功能 C 级患者宜采用非手术治疗
- E. 门静脉高压症上消化道出血一定为食管胃底静脉曲张破裂

7. 有关上消化道出血急诊处理，哪项是不恰当的
- A. 立即进行剖腹探查术
- B. 应用抗酸药物
- C. 应用止血药物
- D. 积极纠正休克
- E. 放置胃管，以冰盐水洗胃

8. 有关上消化道出血的处理，下列不恰当的是
- A. 胃镜下局部喷洒药物
- B. 口服止血药和去甲肾上腺素
- C. 胃内冰盐水降温
- D. 胃镜下局部注射药物
- E. 应用促胃动力药如多潘立酮等

9. 有关上消化道出血，哪项不恰当
- A. 经积极保守治疗后，出血不能有效控制，血压、脉搏不能稳定，应早期剖腹探查
- B. 80% 的患者可经非手术治疗达到止血目的
- C. 急诊手术的目的首要是止血，如条件允许，可行原发病的治愈性手术
- D. 术中应按胃、十二指肠、肝、脾、胆道和空肠上段依次检查
- E. 找不到出血原因，可行胃大部切除术

10. 上消化道大量呕血又不易控制的常见病为
- A. 肠道感染出血
- B. 应激性溃疡出血
- C. 食管静脉曲张破裂出血
- D. 十二指肠溃疡球部以下出血
- E. 胃癌出血

11. 上消化道大出血休克时，首选的治疗方法是
- A. 放置胃管注入止血药
- B. 平卧位下肢抬高并予吸氧
- C. 紧急经纤维内镜止血
- D. 积极补充血容量
- E. 静脉注入制酸药

12. 40% 左右的肝硬化患者出现食管胃底静脉曲张，其中可并发上消化道大出血的患者比例为
- A. 5% ~10%
- B. 10% ~20%
- C. 20% ~30%
- D. 30% ~40%
- E. 50% ~60%

13. 肝硬化门静脉高压症患者出现上消化道出血，除了食管胃底静脉曲张破裂出血以外，另一种常见的病因是
- A. 胃溃疡出血
- B. 十二指肠溃疡出血
- C. 贲门黏膜撕裂性出血
- D. 门脉高压性胃病
- E. 异位静脉曲张破裂出血

14. 迅速明确上消化道大出血的病因和部位应首选哪种检查
- A. 三腔两囊管压迫试验
- B. 肝功能检查

C. 胃镜检查

D. 选择性腹腔动脉造影

E. X线双重对比造影

15. 引起上消化道出血最常见的原因是

A. 门脉高压症　　　　　B. 出血性胃炎

C. 胃癌　　　　　　　　D. 胃、十二指肠溃疡

E. 胆道感染出血

16. 上消化道出血表现为呕血或黑便，主要取决于

A. 出血的速度和量　　　B. 出血部位的高低

C. 病变的性质　　　　　D. 凝血机制

E. 胃肠蠕动情况

17. 上消化道出血范围是

A. 贲门以上出血

B. 幽门以上出血

C. Treitz 韧带以上出血

D. 空回肠交界处以上出血

E. 回盲部以上出血

18. 对鉴别上下消化道出血有帮助的是

A. 大便潜血阳性　　　　B. 血尿素氮升高

C. 血肌酐升高　　　　　D. 血色素下降

E. 血氨升高

19. 上消化道大出血最常见的病因是

A. 胃、十二指肠溃疡　　B. 门静脉高压症

C. 应激性溃疡　　　　　D. 胆道出血

E. 胃癌

20. 上消化道出血时，对病因诊断最有帮助的检查方法是

A. 选择性腹腔动脉造影　B. 内镜检查

C. 钡餐 X 线检查　　　　D. 胃黏膜活检

E. 超声波检查

21. 麦克尔憩室并发消化道出血的最主要原因是

A. 憩室炎

B. 憩室内壁存在迷生组织

C. 憩室与周围肠管粘连

D. 憩室黏膜溃疡

E. 憩室内疝

22. 关于上消化道出血的定义，正确的是

A. 贲门以上部位出血

B. 幽门以上部位出血

C. 空肠以上部位出血

D. Treitz 韧带以上部位出血

E. 十二指肠乳头水平以上部位出血

23. 上消化道出血的特征性表现是

A. 贫血　　　　　　　　B. 发热

C. 呕血与黑粪　　　　　D. 氮质血症

E. 失血性周围循环衰竭

24. 关于上消化道大出血的临床特点，下列不正确的是

A. 是呕血还是便血取决于可能的诱因和凝血机制

B. 出血量小，解柏油样黑便；出血量大，呕鲜红色血

C. 食管胃底静脉曲张破裂出血，以呕血为主

D. 胃、十二指肠溃疡，胃癌引起的出血，以便血为主

E. 胆道出血以便血为主，周期性复发

25. 以下可以确定上消化道出血诊断的是

A. 便秘伴少量鲜血便　　B. 腹泻伴脓血便

C. 呕血及黑便　　　　　D. 贫血及氮质血症

E. 果酱样大便

【A2 型题】

1. 男性，29 岁，间歇性上腹部隐痛伴反酸、嗳气 4 年，排柏油样黑便 1 周。昨日劳累后突然呕吐鲜红色血，量约 400ml。根据患者情况，出血最可能的原因是

A. 胆道出血

B. 胃癌出血

C. 食管胃底静脉曲张破裂出血

D. 胃、十二指肠溃疡出血

E. 应激性溃疡出血

2. 女性，45 岁，近半年以来自觉上腹部隐痛不适，食欲减退，全身乏力，间断排柏油样黑便，无呕血，体重下降约 5kg。既往无胃病史。查体：上腹部轻压痛，肝、脾未触及，无移动性浊音。大便潜血试验（+）。根据患者情况，首先要考虑的是

A. 糜烂性胃炎

B. 食管静脉曲张破裂出血

C. 胃癌伴出血

D. 胆道出血

E. 十二指肠溃疡出血

3. 男，30 岁，因上消化道大出血入院，经保守治疗病情稳定，无活动性出血征象。为明确出血病因，首选的检查是

A. CT　　　　　　　　　B. 纤维胃镜检查

C. 选择性腹腔动脉造影　D. B 超

E. 钡餐检查

4. 女性，38 岁，突发右上腹痛、寒战、高热，呕血约 200ml。查体：皮肤、巩膜黄染，肝肋下 1cm，触痛明显，Murphy 征（+）。最可能的诊断是

A. 食管静脉曲张破裂大出血　B. 胃癌出血

C. 胆道出血　　　　　　　　D. 胃息肉出血

E. 十二指肠溃疡出血

5. 患者，男性，38 岁，间歇性上腹痛半年余，偶伴反酸和剑突下烧灼感，尤以夜间及空腹为重，进食后可缓解。入院前突发恶心、呕吐 8 小时，呕吐物为咖啡色物，伴黑便。查体：心率 85 次/分，血压 100/65mmHg，轻度贫血，上腹部轻压痛，余检查（－）。腹平片未见异常。考虑呕血的原因最可能是

A. 胃癌出血

B. 消化性溃疡出血

C. 胆道出血

D. 食管静脉曲张破裂出血

E. 应激性溃疡出血

6. 患者，男性，35 岁，上腹疼痛伴反酸、胃灼热 2 年。昨日突然出现呕血，总量约 250ml，伴黑便。最可能的出血原因是

A. 胆道出血

B. 胃、十二指肠溃疡出血

C. 食管胃底静脉曲张破裂出血

D. 胃癌出血

E. 应激性溃疡出血

7. 男，35 岁，2 小时前突然呕鲜血约 1000ml 来院。2 年前诊断为慢性乙型肝炎。查体：贫血貌，BP 90/60mmHg，P 120 次/分，肝肋下未触及，脾肋下 3cm。血红蛋白 60g/L，红细胞 2.6×10^{12}/L，血小板 60×10^9/L。最有效的紧急止血措施是

A. 三腔两囊管压迫

B. 补充凝血因子

C. 口服止血药

D. 静脉注射生长抑素制剂

E. 冷盐水洗胃

8. 34 岁男性，上腹灼痛 3 个月，柏油样便 2 日。为了确诊，首选检查是

A. X 线钡餐透视　　　　B. 大便隐血试验

C. 血常规　　　　　　　D. 胃镜

E. B 超

【A3/A4 型题】

（1～3 题共用题干）

男，45 岁，厌食、乏力、腹胀 2 个月。5 小时前突然呕出大量鲜血 3 次，共约 1200ml，含有凝血块。既往有肝炎病史 15 年。查体：P 112 次/分，BP 80/50mmHg，巩膜轻度黄染。肝右肋下 4cm，质硬，结节状，左上腹扪及肿物，肋下 3cm，边缘圆钝，质地中等，未触及结节上界。腹腔积液征阳性。化验：Hb 56g/L，WBC 3.0×10^9/L，HBsAg（＋）。

1. 出血的最可能原因是

A. 胃癌出血

B. 应激性溃疡

C. 肝癌并发胆道出血

D. 胆道结石并发胆道出血

E. 食管胃底静脉曲张破裂出血

2. 进一步的止血治疗，应采取

A. 局部止血药　　　　　B. 全身止血药

C. 放置三腔两囊管　　　D. 胃管内用药

E. 立即手术治疗

3. 病情稳定后，为明确诊断，进一步的检查首选

A. B 超　　　　　　　　B. CT

C. 静脉胆道造影　　　　D. 纤维内镜

E. PTC

（4～5 题共用题干）

女性，54 岁，因"门脉高压症致上消化道出血"而行贲门周围血管离断术后 3 个月，黑便 7 天。血红蛋白 100g/L，血压 110/60mmHg。

4. 为进一步明确诊断，首选的检查方法是

A. 胃镜检查　　　　　　B. B 超钡餐透视

C. CT 检查　　　　　　D. 选择性动脉造影

E. MRI

5. 最可能的出血原因是

A. 应激性溃疡

B. 出血性胃炎

C. 第一次手术遗漏了异位高位食管支

D. 胆道出血

E. 胃癌

（6～7 题共用题干）

男性，25 岁，反酸伴黑便 1 个月余，体重无明显变化。查体：贫血貌，腹软，无压痛、反跳痛，肝、脾肋下未及。

6. 为明确诊断，首选检查是

A. 血沉　　　　　　　　B. 血常规

C. 胃镜检查　　　　　　D. 胃肠钡餐检查

E. 肝功能试验

7. 最有可能的诊断是

A. 胃溃疡并发出血

B. 十二指肠溃疡并发出血

C. 食管胃底静脉曲张破裂出血

D. 胃癌

E. 急性胃炎

（8～10 题共用题干）

男性，61 岁，乏力伴食欲减退半年余，体重下降约 10kg。间断出现黑便，突然呕吐暗红色血液，量约 300ml。查体：上腹部饱满，轻压痛，肝、脾未触及，移

动性浊音（－）。

8. 此患者应怀疑诊断为
   A. 食管胃底静脉曲张破裂出血　B. 胃癌出血
   C. 慢性萎缩性胃炎　　　　　　D. 应激性溃疡出血
   E. 消化性溃疡出血

9. 最具有诊断意义的检查为
   A. 上消化道造影　　　　　　B. 血管造影
   C. 腹部B超　　　　　　　　D. 胃镜
   E. 腹部CT

10. 如诊断明确，该患者应接受何种治疗
    A. 禁食，抑酸药物治疗
    B. 原位肝移植术
    C. 胃癌根治术
    D. 贲门周围血管离断术
    E. 胃镜下硬化剂注射

（11~16题共用题干）

男性，46岁，无明显诱因突然呕吐大量暗红色血液，量约800ml，感乏力、头晕。查体：脉搏110次/分，血压70/40mmHg。

11. 采取的急救措施不包括
    A. 简单询问病史
    B. 开放静脉通路，补充血容量
    C. 静脉滴注升压药物
    D. 行腹部CT检查
    E. 监测生命体征及尿量

12. 患者既往曾患乙肝。查体：肝掌，前胸部皮肤有蜘蛛痣，腹壁静脉曲张，脾大，移动性浊音（＋）。最可能的诊断为
    A. 食管胃底静脉曲张破裂出血　B. 胃癌出血
    C. 慢性萎缩性胃炎　　　　　　D. 应激性溃疡出血
    E. 消化性溃疡出血

13. 化验结果：血红蛋白80g/L，血小板43×10^9/L，ALB 25.7g/L，总胆红素87μmol/L。对此患者不恰当的治疗措施为
    A. 垂体后叶素20IU加入500ml 5%葡萄糖溶液中静脉滴注
    B. 生长抑素6mg加入500ml 0.9%氯化钠溶液中静脉滴注
    C. 三腔两囊管压迫止血
    D. 急诊行贲门周围血管离断术
    E. 择期行肝移植术

14. 患者经对症治疗后出血停止，但肝功能进行性恶化，胆红素升至273μmol/L，遂接受原位肝移植手术，术后恢复顺利。术后第8天突然出现肝区胀痛，胆汁明显减少，色淡且稀薄。此时应考虑何种检查
    A. 腹部CT　　　　　　　　B. 腹部B超

C. 腹部MRCP　　　　　　D. T管造影
E. 肝穿刺活检

15. 化验结果：碱性磷酸酶、GGT均明显升高。病理报告：肝小叶汇管区有大量淋巴细胞浸润。首先应考虑的诊断为
    A. 急性排斥反应
    B. 巨细胞病毒性肝炎
    C. 乙肝复发
    D. 肝脏保存再灌注损伤
    E. 胆瘘

16. 经对症治疗后症状缓解并出院，下列哪种并发症对该患者的长期预后影响最严重
    A. 急性排斥反应　　　　　　B. 移植后糖尿病
    C. 乙肝复发　　　　　　　　D. 高血脂
    E. 骨质疏松症

（17~19题共用题干）

男性，42岁，自觉上腹不适、恶心，2小时前突然呕出大量鲜血，内有少许食物残渣，心悸、大汗、面色苍白。查体：神清，心率110次/分，血压80/60mmHg，肝肋下未及，脾肋下4指，肝掌（＋）。实验室检查：Hb 80g/L，WBC 4×10^9/L，PLT 50×10^9/L，TBIL 89μmol/L。

17. 首先应考虑的诊断是
    A. 应激性溃疡　　　　　　B. 十二指肠溃疡出血
    C. 胆道出血　　　　　　　D. 胃癌出血
    E. 食管胃底静脉曲张出血

18. 首选治疗方法是
    A. 急诊行门-腔静脉分流术
    B. 急诊行门-奇静脉断流术
    C. 输注精氨酸和支链氨基酸，防止肝性脑病
    D. 静脉注射止吐药以防止再次呕血
    E. 静脉滴注垂体后叶素

19. 最有助于明确呕血病因的检查是
    A. 腹部B超检查　　　　　　B. 肝功能检查
    C. 胃镜检查　　　　　　　　D. 上腹部CT检查
    E. 放射性同位素心/肝血流比检查

（20~21题共用题干）

男性，40岁，脑外伤开颅术后1周。呕吐咖啡样物1天，约700ml；排柏油样便约600g，无明显腹痛。既往体健。查体：心率120次/分，血压80/60mmHg，心律齐，腹平软。血红蛋白90g/L，红细胞比容35%，白细胞1.1×10^9/L。便潜血（＋＋＋）。

20. 最可能的诊断是
    A. 消化性溃疡出血
    B. 食管胃底静脉曲张破裂
    C. 贲门黏膜撕裂综合征

D. 应激性溃疡出血

E. 急性出血坏死型胰腺炎

21. 下列哪项处理不妥

A. 禁食、补液

B. 迅速冰盐水洗胃

C. 给予质子泵抑制剂阻止胃酸分泌

D. 给予甲氧氯普胺止吐、对症处理

E. 静脉滴注垂体后叶素止血

(22～23题共用题干)

男性，40岁，消化性溃疡病史5年。突发呕血2小时入院，病人出现冷汗、脉搏细速、呼吸浅促，血压下降至80/40mmHg。

22. 估计出血量很可能为

A. 400～500ml B. 500～600ml

C. 600～700ml D. 700～800ml

E. 大于800ml

23. 需紧急进行的处理是

A. 抗休克治疗 B. 继续观察

C. 抗感染治疗 D. 立位腹部X线平片

E. B超检查

【B型题】

(1～3题共用备选答案)

A. 胃、十二指肠溃疡 B. 门脉高压症

C. 应激性溃疡 D. 胃癌

E. 肝肿瘤

1. 上消化道出血最常见的病因是

2. 出血量最大的是

3. 严重烧伤导致的上消化道出血病因是

(4～5题共用备选答案)

A. 三腔两囊管检查 B. X线钡餐检查

C. 血管造影 D. 纤维胃镜检查

E. 血常规检查

4. 上消化道急性出血期间不宜进行的检查是

5. 对于确定胆道出血部位最有帮助的检查是

(6～9题共用备选答案)

A. 呕吐蛔虫并伴有上腹钻顶样疼痛

B. 呕吐粪便样物

C. 呕血或呕吐咖啡样物

D. 呕吐频繁并有血性内容物

E. 呕吐黄色黏液样物

6. 上消化道出血常见

7. 低位肠梗阻常见

8. 绞窄性肠梗阻常见

9. 胆道蛔虫病常见

(10～11题共用备选答案)

A. 碱性反流性胃炎

B. 输出袢梗阻

C. 倾倒综合征

D. 慢性不完全性输入袢梗阻

E. 急性完全性输入袢梗阻

10. 胃大部切除术后，表现为上腹部剧烈疼痛，呕吐物量少，不含胆汁。最可能的原因是

11. 胃大部切除术后，进餐2小时出现头晕、面色苍白、出冷汗。最可能的原因是

(12～13题共用备选答案)

A. 腹部B超 B. 腹部CT

C. 粪便潜血 D. 胃镜

E. 消化道X线钡剂造影

12. 胃溃疡诊断最有意义的检查方法是

13. 克罗恩病诊断最有意义的检查方法是

(14～18题共用备选答案)

A. 男性，32岁，间断剑突下疼痛伴反酸半年，不规律服用抑酸药物，突发恶心、呕吐，呕吐物最初为咖啡渣样物、后为暗红色血液，伴黑便，经禁食、抑酸药物治疗后好转

B. 男性，23岁，1周前腹部受重物撞击，当时自觉右上腹疼痛，静卧休息后疼痛缓解。6小时前突发右上腹阵发性剧痛，向右肩背部放射，伴呕血、黑便。B超提示肝实质内血肿

C. 男性，57岁，间断上腹痛伴乏力、食欲不振半年，体重下降8kg。查体：轻度贫血貌，左锁骨上窝可触及肿大淋巴结，上腹部压痛

D. 男性，43岁，湖南省人，突发呕血、黑便伴头晕6小时，呕血量约2000ml，有血块。查体：脾肋下可及。B超提示：肝脏形态不规则，门静脉直径15mm，腹腔内少量游离液性暗区

E. 男性，37岁，车祸后颅内出血，经开颅血肿清除手术后昏迷伴高热。6小时前突然自胃管内流出暗红色血性液体，量约200ml

14. 符合胃、十二指肠溃疡出血临床特点的是

15. 符合食管胃底静脉曲张破裂出血临床特点的是

16. 符合胆道出血临床特点的是

17. 符合应激性溃疡出血临床特点的是

18. 符合胃癌导致上消化道出血临床特点的是

(19～20题共用备选答案)

A. 多可经非手术疗法自止，包括抗感染、止血药物治疗

B. 剖腹探查术

C. 胃大部切除术

D. 贲门周围血管离断术

E. 胃镜下硬化剂注射

19. 应激性溃疡出血，经抑酸、补液、止血治疗后生命体征不能维持平稳，应采取的治疗方案是

20. 胆道出血，应采取的治疗方案是

（21～22 题共用备选答案）

　　A. 大便潜血阳性

　　B. 柏油样便

　　C. 呕血伴黑便，收缩压低于 10.7kPa

　　D. 便后鲜血

　　E. 果酱样便或脓血便

21. 消化性溃疡出血（量约 50ml）的临床特点是

22. 食管胃底静脉曲张破裂出血（量约 1000ml）的临床特点是

（23～24 题共用备选答案）

　　A. 5ml　　　　　　　　　B. 10ml

　　C. 50ml　　　　　　　　D. 200ml

　　E. 400ml

23. 便潜血阳性，消化道出血至少达

24. 出现柏油样便，消化道出血至少达

（25～26 题共用备选答案）

　　A. 三腔两囊管压迫

　　B. 肝固有动脉结扎及胆总管引流

　　C. 胃大部切除

　　D. 肝叶切除

　　E. 肝固有动脉结扎

25. 门静脉高压症并发食管胃底静脉曲张破裂出血，宜采用

26. 肝内胆管出血部位不明，可采用

（27～28 题共用备选答案）

　　A. 出血速度快，呕血或便血

　　B. 出血速度较慢，便血为主

　　C. 出血伴腹痛、高热

　　D. 少量便鲜血

　　E. 腹痛、发热、黄疸

27. 食管胃底静脉曲张破裂出血的特点是

28. 胃癌出血的特点是

（29～30 题共用备选答案）

　　A. 食管胃底静脉曲张破裂出血

　　B. 急性糜烂性胃炎出血

　　C. 反流性食管炎出血

　　D. 食管贲门黏膜撕裂综合征

　　E. 消化性溃疡出血

引起下列各例患者消化道出血的病因最可能是

29. 男，22 岁，2 年来右上腹部节律性疼痛，进食可缓解，伴有反酸。3 天前突然疼痛加重，伴有呕吐咖啡色血。可诊断为

30. 男，44 岁，进硬食后，突然呕血约 1000ml，色鲜红，呕血呈喷射状，当时 P 120 次/分、BP 90/50mmHg。既往有慢性肝病史，平时常有肝区疼痛并伴腹胀。可诊断为

【X 型题】

1. 关于上消化道出血，下列说法正确的是

　　A. 成人每日消化道出血 >10ml，粪便潜血试验即出现阳性

　　B. 每日出血量超过 50ml 可出现黑便

　　C. 胃内积血量 >250ml 可引起呕血

　　D. 一次出血量 <400ml 多不引起全身症状

　　E. 短时间内出血量 >1000ml，可出现休克表现

2. 食管胃底静脉曲张破裂出血的临床特点为

　　A. 呕鲜血为主，出血量大

　　B. 出血不易自止

　　C. 易诱发肝性脑病

　　D. 半数病人 1～2 年内可以再次大出血

　　E. 首次出血的死亡率可高达 25%

3. 临床上比较常见引起上消化道大出血的病因有

　　A. 胃、十二指肠溃疡　　　B. 门静脉高压症

　　C. 应激性溃疡　　　　　　D. 胃癌

　　E. 胰头癌

参 考 答 案

【A1 型题】

1. D　　2. A　　3. E　　4. D　　5. E　　6. E　　7. A　　8. E

9. E　　10. C　　11. D　　12. E　　13. D　　14. C　　15. D　　16. A

17. C　　18. B　　19. A　　20. B　　21. B　　22. D　　23. C　　24. A

25. C

【A2 型题】

1. D　　2. C　　3. B　　4. C　　5. B　　6. C　　7. A

【A3/A4 型题】

1. E　　2. C　　3. D　　4. B　　5. C　　6. C　　7. B　　8. B

9. C　　10. C　　11. D　　12. A　　13. D　　14. E　　15. A　　16. C

17. E　　18. E　　19. D　　20. D　　21. E　　22. C　　23. A

【B 型题】

1. A　　2. B　　3. C　　4. B　　5. C　　6. C　　7. B　　8. D

9. A　　10. E　　11. C　　12. D　　13. E　　14. A　　15. D　　16. B

17. E　　18. E　　19. C　　20. A　　21. E　　22. C　　23. A　　24. C

25. A　　26. B　　27. A　　28. B　　29. E　　30. A

【X 型题】

1. BCDE　　2. ABCDE　　3. ABCD

第三十三章　腹腔镜外科

【A1 型题】

1. 有关小儿腹腔镜手术，下列哪一项是不正确的
- A. 胆囊结石多为小结石，易被挤入胆总管
- B. 小儿胆石症常伴有肝门部解剖变异，术中胆道造影是必要的
- C. 术中出血时，用激光止血
- D. 右肋缘下可触及肝脏，穿刺时易损伤
- E. 建立气腹，其压力低于成人

2. 肥胖病人穿刺建立气腹时，哪项是正确的
- A. 可以在腹部任何部位穿刺
- B. 气腹压力与一般病人相同
- C. 气腹压略高于一般病人
- D. 气腹压力低于一般病人
- E. 肥胖病人不采用开放式腹腔镜手术

3. 急性胆囊炎，下述哪种情况不宜行腹腔镜胆囊切除术
- A. 发病时间 >72 小时
- B. 高龄病人伴有糖尿病，发病 48 小时
- C. 右上腹压痛、肌紧张，墨菲征阳性
- D. 发病时间 <72 小时
- E. 肥胖病人

4. 腹腔镜操作中引起脏器损伤的最多见的是
- A. 分离损伤
- B. 电刀损伤
- C. 撕剥损伤
- D. 钳夹损伤
- E. 牵拉损伤

5. 腹腔镜手术与传统的开腹手术比较所改变的主要是
- A. 手术原则
- B. 手术方式
- C. 手术目的
- D. 手术时间
- E. 手术种类

6. 腹腔镜胆囊切除，预防胆管损伤不恰当措施是
- A. 胆囊管较粗（>4mm），术中行胆道造影，除外胆总管结石
- B. 胆囊壁厚（>4mm），无功能胆囊常提示胆囊管短粗，胆囊萎缩，应靠近胆囊壶腹部上钛夹
- C. 处理胆囊三角时，应由胆囊管延至胆囊，未明确胆囊管之前和胆囊管未由胆囊颈部分出，不能切任何管状结构
- D. 确定胆囊管与胆总管关系困难时，应仔细解剖肝门部，使胆总管、肝总管、胆囊管"三管骨骼化"，以确定胆囊管

- E. 术中出现出血或技术困难时，预防胆管损伤最佳措施是中转开腹

7. 腹腔镜在术中造气腹时，哪项是不恰当的
- A. 注射器内的盐水迅速流入腹腔
- B. 有两次突破感
- C. Palmer 抽吸试验阳性
- D. 肥胖病人的腹壁突破感明显
- E. 流量计在 4L/min 时不应超出 1.73kPa

8. 腹腔镜中转开腹哪一项是不恰当的
- A. 选择性中转开腹不增加手术危险性和并发症
- B. 中转开腹只是手术治疗手段由首选向次选的转变，并非手术治疗失败
- C. 被动性中转开腹增加手术危险性和并发症
- D. 腹腔镜手术和中转手术率与术者技术有关，与术者选择手术适应证无关
- E. 腹腔镜中转开腹不完全表示手术医师技术不佳

9. 腹腔镜的手术操作注意事项中，不正确的是
- A. 手术时须保持有效的气腹，腹内压应保持在 $12 \sim 15 cmH_2O$
- B. 腹腔镜与手术器械的方向宜一致
- C. 一般来讲，穿刺孔间的距离应足够大，以免腹腔镜与手术器械相互干扰
- D. 主要操作套管之间应成 90°
- E. 手术器械以腹壁为支点，操作方向和常规手术相反

10. 下述哪项不是腹腔镜胆囊切除术的手术适应证
- A. 有症状的胆囊结石
- B. 伴有糖尿病的无症状的胆囊结石
- C. 有临床症状的慢性胆囊炎
- D. 高度怀疑的胆囊癌
- E. 胆囊息肉

11. 下述哪些病人不宜实施腹腔镜手术
- A. 糖尿病病人
- B. 既往曾行剖腹产手术，现准备行胆囊切除术的病人
- C. 有凝血功能障碍而凝血功能未纠正的病人
- D. 年龄 >60 岁的病人
- E. 特发性血小板减少性紫癜准备行脾切除的病人

12. 与开腹手术比较下列哪项是腹腔镜胆囊切除术的特殊并发症

A. 腹腔出血　　　　　　B. 胆总管损伤

C. 切口感染　　　　　　D. 皮下气肿

E. 胆瘘

13. 有关腹腔镜手术胆管损伤后,以下哪一项是不恰当的

A. 胆管损伤后形成环形瘢痕,管壁增厚,胆道梗阻

B. 胆汁流入腹腔,引起腹痛,继发性腹膜炎

C. 胆管损伤,无胆汁外渗时,常在术后 2 周出现进行性黄疸

D. 胆管破裂伴胆汁外渗,在术后 10 日内出现肠梗阻,弥漫性腹痛和胆汁性腹腔积液

E. 出现胆汁性腹膜炎,是胆管损伤后的早期表现

14. 有关腹腔镜胆囊切除术的并发症,哪项是术后处理最棘手的

A. 胆管损伤　　　　　　B. 肠管损伤

C. 血管损伤　　　　　　D. 胆瘘

E. 术后出血

15. 有关腹腔镜胆囊切除,胆管损伤,哪一项是不恰当的

A. 在肝右动脉周围进行电切、电凝、分离,可致总胆管损伤

B. 典型损伤是将胆总管误认为胆囊管

C. 胆管撕裂伤,即可进行单纯修补

D. 胆管电热损伤后多出现胆瘘,可及早发现

E. 肝外胆管解剖变异也是导致肝外胆管损伤的原因

16. 对结核性腹膜炎最有诊断价值的检查是

A. PPD 试验　　　　　　B. 结肠镜检查

C. 血沉　　　　　　　　D. 腹水常规

E. 腹腔镜检查 + 腹膜活检

17. 下列哪项不适合行腹腔镜结、直肠手术

A. 无法在结肠镜下电切的结肠绒毛状腺瘤

B. 升结肠癌

C. 降结肠癌

D. 肿瘤 >10cm

E. 直肠癌

18. 与开腹手术比较,有关腹腔镜结、直肠手术的缺点哪项是错误的

A. 技术难度较大

B. 手术耗材昂贵

C. 手术时间较长

D. 需要取标本且有一定困难

E. 术后胃肠道功能恢复慢

19. 下列哪项是腹腔镜胆囊切除术的禁忌证

A. 病人年龄 >80 岁

B. 有症状的胆囊结石病人

C. 慢性胆囊炎病人

D. 可疑合并胆囊结肠瘘的胆囊结石病人

E. 胆囊胆固醇性息肉的病人

20. 下列有关开腹与腹腔镜胆囊切除术的特点哪项是错误的

A. 腹腔镜手术创伤小、痛苦轻、康复快

B. 腹腔镜手术对机体的应激、免疫、代谢影响小

C. 腹腔镜手术失去了立体视觉变成了平面视觉

D. 腹腔镜手术丧失了手指直接触诊和紧急处理能力

E. 腹腔镜手术可完全替代开腹手术

【A2 型题】

1. 女性,24 岁,右下腹隐痛 2 年。查体:右下腹深压痛,未触及肿物。结肠镜检查未发现异常。钡灌肠检查阑尾未显影。妇科检查:右侧附件稍增厚,伴有触痛。曾多次使用口服和静脉输注抗生素治疗,症状无缓解。对该病人最适合的治疗是

A. 继续使用抗生素治疗

B. 改用抗结核药物治疗

C. 做麦氏切口阑尾切除术

D. 做右下腹经腹直肌切口剖腹探查

E. 进行腹腔镜探查

2. 男性,54 岁,泥砂样胆囊结石 2 年,阵发性上腹绞痛 1 个月。首选的治疗方法是

A. 暂不处理,定期复查　　B. 腹腔镜胆囊切除术

C. 开腹胆囊切除术　　　　D. 口服排石药物

E. 胆囊造瘘术

3. 男性,54 岁,间歇性无痛性肉眼血尿 4 个月。膀胱镜检:膀胱内右输尿管口外方有 1cm 肿瘤,乳头状并有蒂,长约 0.2cm。静脉肾盂造影:双肾及输尿管正常。对该患者应采取的最佳治疗方法为

A. 膀胱部分切除

B. 膀胱切开肿瘤单纯切除

C. 经尿道膀胱肿瘤电切术

D. 膀胱部分切除 + 膀胱输尿管再植术

E. 膀胱内灌注抗肿瘤治疗

【A3/A4 型题】

(1~2 题共用题干)

一位成年男性病人因“胆囊结石、胆囊炎”而行经腹腔镜胆囊切除术,术后恢复正常饮食。术后第 4 天,患者突然出现全腹疼痛、恶心、低热。白细胞数升高。X 线腹平片显示肠梗阻征象。

1. 首先考虑与手术有关的原因为

A. 胆总管损伤　　　　　　B. 胆囊管钛夹脱落

C. 小肠穿刺损伤　　　　　D. 小肠电热损伤

E. 肝损伤

2. 该病人的可能处理措施,下列哪一项最直接

A. 严密观察　　　　　B. 剖腹探查
C. 穿刺引流　　　　　D. 胃肠减压
E. 抗生素治疗

C. 阑尾切除术　　　　D. 肝囊肿开窗术
E. 脾切除术

【B 型题】

(1～2 题共用备选答案)

A. 直肠指检
B. 直肠镜、乙状结肠镜检查
C. 细胞学病理检查
D. 大便常规
E. X 线钡剂灌肠

1. 位于直肠上段病变的重要诊断方法是
2. 位于乙状结肠下段病变的重要诊断方法是

【X 型题】

1. 有关腹腔镜气腹早期并发症下列哪些项是不恰当的
   A. 脑水肿　　　　　　B. 气胸或纵隔气肿
   C. 气体栓塞　　　　　D. 心律失常
   E. 高碳酸血症

2. 腹腔镜胆囊切除术后胆道损伤的类型有
   A. 胆管横断伤　　　　B. 胆管的撕裂伤
   C. 胆管穿孔　　　　　D. 胆管狭窄
   E. 胆瘘

3. 腹腔镜胆囊切除术的禁忌证是
   A. 胆囊无功能
   B. 高度怀疑胆囊癌
   C. 伴严重腹腔内感染
   D. 重度肝硬化门静脉高压症
   E. 6 个月以上妊娠

4. 关于腹腔镜探查诊治腹部创伤的指征下列哪些是错误的
   A. 有腹膜炎体征
   B. 怀疑腹腔内有活动性出血但血流动力学稳定者
   C. 怀疑腹内脏器损伤经保守治疗病情不见好转
   D. 严重的复合性损伤
   E. 生命体征不稳定者

5. 下列哪些疾病可以使用腹腔镜手术治疗
   A. 结直肠癌　　　　　　B. 胆囊结石

6. 下列哪些胃、十二指肠手术可使用腹腔镜完成
   A. 胃、十二指肠溃疡穿孔修补术
   B. 高选择性迷走神经切断术
   C. 胃空肠吻合术
   D. 胃癌根治术
   E. 反流性食管炎胃底折叠术

7. 男性，45 岁，因胆囊结石行腹腔镜胆囊切除术，术后第二天出现皮肤巩膜黄染。引起病人黄疸的原因可能是
   A. 胆总管残留结石
   B. 手术中胆囊内结石被挤入胆总管
   C. 手术中钛夹夹闭胆总管
   D. 手术中钛夹夹闭右肝管
   E. 手术中损伤了迷走胆管

8. 腹腔镜人工气腹的并发症包括
   A. 皮下气肿　　　　　　B. 气胸
   C. 纵隔气肿　　　　　　D. 气体栓塞
   E. 心律失常

参 考 答 案

【A1 型题】
1. C　2. C　3. A　4. B　5. B　6. D　7. D　8. D
9. D　10. D　11. C　12. D　13. E　14. A　15. D　16. E
17. D　18. E　19. D　20. E

【A2 型题】
1. E　2. B　3. C

【A3/A4 型题】
1. D　2. B

【B 型题】
1. B　2. B

【X 型题】
1. BCDE　2. ABCD　3. BCDE　4. DE　5. ABCDE
6. ABCDE　7. ABC　8. ABCDE

附　案例分析题

（1～7 题共用题干）

男，33 岁，近 5 年来反复出现上腹部疼痛，尤以饱食后明显。今日出现右上腹剧痛，5 小时后来院就诊。检查：生命体征平稳，腹部平坦，全腹压痛及反跳痛，腹肌紧张呈板状腹，移动性浊音可疑。

1. 此患者首先应该做的检查是

- A. 腹部 B 超
- B. 上消化道造影
- C. 肛门指诊
- D. 腹部 X 线平片
- E. 胃镜检查
- F. 腹部 CT

2. （提示：患者腹部 X 线平片提示膈下游离气体，白细胞 15.2×10^9/L）该患者最可能的诊断是

- A. 胃溃疡穿孔
- B. 十二指肠溃疡穿孔
- C. 输尿管结石
- D. 急性出血坏死型胰腺炎
- E. 阑尾炎穿孔
- F. 急性肠梗阻

3. 恰当的治疗处理方法为

- A. 留置胃管，持续胃肠减压
- B. 胃大部切除术
- C. 穿孔修补，高选择性迷走神经切断术
- D. 积极术前准备
- E. 抗感染、补液治疗
- F. 全胃切除术

4. （提示：患者术中探查发现胃窦部有直径 2.5cm 大小溃疡，质硬，其中部有直径约 0.6cm 穿孔，决定行胃大部切除、毕Ⅱ式吻合术）胃大部切除手术后早期的并发症为

- A. 吻合口出血
- B. 低血糖综合征
- C. 早期倾倒综合征
- D. 贫血
- E. 十二指肠残端破裂
- F. 胃排空障碍

5. 患者术后第 5 天，出现上腹膨胀感和呕吐，呕吐物含大量胆汁。可能的原因是

- A. 术后胃滞留
- B. 术后胃肠吻合口梗阻
- C. 术后输出襻梗阻
- D. 术后胃肠吻合口–输入襻梗阻
- E. 术后麻痹性肠梗阻
- F. 胃空肠吻合口瘘

6. 常见的处理办法是

- A. 禁食、胃肠减压
- B. 胃镜下球囊扩张术
- C. 立即手术探查
- D. 观察 1 周，如症状不缓解，再手术探查
- E. 观察 4～6 周，如症状不缓解，再手术探查
- F. 加强营养支持

7. 患者术后 10 天出现发热，体温波动于 38℃～40℃，无其他伴随症状。下列哪些检查有助于诊断

- A. 血常规、肝功能
- B. X 线胸片
- C. 血培养
- D. 腹腔 B 超检查
- E. 痰培养
- F. 胃镜检查

（8～11 题共用题干）

老年男性，65 岁，既往有胆囊结石病史，因"上腹痛 4 小时"由家属送诊。查体：意识淡漠，血压 90/50mmHg，右上腹部肌紧张。

8. 此时最恰当的治疗措施是

- A. 紧急完善术前准备，急诊手术
- B. 积极补液，抗休克治疗
- C. 同时行床旁 B 超检查
- D. 紧急化验血常规、肝功能、胰酶
- E. 行腹部 CT 检查
- F. 行腹部 X 线平片检查

9. 可能的诊断为

- A. 急性胆囊炎
- B. 急性胆管炎
- C. 急性胰腺炎
- D. 感染中毒性休克
- E. 急性胆源性胰腺炎
- F. 肠系膜静脉血栓形成
- G. 上消化道穿孔

10. 如行急诊手术治疗，进入腹腔后应首先

- A. 找到穿孔位置，进行修补
- B. 清除腹腔内渗出物
- C. 切除胆囊
- D. 切开胆总管
- E. 探查胰腺是否坏死
- F. 冲洗腹腔

11. 可能采取的手术方式为

- A. 胆囊切除
- B. 胃穿孔修补
- C. 肠切除吻合

D. 胆管切开取石、T 管引流

E. 胰腺切除

F. 胰、十二指肠切除

(12~13 题共用题干)

患者，男性，24 岁，1 天前被小汽车撞伤左下腹部，即感腹痛，以左下部为著，伴恶心、呕吐，呕吐物为胃内容物。查体：T 38.9℃，P 120 次/分，R 28 次/分，BP 90/60mmHg；痛苦面容，较烦躁，唇干，四肢稍发冷，心、肺未见异常，腰部无外伤，腹式呼吸消失，全腹压痛、反跳痛、肌紧张，肝浊音界缩小，肠鸣音消失。腹腔穿刺抽出液有粪臭味，涂片脓细胞（＋＋＋）。血白细胞 15×10^9/L，N 93%。

12. 该患者的初步诊断是什么

A. 空腔脏器破裂（结肠破裂）

B. 脾破裂

C. 小肠破裂

D. 肝破裂

E. 膈肌破裂

13. 应采取的治疗措施包括

A. 积极补液，抗休克治疗

B. 急诊行剖腹探查手术

C. 应用广谱抗生素

D. 密切观察患者病情变化

E. 胃肠减压

(14~18 题共用题干)

女，50 岁，发现颈前正中区右侧肿块 1 年余，近 2 个月增大较快。查肿块：质硬，表面不光滑，无压痛，随吞咽活动。甲状腺放射性核素扫描为"冷结节"，边缘较模糊。B 超检查为实性包块。

14. 该患者初步诊断为

A. 甲状腺腺瘤

B. 结节性甲状腺肿

C. 慢性淋巴细胞性甲状腺炎

D. 甲状腺癌

E. 亚急性甲状腺炎

15. 应与下列哪些疾病相鉴别

A. 甲状腺腺瘤

B. 结节性甲状腺肿

C. 慢性淋巴细胞性甲状腺炎

D. 甲状腺癌

E. 亚急性甲状腺炎

16. 术前最有助于诊断的检查是

A. ECT
B. 颈部 B 超

C. 颈部 CT
D. 穿刺细胞学检查

E. 喉镜

17. 术中最有助于诊断的检查是

A. ECT
B. 颈部 B 超

C. 颈部 CT
D. 穿刺细胞学检查

E. 冰冻病理检查

18. 该病的综合治疗方法有哪些

A. 手术
B. 内分泌治疗

C. 内分泌治疗
D. 放射性核素治疗

E. 外照射

(19~23 题共用题干)

患者，男性，38 岁，腹部疼痛 4 小时入院。患者于 4 小时前因大量饮酒后突发腹部疼痛，为剑突下持续性疼痛，休息后无缓解，疼痛不随体位而减轻，并伴有呕吐、腹胀，无呕血、黑便，无发热、咳嗽、气促、心悸等不适。患者既往有胃、十二指肠溃疡病史，无外伤史、肝炎病史。

19. 应考虑患者诊断为哪些疾病

A. 胃、十二指肠溃疡穿孔
B. 急性阑尾炎

C. 急性肠梗阻
D. 脾破裂

E. 急性胃肠炎
F. 急性胆囊炎

G. 胃癌

20. 应予以哪些检查

A. 腹部 B 超

B. 血常规

C. 凝血功能

D. X 线胸片

E. 肾功能

F. 大便常规＋潜血试验

G. 腹腔穿刺

21. 患者可能的诊断为（提示：消化道钡餐示胃小弯处有龛影，边缘整齐；胃镜示溃疡；腹部立位 X 线平片可见膈下游离气体）

A. 急性阑尾炎
B. 急性肠梗阻

C. 胃癌
D. 胃溃疡穿孔

E. 急性胃肠炎
F. 急性胆囊炎

22. 胃溃疡最常发生于

A. 胃后壁
B. 胃大弯

C. 胃小弯
D. 幽门前壁

E. 幽门后壁

23. 胃、十二指肠溃疡常见的并发症有哪些

A. 穿孔
B. 出血

C. 幽门梗阻
D. 癌变

E. 多器官功能衰竭

(24~27 题共用题干)

患者，女性，62 岁，发现右乳外上象限肿块 1 年，

近半个月来增大明显而就诊。体格检查：右乳外上象限扪及约 2cm×3cm 大小的肿物，肿物固定；右侧腋下可触及 1 枚肿大淋巴结，活动尚可，约 0.5cm×1cm 大小。B 超提示：右乳腺癌，腋窝淋巴结肿大。其余检查均未发现异常。术前穿刺活检提示：右乳浸润性导管癌，ER（+），PR（+）。

24. 该患者术前临床 TNM 分期为
　A. $T_2N_1M_0$　　　　　　　B. $T_3N_1M_0$
　C. $T_2N_2M_0$　　　　　　　D. $T_2N_1M_1$
　E. $T_2N_2M_1$

25. 目前考虑拟采取的手术方式是
　A. 乳腺癌扩大根治术　　　B. 乳腺癌标准根治术
　C. 单纯乳房切除术　　　　D. 乳腺腺叶切除术
　E. 乳腺癌改良根治术

26. 术后需要进行哪些辅助治疗
　A. 内分泌治疗　　　　　　B. 营养支持治疗
　C. 假体植入治疗　　　　　D. 放疗
　E. 化疗

27. 患者术后内分泌治疗首选
　A. 芳香化酶抑制剂
　B. 雌激素
　C. 三苯氧胺 + 氟尿嘧啶
　D. 赫赛汀（注射用曲妥珠单抗）
　E. 紫杉醇

（28～37 题共用题干）
　　女性，40 岁，因"发现颈部包块 1 周"来诊。查体发现右甲状腺有一直径 1cm 左右质硬结节。患者无发热、无声音嘶哑、无情绪改变。

28. 查体时除触摸甲状腺外，还应注意检查
　A. 肺部听诊
　B. 心脏杂音
　C. 触摸颈部是否有肿大淋巴结
　D. 听诊甲状腺包块有无血管杂音
　E. 检查头颈部有无炎性病灶
　F. 检查伸舌时包块的活动情况

29. 应行哪些辅助检查
　A. 颈部 B 超
　B. 甲状腺放射性核素扫描
　C. 颈部 CT 检查
　D. 肝脏 B 超
　E. 胸部 X 线检查
　F. 放射性同位素全身骨扫描
　G. 血钙、磷检查
　H. 甲状腺包块穿刺活检

30. 如查体及甲状腺 B 超检查发现颈部有肿大淋巴结，甲

状腺放射性核素扫描提示甲状腺"冷结节"，则考虑诊断为
　A. 甲状腺腺瘤　　　　　　B. 结节性甲状腺肿
　C. 甲状腺癌　　　　　　　D. 颈部淋巴结炎
　E. 颈淋巴结结核　　　　　F. 甲状舌管囊肿

31. 如要进一步分型或明确诊断，应行
　A. 甲状腺针吸活检
　B. 甲状腺包块切除活检
　C. PPD 试验
　D. 不治疗，进一步观察
　E. 甲状腺 MRI 检查

32. 治疗方式须选择
　A. 右甲状腺次全切除术
　B. 甲状腺包块切除术
　C. 不手术，口服甲状腺素片
　D. 先切除包块，根据术中病理结果决定手术方式
　E. 右甲状腺全切除术
　F. 双侧甲状腺切除术

33. 关于甲状腺的解剖，下列哪项是错误的
　A. 峡部位于第 5～6 气管软骨前面
　B. 由左、右两个侧叶和峡部构成
　C. 甲状腺外层被膜易于剥离，故称甲状腺外科被膜
　D. 甲状腺血供主要来自甲状腺上、下动脉
　E. 甲状腺的淋巴引流入颈深淋巴结

34. 患者术后出现饮水呛咳，考虑是损伤了
　A. 喉返神经主干　　　　　B. 喉返神经前支
　C. 喉返神经后支　　　　　D. 喉上神经主干
　E. 喉上神经内支　　　　　F. 喉上神经外支

35. 患者术后第一天发现声音嘶哑，考虑是损伤了
　A. 喉返神经主干　　　　　B. 喉返神经前支
　C. 喉返神经后支　　　　　D. 喉上神经主干
　E. 喉上神经内支　　　　　F. 喉上神经外支

36. 此时应行哪些检查与治疗
　A. 喉镜检查　　　　　　　B. 电生理检查
　C. X 线检查　　　　　　　D. 雾化吸入治疗
　E. 理疗　　　　　　　　　F. 观察 3～6 个月

37. 患者术后 3 天出现面部针刺样疼痛，此时的治疗措施为
　A. 观察 3 周
　B. 口服葡萄糖酸钙
　C. 口服甲状腺素片
　D. 静脉应用激素治疗
　E. 静脉注射钙剂
　F. 限制食用肉、奶、蛋

G. 手术治疗

(38～40题共用题干)

患者，男性，50岁，骤发剧烈上腹痛，伴腹胀、恶心、呕吐1天。患者于发病当天无明显诱因突然发作剧烈腹痛，初起时觉剑突下偏右呈发作性胀痛，腹痛迅速波及全腹部并转成持续性，呈刀割样剧烈疼痛，并向后背放射，伴恶心、呕吐，吐出胃内容物。发病以来未曾排便及排气，12小时前腹痛加重并出现烦躁不安、憋气，伴体温升高，遂来急诊。3年前查体发现胆囊结石，未予治疗。既往无类似腹痛，无消化性溃疡病史。查体：T 38.9℃，BP 110/80mmHg，P 110次/分，R 32次/分。全身皮肤及巩膜可疑黄染，全腹膨隆，伴明显肌紧张及广泛压痛、反跳痛，移动性浊音（±），肠鸣音弱。辅助检查：Hb 96.1g/L，WBC 18.9×10⁹/L，BUN 9.9mmol/L，TBIL 30μmol/L，DBIL 12μmol/L，血钙 1.75mmol/L。卧位腹部X线平片示肠管充气扩张，肠间隙增宽。B超：肝回声均匀，未发现异常病灶；胆囊7cm×3cm×2cm大小，壁厚0.4cm，内有多发强回声光团，其后有声影；胆总管直径0.9cm；胰腺形态失常，明显肿大，尤其以胰头、胰体明显，胰周多量液性暗区，胰管增粗。

38. 该病人的诊断应为
   A. 急性弥漫性腹膜炎
   B. 上消化道穿孔
   C. 急性胰腺炎
   D. 胆囊炎
   E. 胆石症

39. 需进一步完善的检查是
   A. 静脉肾盂造影
   B. 血、尿淀粉酶
   C. 腹腔穿刺，腹水常规及淀粉酶测定
   D. 上消化道造影
   E. 腹部CT

40. 应进行下述哪些治疗
   A. 密切观察病情，有感染征象时应予手术探查
   B. 立即剖腹探查
   C. 适当应用抗生素及生长抑素类制剂
   D. 大剂量应用抗生素
   E. 禁食，胃肠减压

(41～47题共用题干)

患者，男，78岁，因"全程肉眼血尿3天"来诊。尿中混有蚯蚓状血块，伴左腰部不适。既往体健。查体：左肾区叩痛。

41. 为明确诊断，首先进行的检查包括
   A. 泌尿系统B型超声
   B. 肾CT
   C. 肾MRI
   D. 膀胱镜
   E. 静脉肾盂造影
   F. 尿脱落细胞学检查
   G. 输尿管镜
   H. 逆行肾盂造影

42. 最有可能的诊断是（肾B型超声：左肾积水；静脉肾盂造影：左输尿管下段占位性病变）
   A. 左输尿管结核
   B. 左输尿管结石
   C. 左输尿管狭窄
   D. 左输尿管肿瘤
   E. 左输尿管息肉
   F. 左输尿管血块

43. 为进一步明确诊断，下一步的检查包括
   A. 泌尿系统B型超声
   B. 泌尿系统CT平扫+增强+三维重建
   C. 泌尿系统MRI
   D. 膀胱镜
   E. 尿脱落细胞学检查
   F. 输尿管镜

44. 下一步处理措施是（膀胱镜：膀胱内未见明显异常；泌尿系统CT：肿瘤位于输尿管腔内；3次尿脱落细胞学检查：阴性）
   A. B型超声定位下肿瘤穿刺活检
   B. CT定位下肿瘤穿刺活检
   C. 泌尿系统MRI
   D. PET-CT检查
   E. 继续尿脱落细胞学检查
   F. 输尿管镜+肿瘤活检术

45. 此时，患者首选的治疗方式为（肿瘤活检：移行细胞癌Ⅱ级；患者的对侧肾功能正常，心、肺功能及一般情况良好）
   A. 根治性肾、输尿管全长切除术
   B. 根治性肾切除术
   C. 输尿管镜肿瘤切除术
   D. 放疗
   E. 化疗
   F. 肿瘤切除+输尿管重建吻合术

46. 此手术的关键步骤包括（提示：为了患者术后早期恢复，拟采用经腹腔镜左输尿管癌根治术）
   A. 操作通道的制备
   B. 肾蒂血管的处理
   C. 淋巴结清扫
   D. 输尿管末端的处理
   E. 胸膜、腹膜的保护
   F. 肾周脂肪囊的完整切除

G. 周围组织、器官的保护

H. 后腹膜腔的维持

47. 首选的治疗方式为（提示：假如患者的对侧肾功能不全；输尿管镜：肿瘤直径约 0.5 cm；组织活检：高分化级别）

A. 根治性肾、输尿管全长切除术

B. 根治性肾切除术

C. 输尿管镜下肿瘤切除术

D. 经皮肾镜肿瘤切除术

E. 姑息性肿瘤切除术

F. 肾动脉栓塞术

（48～53 题共用题干）

女，65 岁，因"发现右侧乳房近乳头处包块"半年来院就诊，既往体健。查体：右侧乳腺外上象限近乳头处可触及约 3cm×1.5cm 质硬肿物，肿物局部皮肤稍凹陷，无压痛，边界尚清，腋窝未触及明显肿大淋巴结。

48. 对明确诊断最有意义的检查项目是

A. 红外线摄影　　　　　B. 钼靶 X 线摄影

C. B 超检查　　　　　　D. CT 检查

E. 切除或穿刺活检　　　F. 肿瘤标记物测定

49.（提示：乳腺钼靶 X 线表现为高密度影肿物，边缘呈毛刺状，可见小簇状、沙砾样钙化）目前最可能的诊断是

A. 乳腺癌　　　　　　　B. 乳腺纤维瘤

C. 乳房结核　　　　　　D. 乳腺囊性增生病

E. 乳管内乳头状瘤　　　F. 浆细胞性乳腺炎

50.（提示：乳腺包块穿刺活检病理报告为乳腺浸润性导管癌）目前最恰当的治疗方式是

A. 乳房单纯切除术

B. 肿块局部切除术

C. 乳腺癌根治术

D. 乳腺区段切除＋腋窝淋巴结清扫术

E. 乳腺癌改良根治术

F. 观察随访

51.（提示：行右侧乳腺癌改良根治术）术后病理结果为右乳腺外上象限肿物，大小为 3cm×2cm，右腋下淋巴结可见癌转移 1/3。患者 TNM 分期为

A. $T_1N_1M_0$　　　　　B. $T_1N_2M_0$

C. $T_2N_1M_0$　　　　　D. $T_3N_1M_0$

E. $T_2N_2M_0$　　　　　F. $T_3N_2M_0$

52. 患者的临床分期为

A. 0 期　　　　　　　　B. Ⅰ 期

C. Ⅱ A 期　　　　　　　D. Ⅱ B 期

E. Ⅲ 期　　　　　　　　F. Ⅳ 期

53. 患者切口已拆线，愈合良好。组织免疫组化染色结果：雌激素、孕激素受体均为阳性，HER－2 表达阴性。患者术后治疗应包括

A. 抗炎治疗

B. 化学药物治疗

C. 内分泌治疗

D. 放射治疗

E. 局部理疗

F. 生物治疗

（54～57 题共用题干）

男，48 岁，右上腹疼痛半年，加重伴上腹部包块 1 个月。半年前无明显诱因出现右上腹钝痛，为持续性，有时向右肩背部放射。近 1 个月来，右上腹痛加重，自觉右上腹饱满并有包块，伴腹胀、食欲缺乏、恶心，无呕吐、腹泻，偶有发热（体温最高 38.1℃）。患者发病以来，大、小便正常，体重下降约 5kg。既往有乙型肝炎病史 15 年，否认疫区接触史，无烟、酒嗜好，无药物过敏史，家族史中无遗传性疾病及类似疾病史。查体：T 36.7℃，P 78 次/分，R 18 次/分，BP 110/70mmHg，发育正常，营养一般，神清合作，全身皮肤无黄染，巩膜轻度黄染，双锁骨上窝未及肿大淋巴结，心、肺（－）。腹平软，右上腹饱满，无腹壁静脉曲张，右上腹压痛，无肌紧张；肝脏肿大，肋下 5cm 可触及，边缘钝，质韧，有触痛；脾未及；腹部叩诊呈鼓音，无移动性浊音，肝上界叩诊在第 5 肋间，肝区叩痛；肠鸣音 8 次/分。肛门指诊未及异常。

54. 根据主诉、现病史及查体情况，入院后的初步诊断应考虑

A. 肝硬化

B. 肝脏恶性肿瘤

C. 胆囊结石伴慢性胆囊炎

D. 肝血管瘤

E. 肝脓肿

F. 胆管结石

55. 为进一步确诊，应进行以下哪些辅助检查

A. 上腹部 B 超　　　　　B. ERCP

C. 肝功能、乙肝"两对半"　D. AFP

E. 上腹部 CT　　　　　　F. 纤维胃镜

56. [提示：血常规：RBC $4.5×10^{12}$/L，Hb 120 g/L，WBC $5.6×10^9$/L；AFP 1000ng/ml；乙肝"两对半"：HbsAg（＋），Anti－HBs（－），HBeAg（－），Anti－HBe（＋），Anti－HBc（＋）；肝功能：ALB 35.5g/L，ALT 84 IU/L，AST 78 IU/L，TBIL 30μmol/L，DBIL 10μmol/L，ALP 188 IU/L，GGT 64 IU/L。B 超：肝右叶实质性占位性病变，直径约 8cm，肝内、外胆管不扩张；CT：肝右叶 8cm×7cm 边缘较模糊的低密度占位性

病变，脾脏不大；纤维胃镜未发现食管胃底静脉明显曲张] 目前已明确的诊断是

A. 肝硬化   B. 原发性肝癌

C. 继发性肝癌   D. 肝血管瘤

E. 肝脓肿   F. 肝囊肿

57. （提示：凝血功能：PT 12.65 s，FIB 3.91 g/L，TT 15.18 s，APTT 32.40 s。血钾 4.1mmol/L，血钠 137.9mmol/L，血糖 5.3mmol/L，血肌酐 100μmol/L，血尿素氮 2.9mmol/L。X 线胸片无异常发现；心电图无异常发现）治疗方案应为

A. 右半肝切除术

B. 门静脉置泵化疗

C. 瘤体无水乙醇注射

D. 选择性肝动脉栓塞化疗

E. 中医中药治疗

F. B 超引导下经皮肝穿刺肿瘤射频消融

参考答案

1. D 2. A 3. ABDE 4. AEF 5. C 6. AEF 7. ABCDE
8. ABCD 9. ABCDEF 10. D 11. AD 12. A 13. ABCE
14. D 15. ABC 16. D 17. E 18. ACDE 19. ACEFG
20. ABCDEF 21. D 22. C 23. ABC 24. A 25. B
26. ACD 27. A 28. C 29. ABCDEFGH 30. C 31. AB
32. D 33. A 34. E 35. A 36. ADEF 37. ABEF
38. ACDE 39. BCE 40. ACE 41. ADEF 42. D 43. BD
44. F 45. A 46. BCDF 47. C 48. E 49. A 50. E
51. C 52. D 53. BCF 54. ABDE 55. ACDEF 56. B
57. ABE